IMUNOLOGIA
do básico ao aplicado

3ª edição

BIBLIOTECA BIOMÉDICA

"Uma nova maneira de estudar as ciências básicas, na qual prestigia-se o autor brasileiro e coloca-se nossa Universidade em primeiro lugar"

ANATOMIA HUMANA
Dangelo e Fattini – Anatomia Básica dos Sistemas Orgânicos, 2ª ed.
Dangelo e Fattini – Anatomia Humana Básica, 2ª ed.
Dangelo e Fattini – Anatomia Humana Sistêmica e Segmentar, 3ª ed.
Erhart – Elementos de Anatomia Humana, 10ª ed.

BIOFÍSICA
Ibrahim – Biofísica Básica, 2ª ed.

BIOLOGIA
Sayago – Manual de Citologia e Histologia para o Estudante da Área da Saúde
Stearns e Hoekstra – Evolução uma Introdução

BIOQUÍMICA
Cisternas, Monte e Montor - Fundamentos Teóricos e Práticas em Bioquímica
Laguna – Bioquímica, 6ª ed.
Mastroeni - Bioquímica - Práticas Adaptadas

BOTÂNICA E FARMACOBOTÂNICA
Oliveira e Akisue – Farmacognosia
Oliveira e Akisue – Fundamentos de Farmacobotânica
Oliveira e Akisue – Práticas de Morfologia Vegetal

ECOLOGIA
Kormondy e Brown – Ecologia Humana
Krebs e Daves – Introdução a Ecologia Comportamental

EMBRIOLOGIA
Doyle Maia – Embriologia Humana
Stearns e Hoekstra – Evolução – Uma Introdução

ENTOMOLOGIA MÉDICA E VETERINÁRIA
Marcondes – Entomologia Médica e Veterinária, 2ª ed

FARMACOLOGIA E TOXICOLOGIA
Oga – Fundamentos de Toxicologia – 4ª ed.

FISIOLOGIA • PSICOFISIOLOGIA
Glenan – Fisiologia Dinâmica
Lira Brandão – As Bases Psicofisiológicas do Comportamento, 3ª ed.

HISTOLOGIA HUMANA
Glerean – Manual de Histologia – Texto e Atlas

IMUNOLOGIA
Wilma Forte – Imunologia – Do Básico ao Aplicado, 3ª ed.

MICROBIOLOGIA
Ramos e Torres – Microbiologia Básica
Ribeiro e Stelato – Microbiologia Prática: Aplicações de Aprendizagem de Microbiologia Básica: Bactérias, Fungos e Vírus – 2ª ed.
Soares e Ribeiro – Microbiologia Prática: Roteiro e Manual – Bactérias e Fungos
Trabulsi – Microbiologia, 5ª ed.

MICROBIOLOGIA DOS ALIMENTOS
Gombossy e Landgraf – Microbiologia dos Alimentos

MICROBIOLOGIA ODONTOLÓGICA
De Lorenzo – Microbiologia para o Estudante de Odontologia

NEUROANATOMIA
Machado – Neuroanatomia Funcional, 3ª ed.

NEUROCIÊNCIA
Lent – Cem Bilhões de Neurônios – Conceitos Fundamentais de Neurociência, 2ª ed.

PARASITOLOGIA
Barsantes – Parasitologia Veterinária
Cimerman – Atlas de Parasitologia Humana - 2ª ed
Cimerman – Parasitologia Humana e Seus Fundamentos Gerais
Neves – Atlas Didático de Parasitologia, 2ª ed
Neves – Parasitologia Básica, 3ª ed.
Neves – Parasitologia Dinâmica, 3ª ed.
Neves – Parasitologia Humana, 12ª ed.

PATOLOGIA
Franco – Patologia – Processos Gerais, 5ª ed.
Gresham – Atlas de Patologia em Cores – a Lesão, a Célula e os Tecidos Normais, Dano Celular: Tipos, Causas, Resposta-Padrão de Doença

ZOOLOGIA
Barnes – Os Invertebrados – Uma Síntese
Benton – Paleontologia dos Vertebrados
Hildebrand e Goslowan – Análise da Estrutura dos Vertebrados, 2ª ed.
Pough – A Vida dos Vertebrados, 4ª ed.
Villela e Perini – Glossário de Zoologia

SENHOR PROFESSOR, PEÇA O SEU EXEMPLAR GRATUITAMENTE PARA FINS DE ADOÇÃO.
LIGAÇÃO GRÁTIS - TEL.: 08000-267753

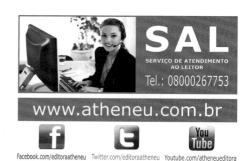

IMUNOLOGIA
do básico ao aplicado
3ª edição

Wilma Carvalho Neves Forte

Professora Titular de Imunologia do Departamento de Ciências Patológicas da Faculdade de Ciências Médicas da Santa Casa de São Paulo. Coordenadora da Disciplina de Imunologia do Curso de Medicina da Faculdade de Ciências Médicas da Santa Casa de São Paulo. Coordenadora da Disciplina de Imunologia do Curso de Enfermagem da Faculdade de Ciências Médicas da Santa Casa de São Paulo. Professora de Imunologia do Curso de Pós-graduação *stricto sensu* em Ciências da Saúde da Faculdade de Ciências Médicas da Santa Casa de São Paulo. Professora Responsável pelo Curso de Aperfeiçoamento em Alergia e Imunodeficiências Primárias da Faculdade de Ciências Médicas da Santa Casa de São Paulo. Mestre e Doutora em Medicina pela Faculdade de Medicina da Universidade de São Paulo. Especialista em Alergia e Imunologia pela Associação Brasileira de Alergia e Imunologia e em Pediatria pela Sociedade Brasileira de Pediatria. Membro do Grupo Brasileiro de Imunodeficiências Primárias. Membro da Diretoria do Departamento de Alergia e Imunologia da Associação Paulista de Medicina. Physician Recognition Award of the Association for the American Academy of Pediatrics.

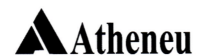

EDITORA ATHENEU

São Paulo	*Rua Jesuíno Pascoal, 30* *Tel.: (11) 2858-8750* *Fax: (11) 2858-8766* *E-mail: atheneu@atheneu.com.br*
Rio de Janeiro	*Rua Bambina, 74* *Tel.: (21) 3094-1295* *Fax: (21) 3094-1284* *E-mail: atheneu@atheneu.com.br*
Belo Horizonte	*Rua Domingos Vieira, 319, conj. 1.104*

PRODUÇÃO EDITORIAL: Sandra Regina Santana
CAPA: Equipe Atheneu

Dados Internacionais de Catalogação na Publicação (CIP)
(Câmara Brasileira do Livro, SP, Brasil)

Forte, Wilma Carvalho Neves Imunologia : do básico ao aplicado /
Wilma Carvalho Neves Forte. -- 3. ed. -- São Paulo : Editora Atheneu, 2015.

Bibliografia
ISBN 978-85-388-0605-9

1. Imunologia I. Título.

	CDD-612.11822
15-00252	NLM-QW 504

Índices para catálogo sistemático:

1. Imunologia : Fisiologia humana   612.11822

Forte, W. C. N
Imunologia – do básico ao aplicado – 3ª edição

©*Direitos reservados à Editora ATHENEU — São Paulo, Rio de Janeiro, Belo Horizonte, 2018.*

AGRADECIMENTOS

Agradeço

A Deus, pelo dom do estudo.

A meus pais, Dirce e Mario Carvalho Neves, por me darem vida.

A meu marido, Prof. Dr. Antonio Carlos Forte, companheiro desde os bancos da faculdade, pelo amor que sempre nos uniu.

A meus queridos filhos, Daniel e Tania, Gustavo e Maria, Tatiana e Leonardo, tão importantes para mim, e amigos em todos os momentos.

A meus netinhos maravilhosos, André, Miguel e Luisa, que há pouco mais de um ano me fizeram conhecer ainda mais o amor.

A meus alunos e ex-alunos que, com suas palavras carinhosas, sempre me incentivam a transmitir o que estudo.

À Editora Atheneu, seu presidente e integrantes, pela serenidade e seriedade com que conduzem seu trabalho.

À Faculdade de Ciências Médicas da Santa Casa de São Paulo, que permitiu a minha formação e o meu desenvolvimento profissional.

Aos colegas, professores e pesquisadores, citados nas referências e/ou nas aulas que ministro, que participaram deste livro através de seus ensinamentos.

A todos os que me escreveram ou falaram contando que o livro *Imunologia – do básico ao aplicado* auxiliou na conquista de seus objetivos.

Wilma Carvalho Neves Forte

APRESENTAÇÃO À 3ª EDIÇÃO

A capacidade de nosso organismo reagir às ameaças à nossa integridade física sempre desafiou os profissionais da saúde e passou a ser mais bem entendida a partir da segunda metade do século XIX, devido aos trabalhos de Elie Metchnikoff.

Mais de um século depois, questões críticas, como o conhecimento e tratamento das doenças autoimunes, do complexo sistema imunológico que possuímos, exigirão ainda mais empenho, pesquisa e dedicação de nossos cientistas.

Devo a oportunidade de revisitar esses temas a este livro, que tenho a honra de apresentar. Agradeço à professora Wilma Carvalho Neves Forte esse convite, vinculado à 3ª edição desta obra, que é um sucesso absoluto na comunidade científica.

A professora Wilma é um exemplo de esposa, mãe e ser humano. Como Professora Titular da Faculdade de Ciências Médicas da Santa Casa de São Paulo, é colaboradora ativa e fundamental à formação e orientação de nossos alunos de graduação e pós-graduação.

A 3ª edição do livro *Imunologia – do básico ao aplicado* manterá atualizados os conhecimentos dos graduandos, pós-graduandos e profissionais formados sobre o que há de mais relevante e inovador nessa área.

Afinal, nas últimas décadas, é espantosa a velocidade dos novos conhecimentos sobre Imunologia, e a autora, de forma incansável e ímpar, atualizou esta edição.

Nos 24 capítulos deste livro, o leitor consegue se envolver com a Imunologia, dos conceitos mais primários da especialidade às discussões clínicas com aplicação de todo conhecimento complexo que ela requer, mas gradativa e suavemente.

Isso só é possível porque a autora consegue transferir para o livro sua vivência e experiência adquiridas nos seus longos anos nas salas de aula, ambulatórios e laboratórios da Santa Casa de São Paulo.

O carinho e amor aos alunos e aos doentes proporcionaram à professora Wilma o reconhecimento de toda comunidade acadêmica por sua trajetória na instituição.

Agradecemos a ela, portanto, também pela magnitude do seu trabalho, que engrandece e dignifica o nome da Faculdade e Irmandade da Santa Casa de São Paulo na comunidade científica, e parabenizamos a Editora Atheneu por possibilitar a publicação desta excelente obra.

José Eduardo Lutaif Dolci
Professor Titular de Otorrinolaringologia da Santa Casa de São Paulo Diretor
do Curso de Medicina da Faculdade de Ciências Médicas da Santa Casa de São Paulo

APRESENTAÇÃO À 2ª EDIÇÃO

Honrou-nos a autora ao solicitar que fizéssemos a apresentação da 2ª edição deste *Imunologia – do básico ao aplicado*.

O estudo e a compreensão desta especialidade como ciência é, hoje, ponto crucial para o exercício da Medicina e profissões afins, uma vez que, da interação entre o complexo sistema imunológico de que somos possuidores, seja com o *self*, seja com o *not self*, resultam sintomas, sinais, doenças, curas, etc.

A formidável avalanche de conhecimentos das últimas décadas relacionados à Imunologia precisa ser do domínio do graduando, do pós-graduando e do profissional formado. O profundo e completo entendimento da fisiopatologia é também subsídio para o uso de fármacos específicos na área de Imunologia, de tal forma que a terapêutica biológica descortina-se, hoje, como a mais promissora de todas, uma vez que chega ao âmago da ação e da reação imunológica e será, sem sombra de dúvidas, a solução lógica da terapêutica futura.

Com essas rápidas premissas, a necessidade do estudo da *Imunologia* e a difusão dos conhecimentos adquiridos é a base moderna do raciocínio clínico, permitindo a abordagem diagnóstica e farmacológica específica.

Nesse sentido, com o lançamento da 2ª edição de seu livro *Imunologia – do básico ao aplicado*, completamente atualizada, a Profa. Dra. Wilma Carvalho Neves Forte oportuniza, de forma única, um modo fácil de compreender esse ramo da ciência, ao repetir nesta as excelentes características que fizeram da 1ª edição um verdadeiro *best-seller* acadêmico/científico.

Seus 24 capítulos são claros, didáticos, cada um deles acompanhado de esquemas simples que complementam a fixação do que se expõe no texto. A linguagem é fácil e objetiva. A ordenação lógica dos capítulos permite ao leitor a compreensão progressiva dos assuntos, partindo sempre do simples e encaminhando para o complexo, de forma suave e agradável. Como na edição anterior, a autora complementa cada capítulo com a exposição de casos clínicos ilustrativos, contribuindo, assim, com a vivência prática do conhecimento adquirido.

Este é o estilo da Professora Wilma, que naturalmente brotou de sua ampla e longa experiência nas salas de aula e laboratórios da Faculdade de Ciências Médicas e nos ambulatórios da Santa Casa de São Paulo, durante todos estes anos de dedicação ao ensino superior; onde sempre se destacou com suas excelentes qualidades didáticas, de respeito ao aluno, de amor ao ensino – qualidades essas reconhecidas por toda a comunidade discente e docente da Faculdade –, bem como por sua carinhosa atenção aos doentes sob sua orientação. A Professora Wilma, dessa forma, mais uma vez conquista um grande feito, ao oferecer, através da Artmed Editora, esta excelente obra.

Por tudo isso, cumprimentamos a Professora Wilma pela excelência de seu trabalho. Por outro lado, temos também a obrigação de a ela agradecer, pois sua publicação eleva o nome da Faculdade e da Irmandade dentro da comunidade científica de nosso meio.

Ernani Geraldo Rolim
Diretor da Faculdade de Ciências Médicas da Santa Casa de São Paulo e
Professor Adjunto do Departamento de Clínica Médica.

APRESENTAÇÃO À 1ª EDIÇÃO

É com grande satisfação e orgulho que me dirijo ao leitor deste livro. A autora, professora Wilma Carvalho Neves Forte, não poupou esforços para nos brindar com um verdadeiro tratado na área de imunologia. São 24 capítulos, escritos de forma amena, fáceis de entender e aprender, sobre temas muitos vezes difíceis de serem compreendidos em outros livros-texto sobre esse campo tão amplo da medicina. A autora aborda todos os temas relevantes da imunologia: a imunidade natural, o sistema linfocitário, os antígenos, a resposta imunológica e sua avaliação laboratorial, as imunodeficiências congênitas e adquiridas, assim como o seu diagnóstico, as reações de hipersensibilidade, a resposta imune aos agentes infecciosos, entre outros.

Este livro também tem o grande mérito de ter sido escrito por uma única autora, o que faz com que se mantenha uma mesma linha de pensamento quando se explicam os seus diferentes capítulos. Tal aspecto, somado a ampla experiência docente da autora, faz com que o assunto seja abordado de forma extremamente clara, tomando-se facilmente compreendido e memorizado. Os esquemas didáticos dos diferentes capítulos, originais e próprios da autora, facilitam muito essa compreensão.

E importante destacar também os casos clínicos incluídos nos diversos capítulos, nos quais a autora nos dá a interpretação imunológica da doença enfocada: nos capítulos sobre hipersensibilidade, indica os diferentes medicamentos prescritos para pacientes alérgicos, com suas respectivas posologias; na parte de imunodeficiências, oferece a informação sobre o diagnóstico e os tratamentos a serem indicados em cada quadro.

A dosagem certa entre imunologia básica e clínica fará com que todos os leitores possam ter informações úteis, relevantes e atualizadas sobre essa ampla disciplina, sendo de grande utilidade para estudantes, clínicos, pediatras, imunologistas e alergistas.

Aproveito para dar parabéns a doutora Wilma por este excelente trabalho, que reúne sua experiência didática e clínica, como professora de Imunologia da Faculdade de Ciências Médicas da Santa Casa de São Paulo e como responsável pelo Setor de Alergia e Imunodeficiências da Irmandade da Santa Casa de São Paulo. Com este feliz empreendimento da Artmed Editora, a experiência e os ensinamentos da professsora Wilma Neves Forte ganham uma expressão que vai além dos muros dessas duas queridas Instituições.

Igor Mimica

Professor Titular de Microbiologia e Imunologia da Faculdade de Ciências Médicas da Santa Casa de São Paulo.
Presidente da Comissão de Controle de Infecção Hospitalar da Irmandade da Santa Casa de Misericórdia de São Paulo.

PREFÁCIO À 3ª EDIÇÃO

Estudar e transmitir o que aprendo sempre foi para mim uma atividade muito prazerosa. Talvez seja por isso que meus alunos me incentivaram a escrever um livro. E agora, com o apoio da Editora Atheneu, completo a terceira edição do livro *Imunologia – do básico ao aplicado*.

Nesta terceira edição, todos os assuntos foram revisados, atualizados e reestruturados. Os receptores de fagócitos estão mais detalhados; as subpopulações de linfócitos foram atualizadas; as citocinas divididas para melhor entendimento e suas interações no sistema imunológico mais bem descritas; as doenças de hipersensibilidade IgE-mediada apresentadas conforme os últimos *Guidelines* e Consensos; e os medicamentos colocados ao final estão em ordem alfabética e sem nenhum vínculo com a indústria farmacêutica; as Imunodeficiências Primárias também foram atualizadas e estão apresentadas seguindo os conhecimentos básicos, na tentativa de serem mais acessíveis à compreensão e ao tão necessário diagnóstico; a defesa contra agentes infecciosos está organizada revendo o sistema imunológico como um todo.

Foram acrescentados vários casos clínicos ao final dos diferentes capítulos para trazer a teoria à prática e melhorar o entendimento e a fixação do assunto. As figuras e suas legendas, também atualizadas, estão colocadas no texto para melhor entendimento e memorização.

Enfim, tentei passar os assuntos da melhor forma possível. Gostaria de trazer a Imunologia ao alcance de todos. Espero contribuir para o entendimento de uma matéria tão especial que é a Imunologia!

Bom estudo a cada um dos senhores leitores deste livro.

Wilma Carvalho Neves Forte

PREFÁCIO À 2ª EDIÇÃO

E com grande satisfação que lançamos a 2ª edição do livro *Imunologia – do básico ao aplicado*, publicada pela Artmed Editora.

Tal como sucedeu com a 1ª edição, este livro aborda os tópicos principais da Imunologia, procurando encadeá-los de forma lógica, como objetivo de facilitar a compreensão e propor uma dificuldade crescente. É baseado integralmente no Curso de Imunologia da Faculdade de Ciências Médicas da Santa Casa de São Paulo e nos estudos e pesquisas científicas adquiridos em mais de 20 anos de atividades docente e clínica nos laboratórios e ambulatórios do Hospital Central da Santa Casa de São Paulo, precedidos, ainda, por dez anos em atividades igualmente dedicadas a Imunologia.

A evolução da Medicina ocorre em ritmo espantoso, porém a Imunologia, particularmente, avança em uma velocidade até mais acelerada. Todos os dias, novas descobertas e novos entendimentos fisiológicos são acrescentados a enorme literatura existente, algumas vezes esclarecendo pontos antes duvidosos, outras vezes negando verdades já consagradas e, por vezes, lançando mais dúvidas, que, em seguida, trarão mais conhecimentos. É o modo como evolui a Medicina.

Assim, neste curto espaço de tempo entre o lançamento da 1ª edição e desta, várias atualizações foram necessárias. Novos tópicos, principalmente nas áreas de subpopulações de linfócitos, classificação das imunodeficiências congênitas, novas diretrizes da asma brônquica, entre outros, foram acrescentados. Todos os capítulos foram profundamente revisados e atualizados, corrigindo-se eventuais imperfeições ou problemas gráficos da 1ª edição.

Procurou-se manter a correlação entre a Imunologia básica e a realidade clínica através dos casos clínicos que encerram cada capítulo.

Não temos a pretensão deter esgotado o assunto – até porque ele é inesgotável –, e, certamente, no momento em que terminamos a última revisão, novas descobertas foram acrescentadas a este mundo fascinante da Imunologia.

Espero, entretanto, que o livro sirva como ponto de apoio e orientação imunológica e didática a todos os estudantes, residentes e demais profissionais da área da saúde que desejem entender a Imunologia para poder caminhar no Universo maravilhoso da Medicina.

Wilma Carvalho Neves Forte

PREFÁCIO À 1ª EDIÇÃO

Meu estudo sobre Imunologia começou no último ano de graduação, após ter sobrevivido a um quadro clínico completo de choque anafilático, que felizmente ocorreu dentro de hospital. A mania de estudar e a sucessão do início de outras duas anafilaxias me levaram definitivamente a querer conhecer mais e mais sobre o assunto. O grande desenvolvimento da Imunologia me induziu a um permanente estudo sobre a matéria. E minha vida continuou sempre a par da Imunologia, que, diga-se de passagem, e um tema que quanto mais se estuda, mais se torna fascinante.

Este livro é o resultado da experiência de vários anos ministrando aulas de Imunologia para cursos de graduação e pós-graduação em Ciências da Saúde, do atendimento a pacientes hospitalizados e de Ambulatório especializado em Alergia e Imunodeficiências.

O gosto pelo ensino, por idealizar esquemas, gráficos e tabelas, fez com que estes fossem por mim confeccionados, sendo selecionados e aperfeiçoados, a cada aula, aqueles que melhor transmitem o que se pretende ensinar. Assim, o texto deste livro é intercalado por figuras que auxiliam na compreensão do assunto.

A vontade de ajudar os pacientes me despertou ainda mais o gosto pela Imunologia Aplicada, razão pela qual ao término de cada capítulo há comentários sobre casos clínicos e nos temas de hipersensibilidade e imunodeficiências encontram-se os diferentes tratamentos utilizados.

Espero que os conhecimentos sejam úteis aos leitores e adquiridos ou relembrados de forma agradável.

Wilma Carvalho Neves Forte

SUMÁRIO

1. Imunidade e tipos de resposta imunológica 1

2. Barreira físico-química 9

3. Fagócitos 15

4. Sistema complemento 25

5. Órgãos linfoides e subpopulações de linfócitos 35

6. Imunoglobulinas 51

7. Antígenos 65

8. Interação antígeno e resposta adaptativa 71

9. Moléculas de adesão 77

10. Migração transendotelial 85

11. Apresentação antigênica 91

12. Seleção clonal 101

13. Citocinas 109

14. Princípios dos métodos para a avaliação laboratorial em imunologia 123

15. Reações IgE-mediadas 131

16. Citotoxicidade celular dependente de anticorpo 181

17. Reações por imunocomplexos 189

18. Hipersensibilidade celular 197

19. Rejeição a transplantes 205

20. Etiopatogenia das doenças autoimunes 213

21. Imunodeficiências primárias 221

22. Imunodeficiências adquiridas.. 249

23. Investigação das imunodeficiências primárias 263

24. Defesa imunológica contra agentes infecciosos 273

Anexo 287

Referências 293

IMUNIDADE E TIPOS DE RESPOSTA IMUNOLÓGICA

CONCEITO

Imunidade é a capacidade do organismo de se proteger contra uma substância que "considera como estranha", promovendo mecanismos de reconhecimento, metabolização, neutralização e eliminação, permitindo a defesa do organismo (Figura 1.1).

A maior parte das substâncias que o organismo "considera como estranhas" realmente o são, como microrganismos patogênicos, resultando em um mecanismo de proteção. No caso de células anômalas, como células neoplásicas, também ocorre defesa contra tais células. Assim, quase sempre a imunidade é benéfica ao indivíduo.

Em uma minoria de casos, o organismo "considera como estranho" um componente endógeno próprio do organismo ou responde de forma exacerbada contra certos agentes exógenos; em tais casos, a imunidade passa a ser prejudicial, causando doenças autoimunes e reações alérgicas, respectivamente. Assim, imunidade nem sempre é sinônimo de defesa benéfica, embora isso se dê na maioria dos casos.

IMUNOLOGIA E IMUNOPATOLOGIA

Imunologia é o estudo da imunidade. A palavra imunidade vem do latim *immunis,* que se referia a indivíduos romanos livres de impostos ou de encargos pesados, sendo protegidos em relação aos demais. O sufixo "-logia" tem origem na palavra grega *logos*, significando "palavra, discurso sobre, estudo" (Figura 1.2).

Imunopatologia é o estudo das alterações da imunidade, cujo sufixo tem origem no grego *pathos*, que significa "doença". A imunopatologia estuda em especial as alergias, as doenças autoimunes e as imunodeficiências (Figura 1.3).

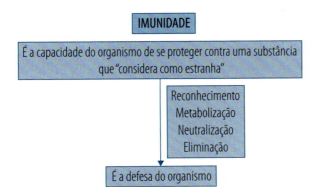

Figura 1.1. Imunidade é a defesa do organismo.

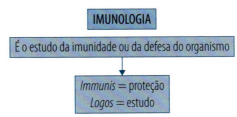

Figura 1.2. Imunologia origina-se das palavras *immunis* (proteção) e *logos* (estudo).

As referências sobre defesa do organismo precedem às do conhecimento de microrganismos. Assim, Jenner, em 1796, inoculou material de pústulas de vacas com *vaccinia* (varíola

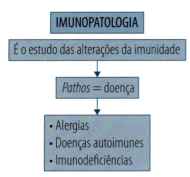

Figura 1.3. Imunopatologia origina-se das palavras *immunis* (proteção), *pathos* (doença) e *logos* (estudo). É por essa razão que é incorreto perguntar qual a "patologia" que o doente apresenta, pois estaríamos perguntando qual o "estudo da doença" que o doente apresenta.

de vacas) numa tentativa de defesa, após observar que ordenhadores de vacas não contraíam *varíola*; posteriormente, o procedimento ficou conhecido como vacinação (*vaccinus*, de vaca). Com Pasteur, em 1880, reconheceu-se o início da Imunologia, com a aplicação da vacina antirrábica em uma criança mordida por cão com a doença. Koch descobriu o bacilo da tuberculose (1882) e o vibrião colérico (1883) e fez referência ao termo "microrganismo", sendo considerado o fundador da Bacteriologia. Metchinikoff, em 1887, descreveu a ingestão e a digestão de microrganismos por células fagocitárias de estrelas-do-mar. O termo "anticorpos" foi utilizado pela primeira vez por Behring, em 1890 (Figura 1.4).

A imunologia está cada vez mais relacionada à etiopatogenia das diferentes doenças e, ao estudar os processos utilizados pelo hospedeiro, o confronto com substâncias consideradas estranhas deixa implícito o fato de abranger ciências básicas e clínicas.

O objetivo da imunologia é conhecer os conceitos da resposta imunológica e os elementos inerentes a ela, como esses elementos estão envolvidos nos mecanismos de defesa do organismo, como pode ser feita a avaliação imunológica e como as alterações do sistema imunológico podem causar doenças. O entendimento dos conceitos imunológicos das alergias e das doenças autoimunes permite saber como esses mecanismos estão imbricados no tratamento de tais doenças. O estudo das imunodeficiências implica o conhecimento da imunologia básica, da consequência clínica determinada por ausência de defesa e da investigação imunológica, permitindo o diagnóstico dessas deficiências.

INÍCIO DA IMUNOLOGIA

- Jenner – 1796 – "vacinação contra varíola"
- Pasteur – 1880 – "vacina antirrábica" – início da Imunologia
- Koch – 1882 – "bacilo de Koch" – fundador da Bacteriologia
- Metchinikoff – 1887 – "fagocitose"
- von Behring – 1890 – "anticorpos"

Figura 1.4. O início da imunologia é atribuído a Pasteur, com a vacina antirrábica.

SISTEMA IMUNOLÓGICO

É o sistema que dá a imunidade ao indivíduo ou o sistema de defesa do indivíduo contra agentes agressores. Anatomicamente, é constituído por sistemas linfocítico ou linfocitário e monocítico-macrofágico – daí ser referido como sistema linfocítico-macrofágico (Figura 1.5). Anteriormente, o sistema monocítico-macrofágico era conhecido como sistema reticuloendotelial ou SRE.

O sistema monocítico-macrofágico está em constante vigília para o hospedeiro, atua por meio da fagocitose (principalmente contra microrganismos intracelulares e células neoplásicas) e de produção de citocinas, além de ter a importante função de apresentar antígenos ao sistema linfocítico (muitas das células linfocíticas só são ativadas mediante essa apresentação) (Figura 1.6).

O sistema linfocítico também faz a vigilância contra substâncias estranhas, apresenta uma defesa específica mediada por mecanismos complexos e sintetiza citocinas. É peculiar ao sistema linfocítico uma memória imunológica para o agente agressor, que pode perdurar por vários anos (Figura 1.7).

SISTEMA IMUNOLÓGICO

É o sistema que dá a imunidade ao indivíduo ou o sistema de defesa contra agentes agressores

↓

Sistema linfocítico-macrofágico

Figura 1.5. O sistema imunológico é constituído pelos sistemas linfocítico e macrofágico.

SISTEMA MACROFÁGICO

FUNÇÕES
1. Vigilância
2. Fagocitose (microrganismos intracelulares e células neoplásicas)
3. Produção de citocinas
4. Apresentação antigênica (célula apresentadora de antígeno)

Figura 1.6. O sistema monocítico-macrofágico está em constante vigilância, apresenta fagocitose, sintetiza citocinas e faz a apresentação antigênica a linfócitos.

SISTEMA LINFOCÍTICO

FUNÇÕES
1. Vigilância
2. Defesa específica
3. Produção de citocinas
4. Memória

Figura 1.7. O sistema linfocítico está em constante vigilância, apresenta uma defesa específica para cada substância estranha, sintetiza citocinas e tem uma característica peculiar: os linfócitos têm memória.

RESPOSTA IMUNOLÓGICA

Resposta imunológica é o conjunto dos mecanismos imunológicos que ocorrem contra uma substância que o organismo "*considera* como estranha" (Figura 1.8).

As células da resposta imunológica são oriundas de células primordiais pluripotenciais da medula óssea, as quais dão origem à linhagem linfoide e à linhagem mieloide, ambas independentes quanto às células a que irão dar procedência: pode haver comprometimento de uma das linhagens, sem que isso implique deficiência da outra.

A célula primordial linfoide dá origem aos linfócitos, sendo necessárias as interleucinas (IL) 3 e 7 no estroma da medula óssea. Neutrófilos, monócitos/macrófagos, eosinófilos, mastócitos, basófilos e plaquetas são provenientes da linhagem mieloide, na presença de IL-3, fator estimulador de colônias de granulócitos-macrófagos (GM-CSF), fator estimulador de colônias de neutrófilos (G-CSF) e IL-5 (para eosinófilos) (Figura 1.9).

RESPOSTA IMUNOLÓGICA

"É o conjunto dos mecanismos imunológicos que ocorrem contra uma substância que o organismo considera como estranha"

Figura 1.8. A resposta imunológica é o resultado dos mecanismos contra substâncias consideradas estranhas ao organismo.

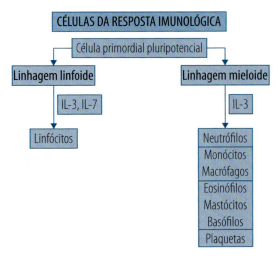

Figura 1.9. A célula pluripotencial primordial dá origem à unidade linfoide e à unidade mieloide.

CLASSIFICAÇÃO DA RESPOSTA IMUNOLÓGICA

A resposta imunológica pode ser classificada em primária e secundária, ativa e passiva, inata e adaptativa, humoral e celular (Figura 1.10).

CLASSIFICAÇÃO DA RESPOSTA IMUNOLÓGICA

- Primária e secundária
- Ativa e passiva
- Inata e adaptativa
- Humoral e celular

Figura 1.10. A resposta imunológica pode ser classificada sob diferentes aspectos.

RESPOSTA PRIMÁRIA E SECUNDÁRIA

A resposta primária é o conjunto de mecanismos que o organismo apresenta quando entra em contato pela primeira vez com uma substância que considera estranha. O resultado é a ativação inicial do sistema macrofágico, seguida de ativação do sistema linfocítico. Há participação de várias células, incluindo monócitos/macrófagos, linfócitos timo-dependentes (T) e bursa-equivalentes (B), com formação de imunoglobulinas M (IgM), resultando sempre na formação de linfócitos T e B de memória (Figura 1.11).

Na resposta secundária, o organismo já teve contato prévio com a substância estranha. Também há ativação sequencial de sistema macrofágico e linfocítico. Uma grande diferença é que na resposta secundária o organismo já conta com a presença de linfócitos T e B de memória. Predomina a síntese de IgG (Figura 1.12).

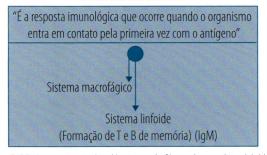

Figura 1.11. A resposta primária dá origem a linfócitos de memória e à IgM.

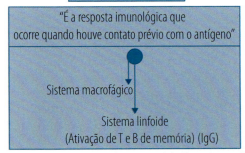

Figura 1.12. Na resposta secundária, há ativação de linfócitos de memória e formação principalmente de IgG.

A resposta secundária é mais eficiente: ocorre de forma mais rápida e mais intensa, tanto para a formação de imunoglobulinas como para a ativação de linfócitos (Figura 1.13).

Uma aplicação prática de resposta primária e secundária é a vacinação: em um pressuposto primeiro contato (vacina), desenvolve-se uma resposta primária; em um segundo contato com o mesmo microrganismo, agora *in natura*, há uma resposta secundária, que, por ser mais eficiente, diminui a chance de que o indivíduo tenha os sinais e sintomas da doença.

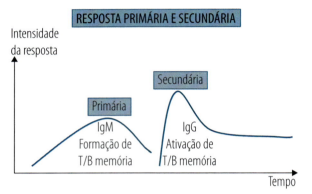

Figura 1.13. A resposta secundária é mais rápida e mais intensa que a primária.

RESPOSTA ATIVA E PASSIVA

a) Resposta ativa

A resposta ativa ocorre quando o organismo recebe substâncias estranhas ou antígenos, ativando células e produzindo imunoglobulinas e citocinas. Um exemplo de resposta ativa é a que ocorre após vacinações ou imunizações (Figura 1.14).

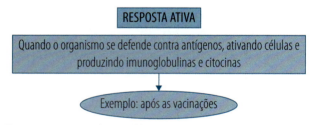

Figura 1.14. Entre as aplicações da resposta ativa está a vacinação.

As vacinas podem ser: atenuadas (microrganismos atenuados – vivos) ou inativadas (toxoides, microrganismos mortos e componentes de microrganismos).

Entre as vacinas atenuadas encontra-se a vacina BCG (bacilo de Calmette e Guérin), que contém a bactéria atenuada *Mycobacterium tuberculosis*. É útil em populações em que a tuberculose é endêmica, prevenindo com eficácia a meningotuberculose. O enfraquecimento de vírus da poliomielite (Sabin), sarampo, caxumba, rubéola, febre amarela e rotavírus, tornando-os atenuados, leva à perda da patogenicidade, permanecendo a capacidade de gerar uma resposta imunológica. O vírus vivo atenuado da poliomielite Sabin é administrado por via oral, e a defesa é dada inicialmente na mucosa digestiva, permanecendo a eliminação fecal de alguns vírus não destruídos, o que é útil para a erradicação da poliomielite, uma vez que a disseminação fecal do vírus atenuado imuniza outros indivíduos.

As vacinas com microrganismos atenuados são contraindicadas a portadores de Imunodeficiências Primárias com ausência total de anticorpos ou de linfócitos T, pelo risco de desenvolvimento da doença. Em pacientes com Doença Granulomatosa Crônica (deficiência da fagocitose por neutrófilos) é contraindicada a BCG. A baixa idade em que são administradas as vacinas exige um diagnóstico precoce das Imunodeficiências Primárias. Em países que visam à erradicação da tuberculose e da poliomielite, o risco desses pacientes com baixa defesa imunológica não é considerado durante campanhas de vacinação, ficando por conta de profissionais da saúde a contraindicação de tais vacinas. Em prematuros extremos, há tendência a serem adiadas algumas vacinas, como a BCG.

Entre as vacinas inativadas com microrganismos mortos, encontram-se a vacina contra a poliomielite (Salk), raiva e hepatite A. A vacina contra influenza sazonal típica – influenza da gripe humana – em nosso meio é constituída por vírus inativados; anualmente há mutações do vírus influenza, tornando-se necessárias novas vacinas. A vacina contra influenza pandêmica – vírus influenza A (H1N1) – resulta da combinação de vírus inativados e fracionados da gripe humana, aviária e suína (infectaram porcos simultaneamente); há indicação prioritária para profissionais da saúde, gestantes, índios, pessoas com doenças crônicas, crianças de 6 meses a 2 anos, adultos entre 20 e 40 anos e acima de 60 anos, sendo os efeitos colaterais insignificantes quando comparados aos benefícios.

Toxoides são toxinas destoxificadas, ou seja, toxinas em que foi retirada a parte que causa dano ao organismo, permanecendo a porção capaz de determinar uma resposta imunológica. São exemplos as vacinas com toxoides diftérico e tetânico.

As vacinas antipneumocócicas utilizam polissacarídeos da cápsula de diferentes sorotipos de *Streptococcus pneumoniae*. A vacina contra *Haemophilus influenzae* tipo b e a *pertussis* acelular (contra *Borbetella pertussis*) são constituídas por antígenos proteicos purificados (Figura 1.15).

As vacinas podem ser, ainda, combinadas, conjugadas e recombinantes. Vacinas combinadas são aquelas que contêm no mesmo frasco diferentes vacinas, como a DTP (difteria, tétano, *pertussis*) ou a MMR (Measles – sarampo, Mumps – caxumba, Rubella – rubéola).

Fala-se em vacinas conjugadas quando se une ao antígeno uma proteína transportadora, a fim de aumentar o poder antigênico. É o caso da vacina conjugada antipneumocócica (com 23 sorotipos de *Pneumococcus*), anti-*Haemophilus influenzae* tipo B e da antimeningocócica C.

capítulo 1 IMUNIDADE E TIPOS DE RESPOSTA IMUNOLÓGICA

VACINAS ATENUADAS E INATIVADAS

Atenuadas (microrganismos vivos)
- Bactérias atenuadas: *Mycobacterium tuberculosis* (BCG)
- Vírus atenuados: vírus da poliomielite (Sabin), sarampo, caxumba, rubéola, febre amarela, rotavírus

Inativadas (microrganismos mortos, toxoides, componentes de microrganismos)
- Vírus da poliomielite (Salk), raiva, hepatite A, influenza (em nosso meio)
- Toxoides: diftérico, tetânico
- Antipneumocócica
- Anti-*Haemophilus influenzae* tipo b
- *Pertussis* acelular

Figura 1.15. As vacinas promovem uma resposta imunológica ativa, podendo ser constituídas por microrganismos vivos (atenuadas) ou mortos/toxoides (inativadas).

As <u>vacinas recombinantes</u>, utilizando técnicas de engenharia genética, resultam da indução de microrganismos a produzirem a fração antigênica a ser administrada, como é o caso da vacina contra hepatite B (Figura 1.16).

VACINAS COMBINADAS, CONJUGADAS E RECOMBINANTES

Combinadas (associação de diferentes vacinas)
- DPT (difteria, tétano, *Pertussis*)
- MMR (sarampo, caxumba, rubéola)

Conjugadas (utilizam proteína transportadora)
- Antipneumocócica conjugada (23 sorotipos)
- Anti-*Haemophilus influenzae* tipo b
- Antimeningocócica C

Recombinantes (geneticamente manipuladas)
- Vírus da hepatite B

Figura 1.16. As vacinas podem ser apresentadas de diferentes formas.

b) Resposta passiva

Na resposta passiva são recebidos produtos da resposta imunológica, por exemplo, imunoglobulinas oriundas de vários plasmas humanos (Figura 1.17).

RESPOSTA PASSIVA

Quando o organismo se defende após receber produtos da resposta imunológica

Exemplo: quando recebe imunoglobulinas

Figura 1.17. Na resposta passiva o organismo recebe produtos da resposta ativa de outros indivíduos.

Anticorpos, como as imunoglobulinas G (<u>IgG</u>), são recebidos durante a vida fetal por passagem transplacentária. São úteis em defesas contra microrganismos para os quais a mãe já tenha desenvolvido resposta imunológica por meio de antígenos *in natura* ou administrados por vacinas, como é o caso de o feto receber IgG antitetânica da mãe. A amamentação natural permite a passagem de <u>IgA</u> pelo leite. Os leites industrializados podem ter fórmulas idênticas às do leite humano, porém não contêm imunoglobulinas. Essa diferença é importante, porque no início da vida a criança ainda não tem IgA para defesa, que se formará com o evoluir da idade. O colostro é o leite mais rico em IgA, mas durante toda a lactação há IgA no leite materno.

A administração de anticorpos é muito útil nas doenças em que não há tempo suficiente para o organismo combater o agente agressor. Nesses casos pode-se utilizar a resposta passiva mediante administração de <u>imunoglobulinas humanas específicas</u>: antitetânica, antidiftérica, antirrábica, anti-hepatite B, antivaricela-zóster, isoladas de indivíduos que já apresentaram a doença.

A <u>imunoglobulina humana</u> laboratorial é a fração das proteínas plasmáticas separadas por eletroforese do sangue de indivíduos sadios e contém grande quantidade de anticorpos, em especial IgG. É útil para pacientes com deficiência de anticorpos antipolissacarídeos contidos em IgG2, sendo mínima a quantidade das outras classes de imunoglobulinas. A imunoglobulina humana oriunda de populações em que há endemias de sarampo e de hepatite A pode ter indicação em casos especiais dessas doenças (Figura 1.18).

RESPOSTA PASSIVA

A) RECEBE IMUNOGLOBULINAS
- **Feto** → recebe IgG materna (IgG atravessa a placenta)
- **Recém-nascido** → recebe IgA do leite materno
- **Imunoglobulinas humanas específicas** → antitetânica, antidiftérica, antirrábica, anti-hepatite B, antivaricela-zóster
- **Imunoglobulina humana** → útil em imunodeficiência primária por deficiência de anticorpos antipolissacarídeos

Figura 1.18. Resposta passiva pode ser proporcionada mediante o recebimento de produtos de linfócitos bursa-equivalentes (B): imunoglobulinas ou anticorpos.

A gamaglobulina hiperimune é proveniente de inoculações sucessivas de antígenos específicos em animais de laboratório, resultando na formação de anticorpos específicos que podem ser úteis em ocasiões em que é necessária uma rápida resposta imune. Pode causar problemas por ser imunoglobulina de outra espécie, como equina ou bovina.

Na resposta passiva, os produtos recebidos podem ser, ainda, citocinas, oriundas de monócitos/macrófagos, de células NK ou de linfócitos. O <u>interferon-alfa</u> (IFN-α), que promove a

IMUNOLOGIA DO BÁSICO AO APLICADO

defesa antiviral, pode ser utilizado em determinados casos de hepatite pelo vírus C. O interferon-gama (IFN-γ), considerado como imunomodulador, por aumentar a imunidade inata e adaptativa, em especial a fagocitose por mononucleares, tem sido indicado em diferentes condições, como para hepatite C. O multifator estimulador de colônias hematopoiéticas (IL-3) pode ser útil para aumentar a hematopoiese pela medula óssea, em casos de aplasias e em algumas leucoses. O fator estimulador de crescimento de colônias de granulócitos (GCS-F) é útil em neutropenia congênita (Figura 1.19).

RESPOSTA PASSIVA

B) RECEBE CITOCINAS
- Interferon-α → antiviral
- Interferon-γ → imunomodulador
- IL-3 → estimuladora da hematopoiese
- G-CSF → fator estimulador de crescimento de colônias de granulócitos

Figura 1.19. Resposta passiva pode ser proporcionada mediante o recebimento de citocinas, produzidas por monócitos/macrófagos, células NK e linfócitos timo-dependentes (T): IFN-α, IFN-γ, fator estimulador de colônias de granulócitos (G-CSF) e IL-2.

RESPOSTA INATA E ADAPTATIVA

a) Resposta inata ou inespecífica

Na resposta inata, o organismo responde sempre da mesma forma, qualquer que seja o agente agressor, variando apenas a intensidade ou quantidade da resposta. É de ação imediata e já está presente ao nascimento. Não determina imunidade permanente, apesar de poder agir por vários dias.

Os componentes da resposta inata são: barreira físico-química, fagócitos (monócitos/macrófagos, neutrófilos e eosinófilos), sistema complemento e células *natural killer* (NK) (Figura 1.20).

RESPOSTA INATA OU INESPECÍFICA

CONCEITO
A defesa é sempre da mesma forma, independente do agente agressor, variando só a quantidade de resposta

COMPONENTES
1. Barreira físico-química
2. Fagócitos: monócitos/macrófagos, neutrófilos e eosinófilos
3. Sistema complemento
4. Células NK

Figura 1.20. Estão descritos o conceito e os componentes da resposta inata.

As principais citocinas sintetizadas por monócitos/macrófagos são: IL-1 e fator de necrose tumoral (TNF), ambos com potente ação pró-inflamatória e promotores dos sinais e sintomas das doenças; IFN-α, com ação antiviral; (CXCL8) IL-8, que atrai neutrófilos; IL-12, ativadora de células NK. As células NK, por sua vez, sintetizam INF-γ, o qual aumenta tanto a imunidade inata como a adaptativa, em especial a fagocitose por monócitos/macrófagos (Figura 1.21).

CITOCINAS SINTETIZADAS NA RESPOSTA INATA

Monócitos/macrófagos:
- IL-1, TNF → citocinas pró-inflamatórias e promotoras dos sinais e sintomas das doenças
- IFN-α → antiviral
- IL-8 → quimiotática para neutrófilos
- IL-12 → ativa células NK

Células NK:
- IFN-γ → aumenta a imunidade inata e a adaptativa, especialmente a fagocitose por monócitos/macrófagos

Figura 1.21. As principais citocinas da resposta inata são: IL-1, TNF, IFN-α, (CXCL8) IL-8, IL-12, IL-18 e IFN-γ.

b) Resposta adaptativa ou específica ou adquirida

Na resposta adaptativa, o organismo responde de diferentes formas, dependendo do agente agressor, variando a quantidade e a qualidade da resposta. Apresenta mecanismos de memória e de melhor eficiência com a repetição dos contatos com o antígeno. Os mecanismos envolvidos são específicos para cada agente agressor, havendo necessidade do contato com o antígeno para a aquisição dessa resposta. A resposta adaptativa desenvolve-se com o evoluir da idade, tornado necessária a comparação dos resultados de exames com curvas-padrão para as diferentes faixas etárias. A resposta específica ocorre quando a resposta inata for insuficiente e seus resultados geralmente aparecem depois de 12 horas, permanecendo por tempo variável, muitas vezes por uma semana.

A resposta adaptativa dá-se pela imunidade humoral e celular. Na defesa humoral, as principais responsáveis são proteínas plasmáticas, as imunoglobulinas, sintetizadas por linfócitos B diferenciados em plasmócitos. A resposta adaptativa celular ocorre por ação direta de células, os linfócitos T (Figura 1.22).

Pequenos linfócitos oriundos da célula progenitora linfoide da medula óssea dirigem-se ao timo ou permanecem na medula, diferenciando-se em linfócitos T e B, respectivamente. Na sequência, esses linfócitos migram para os órgãos linfoides secundários (linfonodos, baço e Tecido Linfoide Associado às Mucosas – MALT), onde ocorre a resposta adaptativa. Os linfócitos T são responsáveis pela imunidade celular, enquanto os B produzem anticorpos, os quais constituem a imunidade humoral, dando origem à dicotomia da resposta adaptativa (Figura 1.23).

A inflamação é resultante dos diferentes mecanismos da resposta imunológica na tentativa de manter a homeostasia do organismo e recuperar os tecidos lesados. Na inflamação são recrutados leucócitos e proteínas plasmáticas para os locais com substâncias estranhas ou lesão tecidual. Na inflamação aguda, afluem principalmente células da resposta inata, e na inflamação crônica, células da resposta adaptativa.

Nos próximos capítulos serão analisados os diferentes componentes da respostas imunológicas inata e adaptativa.

RESPOSTA ADAPTATIVA OU ADQUIRIDA OU ESPECÍFICA

CONCEITO

A defesa se dá por diferentes formas, dependendo do agente agressor, variando a quantidade e a qualidade da resposta, tendo como características:
- Memória
- Especificidade
- Heterogeneidade
- É adquirida com o evoluir da idade

COMPONENTES
1. Resposta humoral (linfócitos B)
2. Resposta celular (linfócitos T)

Figura 1.22. Estão descritos o conceito e os componentes da resposta adaptativa.

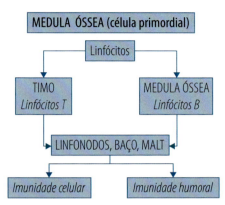

Figura 1.23. Dicotomia da resposta imunológica adaptativa consiste no fato de que os linfócitos oriundos da célula primordial da medula óssea dirigem-se aos órgãos linfoides primários: timo, onde se diferenciam em linfócitos timo-dependentes (T) ou medula óssea, diferenciando-se em bursa-equivalentes (B). Linfócitos T e B dirigem-se aos órgãos linfoides secundários (linfonodos, baço e Tecido Linfoide Associado às Mucosas), sendo responsáveis pela imunidade celular e humoral, respectivamente.

EXEMPLOS CLÍNICOS

Caso 1: Mãe de recém-nascido referia ter lido que o leite industrializado apresenta os mesmos constituintes que o materno, estando em dúvida quanto à amamentação.

Discussão: Leites industrializados podem apresentar constituintes semelhantes aos do leite materno. Entretanto, o lactente deixará de receber a imunoglobulina das secreções, a IgA, encontrada em maiores quantidades no colostro e presente durante toda a lactação. A IgA do leite e a IgG recebida por via transplacentária, principalmente no último trimestre de gestação (respostas passivas), constituem a principal defesa imunológica adaptativa humoral do início da vida. O recém-nascido sintetiza imunoglobulinas próprias, iniciando por IgM. Entretanto, a produção de anticorpos (resposta ativa) ocorre com o evoluir da idade. A IgM, a IgA e a IgG séricas atingem os valores de adulto em torno de 2/3, 4/7 e 8/10 anos, respectivamente (motivo pelo qual tais exames devem ser comparados à curva de normalidade de cada faixa etária). A resposta passiva dada pelo leite materno protege contra infecções. Somam-se os seguintes fatos para reforçar a amamentação: risco de alergia à proteína do leite de vaca e maior incidência de desnutrição em regiões de baixa renda para a aquisição de leite industrializado. Assim, é importante que os profissionais de saúde promovam o incentivo à amamentação com leite humano, desde que ela seja possível.

Caso 2: Puérpera referia receio de receber a vacina contra a gripe, principalmente em relação ao feto.

Discussão: A vacina IM aplicada no Brasil contra influenza da gripe humana é constituída por vírus H1N1 inativados, diferente da vacina nasal, que contém vírus atenuados. Assim, a gestante pode ser imunizada com a vacina IM contra a gripe, pois não haverá viremia no feto, ao contrário de vacinas com vírus atenuados. Essa vacinação trará benefícios à puérpera por meio da resposta ativa que apresentará. Será ainda benéfica ao feto, pois ele receberá uma resposta passiva pela imunoglobulina que atravessa a placenta, a IgG, e terá imunização contra a gripe ao nascimento.

Caso 3: Paciente com 37 anos, gênero feminino, com febre, dor de garganta, dificuldade de ingestão e irritabilidade há um dia. Há 2 horas apresenta contratura em braços e pernas. Ao exame físico, trismo, espasmos tônicos, generalizados, dolorosos e lesão de ferimento cortante infectado. Sem referências sobre vacinas.

Evolução: Diagnosticado tétano, realizados intubação endotraqueal e debridamento do ferimento, e administradas penicilina e antitoxina tetânica.

Discussão: No caso em questão, com quadro de tétano instalado, a união da toxina do bacilo tetânico à célula nervosa é responsável pelo quadro neurológico. Ao se administrar antitoxina, a toxina do agente une-se à antitoxina, poupando a célula nervosa, sendo, por isso, fundamental o tratamento com anticorpos (resposta passiva). A vacinação (resposta ativa) é útil para crianças e adultos saudáveis, pois promove a formação de anticorpos e linfócitos responsivos. A imunização será útil diante de novo contato com o patógeno, quando acontecerá uma resposta secundária, resultando na ativação de T e B de memória e uma defesa mais rápida.

QUESTÕES

1ª – As imunizações têm contraindicações? Cite algumas das principais.

2ª – Que tipo de resposta ocorre em uma imunização?

3ª – Qual resposta imunológica apresenta memória?

4ª – Quais os componentes das respostas inata e adaptativa?

5ª – Está correta a denominação para um serviço: alergia e imunopatologia?

BARREIRA FÍSICO-QUÍMICA

2

A barreira físico-química é a primeira defesa existente no organismo. Faz parte da resposta imunológica inata ou inespecífica. É formada por características da pele e mucosas, dos diferentes sistemas, por espirros, tosse, febre e por substâncias presentes no sangue. Enquanto essa barreira estiver intacta e em perfeita funcionalidade, dificilmente microrganismos penetram no organismo.

PELE E MUCOSAS

Pele e mucosas são os componentes iniciais encontrados por patógenos. Constituem a resistência natural externa da barreira físico-química.

A pele, que pode apresentar 2 m² de superfície corpórea, é constituída por epitélio revestido de células queratinizadas, formando uma barreira física de defesa. Apresenta *glândulas sudoríparas e sebáceas* que, por meio de suas secreções exógenas, dificultam a penetração de patógenos. Assim, as glândulas sudoríparas secretam ácidos lático, úrico e caproico, que são microbicidas, determinando lise de microrganismos. As glândulas sebáceas produzem ácidos graxos e triglicérides, também microbicidas (Figura 2.1).

As mucosas têm grande importância na defesa: apresentam uma superfície corpórea muito maior do que a da pele, em decorrência de sua extensão e da grande quantidade de vilosidades; os microrganismos inalados ou ingeridos têm contato direto com as mucosas. Uma lesão que determine falta de continuidade de uma mucosa permite a passagem de bactérias patogênicas para a submucosa e para a circulação sanguínea.

O trato respiratório apresenta o sistema mucociliar. Suas células caliciformes secretam muco. Batimentos contínuos

BARREIRA FÍSICO-QUÍMICA

Pele

GLÂNDULAS SUDORÍPARAS
- Ácido lático
- Ácido úrico
- Ácido caproico

GLÂNDULAS SEBÁCEAS
- Ácidos graxos
- Triglicérides

Mucosas

Sistema mucociliar
- Integridade e funcionalidade

Secreções das mucosas
- Lactoferrina → une-se ao ferro (nutriente para bactérias)
- α1-antitripsina → inibe elastase
- Lisozimas (muramidases) → rompem membranas de bactérias
- Proteases pancreáticas → degradam antígenos
- Fatores quimiotáticos de enterócitos → atraem células de defesa

Descamação de pele e mucosas

Figura 2.1. Pele e mucosas fazem parte da barreira físico-química da resposta inata. A pele contém glândulas sebáceas e sudoríparas que produzem substâncias microbicidas. As mucosas contêm sistema mucociliar que auxilia a eliminação de patógenos, além de produzirem microbicidas e quimiocinas. A descamação da pele e mucosas auxilia na eliminação de patógenos.

dos cílios, direcionados ao meio externo, permitem a eliminação de muco e de microrganismos unidos ao muco. Os cílios do trato respiratório movimentam-se de forma sincronizada, expelindo o muco com patógenos. Fumantes ativos, e muitas vezes fumantes passivos, apresentam diminuição do batimento ciliar, resultando em menor eliminação de microrganismos e maior tendência a infecções brônquicas e pulmonares, que frequentemente são vistas em crianças filhas de pais fumantes. Estão descritas alterações da atividade mucociliar em indivíduos com desvio de septo nasal. Na síndrome de Kartagener há anomalia congênita da função ciliar, propiciando infecções brônquicas e rinossinusites crônicas, que acompanham o *situs inversus* da síndrome. Assim, o sistema mucociliar deve estar íntegro e em perfeita funcionalidade para a defesa do organismo.

As secreções das mucosas, como digestivas, respiratórias, geniturinárias, lágrima e leite, contêm várias substâncias da defesa inespecífica: lactoferrina, α1-antitripsina, lisozima e algumas citocinas. A lactoferrina dificulta o crescimento de bactérias, pois se une ao ferro, que é nutriente bacteriano e atuante em vários sistemas enzimáticos do metabolismo bacteriano.

A α1-antitripsina inibe a elastase liberada por células, atuando na preservação da elastina, uma vez que a elastase degrada elastina. A α1-antitripsina, ao inibir a elastase, impede a degradação de fibras de colágeno.

Lisozimas são enzimas que contêm várias substâncias antibacterianas. Entre essas enzimas está a muramidase, que rompe membranas citoplasmáticas de bactérias, acarretando lise bacteriana, como a do *Streptococcus mutans*, associado à cárie dentária.

As proteases pancreáticas degradam antígenos. Enterócitos secretam fatores quimiotáticos e quimiocinas, que atraem células de defesa para as mucosas.

A imunoglobulina A (IgA) também é secretada nas mucosas, sendo importante na defesa contra vários agentes, como contra pili bacteriano, impedindo a união do pili às mucosas e a penetração de bactérias nos tecidos. A IgA faz parte da resposta adaptativa e será estudada no capítulo sobre imunoglobulinas.

Outro mecanismo de defesa da resposta inata é a descamação da pele e de mucosas. Com a descamação habitual do epitélio, são eliminados microrganismos, auxiliando na erradicação de patógenos (Figura 2.1).

A pele e as mucosas são danificadas em casos de ferimentos cortantes, queimaduras, traumas, cirurgias, permitindo a penetração de microrganismos.

SISTEMA DIGESTÓRIO

O sistema digestório apresenta várias características que permitem a defesa inata. No estômago, o ácido clorídrico presente no suco gástrico destrói microrganismos ingeridos com o alimento, e o pH ácido do estômago inibe a proliferação de bactérias. O pH alcalino do intestino delgado dificulta a proliferação de bactérias anaeróbias. O peristaltismo intestinal auxilia na eliminação de microrganismos do sistema digestivo. A flora bacteriana intestinal normal compete com a flora patogênica pelos nutrientes e por receptores existentes no muco. O muco intestinal apresenta ligantes para a manose, carboidrato componente da superfície de várias bactérias, permitindo que bactérias se unam ao muco por intermédio desses receptores e sejam eliminadas. As criptas intestinais secretam peptídeos microbicidas. O pH ácido do sistema geniturinário impede o crescimento de fungos e bactérias (Figura 2.2).

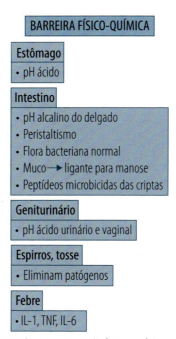

Figura 2.2. A resposta inata atua por meio de características naturais dos sistemas digestório e geniturinário; os espirros e a tosse auxiliam na eliminação de patógenos; o aumento da temperatura corpórea, promovido por citocinas pirógenas endógenas, permite aumento do metabolismo, necessário para combater patógenos.

TOSSE E ESPIRROS

Tosse e espirros também são mecanismos de eliminação de agentes infecciosos, sendo, com frequência, desencadeados pela presença de substâncias que devem ser eliminadas.

A fisiopatologia da tosse auxilia a identificar quando a tosse é um mecanismo de defesa. Os receptores da tosse localizam-se em vias aéreas altas, da laringe até a carina, e nos brônquios. São estimulados por mecanismos químicos (poluição), mecânicos (gotejamento pós-nasal), térmicos (frio, mudanças de temperatura), inflamatórios (rinite, asma), sendo o vago a via aferente. Existem receptores também em seios maxilares (nervo trigêmeo aferente), faringe (glossofaríngeo aferente), canal auditivo externo (ramo auricular do vago), esôfago, estômago (vago), pericárdio e diafragma (frênico aferente). Não há receptores para tosse em alvéolos e parênquima pulmonar (pneumonia alveolar sem tosse). Os impulsos da tosse são transmitidos principalmente pelo vago até um centro da tosse, difusamente localizado no cérebro. Há um grupo de nervos aferentes constituído por fibras não mielinizadas, produtoras de neuropeptídeos, ativadas por bradicinina e capsaicina. Na via eferente, o núcleo motor do vago determina modificações da laringe, como na glote; o nervo frênico e outros nervos motores levam à contração do diafragma, músculos abdominais e intercostais. A consequência é uma pressão positiva intra-abdominal e torácica, abertura da glote, com fluxo explosivo que pode ter a velocidade do som: a tosse.

Devido à localização dos receptores, os reflexos mais frequentes para tosse partem de processos em vias aéreas superiores. A tosse é considerada crônica quando ultrapassa oito semanas consecutivas. Entre as diversas causas de tosse encontram-se: infecção, pós-infecção, tabagismo, poluição, rinite, asma, tuberculose, refluxo gastresofágico, aspiração, reflexo de Arnold (irritação do ramo auricular do vago), inibidores da enzima conversora da angiotensina (IECA) – por aumento da bradicinina, betabloqueadores (pioram a obstrução de vias aéreas), insuficiência cardíaca, doenças autoimunes (principal tireoide), doença pulmonar obstrutiva crônica (DPOC), bronquite eosinofílica, apneia obstrutiva do sono, tumores pulmonares, enfisema, bronquiectasias, hipersensibilidade dos receptores da tosse, psicogênica.

Espirros resultam de impulsos transmitidos ao bulbo hipotalâmico, provenientes da união de substâncias estranhas a receptores nasais e nasofaríngeos ou da irritação desses receptores. A consequência é a expulsão dessas substâncias (Figura 2.2).

FEBRE

O aumento da temperatura corpórea tem sido referido como mecanismo de defesa, pois ocorre em vertebrados de diferentes espécies quando acometidos por processos infecciosos. Esse aumento propicia um metabolismo maior, o qual seria necessário em condições de infecção. O aumento de determinadas citocinas, denominadas pirógenos endógenos, emitem mensagens para o hipotálamo, levando ao aparecimento da febre.

Entre os principais pirógenos endógenos encontram-se: interleucina (IL) 1, fator de necrose tumoral (TNF) e IL-6. A IL-1 e o TNF são sintetizados, principalmente, por monócitos e macrófagos; a IL-6 é secretada em maiores quantidades por linfócitos T auxiliares. Crianças com desnutrição apresentam diminuição de TNF, podendo ser esse um dos motivos pela baixa elevação de temperatura corpórea que apresentam durante processos infecciosos (Figura 2.2).

PROTEÍNAS DA FASE AGUDA DA INFLAMAÇÃO

A fase aguda da inflamação ocorre em resposta a agentes bacterianos, virais, fúngicos e parasitários, e a traumas, isquemia, necrose, neoplasias e irradiações. Existem várias proteínas sintetizadas por hepatócitos e que atuam na imunidade inata. São conhecidas como proteínas e moléculas da inflamação ou da fase aguda da inflamação: proteína C reativa, proteínas surfactantes pulmonares A e D, α1-antitripsina, α2-macroglobulina, lectina ligante de manose, substância amiloide A, α1-glicoproteína ácida, fibrinogênio, haptoglobulina, transferrina e ceruloplasmina.

Em condições habituais, a proteína C reativa (PCR) está presente em pequenas quantidades do soro. Nas primeiras 72 horas de processos infecciosos ou de injúria tecidual, há aumento de sua síntese hepática, com aumento de até mil vezes na circulação. É indicadora sensível da infecção por apresentar meia-vida sanguínea curta (cerca de 20 horas). Assim, seu aumento, na maioria dos casos, reflete processo infeccioso. Por outro lado, valores normais repetidos de PCR têm alto valor preditivo, indicando ausência de infecção. O aumento pode estar relacionado, ainda, à gravidade do processo infeccioso. A quantificação da PCR é muito utilizada na prática clínica.

Fagócitos contêm, em sua superfície, receptores para PCR, a qual pode, então, atuar diretamente como uma opsonina, ao revestir patógenos e facilitar sua fagocitose. A PCR pode, ainda, promover a opsonização por meio de componentes do sistema complemento: unida a bactérias ou a fungos, permite a união desses microrganismos aos componentes C3b e C5b do complemento, os quais funcionam como opsoninas, facilitando a fagocitose. Por esses mecanismos, a PCR é importante na defesa contra *Streptococcus pneumoniae*, apresentando inclusive melhor ação de opsonização dessas bactérias do que a mediada por imunoglobulinas. Pode, ainda, unir-se a células *natural killer* (NK), aumentando sua capacidade antitumoral.

Entre a família das colectinas, encontram-se as proteínas surfactantes pulmonares A e D (SP-A e SP-D): apresentam lectinas, que se unem a patógenos, facilitando a fagocitose por monócitos e macrófagos. São importantes na defesa contra patógenos pulmonares, especialmente *Pneumocystis jirovecii (carinii)*.

A α1-antitripsina inibe proteases plasmáticas, especialmente as liberadas por leucócitos, como a elastase, proteína endógena que degrada elastina e colágeno. A união de α1-antitripsina a proteases torna essas enzimas completamente incapazes de catabolizar elastina e colágeno. A α1-antitripsina aumenta cerca de quatro vezes nos processos inflamatórios. Na ausência de α1-antitripsina, as proteases degradam elastina e colágeno que circundam o processo inflamatório, provocando dano tecidual e inflamação crônica. Os indivíduos com deficiência de α1-antitripsina têm maior risco de desenvolver doenças do tecido conjuntivo, como artrite reumatoide, além de enfisema.

A α2-macroglobulina é outra proteína inibidora de proteases, impedindo a degradação de proteínas plasmáticas e poupando o catabolismo proteico sérico. Atua, ainda, no processo fibrinolítico, inibindo a plasmina.

A lectina ligante de manose (MBL – manose binding lectina) é uma colectina. Atua como opsonina, revestindo microrganismos e facilitando a fagocitose. Sua ação como opsonina é menor do que a PCR. Tem, ainda, função de ativar o sistema complemento por meio de sua união à manose de patógenos.

O fibrinogênio, sintetizado nos hepatócitos durante a inflamação, leva à formação de fibrina e contribui para a retenção de eritrócitos. Produtos de degradação da fibrina promovem a síntese de IL-1 por monócitos e macrófagos.

A haptoglobulina, liberada em condições de lesão tecidual, une-se à hemoglobina, promovendo o clareamento de hemoglobina livre. Forma complexos estáveis com a hemoglobina extracorpuscular, prevenindo a perda de ferro por excreção urinária.

A transferrina, ao transportar ferro, tem como consequência a diminuição de ferro livre. Sabe-se que *in vitro* o ferro é necessário para o crescimento e maior expressão de virulência de microrganismos. A IL-1, a IL-6 e o TNF parecem ser responsáveis pela tendência ao aumento da síntese de transferrina durante processos infecciosos.

A ceruplasmina, principal glicoproteína transportadora de cobre para o citocromo C oxidase, é essencial para a glicólise e a produção de energia aeróbica. O aumento de ceruplasmina, permitindo o transporte de cobre, contribui para a formação de colágeno e de elastina e proteção da matriz proteica contra íons superóxidos formados por células fagocitárias.

A substância amiloide A (SAA) aumenta cerca de mil vezes em processos inflamatórios, especialmente crônicos. É uma precursora da proteína amiloide A na amiloidose secundária. Atrai neutrófilos, monócitos e linfócitos T. Pode indicar a gravidade do processo inflamatório.

A α1-glicoproteína ácida aumenta de duas a quatro vezes durante o processo inflamatório agudo. Atua estimulando a expressão de moléculas de adesão, em especial Sialil-Lewis, auxiliando na passagem de leucócitos da circulação sanguínea para o local onde se encontra o patógeno (Figura 2.3).

A barreira físico-química é constituída por todos os mecanismos mencionados. É a defesa inicial da resposta inata. Em uma barreira mecânica íntegra e funcionante é difícil que microrganismos penetrem, proliferem, disseminem e promovam doenças.

PROTEÍNAS DA FASE AGUDA DA INFLAMAÇÃO

Sangue

- Proteína C reativa (PCR) → opsonização
- Proteínas surfactantes pulmonares A e D (SP-A e SP-D) → opsonização

- α1-antitripsina → inibição de proteases plasmáticas
- α2-macroglobulina → inibição de proteases plasmáticas

- Lectina ligante da manose (MBL – *manose binding lectina*) → ativação do sistema complemento

- Fibrinogênio → formação de fibrina
- Haptoglobulina → união à hemoglobina
- Transferrina → transportadora de ferro
- Ceruplasmina → transportadora de cobre

- Substância amiloide A (SAA) → atração de leucócitos
- α1-glicoproteína ácida → expressão de moléculas de adesão

Figura 2.3. As proteínas da fase aguda da inflamação fazem parte da resposta inata. A PCR indica, em especial, infecção, podendo mostrar a intensidade do processo. As SP-A e SP-D são importantes na defesa pulmonar, em especial contra *Pneumocystis jirovecii* (carinii). Na deficiência de α1-antitripsina há tendência a doenças do tecido conjuntivo e enfisema. A substância amiloide A pode indicar a gravidade da inflamação. O fibrinogênio, a haptoglobulina, a transferrina e a ceruplasmina auxiliam a defesa inata.

EXEMPLOS CLÍNICOS

Caso 1: Indivíduo de 21 anos, do gênero masculino, apresentava há quatro anos tosse produtiva, com períodos de piora, sem febre ou outras manifestações clínicas. Sem uso de antibiótico. Recebeu por cinco vezes o diagnóstico de infecções em brônquios, após exclusão de sinusopatias. Negava infecções prévias ou familiares. Queria saber sobre a necessidade de investigar Imunodeficiências Primárias. Única história positiva era tabagismo, que coincidira com o aparecimento da tosse produtiva.

Discussão: O caso em questão não apresenta história sugestiva de Imunodeficiência Primária, como infecções de repetição. A tosse é um mecanismo de defesa da barreira física. Entre as principais causas de tosse estão as sinusopatias, pois os receptores da tosse encontram-se em vias aéreas altas, da laringe até a carina, e em brônquios (levam informação a um centro da tosse, no cérebro, difusamente localizado na medula).

O sistema mucociliar dos brônquios deve estar íntegro, em perfeita funcionalidade, para eliminar partículas e atuar como parte da barreira físico-química. Em fumantes, há diminuição da funcionalidade do sistema mucociliar, por diminuição dos batimentos ciliares, além do aumento da produção de muco. Assim, secreções brônquicas são retidas, em vez de serem eliminadas, causando tosse e infecções. Torna-se necessário deixar o hábito de fumar, não só para evitar decorrências futuras como cânceres e doença pulmonar obstrutiva crônica, mas também para melhor qualidade de vida atual. É importante a lembrança de que mesmo fumantes passivos podem apresentar tais alterações. Assim, crianças filhas de pais tabagistas apresentam maior número de infecções de vias aéreas superiores e inferiores.

Caso 2: Paciente do gênero feminino, com 18 anos de idade, referia furúnculos de repetição em ambas as regiões axilares, sem outros antecedentes de infecção. Na anamnese, foi interrogado sobre uso de desodorantes, e a paciente informava nítida relação com o uso de desodorantes antitranspirantes.

Evolução: Não foi feita nenhuma investigação imunológica laboratorial, sendo apenas indicada a suspensão do uso de desodorantes que impedissem a transpiração. Houve melhora do quadro, com desaparecimento total da furunculose.

Discussão: Ácidos lático e úrico são microbicidas, sendo importantes na defesa contra *Staphylococcus aureus,* agentes etiológicos de furúnculos. A presença dessas substâncias nas secreções das glândulas sudoríparas é necessária para a barreira físico-química, dificultando o aparecimento de foliculites, razão pela qual muitas vezes se dá preferência a desodorantes que permitam a transpiração, sem inibir a síntese de substâncias pelas glândulas sudoríparas.

Caso 3: Menino de 3 anos apresentava quadro de diarreia e febre baixa há 24 horas. A mãe relacionava o aparecimento do quadro com ingestão de alimento suspeito de contaminação. Ao exame físico, apresentava desidratação leve.

Evolução: Foram orientadas reidratação oral e dieta alimentar, com desaparecimento da desidratação após algumas horas, melhora do quadro de diarreia e remissão total do quadro após três dias.

Discussão: O aumento do número de evacuações numa diarreia aguda é um mecanismo de defesa, não estando indicada utilização de medicamentos que diminuam o peristaltismo intestinal, pois é uma tentativa de defesa para eliminação do patógeno.

Caso 4: Paciente com 12 anos, do gênero masculino, referia aumento do número de evacuações e náuseas há dois dias e cefaleia há 15 dias. Relatava uso de antibiótico oral há quatro dias, após diagnóstico de sinusite. O exame físico mostrou secreção purulenta na retrofaringe, sem outras alterações aparentes.

Evolução: Foi mantida a antibioticoterapia e foram introduzidas medidas para reposição da flora intestinal. Comercialmente, existem produtos de diferentes indústrias que podem atuar como probióticos, quando em condições ideais: Lactipam®, Floratil®, Leiba®, Lactobacillus caseii®, Bio Fibras Light Batavo®, Leite Fermentado Parmalat®, Active Nestlé e Yakult®. Houve melhora do quadro diarreico após quatro dias, mesmo na presença de antibioticoterapia.

Discussão: Antibióticos por via oral devem ser prescritos sempre que necessário. Entretanto, ao atingirem o intestino, esses antibióticos podem promover a destruição de grande parte da flora intestinal bacteriana normal, a qual compete com a flora patogênica pelos nutrientes e por ligantes para bactérias existentes no muco. Quando há diminuição da flora comensal, há maior facilidade para a proliferação de bactérias enteropatogênicas. Tais motivos devem levar à lembrança de indicar medidas que tentem manter a flora bacteriana intestinal comensal em conjunto com a prescrição de antibióticos orais.

QUESTÕES

1ª – Por que durante a administração de antibióticos orais muitas vezes são utilizados elementos para repor a flora bacteriana normal do intestino?

2ª – Cite um exame laboratorial da resposta imunológica inata que auxilia na pesquisa de processo infeccioso.

3ª – Cite uma hipótese diagnóstica frequente para indivíduo que apresenta furúnculos de repetição restritos às regiões axilares.

4ª – Seria correta a prescrição indiscriminada de antipiréticos a cada 4 ou 6 horas?

5ª – Em relação à defesa do organismo: em início de quadro gripal, seria benéfica a prescrição de antitussígenos diante de tosse produtiva?

FAGÓCITOS

3

CONCEITO

Fagocitose é a ingestão e a digestão de partículas sólidas ou de microrganismos por células. Fala-se em pinocitose para a ingestão celular ativa de substâncias líquidas. A fagocitose pode ser um mecanismo de alimentação ou de defesa, enquanto a pinocitose é utilizada apenas como método de alimentação celular.

A fagocitose foi o primeiro fenômeno de proteção descrito em imunologia: Metchinikoff fez referência à fagocitose de estrelas-do-mar como mecanismo de defesa desses seres, sugerindo que isso pudesse ocorrer também no ser humano. Atualmente, sabe-se que a fagocitose é um mecanismo importante na imunidade, permitindo a ingestão e a digestão de microrganismos patogênicos, com eliminação de seus restos inativados.

Depois da barreira físico-química e da quimiotaxia, a fagocitose é o próximo mecanismo de defesa acionado, integrando a resposta imunológica inata. A fagocitose ocorre sempre da mesma forma, independente do microrganismo ingerido, variando apenas em relação à quantidade de células envolvidas e de microrganismos ingeridos.

CÉLULAS FAGOCITÁRIAS

As células fagocitárias no ser humano são representadas por neutrófilos (polimorfonucleares neutrofílicos), monócitos/macrófagos (fagócitos mononucleares) e eosinófilos (polimorfonucleares eosinofílicos) (Figura 3.1).

> **FAGÓCITOS**
>
> 1. Neutrófilos
> 2. Monócitos/macrófagos
> 3 Eosinófilos

Figura 3.1. Estão referidos os três tipos de células fagocitárias.

Neutrófilos, monócitos e eosinófilos encontram-se na circulação sanguínea, enquanto macrófagos localizam-se principalmente em tecidos e cavidades. Entre as células contidas no leite humano encontram-se neutrófilos e monócitos. Os fagócitos são oriundos da mesma célula progenitora, com linhagens específicas distintas.

Os leucócitos polimorfonucleares neutrofílicos iniciam sua diferenciação na medula óssea na presença de interleucina (IL) 3, fator estimulador de colônias de granulócitos (G-CSF) e fator estimulador de colônias de granulócitos-macrófagos (GM-CSF). São células de tamanho intermediário, com pequenos grânulos citoplasmáticos, núcleo multilobulado com formas variadas, membrana citoplasmática com projeções ciliares; têm meia-vida curta – cerca de 6 a 12 horas no sangue. Os neutrófilos são as células iniciais do processo inflamatório, ou seja, são as primeiras células que afluem para o local da defesa imunológica (entre 2 e 4 horas após a penetração do patógeno). Assim, estão presentes na fase inicial da resposta inflamatória aguda (Figura 3.2).

Os leucócitos polimorfonucleares eosinofílicos são diferenciados na medula óssea por IL-3, G-CSF, GM-CSF e IL-5. A IL-5 é necessária para a diferenciação, proliferação, quimiotaxia, ativação e aumento da meia-vida de eosinófilos.

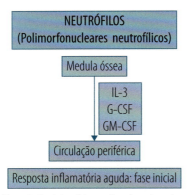

Figura 3.2. Na diferenciação de leucócitos polimorfonucleares neutrofílicos a partir de células primordiais da medula, são necessárias citocinas: IL-3, G-CSF e GM-CSF.

Encontram-se principalmente em mucosas e tecidos, onde sobrevivem por cerca de 8 a 12 dias. São células de passagem na circulação (5% dos leucócitos totais, sendo mais elevados à noite), onde permanecem por cerca de 8 horas. Têm tamanho intermediário, são corados pelo corante ácido vermelho eosina, apresentam núcleo bilobulado e muitos grânulos citoplasmáticos grosseiros. Os eosinófilos fazem parte da fase tardia da resposta inflamatória aguda (Figura 3.3).

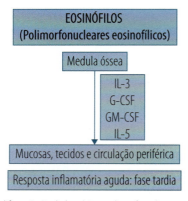

Figura 3.3. Na diferenciação de leucócitos polimorfonucleares eosinofílicos a partir de células primordiais da medula, são necessárias citocinas: IL-3, G-CSF, GM-CSF e IL-5, a qual é de fundamental importância para a diferenciação, atração, ativação e aumento da meia-vida de eosinófilos.

Os monócitos ou fagócitos mononucleares são células grandes, considerados agranulócitos e apresentam núcleo grande em ferradura. Para a diferenciação de monócitos, são necessários IL-3 e GM-CSF. Monócitos, sequencialmente aos neutrófilos, chegam ao sítio de infecção após 24 a 48 horas, fazendo parte da fase de resolução do processo inflamatório agudo. Entretanto, desde o início da inflamação, fagócitos mononucleares produzem substâncias que permitem o afluxo de neutrófilos (Figura 3.4).

A quase totalidade de macrófagos é derivada de monócitos, que, após cerca de um a três dias na corrente sanguínea, migram para órgãos e tecidos, onde sofrem diferenciação final

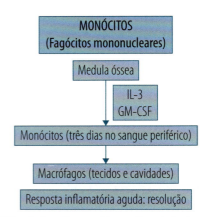

Figura 3.4. Várias citocinas são necessárias na diferenciação de monócitos, a partir de células primordiais da medula óssea: IL-3 e GM-CSF. Desde o início da inflamação, macrófagos produzem substâncias de defesa, entre as quais atraentes de neutrófilos, permitindo que essas células afluam para o local onde se encontra o patógeno.

com distintas alterações morfológicas, recebendo denominações conforme o aspecto e a localização. Assim, recebem a denominação de histiócitos no tecido conjuntivo, de células gliais no sistema nervoso central, de células de Küpffer quando circundam sinusoides hepáticos, de células dendríticas de origem mieloide no epitélio dos diferentes órgãos, de onde transportam antígenos para órgãos linfoides secundários, de células de Langerhans na epiderme (consideradas como um tipo de células dendríticas imaturas), de células mesangiais glomerulares, de osteoclastos em ossos, de macrófagos livres nos diferentes tecidos e de macrófagos esplênicos, alveolares, pleurais e peritoneais (Figura 3.5).

Os macrófagos têm geralmente vida longa e baixa taxa de proliferação. Alguns apresentam CD16 na membrana. A diferenciação final de monócitos em macrófagos permanece durante toda a vida. Monócitos e macrófagos, por atuarem de modo similar e por terem estágios de diferenciação semelhantes, costumam ser referidos como fagócitos mononucleares indistintamente ou monócitos/macrófagos (Mø).

DENOMINAÇÕES DOS MACRÓFAGOS

- Histiócitos (tecido conjuntivo)
- Células gliais (sistema nervoso central)
- Células de Küpffer (fígado)
- Células dendríticas mieloides
- Células de Langerhans (pele)
- Células mesangiais glomerulares (rins)
- Osteoclastos (ossos)
- Macrófagos alveolares
- Macrófagos livres em tecidos
- Macrófagos em cavidades (pleurais, peritoneais)

Figura 3.5. Os macrófagos recebem diferentes denominações, conforme a morfologia apresentada e o local onde se encontram.

TIPOS DE RECEPTORES EM FAGÓCITOS

Existem tipos distintos de receptores em fagócitos: receptores de reconhecimento de patógenos, receptores para moléculas oriundas de células e receptores para imunoglobulinas e complemento.

Os receptores de reconhecimento de patógenos (PRRs), presentes em fagócitos e outras células, como dendríticas e epiteliais, reconhecem padrões moleculares associados a patógenos (receptores para PAMPs) existentes em bactérias, vírus e fungos. O fato de os receptores de reconhecimento de patógenos não reconhecerem o próprio resulta em que a imunidade inata seja menos responsável por doenças autoimunes.

Os receptores para moléculas oriundas de células próprias do organismo reconhecem padrões moleculares associados a perigo – *danger* (receptores para DAMPs). Na lise celular há destruição da membrana citoplasmática e liberação de moléculas intracelulares, que são habitualmente reconhecidas e retiradas do microambiente por fagócitos, após união a seus receptores. De forma diferente, na apoptose não há liberação de moléculas intracelulares, uma vez que não há destruição da membrana celular.

Receptores para imunoglobulinas e complemento podem se unir a imunoglobulinas e componentes do complemento unidos a patógenos, permitindo a atração desses patógenos até os fagócitos (quimiotaxia). Imunoglobulinas e componentes do complemento, ao revestirem patógenos, atuam como opsoninas, possibilitando aos fagócitos exercerem a função de fagocitose facilitada por essas opsoninas (opsonização) (Figura 3.6).

TIPOS DE RECEPTORES EM FAGÓCITOS

a) **Receptores de reconhecimento de patógenos (PRRs)**
Reconhecem padrões moleculares associados a patógenos (PAMPs) (receptores para PAMPs)

b) **Receptores para moléculas oriundas de células próprias**
Reconhecem padrões moleculares associados a perigo – *danger* (DAMPs) (receptores para DAMPs)

c) **Receptores para imunoglobulinas e complemento**
Reconhecem imunoglobulinas e componentes do complemento unidos ou revestindo patógeno (são receptores para opsoninas)

Figura 3.6. Fagócitos expressam em suas superfícies diferentes tipos de receptores.

RECEPTORES EM FAGÓCITOS

Entre os receptores de reconhecimento de patógenos, encontram-se os receptores para padrões regulares, os receptores *Toll-like* (TLR), os receptores acoplados à guanina e os receptores de varredura para patógenos.

Os receptores para padrões regulares reconhecem resíduos repetitivos de carboidratos de bactérias e de certos vírus, dando início à resposta inata. Os resíduos de carboidratos existentes em patógenos apresentam espaçamentos, diferindo de carboidratos de células humanas, que não têm tais espaçamentos, o que permite que fagócitos distingam entre o próprio e o não próprio, com importância na pouca autoimunidade da resposta inata (Figura 3.7).

RECEPTORES EM FAGÓCITOS

1. **Receptores para padrões regulares**
Reconhecem resíduos repetitivos de carboidratos em bactérias e vírus ➞ Início da resposta inata

2. **Receptores *Toll-like* (TLR)**
TLR-2 – reconhecem proteoglicanos de bactérias Gram-positivas
TLR-4 – associam-se a moléculas CD14 reconhecedoras de LPS de bactérias Gram-negativas
TLR-3 – reconhecem dupla fita de RNA viral
TLR-9 – reconhecem dupla fita de DNA viral e bacteriano

União de receptores *Toll-like* a patógenos:
↓
Ativação de NFκB que se desloca para o núcleo:
↓
Ativação de genes codificadores de proteínas promotoras da resposta imunológica inata e adaptativa

3. **Receptores acoplados à proteína-G (guanina)**
Reconhecem peptídeos bacterianos que ativam a proteína G
↓
Formação de AMP 3'5' cíclico
↓
Divisão de linfócitos: início da resposta adaptativa

4. **Receptores de varredura**
Reconhecem LPS de bactérias Gram-negativas e de células danificadas
↓
Promovem o clareamento

5. **Receptores para complemento e imunoglobulinas**
(para C3a, C5a, C3b, C5b, IgG2, IgA)
↓
Promovem quimiotaxia e fagocitose

Figura 3.7. A união de receptores de fagócitos a seus ligantes resulta em atividades biológicas distintas: início da resposta imunológica inata e adaptativa, clareamento, quimiotaxia e fagocitose. Os receptores *Toll-like* encontram-se na superfície dos fagócitos, com exceção de TLR-3 e TLR-9, que são intracelulares e reconhecem no endossomo microrganismos processados.

Receptores *Toll-like* inicialmente foram descritos em *Drosophila*. Estão descritos 11 TLRs no ser humano e 13 em outros vertebrados. Os ligantes para tais receptores são estruturas moleculares encontradas na maioria dos patógenos.

O TLR-4 é um dos principais TLRs. A união de TLR-4 à molécula CD14 possibilita o reconhecimento de LPS de bactérias Gram-negativas por fagócitos. A consequência é a síntese de citocinas pelos fagócitos mononucleares, além de migração dessas células para os linfonodos e de sua diferenciação em células apresentadoras para linfócitos T, dando início à resposta adaptativa. Células dendríticas e epiteliais também apresentam TLR-4. Camundongos nos quais foram induzidas mutações em TLR-4 apresentam sepse e retardo no início da resposta adaptativa.

O TLR-2 une-se a proteoglicanos de bactérias Gram-positivas. Os TLR-3 e TLR-9 localizam-se no interior das células e reconhecem microrganismos processados por meio de fita dupla de RNA viral e de DNA viral e bacteriano, respectivamente.

A união de TLR a patógenos resulta na formação de um dímero ativado – o fator de transcrição NF-κB (fator nuclear de cadeias *kappa* de células B). O NF-κB foi inicialmente descrito como ativador do gene codificador da síntese de cadeias leves κ das imunoglobulinas de superfície de linfócitos B (daí o nome). O NF-κB encontra-se no citoplasma unido a uma proteína inibitória (IκB). Após fosforilação intracitoplasmática, há degradação de IκB e o NF-κB torna-se livre.

A união de PAMP a TLR leva à propagação de sinais no interior da célula, resultando em NF-κB livre e ativado, que se desloca para o núcleo. No núcleo, o NF-κB ativa genes promotores da síntese de moléculas: produtos antivirais e antibacterianos, proteínas da fase aguda da inflamação, Molécula-1 de Adesão Intercelular (ICAM-1), Molécula-1 da Célula Vascular (VCAM), selectina-E e citocinas (IL-1 e Fator de Necrose Tumoral – TNF). A ação dessas moléculas resulta em aumento da resposta inata e início da adaptativa. Têm sido relatadas desregulações de NF-κB em infecções virais graves, choque séptico e doenças autoimunes (Figura 3.8).

Os receptores acoplados à proteína G (guanina), ao se unirem a peptídeos bacterianos, ativam a proteína G. Esta transforma GDP (guanosina difosfato) em GTP (guanosina trifosfato), resultando na ativação de adenilciclase e formação de AMP 3'5'cíclico. O mensageiro intracelular AMP 3'5'cíclico participa da divisão celular, especialmente de linfócitos, dando início à resposta adaptativa (Figura 3.7).

As células fagocitárias apresentam, ainda, os receptores de varredura, que se unem a vários ligantes, tentando fazer o clareamento de microrganismos e de células danificadas. Dentre tais receptores, destacam-se as proteínas receptoras CD14, que, além de ligantes para LPS, são receptores para células envelhecidas, como eritrócitos que perderam o ácido siálico, tornando-se estruturalmente diferentes (Figura 3.7).

Os fagócitos apresentam receptores para complemento: receptores para os componentes C3a e C5a possibilitam a qui-miotaxia por fagócitos; para C3b e C5b (receptores CR1 ou CD35 e CR3) facilitam a fagocitose (opsonização). Apresentam ainda receptores para imunoglobulinas: para a porção Fcγ da IgG, que podem ser FcγRI ou CD64 (receptores com alta afinidade para IgG), FcγRII ou CD32 (média afinidade) e FcγRIII ou CD16 (baixa afinidade); eosinófilos possuem receptores Fcα para IgA e Fcε para IgE. Assim, microrganismos revestidos por C3b, C5b, IgG2 ou IgA podem ser opsonizados. As imunoglobulinas relacionadas nessa forma de fagocitose (IgG, IgA) e os componentes do complemento (C3b, C5b) são conhecidos como opsoninas; os patógenos englobados por opsonização são ditos opsonizados (Figura 3.7).

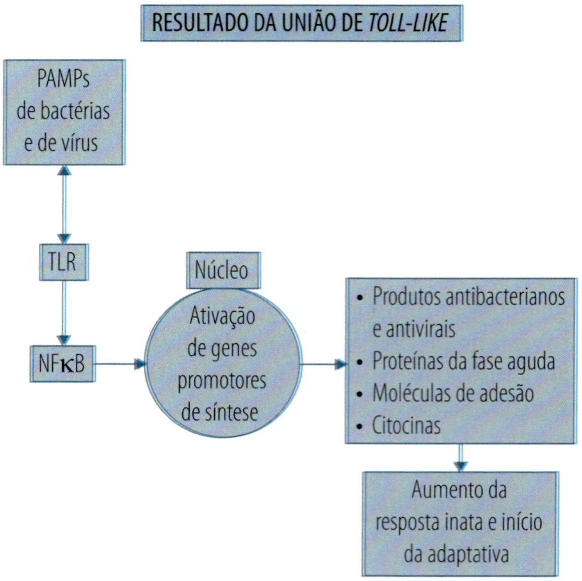

Figura 3.8. Os PAMP de bactérias e de vírus unem-se a receptores *Toll-like* presentes na membrana citoplasmática. Essa união leva à ativação do NF-κB, o qual se desloca para o núcleo ativando genes codificadores de produtos antibacterianos e antivirais, proteínas da fase aguda, moléculas de adesão e citocinas, culminando com aumento da resposta imunológica inata e início da adaptativa.

QUIMIOTAXIA

Após a união de moléculas de adesão expressas na superfície de células fagocíticas e de células endoteliais, os fagócitos deixam a circulação sanguínea por migração transendotelial. Sequencialmente, no extravascular, os fagócitos dirigem-se por quimiotaxia ao local onde deverá ocorrer a resposta imunológica.

Quimiotaxia é o fenômeno pelo qual os fagócitos dirigem-se em linha reta para o local onde se encontram os patógenos, por meio de gradiente de concentração. Habitualmente, as células locomovem-se sob a forma de ziguezague. Entretanto, migram em linha reta quando existem fatores que as atraiam (fatores quimiotáticos), direcionadas pelo gradiente de concentração (migram em direção à maior concentração de tais fatores): esse mecanismo é a quimiotaxia. Na presença de microrganismos torna-se necessária a quimiotaxia, para que possa haver um afluxo rápido das células fagocitárias.

Dentre os fatores quimiotáticos para os fagócitos, destacam-se: o lipopolissacarídeo (LPS) existente em endotoxinas de bactérias Gram-negativas e em cápsulas bacterianas, além dos fatores quimiotáticos do sistema complemento (C3a e C5a). São promotores da quimiotaxia: a CXCL8 (IL-8), o Fator Ativador de Plaquetas (PAF) e o leucotrieno B4 (Figura 3.9).

A quimiotaxia ocorre por formação de pseudópodes nas células fagocíticas em direção aos fatores quimiotáticos, finalizando com a união dos fatores quimiotáticos a receptores de fagócitos. Após essa aproximação entre células fagocitárias e microrganismos, ocorrerá a fagocitose como mecanismo de defesa.

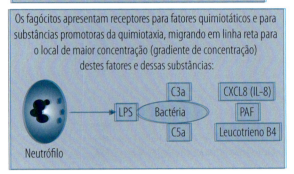

Figura 3.9. Os fagócitos apresentam receptores para fatores quimiotáticos (LPS-lipopolissacarídeo, C3a, C5a) e para promotores da quimiotaxia (CXCL8 ou IL-8 e PAF).

FAGOCITOSE

A fagocitose apresenta quatro etapas: adesão, ingestão, digestão e eliminação, que ocorrem nessa sequência e sempre de forma idêntica, qualquer que seja o agente infeccioso. As etapas da fagocitose podem ocorrer de forma mais rápida, dependendo do patógeno e das citocinas presentes.

A primeira etapa, a adesão, assemelha-se a um fechamento de zíper: receptores expressos na superfície dos fagócitos unem-se diretamente ao microrganismo ou a moléculas que revestem o microrganismo, como componentes C3b ou C5b do complemento ou imunoglobulinas (IgG2, IgA). No caso de haver partículas revestindo os patógenos a serem fagocitados, tais partículas são chamadas opsoninas e a fagocitose assim facilitada é denominada opsonização. Após a adesão a patógenos, os fagócitos formam pseudópodes que endocitam o agente agressor, dando formação ao vacúolo fagocítico ou fagossomo. Grânulos citoplasmáticos de células fagocitárias são, então, lançados no vacúolo fagocítico, formando o fagolisossomo, onde ocorrerá a digestão. Durante a digestão, o patógeno é destruído e, pela etapa da eliminação, são liberados restos geralmente não mais patogênicos (Figura 3.10).

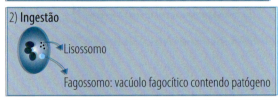

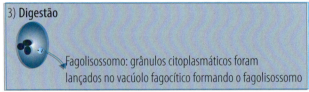

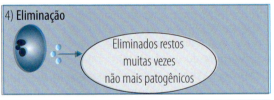

Figura 3.10. As etapas da fagocitose são: adesão (união do patógeno à superfície do fagócito ou às opsoninas), ingestão (formação do vacúolo fagocítico), digestão (ocorre no fagolisossomo) e eliminação (geralmente restos não mais patogênicos).

Fagócitos polimorfonucleares e mononucleares contêm grânulos citoplasmáticos, que são classificados em primários e secundários. Os grânulos primários são também denominados azurófilos, intensamente corados por azul de metileno, com morfologia lisossomal típica, como mieloperoxidase, catepsina G e peroxidase. Entre os grânulos secundários ou específicos, encontram-se lactoferrina, fosfatase alcalina, citocromo b558. Contêm, ainda, glicogênio, que pode ser utilizado em condições de anaerobiose.

A etapa da digestão pode ocorrer por meio de três mecanismos básicos: explosão do metabolismo oxidativo das pentoses, metabolismo independente de oxigênio e por ação do óxido nítrico. O metabolismo oxidativo das pentoses é o principal e sem este a digestão não é eficiente (Figura 3.11).

MECANISMOS DA DIGESTÃO NA FAGOCITOSE

1) Explosão do metabolismo oxidativo das pentoses (reações dependentes de oxigênio)
2) Liberação de grânulos citoplasmáticos (reações independentes de oxigênio)
3) Reações intermediadas pelo nitrogênio (óxido nítrico)

Figura 3.11. Existem três principais mecanismos que ocorrem durante a etapa de digestão da fagocitose.

Na explosão do metabolismo oxidativo das pentoses ou oxigênio-dependente ou explosão respiratória (*respiratory burst*) por neutrófilos e monócitos, há grande ativação da NADPH oxidase. A glicose monofosfato, na presença de oxigênio, é transformada em pentose (ribose). A partir dessa transformação, há geração de NADPH. O NADPH é, então, reduzido pela NADPH oxidase para NADP+, com liberação de elétrons. Os elétrons são captados por flavoproteínas da membrana que circunda o fagolisossomo e transportados para o interior do fagolisossomo. Nesse vacúolo, os elétrons reduzem a molécula de oxigênio para ânion superóxido. O ânion superóxido, na presença de citocromo b558, determina a formação de peróxido de hidrogênio. Diante da mieloperoxidase e de cloro, formam-se ácido hipocloroso e radical hidroxila. Ânion superóxido, peróxido de hidrogênio, radical hidroxila e ácido hipocloroso são espécies reativas de oxigênio (EROs ou ROS – *reactive oxygen species*), que promovem a lise de microrganismos no interior de fagócitos. Assim, é necessária a formação de radicais livres no fagolisossomo para uma digestão eficiente. O metabolismo oxidativo é estimulado por interferon-gama (IFN-γ), IL-1 e Fator de Necrose Tumoral (Figura 3.12).

No metabolismo por óxido nítrico, há ativação da óxido nítrico sintase. Esta enzima, na presença de oxigênio, promove a reação de argininas com NADPH, formando óxido nítrico. Este gás difusível penetra no fagolisossomo e é microbicida. Reage ainda com o ânion superóxido gerado na explosão respiratória, dando origem às espécies reativas de nitrogênio (ERNs ou RSN – *reactive nitrogen species*), entre as quais se incluem nitritos e peroxinitritos, que são microbicidas (Figura 3.13).

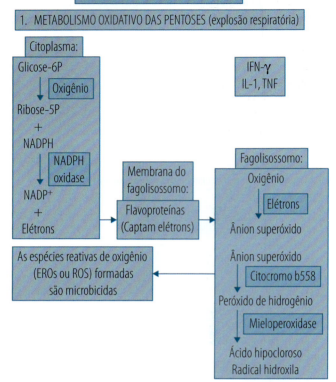

Figura 3.12. Na etapa da digestão da fagocitose por meio do metabolismo oxidativo das pentoses em neutrófilos e fagócitos mononucleares, há intensa atividade da NAPH oxidase citoplasmática: a glicose monofosfato é transformada em pentose (ribose-5-fosfato), com formação de NADPH; a NADPH oxidase promove a redução de NADPH para NADP+ com liberação de elétrons. Os elétrons são captados por flavoproteínas da membrana do fagolisossomo e transportados para o interior do vacúolo, onde reduzem a molécula de oxigênio para ânion superóxido (O_2^-), formando-se ainda, na presença de citocromo b558 e de mieloperoxidase, peróxido de hidrogênio, ácido hipocloroso e radical hidroxila. O metabolismo oxidativo é estimulado por citocinas: IFN-γ, IL-1 e TNF.

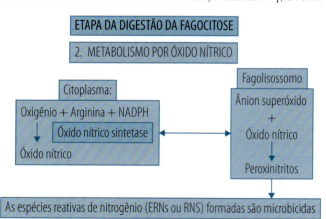

Figura 3.13. Na digestão por óxido nítrico (NO), há ativação da óxido nítrico sintase que catalisa a reação de arginina com NHPDH e oxigênio, promovendo a formação de óxido nítrico. Este se difunde para o interior do fagolisossomo, unindo-se ao ânion superóxido proveniente da explosão oxidativa das pentoses, levando à formação de radicais peroxinitritos, que são potentes microbicidas. Entre as espécies reativas de nitrogênio incluem-se: óxido nítrico, óxido nitroso, nitritos, peroxinitritos.

Outras substâncias contidas nos grânulos de fagócitos são responsáveis pelo metabolismo independente de oxigênio da etapa de digestão da fagocitose por essas células: peptídeos catiônicos, fosfatase alcalina, catepsina G e hidrolases ácidas, destruindo diretamente microrganismos; lactoferrina, que se une ao ferro necessário para o metabolismo bacteriano; lisozima, que destrói a parede celular de bactérias Gram-positivas; arginina, que se interpõe no RNA da bactéria, impedindo sua proliferação. Dessa maneira, essas substâncias auxiliam na eliminação dos microrganismos por fagócitos (Figura 3.14).

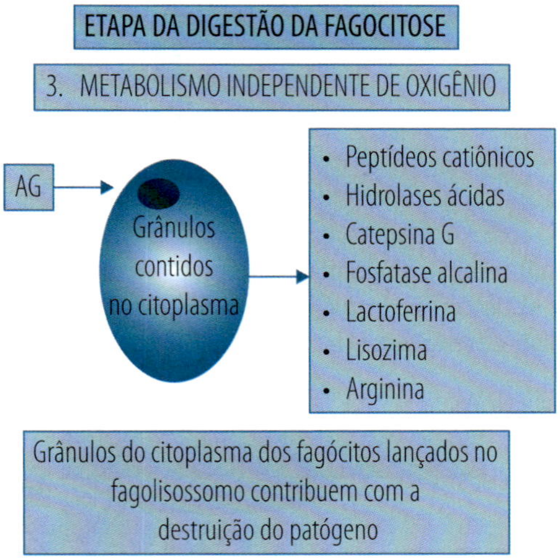

Os fagócitos mononucleares apresentam mecanismos análogos aos dos neutrófilos em sua atividade digestiva fagocitária. São considerados fagócitos profissionais, por serem as melhores células fagocíticas: são maiores e apresentam muitos ligantes, podendo fagocitar partículas maiores, além de que seus grânulos citoplasmáticos são refeitos cerca de 8 a 20 horas após a eliminação do patógeno, estando aptos à nova fagocitose, enquanto neutrófilos não refazem seus grânulos e sofrem lise em novo contato com microrganismos. Fagocitam também células danificadas, fazendo o clareamento do microambiente.

Como células apresentadoras de antígenos (APC), os fagócitos mononucleares e, em especial, as células dendríticas, ao encontrarem antígenos, dirigem-se aos linfonodos. Durante essa migração, perdem as características de fagócitos e passam a expressar HLA, ganhando as peculiaridades de células apresentadoras, tornando-se eficazes na apresentação antigênica para linfócitos T.

Os fagócitos mononucleares sintetizam citocinas: IL-1, TNF, ambos com ação pró-inflamatória; interferon-alfa (IFN-α), com ação antiviral; CXCL8 (IL-8), quimiotática principalmente para neutrófilos; IL-12, ativadora de células *natural killer* (NK). São as citocinas da resposta inata (Figura 3.16).

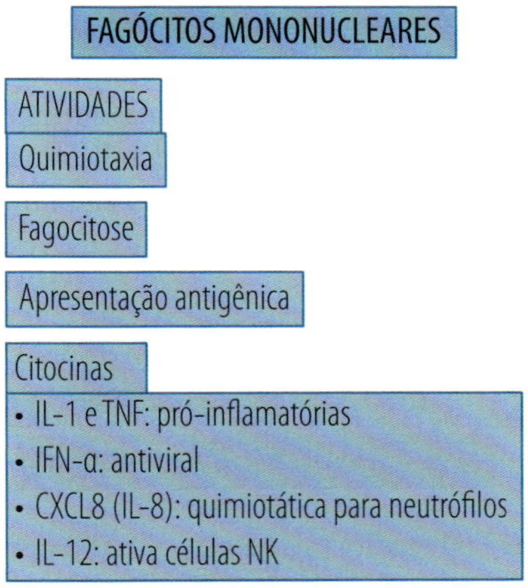

Figura 3.14. Digestão por neutrófilos por meio de mecanismos de liberação de grânulos citoplasmáticos: peptídeos catiônicos, hidrolases ácidas, catepsina G e fosfatase alcalina são microbicidas; a lactoferrina une-se ao ferro, que é um nutriente para bactérias; a lisozima é uma muramidase, rompendo a parede bacteriana; a arginina interpõe-se no RNA bacteriano, impedindo a replicação.

Após os três mecanismos da etapa de digestão, há eliminação dos restos da fagocíticos degradados, muitas vezes não mais patogênicos. Os neutrófilos são eficientes na defesa contra microrganismos catalase-positivos, em especial *Staphylococcus aureus* e *Aspergillus fumigatus*. O pus é resultante de leucócitos destruídos, em especial neutrófilos, restos bacterianos e de células parenquimatosas (Figura 3.15).

Figura 3.16. As ações dos monócitos/macrófagos incluem quimiotaxia, fagocitose; apresentação antigênica para linfócitos permite o início da resposta imunológica celular; síntese de citocinas, que são as primeiras a aparecerem na resposta imunológica – IL-1, TNF, INF-α, CXCL8 (IL-8) e IL-12.

Os fagócitos mononucleares são eficientes contra microrganismos intracelulares – vírus, bactérias intracelulares, como *Mycobacterium tuberculosis* e *Mycobacterium leprae* – e contra fungos causadores de micoses cutâneas, como *Trichophyton tonsurans*, *Microsporum gypseum* (Figura 3.17).

A fagocitose por eosinófilos habitualmente é um pouco diferente. Há eliminação dos grânulos citoplasmáticos para o exterior da célula, nas proximidades do alvo, sem formação de fagolisossomo, uma vez que os organismos a serem atingidos são geralmente multicelulares, como helmintos. Os grânulos são

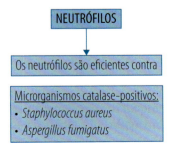

Figura 3.15. A falta de defesa por neutrófilos, por número ou função, leva a infecções de repetição por *Staphylococcus aureus* e *Aspergillus fumigatus*.

constituídos por: proteína básica principal, que é tóxica para helmintos, promotora da liberação de histamina por mastócitos e determinante de lise de epitélio; proteína catiônica eosinofílica, também tóxica para helmintos, liberadora de histamina, microbicida e destruidora de células tumorais e epiteliais; peroxidase eosinofílica, microbicida, promotora da liberação de histamina e do dano epitelial; neurotoxina eosinofílica, que causa dano em mielina e é importante na etiopatogenia da síndrome da hipereosinofilia idiopática (Figura 3.18).

Os eosinófilos apresentam receptores de superfície para histamina, leucotrienos, prostaglandinas e tromboxana A2, que aumentam a permeabilidade vascular, facilitando a saída dessas células para o extravascular, além de aumentarem o peristaltismo intestinal e serem potenciais broncoconstritores.

Os eosinófilos são eficientes contra helmintos e podem participar das alergias. A eosinofilia é frequente nas parasitoses e nas alergias IgE mediadas (Figura 3.19).

A atividade biológica final dos três tipos de fagócitos é a eliminação do agente agressor. Caso isso não venha a acontecer, os fagócitos iniciam a resposta adaptativa por meio de seus receptores ou por diferenciação de fagócitos mononucleares em células apresentadoras para linfócitos T.

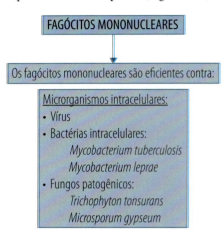

Figura 3.17. A falta de defesa por fagócitos mononucleares leva a infecções por microrganismos intracelulares.

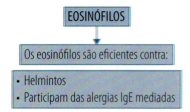

Figura 3.19. Os fagócitos eosinofílicos são eficientes na defesa contra helmintos e participam das alergias tipo IgE mediadas.

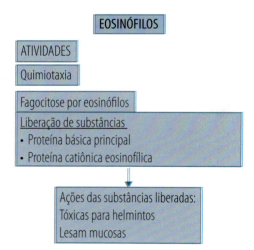

Figura 3.18. A fagocitose por eosinófilos é dada de forma diferente da dos demais fagócitos: são liberadas substâncias dos grânulos, com diferentes ações biológicas.

EXEMPLOS CLÍNICOS

Caso 1: Menino com 2 anos de idade, branco, filho de pais não consanguíneos, internado várias vezes por abscessos em pele. Foi encaminhado a setor especializado para investigação imunológica. Trazia resultado de biópsia de gânglio, com granuloma à histologia. Sem outros antecedentes pessoais ou familiares positivos.

Evolução: Os exames mostraram número normal de neutrófilos, sendo feita, então, a avaliação da atividade de fagócitos. O teste do *nitroblue tetrazolium* (NBT) e a dihidrorodamina (DHR) mostraram ausência da redução do NBT e diminuição da oxidação da DHR. O estudo genético mostrou mutação *phox*-91. Foi feito o diagnóstico de doença granulomatosa crônica (DGC) e o paciente passou a receber antibiótico profilático (sulfametoxazol/trimetropim em dose plena) e shampoo antifúngico.

Discussão: Microrganismos catalase-positivos, como *Staphylococcus aureus* e *Aspergillus fumigatus*, possuem catalase que decompõe o peróxido de hidrogênio. O pouco desse radical, quando formado por neutrófilos de portadores de DGC, é destruído por essa enzima. Os patógenos sobrevivem e promovem a formação de granulomas, que frequentemente resultam em abscessos de repetição.

Por tais razões, a investigação laboratorial foi dirigida para fagócitos neutrofílicos. O número de neutrófilos foi normal, avaliando-se, então, a digestão da fagocitose, por meio do NBT e da DHR. O *nitroblue-tetrazolium* é um corante amarelo solúvel e é reduzido em formazan quando há liberação de radicais livres. As partículas de formazan depositam-se no citoplasma de neutrófilos, indicando normalidade da etapa de digestão. NBT zero é considerado patognomônico de DGC. A DHR mostra-se pouco oxidada em tais pacientes.

Na DGC, há mutações do complexo das enzimas oxidases fagocitárias, denominadas *phox*. Na maioria dos casos, há mutação do gene codificador da subunidade 91kD do citocromo b558, por herança ligada ao X (*phox*-91). O citocromo b558, um flavocitocromo localizado na membrana do fagolisossomo e nos grânulos secundários dos neutrófilos, é o doador final de elétrons ao oxigênio. Na falta de citocromo b558, não há formação de peróxido de hidrogênio no fagolisossomo. A DGC pode ser resultante de outras mutações do complexo *phox*, como a deficiência de mieloperoxidase, e transmitida de forma autossômica recessiva. A doença pode resultar de mutações recentes, sem história familiar.

O tratamento dessa deficiência de neutrófilos é feito com antibióticos profiláticos, sendo indicado sulfametoxazol-trimetropim, que, por ser lipofílico, atua no interior do fagolisossomo. É necessário antifúngico sistêmico (itraconazol) para infecções fúngicas, pela gravidade destas infecções. A resposta à profilaxia na maioria dos casos é boa, tornando o transplante de medula óssea de indicação relativa. Na deficiência de citocromo b558, tem sido tentado IFN-γ, que aumenta a transcrição do gene codificador de *phox*-91, aumentando o citocromo b558 e a formação de peróxido de hidrogênio.

Na DGC, há, ainda, menor defesa contra *Mycobacterium tuberculosis*, podendo haver disseminação do BCG, razão por que é contraindicada a vacina BCG.

Caso 2: Menino de 9 anos de idade, negro, foi levado à consulta em setor especializado, com história de duas pneumonias graves. As imagens radiológicas das ocasiões das pneumonias mostravam pneumatoceles. Apresentava, ainda, estomatites desde os 3 anos de idade, repetindo-se até uma vez por mês, e muitas vezes necessitando de antibiótico. Trazia três leucogramas de períodos de infecções mostrando neutropenia.

Evolução: Foi solicitado novo leucograma, que mostrou neutropenia, mas, quando repetido, o número de neutrófilos estava normal. Foi então solicitado leucograma seriado: repetido a cada semana, por seis semanas. Quatro leucogramas mostraram normalidade e em dois exames, com intervalo de 21 dias, havia 800 e 950 neutrófilos/mm³. Nos dois exames alterados havia aumento do número de monócitos. Foi questionada com mais detalhe a época de início de cada infecção, mostrando que se repetiam a cada 21 dias, com maior ou menor gravidade. O mielograma, realizado em semana de número normal de neutrófilos, não apresentou anormalidades. Foi feito o diagnóstico de neutropenia cíclica.

Discussão: Os neutrófilos são necessários para a defesa contra *Staphylococcus aureus*, que podem causar pneumonias com pneumatoceles (cavidades no parênquima pulmonar, com paredes finas). Diante de tal quadro, em conjunto com os exames já trazidos, a hipótese foi dirigida para neutropenia cíclica. Como o nome diz, há número normal de neutrófilos, intercalado por diminuição, com periodicidade peculiar a cada paciente, mas geralmente de 21 a 28 dias e duração em torno de três a cinco dias. Esse foi o motivo da solicitação de leucograma seriado. A neutropenia costuma ser inferior a 1.000 células/mm³. Não está bem esclarecido o porquê de essas ocasiões virem acompanhadas de monocitose. O mielograma foi realizado para afastar outras causas de neutropenia.

Em períodos de neutropenia, os pacientes podem apresentar lesões aftosas, às vezes infectadas, e maior suscetibilidade a microrganismos catalase-positivos. No caso em questão, o paciente apresentava maior suscetibilidade a *Staphylococcus aureus*. Após o diagnóstico, é feita orientação para procura de serviço médico diante de processos febris ou quadros infecciosos, a fim de que possa ser iniciada antibioticoterapia precoce, evitando-se maiores complicações. Em infecções mais graves, pode haver necessidade de G-CSF, de forma esporádica. A herança é transmitida de forma autossômica dominante, com casos de mutações recentes.

QUESTÕES

1ª – Por que o G-CSF é utilizado na neutropenia congênita grave e por que tem sido estudada a possibilidade de uso de anti-IL-5 na alergia IgE mediada?

2ª – Quais as citocinas sintetizadas na resposta imunológica inata?

3ª – Quais os principais tipos de patógenos que os fagócitos combatem?

4ª – Como células eosinofílicas podem combater parasitas e piorar as alergias IgE mediadas?

5ª – Como receptores *Toll-like* unidos a patógenos levam ao início da resposta imunológica adaptativa?

SISTEMA COMPLEMENTO

CONSIDERAÇÕES

O sistema complemento é um conjunto de proteínas que podem fazer parte da resposta imunológica, constituindo o componente termolábil da resposta e resultando em lise de células ou de microrganismos. O termo "componente termolábil" foi inicialmente referido por Bordet. "A expressão "complemento" foi utilizada por Ehrlich em 1890, e Stanley provou o importante papel do complemento, em 1930. Atualmente, são descritas pelo menos 30 proteínas que fazem parte do sistema complemento. Encontram-se no plasma, em outros líquidos corpóreos, na superfície de células e em tecidos. Por serem componentes termolábeis, é necessário que suas dosagens sejam realizadas imediatamente após a coleta ou o soro seja armazenado a 4 °C por curtos períodos de tempo ou a -70 °C por ocasiões maiores (Figura 4.1).

O sistema complemento funciona como cascata de amplificação: cada componente ativa várias moléculas do próximo componente e, assim, sucessivamente. No final, a ativação de uma única molécula inicial do complemento resulta na ativação de milhares de moléculas terminais que determinam lise. Assim, um fenômeno molecular de ativação de proteínas do complemento resulta em um fenômeno microscópico de lise (Figura 4.2).

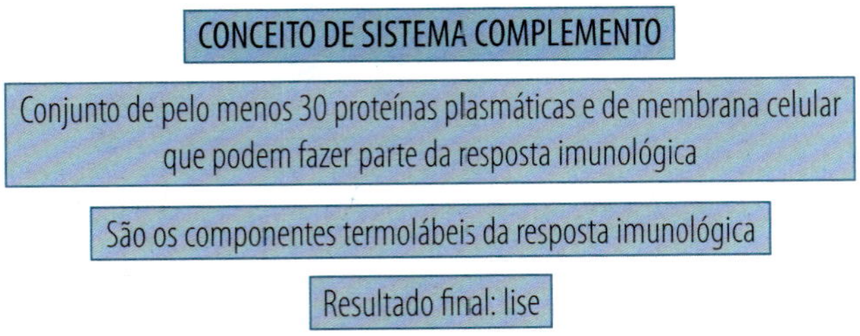

Figura 4.1. O sistema complemento faz parte da resposta inata. A quantificação do complemento deve ser feita logo após a coleta, pois seus componentes são termolábeis. Caso a quantificação imediata não seja possível, o soro pode ser armazenado por poucos dias a 4 °C ou por maior tempo a -70 °C.

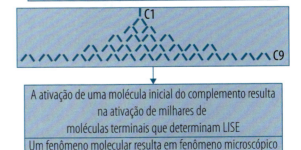

Figura 4.2. O sistema complemento funciona em cascata de amplificação: um componente ativa várias moléculas seguintes. Assim, um fenômeno molecular resulta em fenômeno microscópico de lise.

DENOMINAÇÕES

A maior parte dos componentes do complemento é designada pela letra "C", seguida de números (C1, C2, C3, C4, C5, C6, C7, C8 e C9). Os componentes são clivados em frações, as quais são designadas pelas letras iniciais do alfabeto, como C3a e C3b. Fazem parte, ainda, do sistema complemento os fatores B e D, a properdina e a lectina ligante da manose. Várias proteínas do complemento são proteases que se autoativam, sendo, por isso, denominadas "zimógenos".

Uma barra sobre a sigla do componente ou somente sobre o número significa componente ativado. O complemento é consumido logo após sua ativação. Não havendo consumo, os componentes tornam-se inativados de forma irreversível, o que é indicado pela letra "i", como iC3 ou C3 inativado.

VIAS DE ATIVAÇÃO DO COMPLEMENTO

Existem três vias de ativação do sistema complemento: via clássica, via alternativa e via das lectinas (Figura 4.3).

As três vias finalizam com o componente C9 e podem ser ativadas simultaneamente. O sistema complemento faz parte da resposta imunológica inata, pois seus componentes já estão presentes ao nascimento e a cascata de ativação ocorre sempre da mesma forma. A via clássica é um ponto de união entre a resposta inata e adaptativa, uma vez que necessita de imunoglobulinas para sua ativação.

VIAS DE ATIVAÇÃO DO SISTEMA COMPLEMENTO
1) Via clássica
2) Via alternativa
3) Via das lectinas

Figura 4.3. Existem três vias de ativação do sistema complemento.

VIA CLÁSSICA DO COMPLEMENTO

A via clássica inicia-se pelo componente C1q e termina pelo C9. Necessita da formação de imunoglobulinas contra o patógeno a ser combatido: IgM, IgG1 ou IgG3, sendo a IgM a que melhor ativa o complemento. Tem início mais tardio, por necessitar da resposta adaptativa para formação de anticorpos. A imunoglobulina une-se, por meio de sua região variável Fab, ao antígeno responsável por sua formação. Em seguida, o terceiro domínio (CH2) da porção Fc da imunoglobulina une-se ao primeiro componente do complemento C1q. Na IgM, a união pode se dar também pelo quarto domínio (CH3). Assim, C1q une-se à imunoglobulina, e não diretamente ao antígeno ou à célula-alvo (Figura 4.4).

Em algumas condições, a via clássica pode ser ativada independentemente da presença de imunoglobulinas, fato passível de ocorrer na presença de proteína C reativa, ácaros, *Mycoplasma*, retrovírus.

O componente C1q tem a forma de um buquê, com regiões globulares unidas por um halo central. As imunoglobulinas unem-se às regiões globulares ativando C1q. Após a ativação, C1q une-se, por meio do halo central, ao componente C1r, o qual ativa C1s. Para formação de C1qrs, há necessidade da presença de cálcio e de magnésio; em condições de acentuada hipocalcemia, forma-se um menor número desse complexo. O complexo C1qrs ativado atua como enzima proteolítica, clivando o próximo componente do complemento (Figura 4.5).

Inicialmente, foram descritos os componentes do sistema complemento e, posteriormente, a sequência da cascata. Por tal motivo, inicialmente a cascata não segue a ordem numérica, o que pode aparentar dificuldade no conhecimento da sequência da cascata, quando, na verdade, não é. Assim, o componente C4 é clivado por C1 e, a seguir, a cascata segue a ordem numérica. Outro fato que pode inicialmente dificultar o conhecimento do complemento: a sequência da cascata é feita pela fração de maior peso molecular, que para todos os compo-

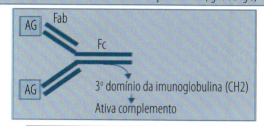

Figura 4.4. A presença de antígeno pode promover a formação de imunoglobulina. A imunoglobulina, por meio de seu terceiro domínio, une-se ao primeiro componente do complemento, iniciando a via clássica.

Figura 4.5. As imunoglobulinas IgM, IgG1 e IgG3, sintetizadas em resposta à defesa de microrganismos, unem-se às porções globulares do primeiro componente da via clássica, o C1q, o qual tem formado de buquê. Sequencialmente, há ativação de C1r e de C1s, dando origem ao complexo C1qrs.

nentes corresponde às frações de letra "b". Entretanto, há uma exceção: o componente C2a tem maior peso molecular, sendo, por isso, a única fração "a" a seguir a cascata. Tendo esses dados em mente, fica fácil compreender a sequência de ativação da via clássica, o que é importante em diversas situações, como para o diagnóstico de imunodeficiências, de autoimunidade e de interpretações de exames das respostas imunológicas.

O complexo C1qrs ativa o componente C4, o qual é cindido em C4a e C4b. O C4b ativa C2, e C2a continua a cascata, por ser a fração mais pesada. O novo componente C4bC2a atua como enzima proteolítica (uma C3 convertase), ou seja, faz a cisão do componente central C3 em C3a e C3b (Figura 4.6). O componente C4b é o primeiro a se ligar à membrana a ser destruída (Figura 4.7).

A autoativação de vários componentes é resultante da existência de grupamentos tioésteres no interior da molécula. O grupamento tioéster, ao ser exteriorizado, libera energia termodinâmica, utilizada em 30 a 60 microssegundos, permitindo uma ligação covalente aos grupos amino e hidroxil do componente seguinte, tornando-o ativado.

O complexo C4b2a3b é uma C5 convertase, cindindo C5 em C5a e C5b. O componente C5b continua a cascata, ativando C6, o qual ativa C7, que ativa C8, que ativa C9. Forma-se C5b6789, conhecido como complexo de ataque à membrana (MAC). A formação desse complexo não é enzimática, havendo somente união dos últimos componentes do complemento (Figuras 4.6 e 4.7).

VIA ALTERNATIVA DO COMPLEMENTO

A via alternativa do sistema complemento se inicia pelo componente C3 e termina com C9, não sendo necessária a formação de imunoglobulinas, razão pela qual o início dessa via é mais rápido. O componente C3 circula pelo plasma de forma não ativada, com o grupamento tioéster intacto. Determinadas alterações na configuração espacial de C3, como hidrólise, expõe esse grupamento, há liberação de energia e ativação de C3.

O componente C3 pode ser ativado diretamente por lipopolissacarídeos de toxinas ou de paredes bacterianas, manose de bactérias e de vírus, células infectadas por vírus, como *Epstein-Barr virus*, por fungos, como *Candida albicans*, *Aspergillus fumigatus*, *Cryptococcus* spp., por parasitas, em especial *Trypanosoma cruzi*, zimosan de leveduras, ácaros da poeira doméstica, alguns venenos de cobras, assim como por agregados de IgA e fragmentos Fab de imunoglobulinas (Figura 4.8).

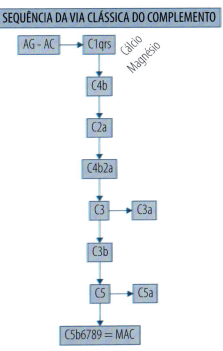

Figura 4.6. A via clássica do complemento inicia-se após a união de anticorpo ao componente C1q, ativando-o. Há formação de C1qrs e ativação sequencial de C4, C2 e C3. Os componentes terminais C5b6789 formam o MAC (complexo de ataque à membrana).

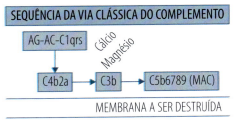

Figura 4.7. Na via clássica do complemento, o componente C4b é o primeiro componente a se unir à membrana da célula ou do microrganismo a serem destruídos. O complexo C4b2a é uma C3 convertase, cindindo C3; C3b é uma C5 convertase, ativando C5b6789.

Figura 4.8. Existem vários ativadores da via alternativa do sistema complemento, entre eles: lipopolissacarídeos (LPS) de bactérias e venenos de cobras.

Perante tais agentes extrínsecos, a fração C3 é ativada e cindida nos componentes C3a e C3b. O componente C3b continua a cascata, unindo-se ao fator B do complemento, com formação de C3bB. Na presença de fator D do complemento, B é clivado em Ba e Bb. O componente Ba é perdido no plasma, enquanto Bb se une a C3bB, dando origem a C3bBb.

A proteína plasmática properdina, na presença de magnésio, estabiliza o complexo C3bBb, formando C3bBbP, que é uma C3 convertase. Na ausência de properdina, C3bBb dissocia-se facilmente. C3bBbP ativa uma nova molécula de C3, dando origem a novos componentes C3a e C3b. A fração C3b continua a ativação, dando origem a C3bBbC3b, que é uma C5 convertase. Por intermédio da C5 convertase, C5 é cindido em C5a e C5b. O componente C5b recém-formado continua a cascata, havendo ativação sequencial de C6, C7, C8 e C9. Há formação do MAC e lise da célula (Figuras 4.9 e 4.10).

VIA DAS LECTINAS

Na filogenia, a ativação por lectinas foi a primeira via descrita para o sistema complemento. A lectina ligante de manose – MBL (*mannose-binding lectin*) é uma proteína plasmática com poder de união à manose e a outros carboidratos terminais de bactérias, vírus, fungos e parasitas, permitindo a opsonização desses agentes. Além disso, a MBL pode atuar como integrante do sistema complemento. São ligantes da MBL bactérias do gênero *Neisseria, Salmonella, Listeria,* além de *Candida albicans.* Após a união da lectina do hospedeiro com a manose do patógeno, ocorre a ativação de um zimógeno: a serina proteinase associada à manose (MASP). A MBL também tem formato tridimensional de buquê e é homóloga a C1q, enquanto a MASP-2 é homóloga a C1r e C1s.

A MASP ativada leva à clivagem de C4 seguida de C2, continuando de forma análoga à via clássica: C4b2a, que cinde C3; C4b2a3b é uma C5 convertase, resultando em C5a e C5b; C5b permite a sequência C6,7,8,9, com formação do MAC (Figura 4.11).

A união de lectina plasmática e manose do microrganismo estimula a produção de IL-6 por hepatócitos, que, por sua vez, aumenta a síntese de lectina, amplificando a ativação dessa via.

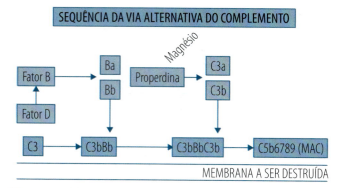

Figura 4.9. A via alternativa inicia-se por C3, que é clivado em C3b. O fator B, na presença de fator D, é cindido em Ba e Bb. A properdina, outro componente da via alternativa, cinde um novo C3 em C3a e C3b. O resultado será a formação de C3bBb3b, que é uma C3 convertase, cindindo C3 em C3a e C3b, o qual continua a cascata. Os componentes terminais, comuns à via clássica, formam o MAC (complexo de ataque à membrana).

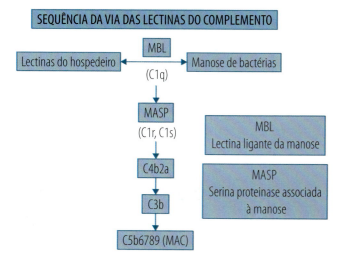

Figura 4.11. A lectina (do hospedeiro) ligante da manose (do patógeno) – MBL – é análoga a C1q, enquanto a MASP é análoga a C1r e C1s. O resultado é a ativação de C4b2a, de C3b, finalizando com os componentes terminais C5b67789 do MAC (complexo de ataque à membrana).

ATIVIDADES BIOLÓGICAS DO SISTEMA COMPLEMENTO

A ativação do sistema complemento resulta em diferentes atividades biológicas: lise, degranulação de mastócitos por anafilatoxinas (C3a e C5a), promoção da quimiotaxia (C3a e C5a) e opsonização (C3b e C5b) (Figura 4.12).

Figura 4.10. O fator B, na presença de fator D, é cindido em Ba e Bb. A properdina, outro componente da via alternativa, cinde um novo C3 em C3a e C3b. O resultado será a formação de C3bBbC3b, que é uma C5 convertase. Os componentes terminais, comuns à via clássica, dão origem ao MAC (complexo de ataque à membrana).

ATIVIDADES BIOLÓGICAS DO SISTEMA COMPLEMENTO

1. Lise → MAC (C5b6789)
2. Anafilatoxinas → C5a, C3a
3. Quimiotaxia → C3a, C5a
4. Opsonização → C3b, C5b

Figura 4.12. As atividades biológicas do complemento incluem lise e formação de componentes que promovem a degranulação de mastócitos, fatores quimiotáticos e promotores da opsonização.

LISE

A função biológica final das três vias do complemento é a lise, determinada pelos componentes terminais C5b6789, que formam o MAC. A formação do MAC resulta de uma alteração funcional dos fosfolipídios da membrana da célula a ser destruída com formação de canal internamente hidrofílico. Através do canal formado, há entrada de água, com consequente intumescimento celular e ruptura da célula, culminando, assim, com o evento microscópico de lise. Dessa forma, são destruídas células infectadas por vírus, fungos, bactérias intracelulares, assim como algumas bactérias extracelulares e células anômalas (Figura 4.13).

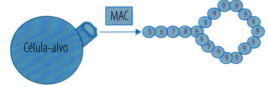

Figura 4.13. O MAC (complexo de ataque à membrana) é resultante da ativação de C5b, C6, C7, C8 e C9. Os componentes terminais do complemento unem-se promovendo uma alteração funcional dos fosfolipídios da membrana, resultando na formação de um canal hidrofílico, que permite a entrada de água, resultando em intumescimento e lise do microrganismo ou da célula-alvo.

FORMAÇÃO DE ANAFILATOXINAS

Alguns componentes do complemento apresentam diferentes atividades biológicas, que aparecem à medida que são gerados.

Os componentes C3a e C5a atuam como anafilatoxinas (C5a mais potente), ou seja, têm a capacidade de degranular mastócitos. Há liberação de grânulos pré-formados (histamina) e de neoformados (leucotrienos e prostaglandinas), estes resultantes do ácido araquidônico, por ativação de fosfolipase A2 (Figura 4.14).

Em condições habituais de defesa, as atividades biológicas do complemento são benéficas, como o aumento da permeabilidade vascular, o que permite a passagem de células e moléculas de defesa da circulação sanguínea para o local do patógeno.

A ativação exacerbada do complemento, com acentuada liberação de anafilatoxinas, resulta em grande liberação de histamina, leucotrienos, prostaglandinas e, em especial, de cininas, com aumento da permeabilidade vascular, edema, podendo levar à anafilaxia e ao óbito.

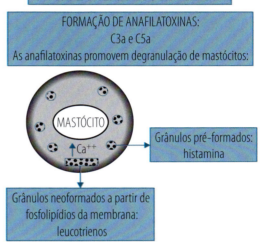

Figura 4.14. As anafilatoxinas C3a e C5a, em especial C5a, liberam grânulos pré-formados (histamina) e neoformados (leucotrienos) de mastócitos. O componente C5a é a anafilatoxina mais efetora.

FORMAÇÃO DE FATORES QUIMIOTÁTICOS

Os componentes C3a e C5a são fatores quimiotáticos, uma vez que apresentam receptores em fagócitos, atraindo essas células para o local do processo infeccioso, onde o sistema complemento está sendo ativado (Figura 4.15).

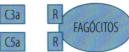

Figura 4.15. Os componentes C3a e C5a atuam como fatores quimiotáticos para fagócitos, atraindo tais células para o local da inflamação. Tal mecanismo é possível porque fagócitos apresentam receptores para C3a e C5a.

OPSONIZAÇÃO

Os componentes C3b e C5b são opsoninas: revestem microrganismos facilitando a fagocitose, que é então denominada de opsonização (Figura 4.16).

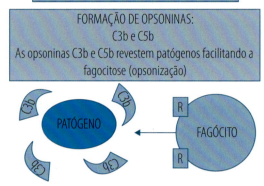

Figura 4.16. Os componentes C3b e C5b (opsoninas) revestem patógenos e unem-se aos receptores de fagócitos, facilitando a fagocitose. A fagocitose facilitada é denominada opsonização.

VIAS DE ATIVAÇÃO E ATIVIDADES BIOLÓGICAS DO SISTEMA COMPLEMENTO

As três vias de ativação do complemento – clássica, alternativa e das lectinas – apresentam a mesma via terminal a partir de C3b, constituindo a denominada via efetora ou comum: C5 convertase e C5b6789 (MAC).

As três vias apresentam as mesmas atividades biológicas principais: lise, formação de anafilatoxinas e promoção da quimiotaxia e da opsonização (Figura 4.17).

ASSOCIAÇÃO ENTRE SISTEMA COMPLEMENTO E SISTEMA COAGULAÇÃO

O sistema coagulação é formado por outra cascata de enzimas proteolíticas ou zimógenos, que podem auxiliar a contenção do processo infeccioso.

A partir da ativação do fator de Hageman (XII) da coagulação, há uma sequencial ativação de proteínas, finalizando pela transformação de fibrinogênio em fibrina, na presença de trombina, com formação de coágulo. Os coágulos formados tentam impedir a disseminação de patógenos pela circulação sanguínea. Se a ativação se der de forma exacerbada, o fenômeno pode progredir até coagulação intravascular disseminada (Figura 4.18).

O fator de Hageman ativado pode ativar a calicreína, a qual transforma o cininogênio em cininas. A bradicinina aumenta a permeabilidade vascular, possibilitando a saída das células inflamatórias para o local e aumentando a defesa (Figura 4.18).

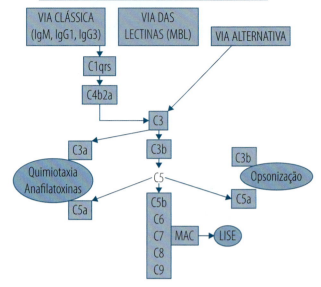

Figura 4.17. A ativação das três vias do sistema complemento resulta nas diferentes atividades biológicas: lise (por MAC – complexo de ataque à membrana), quimiotaxia e anafilatoxinas (C3a e C5a), fagocitose (C3b e C5b).

Figura 4.18. Interação entre sistema complemento e sistema de coagulação: C3a e C5a podem ativar e ser ativados pela plasmina, a qual ativa a calicreína. A calicreína ativa e é ativada pelo fator de Hageman ou fator XII da coagulação, além de ativar o sistema de cininas.

Os componentes C3a e C5a ativam e podem ser ativados por plasmina, a qual ativa a calicreína, que participa tanto da cascata para a formação do coágulo, como da cascata das cininas. Desta forma, os componentes C3a, C5a e a calicreína fazem a interação entre os sistemas complemento e coagulação (Figura 4.18).

Uma ativação descontrolada do complemento leva a excesso da produção de cininas, causando edema de pele e de mucosas. A consequência do excesso de ativação pode ser o edema generalizado, edema de glote e até óbito.

EFICIÊNCIA DO SISTEMA COMPLEMENTO

A perfeita funcionalidade do complemento é fundamental para a defesa contra bactérias do gênero *Neisseria*: *Neisseria meningitidis* e *Neisseria gonorrhoeae*. O complemento participa, ainda, da defesa contra células infectadas por microrganismos intracelulares (vírus, fungos, bactérias intracelulares), contra células anômalas e contra *Streptococcus pneumoniae*, *Haemophilus influenzae* (Figura 4.19).

PRINCIPAL DEFESA DO SISTEMA COMPLEMENTO

- O sistema complemento é essencial contra o gênero *Neisseria*:
  Neisseria meningitidis (meningococos)
  Neisseria gonorrhoeae (gonococos)

- Lise de células infectadas (microrganismos intracelulares)
- Lise de células anômalas

Figura 4.19. O sistema complemento é essencial para a defesa contra bactérias do gênero *Neisseria* (meningococos e gonococos), além de contribuir para a defesa contra microrganismos intracelulares, em especial quando a resposta adaptativa ainda não está bem desenvolvida.

BIOSSÍNTESE DO SISTEMA COMPLEMENTO

A síntese da maioria das proteínas do complemento ocorre nos hepatócitos: C1r, C1s, C3, C6, C8 e C9. Os macrófagos sintetizam C2, C4, C5 e fator B; os macrófagos, em condições especiais, têm capacidade de síntese de outros componentes, em menor escala. As células epiteliais intestinais sintetizam o componente C1q. As células esplênicas podem sintetizar C5 e C8 (Figura 4.20).

Durante a vida fetal não há passagem de complemento pela placenta, porém há síntese do complemento, permitindo que o recém-nascido de termo apresente valores séricos que correspondem a 50% a 80% dos valores de adultos. Há exceção para C9, cuja produção é mais lenta, e os níveis séricos não ultrapassam a 20% dos valores dos adultos. Até um ano e meio de vida os valores do complemento atingem valores iguais aos de adultos (Figura 4.20).

BIOSSÍNTESE DO SISTEMA COMPLEMENTO

Hepatócitos → C1r, C1S, C3, C6, C8, C9
Macrófagos → C2, C4, C5
Células epiteliais do intestino → C1q

Vida fetal → já há síntese de complemento
Recém-nascido → apresenta 50% a 80% dos valores de adultos
(exceção C9: 20%)

Figura 4.20. A maior parte dos componentes do complemento é sintetizada nos hepatócitos. O complemento não atravessa a placenta, mas há síntese já na vida fetal.

REGULAÇÃO DO SISTEMA COMPLEMENTO

A via clássica é ativada exacerbadamente quando ocorre formação de anticorpos em excesso ou de imunoglobulinas anômalas, tal como pode acontecer em doenças autoimunes. A via alternativa pode ser continuamente ativada por agentes extrínsecos. Existem mecanismos reguladores para que não ocorra ativação constante do complemento.

O inibidor da C1 esterase atua como um dos principais mecanismos inibitórios. Trata-se de uma glicoproteína, com síntese geneticamente bem definida. Une-se a C1q livre, no local onde haveria união a C1r e C1s, ou inativa MASP, inibindo assim a ativação de C1 por via clássica e a por via das lectinas. Inibe também o fator de Hageman, resultando no desvio para maior ativação do sistema gerador de cininas. A deficiência quantitativa ou qualitativa do inibidor da C1 esterase leva à exacerbação da atividade do sistema complemento, com acentuada formação de cininas, constituindo uma Imunodeficiência Primária – o angioedema hereditário.

A proteína cofator de membrana (MCP ou CD46), presente na membrana do leucócito, atua como cofator, impedindo que o fator I promova a clivagem de C4b e de C3b. O fator H plasmático é cofator para a mesma enzima: ocorrendo a união de C3b ao fator H, há menor clivagem de C3b. Por outro lado, a proteína ligante de C4 (CD52) é cofator do fator I, inibindo o catabolismo de C4b.

O fator de aceleração de decaimento (DAF ou CD55) de leucócitos, plaquetas e hemácias aumenta a clivagem da C3 convertase C3bBb, impedindo a formação da via efetora comum do complemento.

A vitronectina presente no plasma une-se ao complexo C5b67, impedindo que este se insira na camada fosfolipídica da superfície celular, assim como a lise final.

A protectina (CD59) encontra-se nas membranas das células nucleadas. Impede a inserção de C5b678 à membrana em que está presente, deixando de haver desdobramento de C9 e formação do MAC (Figura 4.21).

REGULAÇÃO DO SISTEMA COMPLEMENTO

- Inibidor da C1 esterase (um dos mais importantes reguladores):
  impede a união de C1q a C1rs
- MCP (proteína cofator de membrana) (CD46):
  impede a clivagem de C4b e de C3b
- DAF (fator de aceleração do decaimento) (CD55):
  impede a formação da via efetora comum
- Vitronectina: impede a inserção de C5b67 na superfície
- Protectina (CD59): impede a inserção de C5b678 à superfície

---

Figura 4.21. Os fatores de regulação são necessários para que o complemento não seja ativado de forma exacerbada, impedindo que ocorra uma constante ativação do sistema complemento, o que levaria à intensa formação de cininas ou de redes de fibrina.

RECEPTORES PARA O SISTEMA COMPLEMENTO

Os principais receptores para os componentes do complemento são as glicoproteínas CR1, CR2, CR3 e CR4 ou receptores 1, 2, 3 e 4 do complemento.

O dímero CR1 (CD35) está presente na superfície de leucócitos e de eritrócitos. Em neutrófilos e monócitos/macrófagos, CR1 une-se a C3b, permitindo a fagocitose. Nas hemácias, o CR1 une-se a C3b ou a C4b de pequenos complexos antígeno-anticorpo, transportando-os e permitindo o clareamento desses complexos.

CR2 ou CD21 é um correceptor de C3 em linfócitos B e receptor para *Epstein-Barr virus*. CR3 (CD11b/CD18) e CR4 (CD11c/CD18) de neutrófilos e monócitos/macrófagos permitem a fagocitose, unindo-se a componentes C3b do complemento; em células mieloides, são ligantes para *Staphylococcus epidermidis*.

Existem ainda os receptores para C3a e C5a, presentes em células endoteliais, neutrófilos, monócitos/macrófagos e mastócitos. Em células endoteliais, esses receptores auxiliam leucócitos na passagem transendotelial. Em neutrófilos e monócitos/macrófagos, promovem a atividade quimiotática dessas células. Em mastócitos, permitem que os componentes C3a e C5a atuem como anafilatoxinas, degranulando mastócitos (Figura 4.22).

RECEPTORES PARA O SISTEMA COMPLEMENTO

- CR1 (CD35): para C3b e C4b
- CR2 (CD21): para C3
- CR3 (CD11b/CD18): para C3b
- CR4 (CD11c/CD18): para C3b
- Receptores para C3a e C5a

Figura 4.22. Os receptores para o complemento existentes nas diferentes células, em especial em fagócitos, permitem as atividades biológicas do sistema complemento, como quimiotaxia e fagocitose.

EXEMPLOS CLÍNICOS

Caso 1: Menina de 9 anos foi encaminhada a setor especializado para investigação de possível imunodeficiência. Referia história de duas internações por meningite meningocócica, aos 2 e aos 7 anos. Na primeira internação, permaneceu vários dias em unidade de terapia intensiva (UTI), tendo como sequela a perda do hálux direito. Na segunda, também necessitou de internação prolongada em UTI e ficou com sequela de queloides nos locais de pele da lesão meningocócica.

Evolução: Diante da história de meningococcemias, foram solicitados exames imunológicos dirigidos ao sistema complemento. Os resultados mostraram complemento total (CH50), diminuído em duas amostras, e componentes C3 e C4 normais, quando comparados à faixa etária. Foi realizada, então, a investigação para C5, mostrando diminuição acentuada desse componente. Os demais exames imunológicos mostraram-se normais. Foi feita a investigação em irmão, revelando também deficiência de C5. Os pais foram orientados a procurar serviço médico caso os filhos apresentassem quadros infecciosos, portando carta do diagnóstico da Imunodeficiência Primária e conduta para antibioticoterapia associada à administração de plasma fresco congelado no caso de infecções meningocócicas. O irmão, após um ano, ao apresentar meningite, procurou o setor, sendo tratado com antibiótico e plasma fresco congelado, com rápida recuperação.

Discussão: O sistema complemento é a principal defesa contra o *Neisseria meningitidis* (meningococos). O componente C3 e os componentes terminais C5b6789 são necessários para a formação do MAC ou buraco funcional na membrana citoplasmática, permitindo a entrada de água na célula, resultando na destruição da bactéria. Diante da história da má evolução de meningite meningocócica, foi solicitado CH50, que quantifica o complemento total (método que avalia 50% de lise de eritrócitos em uma quantidade conhecida de células), C3 e C4 (nefelometria). Tais exames são frequentemente realizados em diversos laboratórios. Diante dos resultados de CH50 diminuído, e C3 e C4 normais, a hipótese foi a possível diminuição dos componentes terminais do complemento. Sendo a deficiência de C5 a mais frequente entre os componentes terminais, a investigação foi iniciada por C5, mostrando acentuada diminuição dele. Diante de um paciente com Imunodeficiência Primária, é necessária a investigação da deficiência em familiares. Tal conduta permitiu o diagnóstico da deficiência de C5 no irmão. O irmão pôde, então, ter conduta adequada ao apresentar meningite meningocócica, recebendo antibiótico e reposição do componente C5 por meio de plasma fresco congelado. O plasma deve ser fresco e congelado, uma vez que os componentes do complemento são proteínas termolábeis. Tal conduta não havia acontecido com a paciente, por falta de diagnóstico da deficiência. É necessária, ainda, atenção à coleta, pois os exames devem ser logo encaminhados para análise, uma vez que são termolábeis. O presente caso mostra a importância da investigação do sistema complemento diante de meningites meningocócicas com má evolução ou repetidas.

Caso 2: Recém-nascido pré-termo de 28 semanas de gestação apresentou infecção no segundo dia de vida. Apesar da antibioticoterapia, evoluiu para sepse no terceiro dia de vida.

Evolução: Foram colhidos exames para pesquisa de imunodeficiências, incluindo CH50, C3 e C4. Os exames mostraram CH50 repetidamente baixo, estando C3 e C4 adequados para a idade. Os exames foram encaminhados para dosagem dos componentes terminais do complemento e, enquanto se esperavam os resultados destes, foi administrado plasma, com melhora substancial do quadro infeccioso. Os exames mostraram C9 indetectável. Dosagens dos componentes terminais do complemento foram repetidas após dois anos, revelando normalidade para a faixa etária.

Discussão: Sabe-se que os componentes do complemento não atravessam a placenta, porém o recém-nascido pode sintetizá-los. Recém-nascido de termo apresenta os componentes do complemento com valores de 50% a 80% quando comparado aos de adultos, com exceção de C9, com apenas 20% quando comparado aos de adultos. Tais dosagens são mais baixas no pré-termo. Atingem os valores semelhantes aos de adulto, aos 18 meses de vida. Anticorpos específicos unem-se a C1q, ativando-o. O complexo C1qrs ativa C4, formando-se C4b2a, o qual ativa C3, que, por sua vez, ativa C5, o que pode ocorrer também pela via alternativa e pela via das lectinas. O componente C5b une-se a C6, C7, C8, havendo, no final, união de várias moléculas de C9. O resultado é a formação de canal que permite a entrada de água através da membrana a ser destruída, intumescimento da célula e ruptura, com lise do microrganismo. A hipótese de diminuição dos componentes terminais (C5b, C6, C7, C8 e C9) baseou-se na diminuição repetida do complemento total (CH50), estando adequados para a idade os componentes C3 e C4. A administração de plasma fresco foi feita na tentativa de reposição dos componentes terminais, incluindo C9, o qual se mostrou indetectável no resultado recebido posteriormente.

Caso 3: Criança de 7 anos apresentava coriza, espirros ocasionais, mal-estar, febre baixa há dois dias e chiado no peito há algumas horas; antecedentes de chiado no peito sempre na presença de infecções. Sem história de chiado na família e sem outras queixas.

Evolução: Tratado broncoespasmo e prescrita medicação sintomática para resfriado comum.

Discussão: Considerando a ausência de antecedentes familiares e pessoais de atopias e a presença de broncoespasmo sempre acompanhado de processos infecciosos, não foi levantada a hipótese inicial de asma alérgica, e sim de broncoespasmo reacional, afastando-se, posteriormente, a atopia. É provável que, na tentativa de defesa contra um agente agressor viral, o sistema complemento tenha sido ativado para obtenção de um resultado final de lise das células infectadas. Esse mecanismo pode ter levado à formação de C3a e C5a no decorrer da ativação, componentes que podem se comportar como anafilatoxinas, levando à degranulação de mastócitos, com consequente broncoespasmo.

Caso 4: Menino de 9 anos, pais não consanguíneos, apresentava há um dia inchaço sem urticária em pálpebras e lábios e dor abdominal, com piora nas últimas horas. Sem febre ou outras queixas atuais. História de inchaços de repetição, desde os 3 anos de idade, sem causa aparente, com desaparecimento espontâneo. Avô paterno "morreu por sufoco" (*sic*), apresentando também edemas de repetição. O exame físico deixava dúvida quanto à descompressão brusca de abdome.

Evolução: Ficou em observação dirigida para abdome agudo, tendo em vista o predomínio da dor abdominal. Mesmo após o uso de analgésico endovenoso, houve piora do quadro, com aumento do edema, não pruriginoso. Foram solicitados vários exames, até mesmo para avaliação do complemento, aguardando-se o resultado. A piora foi progressiva, iniciando-se sinais de edema de glote. Foi administrada solução milesimal de adrenalina e corticosteroides, sem melhora, administrando-se, então, plasma fresco endovenoso lentamente, sempre se observando a necessidade de intubação. Houve regressão do quadro de dor abdominal e de edemas após a infusão do plasma fresco.

Discussão: A história de óbito em avô, provavelmente por edema de glote, associada à história pessoal anterior de edema de extremidades e atual de edema de pálpebras, lábios e forte dor abdominal (por edema de mucosas), levou à hipótese de angioedema hereditário (AEH) ou deficiência do inibidor de C1. A deficiência de inibidor da C1 esterase leva a aumento da atividade do complemento e, consequentemente, a aumento das cininas. O aumento da bradicinina, com vasodilatação periférica, acarreta edema de derme e de mucosas. O edema de mucosa é doloroso, sendo a causa da dor abdominal do paciente. Tal angioedema é resistente a anti-histamínicos e a corticosteroides, uma vez que a causa está relacionada às cininas. Os exames mostraram diminuição do componente C4 (que pode ser uma triagem), além de diminuição quantitativa e qualitativa do inibidor de C1 esterase, que, em conjunto com o quadro clínico, permitiu o diagnóstico de AEH tipo I. A administração de andrógenos atenuados (danazol, na menor dose necessária, até cerca de 600 mg/dia) pode ser necessária para as intercrises, por aumentar a síntese do inibidor. Em crises graves, a administração de plasma fresco congelado nem sempre reverte o quadro. O plasma deve ser fresco, pois os componentes do complemento são termolábeis. É necessário que a administração seja lenta e acompanhada de observação para imediata intubação, se necessária, uma vez que o plasma, contendo os demais componentes do complemento, pode aumentar a cascata das cininas. Para crises graves, há ainda o concentrado do inibidor de C1 esterase e do inibidor da bradicinina (icatibanto), de uso subcutâneo.

QUESTÕES

1ª – Qual a sequência dos componentes iniciais e terminais da via clássica do sistema complemento?

2ª – Qual das duas vias de ativação do sistema complemento é mais rapidamente ativada: a clássica ou a alternativa?

3ª – De que forma ocorre a atividade biológica final do sistema complemento?

4ª – Como a ativação das proteínas do sistema complemento leva ao fenômeno de opsonização?

5ª – Os ácaros poderiam piorar o broncoespasmo por meio do sistema complemento?

ÓRGÃOS LINFOIDES E SUBPOPULAÇÕES DE LINFÓCITOS

CONCEITO

Os órgãos linfoides são constituídos por agrupamentos de linfócitos. Os linfócitos fazem parte da resposta imunológica adaptativa, que é acionada, principalmente, quando a resposta imunológica inata não está sendo suficiente para a erradicação do antígeno. Após o primeiro contato com o patógeno, formam-se linfócitos de memória específicos para aquele agente e ativados nos próximos contatos. Os órgãos linfoides são classificados em centrais ou primários e periféricos ou secundários.

ÓRGÃOS LINFOIDES CENTRAIS OU PRIMÁRIOS

Os órgãos linfoides centrais do ser humano são o timo e a medula óssea, nos quais ocorre a maturação ou diferenciação dos linfócitos em linfócitos timo-dependentes (T), responsáveis pela resposta imunológica adaptativa celular, e linfócitos bursa-equivalentes (B), responsáveis pela resposta imunológica adaptativa humoral (Figura 5.1).

TIMO

O timo é o primeiro órgão linfoide a aparecer na vida embrionária, originário do terceiro e quarto arcos branquiais, junto com a paratireoide. A cápsula do timo é praticamente inexistente no feto e atinge suas proporções definitivas nos pri-

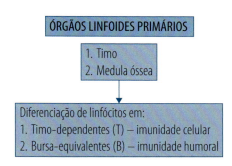

Figura 5.1. Os órgãos linfoides primários no ser humano são timo e medula óssea. A função imunológica é a maturação ou diferenciação de linfócitos bursa-equivalentes e timo-dependentes, que se tornam aptos para a resposta adaptativa humoral e celular, respectivamente.

meiros anos de vida, tornando o órgão anatomicamente protegido. Ao nascimento, pesa cerca de 10 a 15 gramas, atingindo seu peso máximo na adolescência, com 15 a 30 gramas. Após a adolescência, regride progressivamente, diminuindo de peso e tendo o menor tamanho no idoso. Assim, em relação ao peso corpóreo, o timo é relativamente maior no recém-nascido. Tais fatos indicam a grande importância do timo no início da vida, o que é comprovado em animais de laboratório: camundongos não sobrevivem quando o timo é retirado na vida neonatal; ao contrário, os animais sobrevivem quando a ablação é na vida adulta (Figura 5.2).

As principais funções do timo são maturação ou diferenciação de linfócitos timo-dependentes e produção de hormônios, destacando-se a timosina, a timopoetina e os fatores tímicos, cuja principal função também é promover a maturação de linfócitos T. O estroma do timo sintetiza interleucina (IL) 7, citocina necessária para o início do desenvolvimento de células T. A diferenciação dos linfócitos no timo ocorre de forma centrípeta, achando-se os linfócitos maduros na parte central do órgão. Os linfócitos autorreativos sofrem degeneração, havendo vários restos celulares na parte mais periférica do timo.

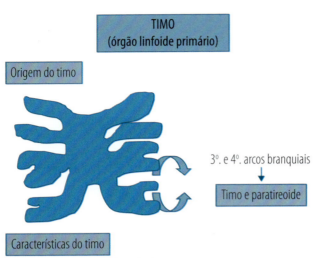

Figura 5.2. A origem do timo é a mesma da paratireoide, fato importante no diagnóstico do recém-nascido com aplasia tímica e tremores de repetição por hipocalcemia (síndrome de DiGeorge).

A maturação de T se dá por ganho de grupamentos moleculares na superfície da célula, denominados grupos de diferenciação ou *cluster of differentiation* (CD), que são glicoproteínas sintetizadas no próprio linfócito. Algumas dessas glicoproteínas de superfície só aparecem nos linfócitos imaturos, sendo depois perdidas. CD1, CD2, CD5, CD7, CD25, CD34 e CD44 são grupos de diferenciação que aparecem desde as fases iniciais de maturação (pró-linfócito T). A identificação de CD1, CD5 e CD7 indica imaturidade desses linfócitos. Em seguida, aparece TCR (receptor de célula T), constituído apenas por cadeia β (pré-TCR), sendo a célula denominada pré-linfócito T. Sequencialmente, na superfície celular do timócito há aparecimento de TCR (cadeias α e β ou, mais raramente, γ e δ): CD3, CD4 e CD8 (linfócitos T duplo-positivos). Com a perda de CD4 ou de CD8, os linfócitos tornam-se unipositivos: só apresentam CD4 ou CD8. O aparecimento de CD3, TCR, CD4 ou CD8 na membrana celular linfocítica indica que os linfócitos T atingiram a maturação e estão aptos a combater antígenos (Figura 5.3).

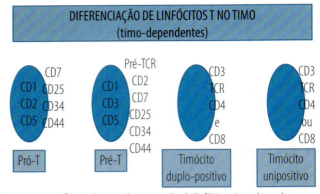

Figura 5.3. A função do timo é a maturação de linfócitos timo-dependentes, que ocorre de forma centrípeta no timo, com ganho e perda de grupamentos de glicoproteínas (CD). O timócito unipositivo está apto a deixar o timo para ser responsável pela imunidade celular.

MEDULA ÓSSEA

A medula óssea, como órgão hematopoiético, dá origem a linfócitos a partir da célula primordial linfoide. A maioria desses linfócitos migra para o timo, diferenciando-se em linfócitos T. Uma minoria permanece na medula óssea, ou talvez deixe a medula e depois volte. A medula óssea agora atuará como órgão linfoide central, promovendo a maturação dessas células, dando origem aos linfócitos bursa-equivalentes. A medula óssea de ossos chatos (esterno, ilíacos, vértebras, costelas) é órgão linfoide primário durante toda a vida, enquanto a de ossos longos só até a puberdade, e o fígado apenas na vida fetal (Figura 5.4).

Esse tipo de maturação foi inicialmente identificado em aves. Alguns pesquisadores, ao tentarem aumentar a fertilidade de aves, retiravam seus órgãos genitais da cloaca, retirando junto uma bolsa localizada nessa região. Tais aves adoeciam e morriam por processos infecciosos. Eles concluíram, então, que a bolsa conferia imunidade às aves. O órgão foi denominado *bursa de Fabricius* em homenagem a um dos pesquisadores. No ser humano adulto, a medula óssea é o órgão equivalente à *bursa de Fabricius*.

MEDULA ÓSSEA
(órgão linfoide primário)

Medula óssea
- de ossos chatos: esterno, ilíacos, costelas, vértebras
- de ossos longos (até a puberdade)

Fígado
- durante a vida fetal

Figura 5.4. A medula óssea, além de órgão hematopoiético, é órgão linfoide primário no ser humano, equivalente à *bursa de Fabricius* das aves, motivo pelo qual se usa o termo linfócitos "bursa-equivalentes" para o ser humano, e não bursa-dependentes.

Na medula óssea, a maturação é dada pela aquisição de glicoproteínas de superfície. Logo no início, o linfócito apresenta o grupo de diferenciação CD19 e sintetiza a cadeia polipeptídica citoplasmática μ, a qual migra para a superfície celular, dando origem à IgM (pré-linfócito B). Sequencialmente, sintetiza a cadeia δ, que formará a IgD de superfície, e o linfócito passa a ser B maduro. Para que ocorra a maturação de B, é necessário o gene responsável pela codificação da enzima tirosina-quinase de Bruton (gene *Btk*), a qual envia sinais para a célula, permitindo a maturação (Figura 5.5).

Os linfócitos que apresentam maturação na medula óssea são denominados bursa-equivalentes. O ser humano, não tendo bursa, não terá linfócitos bursa-dependentes, e sim bursa-equivalentes, que, por meio da produção de anticorpos, são responsáveis pela imunidade humoral.

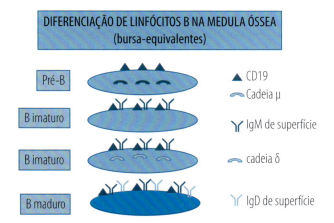

Figura 5.5. A maturação ou diferenciação de linfócitos B ocorre na medula óssea. Os linfócitos, ao apresentarem CD19, IgM e IgD de superfície, tornam-se linfócitos bursa-equivalentes maduros, podendo deixar a medula óssea e atuar na resposta adaptativa humoral.

ÓRGÃOS LINFOIDES PERIFÉRICOS OU SECUNDÁRIOS

Linfócitos T e B maduros *naïve* ou virgens (imunologicamente inexperientes ou sem contato prévio com antígeno ou sem comprometimento antigênico) deixam os órgãos centrais e se dirigem aos órgãos periféricos ou secundários, onde há o encontro de linfócitos com antígenos, resultando na defesa imunológica adaptativa.

Os órgãos linfoides periféricos estão distribuídos por todo o organismo, propiciando um encontro mais rápido com antígenos. Entre os órgãos linfoides periféricos ou secundários estão os linfonodos, baço e tecido linfoide associado às mucosas (MALT). O principal fenômeno que ocorre nos órgãos linfoides periféricos é a diferenciação final e a proliferação de linfócitos, que, agora em maior quantidade, permitem uma melhor resposta imunológica. Como consequência, há aumento desses órgãos, resultando em adenomegalia, esplenomegalia e/ou intumescimento de folículos linfoides das mucosas (Figura 5.6).

Figura 5.6. Nos órgãos linfoides secundários (linfonodos, baço e MALT), ocorre proliferação de linfócitos T e B. Tal proliferação se dá após o encontro nos órgãos linfoides secundários entre antígenos e linfócitos T e B maduros, ou seja, que foram previamente diferenciados no timo e na medula óssea. Nos órgãos linfoides secundários, ocorre defesa por T e B contra o antígeno, havendo aumento desses órgãos.

LINFONODOS

Linfonodos são estruturas ovais situadas ao longo do sistema linfático. Linfócitos T e B ocupam sempre os mesmos locais nos órgãos linfoides periféricos, por meio do fenômeno de ecotaxia, mediado por moléculas de adesão e quimiocinas. Assim, linfócitos T contêm receptor denominado CCR7 para quimiocina, produzida somente nas áreas de células T. A área cortical do linfonodo apresenta, principalmente, linfócitos B, enquanto a paracortical, linfócitos T, resultando em folículos linfoides. O contato com antígenos leva à proliferação dos linfócitos, e os folículos linfoides aí existentes denominam-se, então, folículos linfoides secundários e sua área de proliferação, centro germinativo. Em animais de laboratório criados em ambiente estéril não há formação de centros germinativos. Habitualmente, tais centros aparecem cerca de três a quatro semanas após o encontro antigênico (Figura 5.7).

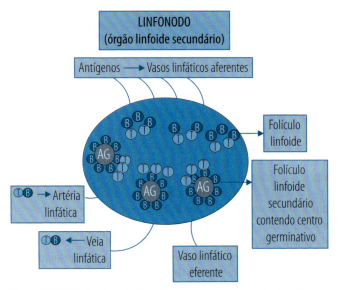

Figura 5.7. No linfonodo os linfócitos B encontram-se na área cortical e os T na paracortical, formando o folículo linfoide. Quando há entrada de antígenos, os linfócitos proliferam, dando origem ao folículo linfoide secundário. A área de proliferação é denominada centro germinativo.

Os linfonodos apresentam vários vasos linfáticos aferentes, por onde penetram antígenos; vaso linfático eferente, por onde saem linfócitos; além de artéria e veia linfática, para entrada e saída de linfócitos, respectivamente (Figura 5.7).

Vários capilares linfáticos formam vasos linfáticos aferentes. Esses capilares linfáticos não apresentarem membrana basal, o que permite a livre entrada de antígenos, que atingem, então, o interstício de linfonodos através dos vasos linfáticos aferentes. As células dendríticas contendo antígenos também penetram nos vasos linfáticos (Figura 5.8).

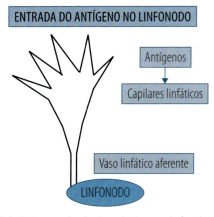

Figura 5.8. Substâncias estranhas (antígenos) atingem os linfonodos através de capilares linfáticos aferentes, os quais não apresentam membrana basal, permitindo a fácil entrada de antígenos. Esses capilares linfáticos drenam para o vaso linfático aferente e os antígenos atingem o linfonodo.

Os linfócitos penetram no linfonodo por artéria linfática, seguindo arteríolas, deixando o linfonodo por vênulas pós-capilares e veia linfática. Quando há antígenos no interstício do linfonodo, são expressas moléculas de adesão em linfócitos e em células endoteliais de vênulas pós-capilares ou também denominadas vênulas de endotélio altamente especializado. Dessa forma, os linfócitos deixam a circulação sanguínea, passando por migração transendotelial para o interstício dos linfonodos através de vênulas pós-capilares. Esses linfócitos proliferam no interstício, com consequente intumescimento do linfonodo. Na ausência de antígenos nos linfonodos, os linfócitos saem pela veia linfática e continuam sua recirculação (Figura 5.9).

BAÇO

O baço é o órgão linfoide que contém o maior número de linfócitos do organismo. É constituído por polpa vermelha e branca. Na polpa vermelha há destruição de células danificadas ou envelhecidas, em especial eritrócitos, enquanto a polpa branca coleta antígenos e retém linfócitos. No baço, os linfócitos T encontram-se em torno da arteríola central, e no centro germinativo acham-se os linfócitos B (Figura 5.10).

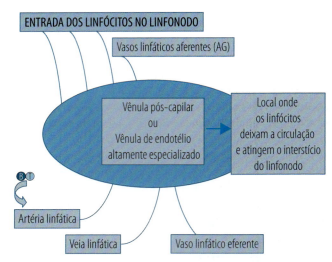

Figura 5.9. Os linfócitos entram no linfonodo por artéria linfática, arteríola e capilar e deixam a circulação sanguínea por migração transendotelial através de endotélio altamente especializado da vênula pós-capilar, passando para o interstício do linfonodo.

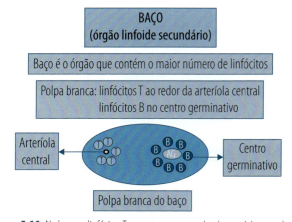

Figura 5.10. No baço os linfócitos T encontram-se ao redor da arteríola central e os B, no centro germinativo, proliferando após contato com o antígeno.

Durante um processo infeccioso, o baço passa a expressar vênulas pós-capilares funcionalmente semelhantes às de endotélio altamente especializado. A presença de antígeno promove a expressão de moléculas de adesão, com consequente saída de linfócitos da circulação sanguínea para o interstício do baço, iniciando uma resposta imunológica adaptativa. Há proliferação desses linfócitos, com aumento do órgão, e essa esplenomegalia depende da intensidade do processo.

TECIDO LINFOIDE ASSOCIADO ÀS MUCOSAS

O MALT é o órgão linfoide secundário constituído por: tecido linfoide associado aos brônquios (BALT); tecido linfoide associado à cavidade nasal (NALT); tecido linfoide associado à laringe (LALT), tecido linfoide associado ao intestino (GALT – *gut*) e tecido linfoide associado ao geniturinário. O MALT é constituído por <u>nódulos linfoides</u>, os quais são grupamentos de folículos linfoides. O anel de Waldeyer é formado por tonsilas palatinas (amígdalas), adenoidianas (nasofaríngeas) e linguais, fazendo parte do MALT. As placas de Peyer, na lâmina própria do intestino delgado, são formadas por grupamentos de 30 a 40 folículos linfoides e fazem parte do GALT (Figura 5.11).

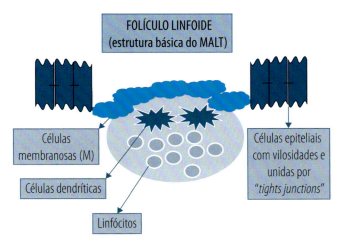

Figura 5.12. Folículo linfoide é a estrutura básica do MALT. É constituído por células membranosas (M), células dendríticas e linfócitos. O folículo linfoide encontra-se intercalando as células epiteliais das mucosas. As células epiteliais apresentam linhas de união (*tights junctions*), dificultando a penetração de antígenos entre as junções. Ao contrário, as células M permitem a fácil penetração de antígenos, que em seguida são combatidos por células dendríticas e linfócitos dos folículos.

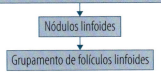

Figura 5.11. O órgão linfoide secundário "MALT" encontra-se distribuído pelas mucosas. O anel de Waldeyer e as placas de Peyer fazem parte do MALT. O MALT é formado por nódulos linfoides, os quais são constituídos por grupamentos de folículos linfoides.

Os <u>folículos linfoides</u> são as estruturas básicas do MALT, encontrando-se entre as vilosidades epiteliais. São formados por células membranosas, dendríticas e linfócitos. As células epiteliais apresentam junções contíguas, com linhas de união (*tights junctions*) entre as células, dificultando a penetração de antígenos. Ao contrário, as células membranosas (M) dos folículos linfoides facilitam a penetração de patógenos por diferentes mecanismos, como endocitose e fagocitose. Abaixo das células M, encontram-se as células dendríticas, importantes células apresentadoras e, mais internamente linfócitos, principalmente B (Figura 5.12).

As células dendríticas imaturas do GALT fagocitam antígenos e, após processarem os antígenos, dirigem-se aos linfonodos regionais através de vasos linfáticos aferentes. Durante a migração, diferenciam-se em dendríticas maduras, que são potentes células apresentadoras de antígenos para linfócitos T. As células dendríticas que atingiram o linfonodo sintetizam TNF (Fator de Necrose Tumoral), o qual promove vasodilatação em vênulas pós-capilares do linfonodo e expressão de moléculas de adesão. O resultado é a saída de linfócitos, em especial *naïve*, da circulação para o interstício do linfonodo, além da apresentação de antígenos a esses linfócitos, tornando-os antigenicamente comprometidos. Os linfócitos assim comprometidos deixam então o linfonodo por veias linfáticas, continuando na circulação sanguínea.

Na mucosa, a presença de antígenos induz a expressão de moléculas de adesão na lâmina própria, atraindo os linfócitos antigenicamente comprometidos. Esses linfócitos deixam novamente a circulação, dirigindo-se, agora, para a mucosa e iniciam a defesa contra os antígenos com os quais foram comprometidos. Esse percurso é denominado "recirculação dos linfócitos" e permite que linfócitos do GALT retornem para o GALT, ocorrendo o mesmo para os demais componentes do MALT. Nas glândulas mamárias, tal mecanismo não ocorre, recebendo apenas linfócitos do MALT. Atualmente, sabe-se que não só as mucosas interagem entre si, como também com outros componentes da defesa, como a barreira sanguínea cerebral (Figura 5.13).

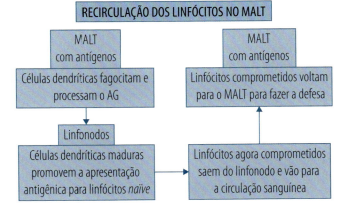

Figura 5.13. Células dendríticas carregadas de patógenos deixam a mucosa, atingem linfonodos regionais, sintetizam TNF, que contribui para a saída de linfócitos da circulação para o interstício do linfonodo. Após a apresentação antigênica, linfócitos agora comprometidos voltam para a circulação sanguínea. Recirculam por todo o organismo e voltam para a mucosa, por meio da expressão de moléculas de adesão em linfócitos e em células da mucosa. Assim, linfócitos do MALT, depois de se tornarem antigenicamente comprometidos, voltam para o MALT para a defesa antigênica.

SUBPOPULAÇÕES DE LINFÓCITOS

Os linfócitos são células pequenas, com cromatina nuclear condensada, poucas organelas, e originados de célula hematopoiética da linhagem linfoide, na presença de IL-3 e IL-7.

Estima-se que o ser humano apresente vários trilhões de linfócitos. As duas grandes subpopulações de linfócitos são: timo-dependentes e bursa-equivalentes, ambas idênticas à microscopia óptica comum. À microscopia eletrônica, linfócitos B têm mais vilosidades do que os T. Apresentam, ainda, diferentes linfofenotipagens: linfócitos T ou CD3 positivos são observados por meio de anticorpos monoclonais antiCD3 e linfócitos B ou CD19 ou 20 ou 21 positivos, por meio de antiCD19 ou antiCD20 ou antiCD21 (Figura 5.14).

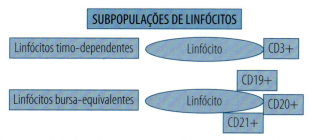

Figura 5.14. As duas grandes subpopulações de linfócitos são linfócitos T e B.

SUBPOPULAÇÕES DE LINFÓCITOS B

Apenas cerca de 10% a 20% dos linfócitos totais do sangue periférico são linfócitos bursa-equivalentes. De forma geral, não necessitam de apresentação antigênica ou não são HLA (antígenos leucocitários humanos) restritos. Apresentam proliferação ao encontrarem antígenos nos órgãos linfoides secundários.

Os linfócitos B combatem principalmente bactérias extracelulares. As subpopulações de linfócitos B são plasmócitos, B produtor de citocinas e B de memória (Figura 5.15).

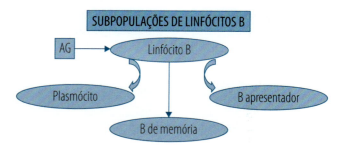

Figura 5.15. Estão citadas as três grandes subpopulações de linfócitos B.

PLASMÓCITOS

O mecanismo de defesa por linfócitos B inicia-se pelo fenômeno de captação antigênica. Os linfócitos B apresentam CD19, IgD e IgM na superfície. No início da captação antigênica há polarização de IgM: as IgM de superfície migram para um dos polos da célula, permanecendo IgD ao redor da membrana celular. Tal mudança de localização na superfície celular é possível porque as imunoglobulinas não estão unidas às células por ligações covalentes, deslizando-se como *icebergs*. Ocorre, então, a endocitose, na qual duas IgM de superfície unidas ao antígeno são englobadas pelo linfócito, seguindo-se a proliferação dessas células. Este ainda não é o mecanismo de defesa por si, mas dá origem à defesa final mais efetora. Sequencialmente, há diferenciação final do linfócito, com aumento do citoplasma, do RNA mensageiro, do retículo endoplasmático rugoso denso, no qual são sintetizadas novas imunoglobulinas e aumento do complexo de Golgi para armazenar as imunoglobulinas recém-formadas. A célula é agora um grande linfócito. Inicia-se, então, a liberação de IgM sérica para fora da célula e o linfócito B passa a ser denominado plasmócito: célula altamente diferenciada, sem capacidade mitótica, secretora de imunoglobulinas (sempre iniciando pela IgM). É referido que cada plasmócito secrete por hora cerca de 10 milhões de moléculas de imunoglobulinas. A diferenciação de B para plasmócito requer cinco a sete dias (Figura 5.17).

A IgM sintetizada tem a mesma especificidade antigênica da IgM e IgD de superfície. Mesmo após a mudança de classe de IgM para IgG, IgA, IgE, a especificidade inicial é sempre mantida. As imunoglobulinas sintetizadas são as efetoras finais do processo, ou seja, elas é que são responsáveis pela defesa humoral contra antígenos iguais ao inicialmente endocitado. Os plasmócitos podem retornar à medula óssea, sobrevivendo por períodos longos.

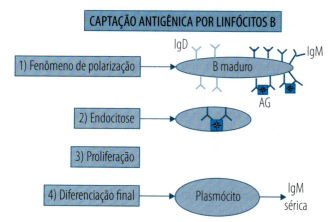

Figura 5.16. O início da resposta adaptativa humoral ocorre com o fenômeno de captação antigênica por linfócitos B: a IgM de superfície específica para determinado antígeno sofre polarização para um dos polos do linfócito B e é endocitada juntamente com o antígeno. Há sequencialmente proliferação e diferenciação de B em B produtor de IgM sérica, passando a receber a denominação de plasmócito. A IgM sérica tem a mesma especificidade antigênica que a IgM endocitada.

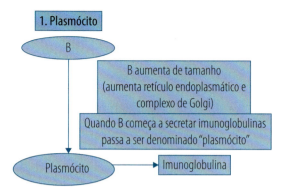

Figura 5.17. Plasmócito é o linfócito B com extrema diferenciação e secretor de imunoglobulinas.

LINFÓCITOS B APRESENTADORES

Os linfócitos B podem, ainda, ter função de célula apresentadora para linfócitos T. Esse fato ocorre quando há necessidade de outra classe de imunoglobulina, e não de IgM. O antígeno endocitado é clivado, e os peptídeos resultantes associados a HLA II são apresentados a linfócitos T auxiliares (Figura 5.18).

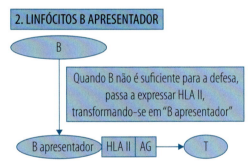

Figura 5.18. O linfócito B expressa na superfície HLA (antígeno leucocitário humano) classe II associado ao antígeno indutor da resposta imunológica. Apresentará os peptídeos antigênicos associados ao HLA II para o linfócito T auxiliar, o qual, na sequência, coopera com B.

LINFÓCITOS B DE MEMÓRIA

Os linfócitos B antigenicamente comprometidos e que não foram destruídos passam a ser linfócitos B de memória, permanecendo com a especificidade antigênica. O marcador de B de memória é o CD27. Esses linfócitos apresentam proliferação, quando necessária, diante de novo contato com o antígeno que promoveu sua diferenciação inicial.

Linfócitos B de memória sem terem recebido a cooperação prévia de T auxiliar são CD27+IgM+IgD-, sintetizadores apenas de IgM, enquanto os que receberam a cooperação de T são CD27+IgM-IgD-, potencialmente produtores de IgG, IgA ou IgE. Entre os linfócitos B de memória, existem ainda os imaturos (CD27+IgM+ ou CD27+IgG+) (Figura 5.19).

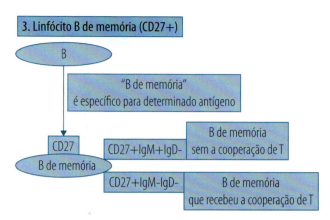

Figura 5.19. Os linfócitos B que não foram utilizados na defesa tornam-se B de memória, podendo ter recebido ou não a cooperação de T auxiliar.

SUBPOPULAÇÕES DE LINFÓCITOS T

Os linfócitos T ou timo-dependentes existem em maior quantidade na circulação periférica: constituem cerca de 70% a 80% dos linfócitos totais. Assim, a diminuição de linfócitos T acarreta linfopenia.

O receptor de célula T (TCR) dá especificidade ao linfócito e, desde a diferenciação em T, este já é predestinado a atuar contra determinados antígenos, dependendo do TCR que apresente. Assim, o TCR torna inerente ao linfócito a habilidade de defesa contra determinado agente. As cadeias componentes do TCR podem ser α e β ou γ e δ. Sua composição será mais estudada no capítulo 9 – Moléculas de Adesão.

Cerca de 80% a 95% dos linfócitos que se dirigem ao timo adquirem TCR formado por cadeias α e β (TCR-1), com sequência conhecida de aminoácidos, responsáveis pela denominação linfócito Tαβ. Numa minoria (5% a 10%), o TCR é constituído por cadeias γ e δ (TCR-2), dando origem aos linfócitos Tγδ, os quais predominam em pele e mucosas e, muitas vezes, são responsáveis pela resposta imunológica a superantígenos.

Os linfócitos Tαβ diferenciados são linfócitos timo-dependentes ou linfócitos T ou células T são células pequenas, responsáveis pela imunidade celular. Os linfócitos Tγδ são linfócitos grandes, às vezes considerados como pertencentes à resposta inata e menos conhecidos. Assim, ao nos referirmos a T, estaremos estudando Tαβ.

Os linfócitos T, quando alcançam os órgãos linfoides secundários, reconhecem antígenos apresentados, completando sua diferenciação final em: linfócitos T citotóxicos, T auxiliares, T reguladores, T produtores de citocinas, T de memória e linfócitos NKT (*natural killer T cells*). Essas células podem proliferar nos órgãos linfoides secundários. Os linfócitos T são células HLA restritas, ou seja, só são ativadas mediante apresentação antigênica por células apresentadoras contendo HLA. Determinada subpopulação de linfócitos prevalece em relação às outras, dependendo do patógeno e da herança genética do hospedeiro (Figura 5.20).

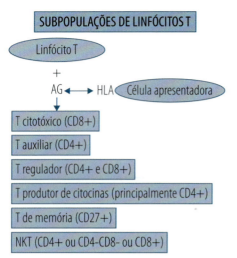

Figura 5.20. As subpopulações de linfócitos timo-dependente: T citotóxicos, T auxiliares, T reguladores, T produtores de citocinas, T de memória e NKT. Determinada subpopulação prevalece em relação à outra, na dependência do patógeno em questão e do potencial genético do hospedeiro.

LINFÓCITOS T CITOTÓXICOS (CD8+)

Os linfócitos T citotóxicos ou citolíticos (LTC) ou T *killer* são reconhecidos por anticorpos monoclonais antiCD8, daí a nomenclatura células CD8 positivas. Interagem diretamente com células, tendo como ação final a lise de células infectadas com microrganismos intracelulares e de células tumorais, podendo destruir uma a cinco células infectadas por minuto. Os fenômenos pelos quais se dá a lise são: liberação de perfurinas, apoptose e citotoxicidade celular mediada por anticorpos.

Os T citotóxicos contêm vesículas com grânulos que foram denominados perfurinas, uma vez que, inicialmente, se acreditava terem ação direta de perfurar. Esses grânulos de perfurinas são exocitados quando linfócitos T são estimulados por antígenos. As perfurinas são, então, depositadas na superfície da célula a ser destruída. A união das perfurinas resulta em polimerização delas, o que leva ao desequilíbrio da bomba sódio-potássio, com aumento de sódio intracelular, entrada de água para a célula, intumescimento celular e lise final da célula-alvo em que foram depositadas as perfurinas (Figura 5.21).

A apoptose é um segundo mecanismo de atuação de T. Linfócitos T apresentam FasL e podem induzir a expressão de FasR ou Fas na célula infectada a ser destruída. A união de FasL de T citotóxicos a Fas da célula-alvo promove a trimerização de Fas. O Fas trimérico liga-se à proteína citosólica FAAD (*Fas-associated death domain*) da célula-alvo; essa proteína ativa a cascata das caspases, contendo a caspase-8 (reguladora) e a caspase-3 (efetora). A caspase-3 ativa endonucleases que penetram no núcleo e fragmentam o DNA da célula-alvo, com consequente apoptose. A ativação das caspases pode ocorrer também por liberação de grânulos de granzimas de linfócitos T citotóxicos na célula-alvo e, estas granzimas, entrando na célula-alvo, ativam a caspase-3 (Figura 5.22).

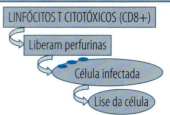

Figura 5.21. Mecanismo de lise por linfócitos T citotóxicos por meio de perfurinas: há polimerização das perfurinas liberadas, o que promove um desequilíbrio da bomba sódio-potássio, entrada de água, intumescimento celular e lise.

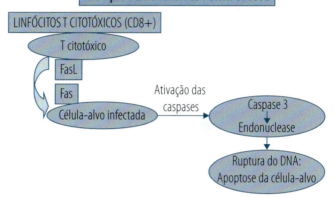

Figura 5.22. Apoptose por linfócitos T citotóxicos: T citotóxicos têm FasL e induzem a expressão de receptores Fas na célula infectada com microrganismos intracelulares. A união entre FasL e Fas leva à formação de Fas trimérico, o qual ativa a cascata das caspases, com formação da caspase-8 (reguladora) e da caspase-3 (efetora). A caspase-3 ativa endonucleases que se penetram no núcleo e fragmentam o DNA da célula-alvo, com consequente apoptose dessa célula-alvo.

O terceiro mecanismo de ação é dado por meio da citotoxicidade celular dependente de anticorpo (ADCC). Os T citotóxicos apresentam receptores Fcγ que se unem à IgG sintetizada em resposta a antígenos de superfície da célula a ser destruída. A união T citotóxico-IgG-antígeno de superfície celular resulta em lise da célula-alvo. Esse mecanismo será visto com mais detalhes no capítulo 16 – Citotoxicidade Celular Dependente de Anticorpo (Figura 5.23).

A função de T citotóxicos involui com o passar da idade, não só pelo depósito de gordura no timo, mas também por menor replicação dessas células e por baixa expressão de moléculas ativadoras de sua superfície.

LINFÓCITOS T AUXILIARES (CÉLULAS CD4+)

Os linfócitos T auxiliares (T *helper*), ou células CD4 positivas, têm como função primordial a cooperação de linfócitos B, com o consequente aumento da resposta imunológica humoral, além de ativação da resposta inata, pela produção de citocinas específicas. Em condições fisiológicas, essas células encontram-se em estado de repouso. Sob várias influências, sofrem diferenciação quanto às citocinas produzidas, denominando-se T auxiliares 1, 2, 9 e 17, sem diferenças morfológicas aparentes.

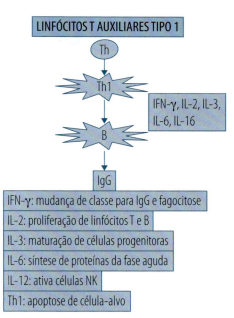

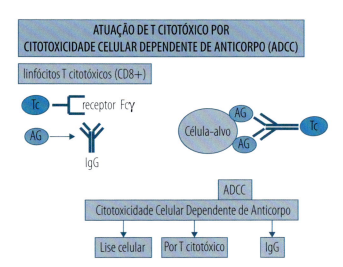

Figura 5.23. Mecanismo de lise por linfócitos T citotóxicos por meio de ADCC: linfócitos T citotóxicos apresentam receptores para IgG (RFcγ); antígenos de superfície da célula-alvo promovem a síntese de IgG; a união de IgG a RFcγ de T resulta em lise da célula-alvo.

Figura 5.24. T auxiliares em repouso podem se diferenciar em T auxiliares tipo 1 (Th1), que sintetizam citocinas pró-inflamatórias. Os Th1 auxiliam B na síntese de IgG, apresentando, ainda, a capacidade de determinar lise em células-alvo, por meio de apoptose.

Os <u>linfócitos Th1</u> sintetizam citocinas pró-inflamatórias: IL-2, IL-3, IL-6, IL-16 e interferon-gama (IFN-γ). A IL-2 é o principal fator de crescimento de linfócitos T e B. A IL-3 induz a maturação de todas as linhagens de células progenitoras. A IL-6 (produzida também por mononucleares) promove a síntese de proteínas da fase aguda da inflamação, de anticorpos e é pirógeno endógeno. A IL-16 ativa fagócitos. O IFN-γ (sintetizado também por NK) auxilia B na produção de IgG, além de ser potente imunomodulador, aumentando especialmente a fagocitose por mononucleares, com consequente erradicação de patógenos latentes nos fagócitos. Linfócitos Th1 podem, ainda, atuar de forma celular, promovendo a expressão de Fas em célula-alvo, resultando em ativação das caspases e apoptose da célula-alvo (Figura 5.24).

Os <u>linfócitos Th2</u> secretam citocinas: IL-4, IL-5, IL-9, IL-13, IL-25 e IL-31. As citocinas IL-4 e IL-13 atuam em B, promovendo a síntese de IgE. A IL-5, em conjunto com a IL-10 e o TGF-β, promove produção de IgA. A IL-5 aumenta a liberação de eosinófilos pela medula e atrai essas células para o local da inflamação, aumentando ainda sua atividade e meia-vida, com importância na defesa antiparasitária e na patogênese do processo alérgico. A IL-25 apresenta sinergismo com a IL-5 e com a IL-13, a qual aumenta IgE. A IL-31 é pruridogênica (Figura 5.25).

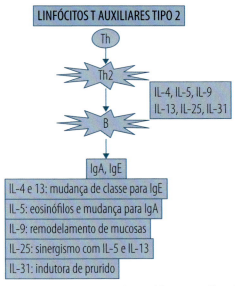

Figura 5.25. T auxiliares em repouso podem se diferenciar em T auxiliares tipo 2 (Th2) produtores de citocinas com diferentes atividades biológicas. Auxiliam B na síntese de IgA e de IgE, não tendo atividade citolítica.

O estado de repouso de células Th para Th1 é predominantemente desenvolvido por IL-12 e IFN-γ. Por outro lado, IL-4, IL-10, IL-13 e TGF-β potencializam a ação de Th2, por propiciarem a diferenciação dessas células (Figura 5.26).

A resposta tipo Th1 ou Th2 depende da genética individual e da quantidade de microrganismos a serem combatidos. Assim, grandes quantidades de antígenos tendem a desenvolver respostas Th1, enquanto pequenas quantidades geram principalmente respostas Th2. Indivíduos com antecedentes familiares positivos para atopias (Th2) apresentam maior prevalência de atopia.

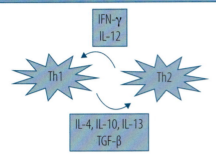

Figura 5.26. O IFN-γ e a IL-12 aumentam a população T auxiliar tipo 2, enquanto IL-4, IL-10, IL-13 e TGF-β desviam a população para T auxiliar tipo 2.

Pode haver, ainda, diferenciação de T auxiliar para linfócitos Th17, produtor de IL-17. O desenvolvimento de Th-17 está sob a influência de citocinas: IL-6, IL-9 e TGF-β propiciam a diferenciação, enquanto IL-23 induz a proliferação de Th17. Por outro lado, IL-2, IL-12 e IFN-γ diminuem a diferenciação desses linfócitos. A IL-17 promove o afluxo de neutrófilos, tendo como consequência a interação entre resposta inata e adaptativa, por meio dos receptores desses fagócitos. Participa da homeostasia de bactérias comensais de mucosas, da defesa contra fungos, contra *Klebsiella pneumoniae* e *Bordetella pertussis*. Há aumento de Th17 em processos alérgicos, nas doenças autoimunes e na rejeição a transplantes (Figura 5.27).

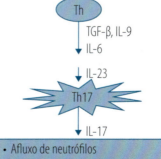

Figura 5.27. T auxiliares em repouso podem se diferenciar em T auxiliares tipo 17 (Th17) produtor de IL-17. Para a diferenciação de Th17, são necessárias as citocinas IL-9, TGF-β e IL-6, seguidas de IL-23.

Uma das últimas subpopulações conhecidas são os linfócitos Th9, descritos na inflamação alérgica tecidual. A IL-9, sintetizada por Th9, induz a diferenciação de Th2 (mesmo na ausência de antígenos) e de Th17 (em sinergismo com TGF-β), assim como a produção de mastócitos a partir da medula. A IL-9 contribui com a hiper-reatividade brônquica, aumento de muco e remodelamento da mucosa brônquica na asma, piorando a alergia IgE mediada. As células Th9 e a IL-9 estão implicadas na patogênese do linfoma de Hodgkin (Figura 5.28).

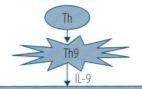

Figura 5.28. Uma subpopulação de linfócitos CD4+ descrita é a de Th-9. A IL-9, sintetizada por Th9, está associada à patogênese do processo alérgico tecidual, promovendo diferenciação de Th2, de mastócitos, de Th17, hiper-reatividade brônquica, aumento de muco, remodelamento e à diminuição de T regulador, ou seja, a diferentes situações que pioram a alergia IgE mediada. Está ainda descrita a sua participação na patogênese do linfoma de Hodgkin.

LINFÓCITOS T REGULADORES (TREG)

Outra subpopulação de linfócitos é a de T reguladores ou regulatórios (Treg), podendo ser CD4+ ou CD8+. Os Treg sofrem maturação no timo, são HLA restritos e têm a proliferação dependente de IL-2. Os linfócitos Treg CD4 são os mais estudados até o momento, constituindo 5% a 10% da população periférica das células CD4+. Os Treg CD4 são subdivididos em naturais ou constitutivos e adaptativos ou induzíveis.

O gene FoxP3 de linfócitos Treg promove a codificação da proteína FoxP3, que é um fator de transcrição nuclear capaz de suprimir a proliferação de linfócitos T. A presença da proteína FoxP3 é marcada pela expressão de CD25 na superfície celular e por receptor de IL-7 (CD127). Os linfócitos Treg contendo a proteína FoxP3 são os principais supressores de linfócitos T citotóxicos, T auxiliares, linfócitos B e células dendríticas.

Os linfócitos Treg naturais ou constitutivos (CD4+CD25+-FoxP3+) expressam a proteína FoxP3+ desde que se originam no timo. Atuam na manutenção da tolerância periférica para substâncias próprias, mediante apoptose de linfócitos autorreativos e diminuição da resposta Th1. A deficiência de FoxP3 resulta em síndrome autoimune grave: a IPEX (imunodesregulação, poliendocrinopatia, enteropatia, ligada ao X) (Figura 5.29).

capítulo 5 ÓRGÃOS LINFOIDES E SUBPOPULAÇÕES DE LINFÓCITOS

SUBPOPULAÇÕES DE LINFÓCITOS T REGULADORES

Figura 5.29. Os linfócitos T reguladores ou T regulatórios da subpopulação CD4+ são os mais conhecidos. Apresentam duas subpopulações que se diferenciam conforme o microambiente: Treg naturais (FoxP3+) e Treg adaptativos ou induzíveis (inicialmente FoxP3- e depois de ativados, FoxP3+). A proteína FoxP3 promove a expressão de CD25, sendo este um marcador da proteína FoxP3. A proteína citoplasmática FoxP3 é um fator de transcrição nuclear que suprime a proliferação de linfócitos T.

Os linfócitos T reguladores adaptativos ou induzíveis (iTreg) (CD4+CD25±FoxP3±) tornam-se FoxP3+ depois de ativados. Estão envolvidos na tolerância ao não próprio. Também são produzidos no timo, inicialmente sem a proteína FoxP3, tornando-se FoxP3+ após sua ativação nos órgãos linfoides secundários. Há duas subpopulações de Treg induzíveis: Tr1 produtores de IL-10 e Tr3 ou Th3 sintetizadores de IL-4, IL-10 e TGF-β. Os Treg adaptativos diferenciam-se e atuam conforme o microambiente, diminuindo a atividade dos linfócitos adjacentes, fenômeno conhecido como "tolerância de observação", descrito principalmente na tolerância oral ou hiporresponsividade a antígenos alimentares. Os Treg adaptativos aumentam a produção de IgA e podem ser estimulados pela flora intestinal. Acredita-se que Treg estejam diminuídos nas alergias orais (Figura 5.29).

Os mecanismos de ação propostos para linfócitos T reguladores são: contato célula a célula, resultando em citólise por meio de granzimas; sinalização negativa por expressão da molécula inibitória CTLA-4 por linfócitos T; síntese de citocinas supressoras IL-10 e TGF-β.

Pesquisas sugerem que as células reguladoras atuem de forma positiva no balanço de Th1 para Th2, aumentando IgE, além de interagir com células do remodelamento, acentuando as alergias, como na asma grave. Aparecem em maior número em infecções crônicas, como pelo vírus da hepatite B e C. Apresentam aumento do número e/ou da atividade em neoplasias, doenças autoimunes, tolerância a aloenxertos e certas imunodeficiências. Na dermatite de contato alérgica haveria quebra da tolerância de haptenos em contato com a pele. Se esses fatos forem confirmados, medicamentos capazes de ativar ou inibir células regulado-ras seriam uma estratégia terapêutica para as diferentes situações. Corticosteroides aumentam o número de T reguladores.

LINFÓCITOS PRODUTORES DE CITOCINAS

Os principais linfócitos produtores de citocinas são os T auxiliares (CD4+). Os demais linfócitos, T reguladores (em especial Treg CD4+), T citotóxicos e NKT também sintetizam citocinas, em menores quantidades.

LINFÓCITOS T *NAÏVE* E T DE MEMÓRIA (CÉLULAS CD27+)

Linfócitos T *naïve* ou virgens são células pequenas, sem comprometimento antigênico, enquanto os T de memória são comprometidos com antígeno específico determinante de sua formação, podendo sobreviver por vários anos. Os linfócitos T de memória permitem o reconhecimento antigênico mais rápido e mais duradouro, sendo responsáveis pela melhor defesa da resposta secundária.

Os linfócitos T de memória apresentam a isoforma CD45 RO, enquanto os *naïve* têm CD45 RA. A IL-2 promove a proliferação de linfócitos virgens quando induzidos antigenicamente, e a presença de receptor para IL-2 (CD25) indica que houve início da divisão celular (fase G1): tais linfócitos deixam então de serem virgens, passando a comprometidos com o antígeno indutor da proliferação. Tanto os linfócitos de memória como os *naïve* apresentam grandes quantidades de receptor para IL-7 (CD127), citocina necessária para a sobrevida de linfócitos (T e B), tornando possível a rápida proliferação após estímulo com IL-7 (Figura 5.30).

LINFÓCITOS T *NAÏVE* E T DE MEMÓRIA

CONCEITO
Linfócitos *naïve*: sem comprometimento antigênico
Linfócitos de memória: comprometidos antigenicamente

CARACTERÍSTICAS
T *naïve*: CD27, CD127, CD45 (isoforma RA ou CD45RA)
T de memória: CD27, CD127, CD45 (isoforma RO ou cD45RO)

CD127
Receptor de IL-7, necessária para a proliferação de linfócitos *naïve* e de memória

Figura 5.30. Os linfócitos T antes do comprometimento antigênico são denominados T *naïve*. Após a resposta celular, permanecem linfócitos T comprometidos com o antígeno indutor de sua formação: são os T de memória, que permanecem por muitos anos e apresentam rápida resposta quando ativados.

Após a defesa antigênica, linfócitos T (assim como B) são destruídos por apoptose por meio de FasL produzido pelo próprio linfócito ou por linfócitos adjacentes. Não se sabe com certeza se linfócitos T de memória são restantes dos utilizados na defesa ou se são de memória desde o início. É provável que esses linfócitos não necessitem da presença de antígeno para sua sobrevida e que não sejam HLA restritos. Os linfócitos T de memória têm a característica de repopular a medula óssea, sendo então liberados quando necessário.

LINFÓCITOS NKT

Os linfócitos NKT, como as demais células T, são originários do timo, apresentando TCR. Encontram-se no timo, medula óssea, fígado, baço, sendo mais raros em mucosas e linfonodos. Constituem 0,2% dos linfócitos T periféricos. Em vez de receptores para HLA, apresentam TCR semi-invariante, participando como receptor para CD1d ou CD150 ou SLAM (*signaling lymphocyte activation molecule*). Assim, linfócitos NKT reconhecem lipídios e glicolipídios endógenos e exógenos unidos a CD1d de célula apresentadora, levando a várias hipóteses sobre a atuação de NKT na obesidade. Os linfócitos NKT sintetizam IFN-γ (aumento da atividade de Th1, B, NK, fagócitos mononucleares), IL-4 e IL-13 (síntese de IgE) (Figura 5.31).

Os linfócitos NKT apresentam diferentes fenótipos: CD4+ ou CD8+ ou CD4-CD8-. Contêm um repertório restrito de TCR, e a maioria deles apresenta TCR com a mesma cadeia α, denominados iNKT ou NKT de TCR invariantes ou NKT tipo 1 ou NKT clássicos (Figura 5.32).

Figura 5.32. Os linfócitos NKT têm importantes atividades biológicas, por meio das citocinas que sintetizam, de seus receptores para lipídeos exógenos ou endógenos e por mecanismos ainda pouco esclarecidos.

As células NKT participam da homeostasia de gorduras e da defesa contra microrganismos contendo lipídios (bactérias LPS positivas, *Mycobacterium tuberculosis*). Atuam na defesa de bactérias LPS negativas, mediante a união de glicosilceramidas a CD1d. Fazem parte da defesa antiviral, em especial contra varicela-zóster, e antiprotozoária. As células NKT são hiporresponsivas ou mesmo resistentes aos corticosteroides. Pesquisas observaram aumento de iNKT CD4+ nos pulmões de portadores de asma. Atuam na prevenção da autoimunidade e da rejeição a transplantes (Figura 5.32).

CÉLULAS NK

As células NK ou *natural killer* ou citotóxicas naturais (CD16+/CD56+/CD3-) são linfócitos não T e não B. Fazem parte da resposta inata, portanto sem memória imunológica. Correspondem a cerca de 10% a 15% dos linfócitos periféricos, podendo ser encontradas também em tecidos, cavidades e placenta. Apresentam morfologia entre linfócitos e monócitos: são linfócitos grandes, contendo vesículas com grânulos citoplasmáticos citotóxicos. São identificadas por anticorpos monoclonais CD16 e CD56, sem CD3.

São descritas duas populações de NK: CD56^{dim} (pouco CD56), com baixa expressão de CD56 e alta de CD16, com função citotóxica; NK CD56^{bright} (CD56 "brilhante"), com alta expressão de CD56 e baixa de CD16, sendo produtoras de citocinas (Figura 5.33).

Cerca de 90% das células NK são CD56^{dim}. A ativação de células NK CD56^{dim} ou NK citotóxicas ocorre após a perda de HLA da célula-alvo, o que acontece com células infectadas por vírus e células neoplásicas. A perda de HLA pela célula-alvo permite a união de NK ao receptor *killer* ativador de NK existente em células infectadas e neoplásicas. As células NK citotóxicas tornam-se então ativadas, promovendo lise das células in-

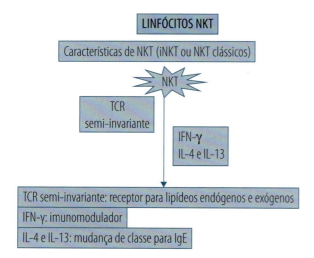

Figura 5.31. A maioria dos linfócitos NKT apresenta TCR semi-invariante, sendo denominados iNKT ou NKT clássicos. Apresentam TCR, mostrando sua origem no timo. O TCR semi-invariante é receptor para lipídios, com várias hipóteses sobre sua atuação na obesidade.

dutoras. Os mecanismos efetores de NK são análogos aos de T citotóxicos, com predomínio da ADCC para NK, sendo a molécula de adesão CD16 receptora para IgG1 e IgG3 (FcγR), permitindo a ADCC. Células NK CD56^{dim} apresentam ainda FasL, propiciando a apoptose de células-alvo, além de perfurinas.

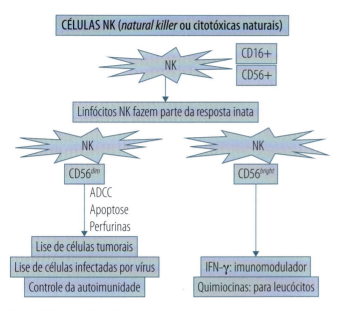

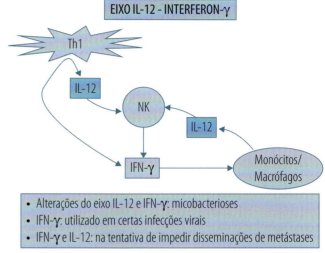

Figura 5.33. Os linfócitos NK, pertencentes à resposta inata, podem apresentar baixa expressão de CD56 (*dim*), com função citotóxica, ou alta expressão de CD56 (*bright*), produtores de citocinas. A maioria de NK apresenta alta expressão de CD56 (*bright*). A família KIR é um conjunto de receptores inibidores ou ativadores de NK, dependendo da presença ou ausência de HLA ou de determinadas classes de HLA, estando relacionada à ausência ou presença de doenças autoimunes, assim como à progressão de HIV.

A principal família de receptores (inibidores ou ativadores) de células NK é conhecida como KIR (*killer cell immunoglobulin-like receptor*), atuando no reconhecimento do *próprio* por meio do reconhecimento de HLA em células-alvo. O HLA e esses receptores de NK desempenham papel no controle na autoimunidade, protegendo células saudáveis ou permitindo que essas células sejam destruídas por NK. Sabe-se atualmente que determinados genes codificadores de KIR e de classes HLA podem estar associados à artrite reumatoide, à psoríase e à progressão da doença por HIV.

Células NK CD56^{bright} ou NK produtoras de citocinas sintetizam IFN-γ (imunomodulador) e quimiocinas: CXCL8 (IL-8) – quimiotática para neutrófilos; CCL-5 (RANTES) – atrai eosinófilos; CCL-3 (MIP-1α) – atrai leucócitos (Figura 5.33).

Monócitos/macrófagos e Th1 produzem IL-12, que é o principal fator ativador de NK. Células NK e Th1 sintetizam IFN-γ, o qual aumenta toda a imunidade, em especial a fagocitose por monócitos/macrófagos, culminando com a erradicação de microrganismos intracelulares remanescentes nesses fagócitos mononucleares. Assim, o eixo IL-12/IFN-γ é importante na defesa contra microrganismos intracelulares e, de for-

ma especial, contra micobactérias não tuberculosas. Têm sido descritas micobacterioses associadas a defeitos no eixo IL-12/IFN-γ. Por outro lado, o IFN-γ tem sido utilizado para infecções virais e, em associação à IL-12, na tentativa de impedir a disseminação de certas metástases (Figura 5.34).

Figura 5.34. Eixo IL-12 e IFN-γ: Th1 e monócitos/macrófagos sintetizam IL-12, que é a principal ativadora de NK; células NK e Th1 sintetizam IFN-γ. O IFN-γ é imunomodulador, ativando em especial a fagocitose por monócitos/macrófagos, resultando na erradicação de microrganismos latentes nesses fagócitos. Assim, o eixo IL-12-IFN-γ é importante na erradicação de microrganismos intracelulares remanescentes no interior de fagócitos mononucleares.

RECIRCULAÇÃO DE LINFÓCITOS

Linfócitos *naïve* e de memória circulam entre os órgãos linfoides secundários, através de vasos sanguíneos e linfáticos. A recirculação é facilitada por moléculas de adesão expressas nos linfócitos e em células endoteliais, que permitem a saída desses linfócitos da circulação sanguínea, dependendo da presença de antígenos nos tecidos e órgãos adjacentes. Esse mecanismo é responsável pelo fato de que linfócitos presentes em uma mucosa e específicos a determinado antígeno se apresentem em outra mucosa ou em outro órgão linfoide secundário.

A recirculação de linfócitos permite uma eficiente defesa adaptativa: antígenos de diferentes locais do organismo têm maior chance de serem combatidos por linfócitos T e B *naïve* e de memória que estão recirculando.

IMUNOSSENESCÊNCIA

Quanto à resposta celular na imunossenescência, há involução tímica, com atrofia e substituição por tecido adiposo, levando à menor diferenciação de linfócitos T, fato que condiz com o aumento de infecções virais, e à menor defesa antitumoral em idosos. É possível que no ser humano, como observado em animais, exista menor diversidade de TCR, ou seja, menor repertório de T, contribuindo com essa menor defesa celular do idoso. A persistência de infecções como herpes, viroses, parasitoses e outras também leva à exaustão de linfócitos T. Acredita-se que, em idosos, grande parte da resposta mediada por linfócitos T seja proveniente dos linfócitos de memória, que apresentam maior meia-vida, apesar de muitos se tornarem anérgicos.

O recém-nascido apresenta perfil Th2; com o evoluir da idade e com o contato com patógenos, começa a apresentar citocinas de Th1. Já no idoso há diminuição da função de T auxiliar, o que parece ser a causa da síntese de anticorpos com menor afinidade ao antígeno. É ainda descrito no idoso um aumento de citocinas de Th1, o que tem sido apontado como um dos principais fatores do chamado "estado inflamatório crônico do idoso" (*inflamm-aging*).

Embora a <u>imunidade humoral na imunossenescência</u> continue com sua atividade original, ao longo da vida linfócitos B diminuem a habilidade de sintetizar anticorpos contra novos antígenos, provavelmente por falta de cooperação de T auxiliar. Tal fato pode ser responsável pela menor titulação de anticorpos pós-vacinais e pela maior incidência de infecções intestinais e respiratórias que podem ocorrer em idosos.

A <u>resposta inata na imunossenescência</u> também está afetada. Há menor produção de citocinas por NK e por macrófagos, provavelmente com menor apresentação antigênica para T. Estudos indicam ainda uma menor função de receptores *Tool-like*, especialmente em mononucleares. Referem também menor geração de espécies reativas de oxigênio, por decréscimo da atividade fagocitária tanto por neutrófilos como por mononucleares, além da diminuição da quimiotaxia. Tais dados também podem explicar por que neoplasias e infecções, em especial virais, são mais frequentes em idosos (Figura 5.35).

IMUNOSSENESCÊNCIA

DIMINUIÇÃO DA IMUNIDADE ADAPTATIVA

1º. Involução tímica: atrofia e substituição por tecido adiposo
2º. Menor diversidade de TCR (?): menor repertório de T
3º. Exaustão de linfócitos T por persistência de infecções
4º. Menor cooperação de T auxiliar para B
5º. Menor apresentação por macrófagos

DIMINUIÇÃO DA IMUNIDADE INATA

1º. Diminuição de síntese de citocinas por macrófagos
2º. Diminuição de síntese de citocinas por células NK
3º. Menor função de receptores *Toll-like*
4º. Diminuição da quimiotaxia por fagócitos
5º. Diminuição da fagocitose (menor geração de espécies reativas de oxigênio)

Figura 5.35. Em idosos, não só a resposta adaptativa está prejudicada, mas também a inata. O comprometimento de linfócitos T ocorre de forma mais acentuada com o passar da idade, podendo ser ainda mais afetado por infecções muitas vezes subclínicas.

EXEMPLOS CLÍNICOS

Caso 1. Criança com aleitamento materno exclusivo até 6 meses de vida começou a apresentar urticária, coincidindo com a introdução de leite de vaca. Mãe refere alergia ao leite de vaca, não fazendo ingestão dele desde criança. Pai portador de asma.

Evolução: Os exames mostraram teste cutâneo de leitura imediata positivo para β-lactoglobulina, coincidindo com resultado positivo para β-lactoglobulina por *ImmunoCap* (IgE específica). O leite de vaca foi excluído por três semanas, havendo desaparecimento da urticária, depois foi reintroduzido e houve reaparecimento da urticária. Foi incentivado o aleitamento materno, retirado leite de vaca e derivados e introduzida fórmula infantil hidrolisada, apresentando regressão do quadro.

Discussão: Nesta discussão será dada ênfase aos linfócitos envolvidos, estudados no presente capítulo. Tudo indica que a criança apresentou uma reação de hipersensibilidade tipo I, ou seja, mediada por IgE. Para a síntese de IgE, os linfócitos B necessitam do auxílio de Th2. Os linfócitos B e Th2 do GALT comprometidos com o alérgeno deixam a mucosa e, junto com células dendríticas carregadas de alérgeno, se dirigem aos linfonodos regionais. Nos linfonodos, continua a apresentação do alérgeno por meio de células dendríticas para T auxiliares. Havendo predisposição genética (pai e mãe alérgicos), a criança tem maior chance de resposta por Th2. Segue-se a proliferação de linfócitos nos linfonodos, pois são órgãos linfoides secundários, após o que linfócitos T auxiliares e B saem dos linfonodos pela veia linfática, atingem a circulação sanguínea e circulam por todo o organismo. Ao chegarem às mucosas do GALT, são expressas L selectina nos linfócitos e MadCAM-1 na lâmina própria da mucosa. A união dessas moléculas de adesão permite que os linfócitos deixem a circulação, voltando à mucosa onde foram comprometidos, no caso o GALT – trata-se do *homing* de linfócitos. Células Th2 produtoras de IL-4 e IL-13 permitem que linfócitos B façam a mudança de classe de IgM para IgE. A IgE une-se a mastócitos e, após a união ao alérgeno, há degranulação de mastócitos, com liberação de histamina e leucotrienos, resultando na formação de urticas. Além disso, propiciando a alergia alimentar, pode estar envolvida a diminuição de T reguladores adaptativos. Os Treg CD4+CD25-FoxP3- participam da "tolerância de observação": a interação entre os fatores de transcrição FoxP3 e NF-κB diminui a atividade de linfócitos adjacentes, permitindo que o alimento não se comporte como substância estranha, fato que não ocorreu no presente caso.

Caso 2. Paciente do gênero feminino, de 72 anos, referia fraqueza muscular, cansaço e perda de 8 quilos no último ano. Ao exame, apresentava adenomegalia generalizada e hepatoesplenomegalia.

Evolução: Foi encaminhada ao Serviço de Hematologia, onde foi feita imunofenotipagem, diagnóstico de linfoma de células B e tratamento com antiCD19.

Discussão: O anticorpo monoclonal antiCD19 (rituximabe) destrói células que apresentam o *cluster of diferentiation* 19 (CD19), ou seja, linfócitos B imaturos e maduros, e plasmócitos expressam menos CD19. Diferentemente, a fenotipagem para linfócitos T, mostra CD3; para T de memória, CD45RO; para Treg natural, CD127; para NK, CD16 e CD56, razões pelas quais a terapia utilizada destrói só linfócitos B e não os demais linfócitos, o que seria ruim para a paciente. É necessário ter sempre em mente que o aumento de órgãos linfoides secundários pode ser sinal clínico de leucose, por proliferação descontrolada.

Caso 3. Recém-nascido do gênero masculino, aos 2 dias de vida começou a apresentar tremores generalizados, sem outros achados ao exame físico.

Evolução: Após constatação de hipocalcemia, recebeu gluconato de cálcio, com desaparecimento da sintomatologia. Horas depois, voltou a apresentar tremores e hipocalcemia. A investigação foi, então, dirigida para ausência de timo, solicitando-se inicialmente hemograma e raio X de tórax.

Discussão: O timo e as paratireoides têm a mesma origem embrionária, a partir do terceiro e do quarto arcos branquiais. O desenvolvimento deficiente desses arcos leva ao não aparecimento de timo e de paratireoides. Nesses casos, os primeiros sinais a aparecerem são tremores devidos à hipocalcemia. A ausência de timo torna-se mais sugestiva quando a hipocalcemia é persistente ou quando há fácies típica como hipertelorismo, baixa inserção de orelhas, micrognatia, lábios pequenos e cardiopatias congênitas. Trata-se da síndrome de DiGeorge, que, pode apresentar apenas algumas características da fácies descrita ou mesmo ter somente ausência de timo e de paratireoide, passando, por isso, despercebida. No caso de recém-nascidos com hipocalcemia de repetição, é necessário aventar-se a hipótese diagnóstica de síndrome de DiGeorge. O diagnóstico é sugerido pela linfopenia abaixo de 2.500 células/mm^3 (linfócitos T constituem a maioria dos linfócitos do sangue periférico), ausência de sombra tímica ao raio X de tórax e hipocalcemia de difícil tratamento. O diagnóstico é confirmado pela ausência de células CD3+ (linfócitos T). O tratamento é o transplante de medula óssea, sendo rara a rejeição nesses casos, por causa da ausência de linfócitos T no paciente. Por outro lado, o transplante de medula óssea (como necessário no presente caso) e as transfusões de hemoderivados não irradiadas, em pacientes com ausência de linfócitos T, podem levar à reação enxerto *versus* hospedeiro pelos linfócitos imunocompetentes do doador. O tratamento do hipoparatireoidismo faz parte da terapia da síndrome. A falta de diagnóstico pode levar à alta hospitalar do recém-nascido, inicialmente sem infecção, retornando ao hospital com processos infecciosos graves, que impossibilitam o transplante de medula e culminam com o óbito. Muitas vezes, o quadro se manifesta após vacinações com microrganismos atenuados, que são contraindicadas.

Caso 4. Menino de 3 anos, com vitiligo e diabetes melito.

Evolução: Aos 4 anos passou a apresentar hipotireoidismo. O diagnóstico de IPEX foi feito após a observação da acentuada redução de linfócitos T CD4+CD25+.

Discussão: Na IPEX há ausência da tolerância central por falta da proteína intracelular FoxP3 contida em linfócitos T reguladores naturais (CD4+CD25+FoxP3+). Na ausência desses linfócitos, deixa de haver apoptose de linfócitos autorreativos, resultado na doença autoimune precoce e grave, a IPEX.

Caso 5. O Dia Mundial da Saúde é 7 de abril. Muitas vezes, nessa época é iniciada uma campanha de vacinação contra gripe (*influenzae virus* inativado), e em vários locais, com base em dados epidemiológicos, é dada preferência à vacinação para idosos, diferente da vacinação contra A(H1N1), cuja preferência é dada a gestantes, que apresentam maior risco.

Evolução: Após a vacina, os idosos passam a ter menos episódios de gripes, embora possam apresentar resfriados comuns por *Rhinovirus* ou por vírus sincicial respiratório, interpretados como processos gripais.

Discussão: As gripes por *influenzae virus* atingem preferencialmente e de forma mais grave os idosos, sendo uma das causas a involução tímica com a idade. A consequência é uma menor lise por células T citotóxicas e Th1. Os linfócitos T de memória têm meia-vida longa. Entretanto, o *virus influenzae* da gripe sofre mutações constantes, necessitando de linfócitos específicos aos novos determinantes antigênicos apresentados. Por essas razões, os idosos apresentam menor defesa contra esses vírus, com sintomatologia importante e frequentes complicações, o que justifica a vacinação.

QUESTÕES

1ª – Quais são os órgãos linfoides primários e secundários e quais as funções de tais órgãos?

2ª – Como antígenos e linfócitos atingem linfonodos e se encontram nesses órgãos linfoides periféricos?

3ª – Quais são as subpopulações de linfócitos da resposta adaptativa?

4ª – O que são plasmócitos?

5ª – Como células NK podem impedir ou facilitar a presença de doenças autoimunes?

IMUNOGLOBULINAS

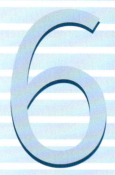

CONCEITO

Imunoglobulinas são glicoproteínas efetoras da imunidade humoral, com função de combate a antígenos. Behring e Kitasato, em 1890, observaram a proteção para a difteria utilizando soro de animais imunizados com toxina diftérica: seria o soro antidiftérico rico em anticorpos. Em 1952, Bruton relatou a ausência de anticorpos em um menino que apresentava infecções de repetição – depois conhecida como agamaglobulinemia de Bruton ou deficiência de Btk (enzima tirosina-quinase de Bruton).

As imunoglobulinas são componentes termoestáveis da resposta imunológica. Estão presentes no plasma, líquido intersticial, mucosas, cavidades e superfície de linfócitos B, fazendo parte do receptor dessas células. As imunoglobulinas são glicoproteínas constituídas por 82% a 96% de polipeptídeos e 4% a 18% de carboidratos (Figura 6.1).

IMUNOGLOBULINAS

CONCEITO
- Glicoproteínas efetoras da imunidade humoral
- Componentes termoestáveis da resposta imunológica

NATUREZA
- Glicoproteínas — 82% a 96% polipeptídeos
  — 4% a 18% carboidratos

Figura 6.1. Imunoglobulinas são glicoproteínas estáveis efetoras da imunidade humoral. Estão presentes no plasma e na superfície de linfócitos B.

As proteínas do soro humano podem ser separadas pela eletroforese de proteínas em albumina, α1-globulina, α2-globulina, β-globulina e γ-globulina, conforme apresentem maior ou menor capacidade de migração ante cargas elétricas: a albumina tem maior poder migratório, enquanto a γ-globulina apresenta menor migração ante eletrodos positivos. A maioria das proteínas efetoras da imunidade com função de anticorpo pertence à fração γ-globulina, sendo, por isso, referida como gamaglobulina, especialmente em hemoderivados e fármacos comerciais. Entretanto, um grupo menor dessas proteínas efetoras encontra-se na fração β-globulina e uma quantidade ainda menor, na fração α2-globulina. Em virtude dessa heterogeneidade proteica (não só na fração γ-globulina), a Organização Mundial de Saúde recomenda que se fale em imunoglobulinas, e não gamaglobulina. Ainda indica o termo "imunoglobulina" quando as proteínas efetoras estiverem livres, reservando-se "anticorpo" para o momento em que tais proteínas se encontrarem unidas a antígenos. Assim, as imunoglobulinas são as proteínas livres e efetoras da imunidade e passam a ser denominadas de anticorpos quando unidas a antígenos (Figura 6.2).

AQUISIÇÃO DE IMUNOGLOBULINAS

As imunoglobulinas são adquiridas com a filogenia, sendo a IgM a primeira imunoglobulina a aparecer. Os invertebrados não apresentam imunoglobulinas; a lampreia é o primeiro ser a apresentar uma molécula estruturalmente semelhante à IgM, pois já tem linfócitos T e B; os peixes apresentam IgM; o sapo dispõe de duas classes, a IgM e a IgG; o coelho possui IgM, IgG e IgA; o ser humano apresenta cinco classes de imunoglobulinas: IgM, IgG, IgA, IgE e IgD.

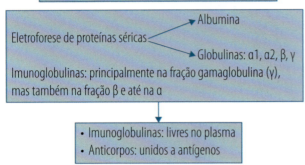

Figura 6.2. As proteínas séricas migram de forma diferente na eletroforese, diferenciando-se em albumina, α1-globulina, α2-globulina, β-globulina e γ-globulina. A maior parte das imunoglobulinas está contida na fração γ-globulina. A OMS indica a nomenclatura imunoglobulina para as proteínas livres, em vez de gamaglobulina, pois nem só a fração γ contém anticorpos, mas também outras frações de globulinas. Indica ainda o termo "anticorpo" para quando essas proteínas se encontrarem unidas a antígenos.

Durante o desenvolvimento do sistema imunológico no ser humano e no decorrer de um processo infeccioso, a IgM também é a primeira a aparecer. O feto tem capacidade de síntese de IgM sérica em uma infecção. A IgM é a primeira imunoglobulina sintetizada no recém-nascido. Diante de um processo infeccioso em qualquer época da vida, a IgM é a primeira imunoglobulina a ser produzida.

Com o evoluir da idade, a criança passa a sintetizar as demais classes de imunoglobulinas e, em condições habituais, algumas classes demoram a atingir valores iguais aos de adultos. Crianças de 2 a 3 anos já podem apresentar valores de IgM semelhantes aos de adultos, e a IgA sérica e a IgA secretora atingem os padrões de adulto em torno dos 4 anos e dos 7 anos até a puberdade, respectivamente. A IgG1 e a IgG3 alcançam padrões de adulto aos 8 anos, enquanto a IgG2, aos 10 anos e a IgG4, aos 12 anos.

ESTRUTURA BÁSICA DAS IMUNOGLOBULINAS

A estrutura básica da imunoglobulina é um monômero, constituído por duas cadeias polipeptídicas leves e duas cadeias polipeptídicas pesadas. As cadeias leves são referidas pela letra "L" (*light*) e as pesadas, por "H" (*heavy*), estando as quatro cadeias polipeptídicas unidas entre si por pontes dissulfídicas. Trata-se de uma estrutura tetrapeptídica básica (Figura 6.3).

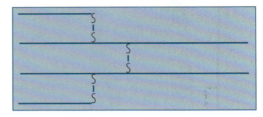

Figura 6.3. Monômero é a estrutura tetrapeptídica básica das imunoglobulinas, formado por duas cadeias polipeptídicas leves e duas pesadas, unidas por pontes dissulfídicas.

A enzima papaína tem a capacidade de cindir a estrutura tetrapeptídica em três fragmentos: dois Fab (fragmento de ligação ao antígeno – *fragment antigen binding*) e um Fc (fragmento cristalizável – *fragment crystalizable*). O Fab contém toda a cadeia leve e parte da cadeia pesada, enquanto o restante da cadeia pesada está contido no Fc (Figura 6.4).

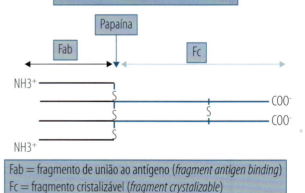

Figura 6.4. A papaína cinde a imunoglobulina em dois fragmentos Fab e um Fc, que são úteis no estudo e aplicação das imunoglobulinas.

A parte maior das cadeias pesadas e leves apresenta a mesma sequência de aminoácidos para cada classe de imunoglobulinas, sendo, por isso, denominada região constante (carboxiterminal). A região constante permite que cada classe de imunoglobulina exerça determinada atividade biológica. Os extremos das cadeias leves e pesadas são as regiões variáveis (aminoterminais), onde ocorre uma variabilidade da sequência de cerca de 110 aminoácidos iniciais. Dentro da região variável existem três porções denominadas hipervariáveis, responsáveis pela união a antígenos específicos. A região variável permite que uma imunoglobulina seja específica para determinado antígeno (Figura 6.5).

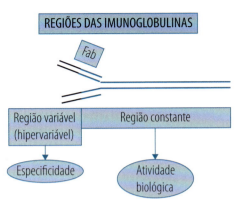

Figura 6.5. A imunoglobulina apresenta duas regiões variáveis (aminoterminais) e uma constante (carboxiterminal), as quais permitem que cada imunoglobulina seja específica para determinado antígeno e que cada classe de imunoglobulina exerça uma atividade biológica (exemplo: IgG atravessa a placenta).

Existe ainda uma parte da cadeia polipeptídica pesada rica em hidroxiprolina: a chamada região da dobradiça. Essa região é importante por conferir elasticidade à molécula, que, de uma forma inicial em "Y", pode assumir a forma de um "T", dependente da necessidade espacial determinada pelo tamanho do antígeno (Figura 6.6).

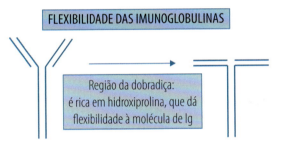

Figura 6.6. A região da dobradiça das cadeias pesadas da imunoglobulina é rica em hidroxiprolina, permitindo que a molécula de imunoglobulina adquira formas de "Y" ou de "T", conforme a necessidade dada pelo tamanho do antígeno.

CLASSES E SUBCLASSES DE IMUNOGLOBULINAS

Os polipeptídios das cadeias pesadas têm diferentes sequências de aminoácidos, dando origem a diferentes cadeias, conhecidas pelas letras: μ (*mu*), γ (*gamma*), α (*alpha*), ε (*epsilon*) e δ (*delta*). A sequência de polipeptídios de cadeias leves resulta nas cadeias: κ (*kappa*) ou λ (*lambda*), existindo sempre duas κ ou duas λ em uma imunoglobulina, sem que haja dois tipos de cadeias leves em uma mesma imunoglobulina.

Duas cadeias μ unidas por pontes dissulfídicas a duas cadeias κ ou a duas λ dão origem à imunoglobulina M (IgM); duas γ e duas κ ou λ formam a IgG; duas α e duas κ ou λ, IgA; duas ε e duas κ ou λ, IgE; e duas δ unidas a duas κ ou λ, IgD, resultando nas diferentes classes de imunoglobulinas: IgM, IgG, IgA, IgE e IgD (Figura 6.7).

Figura 6.7. O ser humano apresenta cinco classes de imunoglobulinas, cujo nome depende da cadeia pesada que contém: IgM, quando a cadeia pesada é μ; IgG, para a γ; IgA, para a α; IgE, para a ε; e IgD, para a δ. As cadeias leves são de dois tipos: κ ou λ, existindo duas κ ou duas λ em uma mesma imunoglobulina.

As classes de imunoglobulinas podem, ainda, ser divididas em subclasses: IgG1, IgG2, IgG3 e IgG4, para IgG; e IgA1 e IgA2, para IgA. As diferentes subclasses apresentam diferentes cadeias pesadas (Figura 6.8).

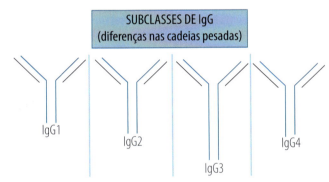

Figura 6.8. As diferenças estruturais das cadeias pesadas são responsáveis pelas diferentes ações das subclasses das imunoglobulinas.

As imunoglobulinas séricas das classes IgG, IgA, IgE e IgD são constituídas por um monômero, enquanto a IgM sérica é formada por cinco monômeros unidos entre si por uma cadeia polipeptídica também sintetizada por plasmócitos, denominada cadeia J. A IgM encontrada na superfície de linfócitos B é um monômero, e a maior parte da IgA das secreções é um dímero, formado por dois monômeros (Figura 6.9).

As imunoglobulinas sintetizadas distribuem-se por difusão na circulação sanguínea e por forma ativa para mucosas (por meio de receptores). Os valores absolutos das classes de imunoglobulinas dependem da idade. Por essa razão, é importante, ao observar os valores individuais, compará-los aos de curvas-padrão de normalidade para a faixa etária em questão. Se os valores de uma criança forem comparados às curvas de normalidade de adultos, estarão erroneamente diminuídos (Figura 6.10).

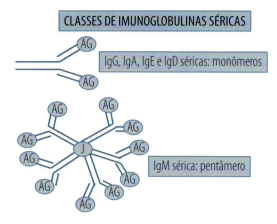

Figura 6.9. As imunoglobulinas G, A, E e D séricas são monoméricas. A IgM sérica é formada por cinco monômeros unidos entre si por cadeia polipeptídica J, enquanto a IgM encontrada na superfície de linfócitos B é um monômero.

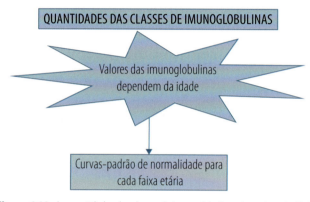

Figura 6.10. As quantidades das classes de imunoglobulinas dependem da idade, motivo pelo qual é necessária a observação das diferentes curvas-padrão de normalidade conforme a faixa etária relativamente aos exames da resposta imunológica adaptativa humoral a serem analisados.

As cinco classes de imunoglobulinas são encontradas no plasma em proporções diferentes: IgG é a que existe em maior quantidade, representando cerca de 80% a 90% das imunoglobulinas. A seguir, encontram-se 7% a 15% de IgA, 4% a 7% de IgM, 1% de IgE e, em quantidades muito menores, como 0,002%, IgD (Figura 6.11). A maior proporção de IgG dá-se pela IgG1, com cerca de 60% a 70% do total; IgG2, em 20% a 30%; IgG3, em 6%; e IgG4, em 4% (Figura 6.12).

PERCENTAGENS DAS CLASSES DE IMUNOGLOBULINAS

IgG ⟶ 80% a 90% das imunoglobulinas
IgA ⟶ 7% a 15%
IgM ⟶ 4% a 7%
IgE ⟶ 1%
IgD ⟶ 0,002%

Figura 6.11. A IgG é a classe de imunoglobulinas que prevalece no plasma; seguem-se IgM, IgA e IgE. A maior parte da IgD não está no plasma e sim na superfície de linfócitos B.

PERCENTAGENS DAS SUBCLASSES DE IMUNOGLOBULINAS

IgG1 ⟶ 60% a 70% da IgG total
IgG2 ⟶ 20% a 30% da IgG total
IgG3 ⟶ 6% da IgG total
IgG4 ⟶ 4% da IgG total

Figura 6.12. A subclasse de IgG que predomina no plasma é a IgG1, seguida de IgG2. A IgG3 apresenta menor concentração plasmática, e a IgG4 ainda menor.

CARACTERÍSTICAS FÍSICO-QUÍMICAS DAS IMUNOGLOBULINAS

Entre as propriedades físico-químicas das imunoglobulinas, sabe-se que a IgM tem maior peso molecular (900.000 dáltons), pois é um pentâmero. Por ter alto peso molecular, a IgM apresenta maior coeficiente de sedimentação (19S). As demais imunoglobulinas séricas são monoméricas, com pesos moleculares variando entre 160.000 e 185.000 dáltons e coeficientes de sedimentação de 7S. A IgA secretora, quase sempre dimérica, tem coeficiente de sedimentação de 11S. As imunoglobulinas monoméricas são bivalentes, ou seja, podem se unir a dois antígenos específicos; as diméricas (IgA secretora) são tetravalentes e as pentaméricas (IgM) podem ser decavalentes (Figura 6.13).

A imunoglobulina com maior concentração sérica e meia-vida mais longa é a IgG, que permanece no organismo por 21 a 23 dias ou mais, na dependência do estímulo inicial. As demais imunoglobulinas permanecem intactas no organismo por menos tempo: cerca de dois a seis dias. Plasmócitos comprometidos com determinado antígeno podem secretar IgG específica por muito tempo, em especial se o estímulo antigênico for viral (Figura 6.13).

PROPRIEDADES FÍSICO-QUÍMICAS DAS IMUNOGLOBULINAS

	IgM	IgG	IgA	IgD	IgE
Peso molecular (dáltons)	900.000	160.000	170.000	180.000	185.000
Coeficiente de sedimentação	19S	7S	7S e 11S	7S	8S
Concentração sérica (mg/dL)	0,5 a 2	8 a 16	1,4 a 4	0,04	17 a 250 ng/mL
Valência	10	2	2 ou 4	2	2
Meia-vida (dias)	5 a 6	21 a 23	5	2 a 3	2 a 3

Figura 6.13. Entre as propriedades físico-químicas das imunoglobulinas, observa-se que a IgM, por ser um pentâmero, apresenta maior peso molecular e maior coeficiente de sedimentação; a IgG tem maior meia-vida, dependendo do antígeno promotor; as propriedades físico-químicas das demais classes são semelhantes entre si.

DOMÍNIOS DAS IMUNOGLOBULINAS

É possível ocorrer a união de aminoácidos, principalmente de cisteínas, dentro de uma mesma cadeia polipeptídica, por meio de pontes dissulfídicas, dando origem aos domínios e levando a imunoglobulina à estrutura tridimensional. Assim, domínios são regiões globulares formadas por pontes dissulfídicas entre resíduos de cisteínas, dando a configuração tridimensional às imunoglobulinas.

Os primeiros domínios são formados pela porção variável da cadeia leve – *light* (L) e pesada – *heavy* (H), por isso referidos como VL e VH, respectivamente. Já os segundos domínios são dados pelo início das porções constantes, sendo designados como CL e CH1; o terceiro e o quarto domínio são CH2 e CH3, respectivamente. A IgM e a IgE apresentam quinto domínio (CH4). Os domínios VL e VH são pareados, assim como CL e CH1 (Figura 6.14).

Os primeiros domínios, por meio de uma porção hipervariável que apresentam, reconhecem antígenos, permitindo a união da imunoglobulina ao antígeno. Os segundos e o quarto domínios permitem ligações não covalentes entre as duas cadeias pesadas, tornando-as unidas. O terceiro domínio é responsável pela união da imunoglobulina a C1q, o primeiro componente da via clássica do complemento. O quarto domínio apresenta receptor para IgG em placenta, denominado receptor Fcγ neonatal (RFcγN), que parece também ser responsável por aumento da meia-vida da IgG. O quarto e o quinto domínios apresentam citotropismo para neutrófilos, macrófagos e linfócitos, com receptores específicos em tais células (RFc). A IgE pode se unir a eosinófilos e mastócitos pelo quinto domínio, por meio de receptores para Fcε. Os receptores em células podem ser de alta afinidade para a imunoglobulina (RFcI) ou de baixa afinidade (RFcII). Os receptores de baixa afinidade ligam-se menos à imunoglobulina, mas aparentemente têm também uma função de retroalimentação negativa: no caso de muitos RFcII de células estarem unidos à imunoglobulina, parece haver diminuição da síntese dessa imunoglobulina (Figura 6.15).

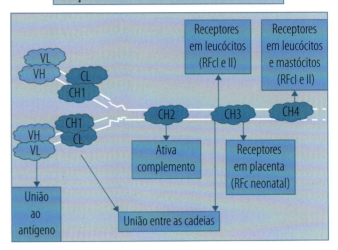

Figura 6.15. Os domínios das imunoglobulinas apresentam diferentes funções: os primeiros (VL e VH) são responsáveis pela união a antígenos (por meio da porção hipervariável); os segundos (CL e CH1) e o quarto (CH3) domínios unem as cadeias polipeptídicas de forma não covalente; o terceiro domínio (CH2) une-se ao primeiro componente da via clássica do complemento (C1q); leucócitos apresentam receptores para o quarto e quinto domínio (RFc), resultando no tropismo para essas células; o quarto domínio e também o terceiro apresentam receptor em placenta, conhecido como RFc neonatal (RFcN).

VARIAÇÕES ENTRE AS IMUNOGLOBULINAS

As imunoglobulinas podem apresentar variações classificadas em isótipos, alótipos e idiótipos. Os isótipos ou isotipos (*isos* = mesmo) referem-se à existência das mesmas classes de imunoglobulinas em indivíduos da mesma espécie, ou seja, todos os membros de determinada espécie apresentam os mesmos isótipos ou classes de imunoglobulinas. No ser humano existem os isótipos IgM, IgG, IgA, IgE e IgD.

Os alótipos (*allos* = outro) indicam que existem múltiplos alelos gênicos em uma população (polimorfismo genético) que determinam pequenas diferenças na sequência dos aminoácidos das imunoglobulinas. Situam-se dentro da região constante. O fator reumatoide (uma IgM encontrada em determinadas famílias) e a herança familiar de IgE (atopias) constituem exemplos de alótipos.

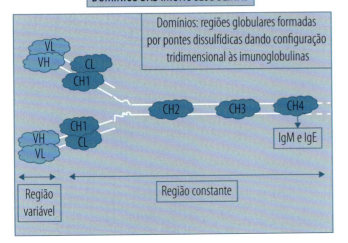

Figura 6.14. As cadeias das imunoglobulinas unem-se por pontes dissulfídicas intracelulares, resultando na formação de quatro (IgG, IgA, IgD) ou cinco domínios (em IgM, IgE). A denominação dos domínios baseia-se na região variável (V), na constante (C) e no tipo de cadeia: leve – *light* (L) ou pesada – *heavy* (H), com ordem numérica sequencial. Exemplos de um domínio: VL; CH1; CH2. Os domínios VL e VH são pareados.

56 IMUNOLOGIA DO BÁSICO AO APLICADO

Os idiótipos são as imunoglobulinas individuais, próprias de um indivíduo. As diferenças dão-se nas regiões variáveis e hipervariáveis de cada imunoglobulina. Os idiótipos determinam a resposta humoral existente em cada indivíduo (Figura 6.16).

VARIAÇÕES ENTRE AS IMUNOGLOBULINAS

1) Isotipos ou classes (imunoglobulinas da mesma espécie)
- Referem-se às regiões constantes das cadeias pesadas
- Exemplo: isotipos IgM, IgG, IgA, IgE e IgD do ser humano

2) Alótipos ou alotipos (outro tipo de imunoglobulina na mesma espécie)
- Diferenças nas regiões constantes
- Exemplo: fator reumatoide em determinadas famílias

3) Idiotipos (imunoglobulinas individuais)
- Diferenças nas regiões variáveis
- Exemplo: idiotipo IgM do indivíduo A e idiotipo IgM do indivíduo B

Figura 6.16. As imunoglobulinas podem se diversificar quanto aos isotipos (classes iguais existentes em cada espécie), alotipos (imunoglobulinas só existentes em alguns indivíduos de uma mesma espécie) e idiotipos (imunoglobulinas próprias de cada indivíduo).

ATIVIDADES BIOLÓGICAS PRIMÁRIAS DAS IMUNOGLOBULINAS

As atividades biológicas das imunoglobulinas podem ser primárias ou secundárias. As primárias são as resultantes biológicas provenientes da união entre antígeno e anticorpo, como a capacidade de promover lise contra o antígeno, por diferentes mecanismos. As atividades secundárias resultam das características de cada classe de imunoglobulina, podendo-se citar a capacidade da IgG em atravessar placenta. A porção constante é a principal responsável pelas atividades biológicas secundárias das imunoglobulinas (Figura 6.17).

ATIVIDADES BIOLÓGICAS DAS IMUNOGLOBULINAS

Primárias – Resultados das ligações entre Ig e antígeno
Exemplo: anticorpos antipolissacarídeos (contidos em IgG2) permitindo a opsonização

Secundárias – Atividades próprias de cada classe ou subclasse
Exemplo: IgG atravessa placenta, IgA faz defesa em mucosas

Figura 6.17. As atividades primárias das imunoglobulinas resultam do efeito direto observado após a união ao antígeno. As atividades secundárias são características a cada classe de imunoglobulina.

Entre as atividades biológicas primárias das imunoglobulinas, encontram-se a participação na lise por ativar complemento (MAC) ou mediar a citotoxicidade celular dependente de anticorpo (ADCC). Por meio de neutralização, a imunoglobulina pode recobrir a porção deletéria do antígeno, neutralizando seu poder antigênico, como ocorre diante de toxinas. A imunoglobulina pode aglutinar bactérias, impossibilitando sua ação. Pode, ainda, unir-se a antígenos, inibindo a penetração em mucosas. Por precipitação, a imunoglobulina une-se a substâncias solúveis, formando complexos insolúveis, mais rapidamente eliminados. As imunoglobulinas podem revestir patógenos, atuando como opsoninas, e, dessa forma, unirem-se também aos receptores de fagócitos, facilitando a fagocitose (opsonização). As imunoglobulinas ativando complemento promovem a quimiotaxia e a degranulação de mastócitos, como o fazem os componentes C3a e, em especial C5a, sendo denominados anafilatoxinas (Figura 6.18).

ATIVIDADES BIOLÓGICAS PRIMÁRIAS DAS IMUNOGLOBULINAS

1. Lise → através de complemento por formação do MAC ou permitindo a citotoxicidade (ADCC)
2. Neutralização → recobre a parte deletéria do antígeno
3. Aglutinação → agrega-se a antígenos e impossibilita sua ação
4. Bloqueadora → une-se a antígenos e impossibilita sua penetração
5. Precipitação → une-se a antígenos e forma complexos insolúveis
6. Opsonização → reveste antígeno e facilita a fagocitose
7. Liberação de anafilatoxinas e promoção de quimiotaxia → por meio do complemento por formação de C5a e C3a

Figura 6.18. Estão descritas as atividades biológicas primárias das imunoglobulinas.

ATIVIDADES BIOLÓGICAS DAS CLASSES DE IMUNOGLOBULINAS

A IgM é sempre a primeira imunoglobulina a ser sintetizada diante de um processo infeccioso, indicando uma infecção presente. Sua eficácia maior é contra bactérias Gram-negativas. É a melhor imunoglobulina que ativa a via clássica do complemento, unindo-se a C1q; a união de IgM ao anticorpo, com ativação do complemento e formação de MAC, resulta em lise. É aglutinadora, formando agregados incapazes de atravessar mucosas e impedindo a penetração de microrganismos. A IgM neutraliza toxinas, atuando diretamente nelas ou por mecanismo de clareamento (Figura 6.19).

A IgG tem meia-vida longa, podendo ainda ser sintetizada por linfócitos B de memória. É uma imunoglobulina de memória: está presente mesmo na ausência de infecção atual, indicando infecção prévia. É eficiente contra bactérias encapsuladas, revestindo tais bactérias e facilitando a fagocitose (opsonização). A IgG1 e a IgG3 ativam a via clássica do complemento, enquanto a IgG2 realiza essa ativação em pequena escala e a IgG4 não o faz. É aglutinadora, unindo microrganismos entre si, além ser bloqueadora, ao circundar certos antígenos, como partículas de ácaros, impedindo que eles penetrem nas mucosas. Neutraliza toxinas, atuando diretamente ou por clareamento. A IgG atravessa a placenta (em maiores quantidades no terceiro trimestre de gestação) e as mucosas, mecanismo que ocorre de forma ativa, por meio de receptor Fc neonatal (RFcγN). Devido a essa atividade, o neonato tem IgG recebida da mãe e, quando de termo, os níveis no cordão são iguais aos da mãe. A IgG permite a ADCC por meio de neutrófilos, monócitos/macrófagos e células NK (estas células possuem receptores Fcγ) (Figura 6.20).

A IgG2 tem maior capacidade de reagir com antígenos polissacarídeos, enquanto IgG1 e IgG3 atuam contra antígenos proteicos solúveis ou virais. Uma parte de IgG2 tem ação contra bactérias encapsuladas (cápsula polissacarídica), como *Streptococcus pneumoniae* e *Haemophilus influenzae*. Esses anticorpos antipolissacarídeos, ao revestirem tais bactérias, facilitam a fagocitose (opsonização), atuando como opsoninas. Por tal motivo, diante de pneumonias de repetição, é importante a pesquisa de anticorpos antipolissacarídeos, contidos na subclasse IgG2 (Figura 6.21).

A IgA é a classe de imunoglobulinas responsável pela defesa de mucosas, existindo em grandes quantidades em secreções mucosas (digestivas, brônquicas, geniturinárias). É secretada, ainda, por plasmócitos de glândulas exócrinas, aparecendo na saliva, lágrima e leite materno. É eficaz na defesa contra bactérias, enterovírus (em especial vírus da poliomielite) e *Giardia lamblia*. Atua diretamente em pili bacteriano, seja globular ou filamentoso. É aglutinadora e neutraliza toxinas. A IgA une-se a antígenos e a fagócitos, favorecendo a fagocitose (opsonização). Por meio desses mecanismos, impede a penetração de alérgenos através das mucosas (Figura 6.22).

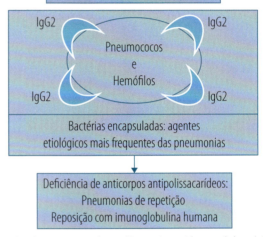

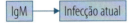

Figura 6.19. Estão descritas as atividades biológicas da classe IgM. A presença de IgM sérica indica infecção atual (no momento de coleta).

Figura 6.21. Anticorpos antipolissacarídeos estão contidos na subclasse IgG2 e são responsáveis pela defesa contra bactérias com cápsula lipopolissacarídica. *Streptococcus pneumoniae* e *Haemophilus influenzae* são bactérias encapsuladas e os agentes etiológicos mais frequentes de pneumonias, sendo necessários anticorpos antipolissacarídeos para a defesa imunológica contra tais bactérias. Em caso de pneumonias de repetição, é necessária à lembrança de possível deficiência desses anticorpos e, nessa deficiência, a prevenção de pneumonias é feita com reposição de imunoglobulina humana.

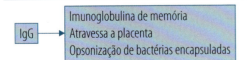

Figura 6.20. Estão descritas as atividades biológicas da classe IgG. A IgG é uma imunoglobulina considerada de memória (infecção prévia) e é a única que atravessa a placenta, dando a defesa ao neonato; é importante na defesa contra bactérias encapsuladas.

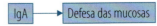

Figura 6.22. Estão descritas as atividades biológicas do isotipo IgA. A IgA é a principal imunoglobulina de defesa em mucosas, contida nas diferentes secreções (leite, lágrima).

A IgE é importante na defesa contra helmintos: linfócitos Th2 são acionados e há síntese de IgE por plasmócitos. A IgE une-se, então, à superfície de helmintos por meio de Fab e a eosinófilos por meio de Fcε, pois eosinófilos apresentam receptores de alta afinidade para Fcε (FcεRI), resultando na ADCC contra helmintos. Os eosinófilos liberam grânulos de proteases, resultando na degradação direta de helmintos que vivem na luz intestinal. A IgE participa, ainda, das alergias IgE-mediadas, unindo-se por Fab de alérgenos e a Fcε de mastócitos (FcεRI), com degranulação dessas células (Figura 6.23).

A principal atividade biológica da IgD baseia-se no fato de que quase toda IgD se encontra unida à superfície de linfócitos B, e, quando assim presente, o linfócito B torna-se maduro. Dessa forma, a IgD é importante na regulação da resposta imunológica humoral, promovendo a diferenciação final de linfócitos B. Sua atividade como anticorpo é mais restrita, sendo, entretanto, importante pelo efeito clínico que determina, atuando contra antígenos nucleares, tireoidianos, proteínas do leite, insulina e penicilina (Figura 6.24).

DIMERIZAÇÃO DA IgA

A IgA monomérica é sintetizada por plasmócitos diante de um estímulo específico e se encontra principalmente no plasma. À medida que é necessária, é transformada em IgA dimérica, pelo fenômeno conhecido por dimerização. Plasmócitos sintetizam monômeros de IgA, especialmente IgA2, que é mais resistente às proteases; produzem também a cadeia polipeptídica "J". Os dois monômeros de IgA e a cadeia J são captados por receptores das células epiteliais da mucosa, produtoras de uma glicoproteína denominada componente secretor (Figura 6.25).

Assim, o dímero formado inicialmente é instável diante de enzimas. Esse dímero, ao atravessar a célula epitelial em direção ao lúmen dos sistemas digestivo, respiratório e geniturinário, recebendo o componente secretor, que envolve tridimensionalmente o dímero IgA, torna-se resistente a enzimas. A IgA secretora é principalmente dimérica e passa para a luz dos diversos sistemas, exercendo aí importante defesa imunológica (Figura 6.26).

A dimerização da IgA não ocorre ao acaso, e sim quando existem antígenos no lúmen dos sistemas. Acredita-se que exista algum mecanismo, provavelmente pelo próprio antígeno, que envie informação para o linfócito B, promovendo sua diferenciação em plasmócito, com posterior dimerização.

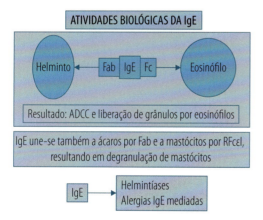

Figura 6.23. As principais atividades biológicas da classe IgE ocorrem após a união de IgE a helmintos, por meio de Fab da IgE, e a eosinófilos, por meio de Fc da IgE, ou, de forma análoga, a ácaros e a mastócitos. Aumentos de produção de IgE específica podem ser observados em helmintíases (IgE específica contra o helminto) e em alergias (IgE específica contra o alérgeno).

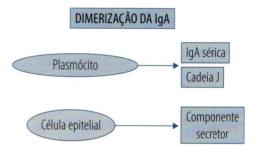

Figura 6.25. Para a dimerização da IgA, há síntese de IgA sérica e de cadeia polipeptídica J pelo plasmócito, assim como de componente secretor pela célula epitelial da mucosa.

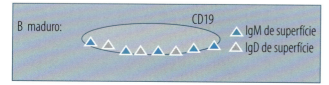

Figura 6.24. Estão descritas as atividades biológicas do isotipo IgD. A IgD, ao determinar a maturação de linfócitos B, está relacionada à regulação da resposta adaptativa humoral.

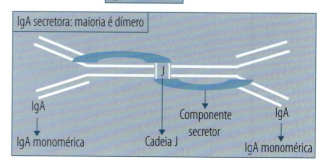

Figura 6.26. A maior parte da IgA secretora é um dímero formado por dois monômeros de IgA, unidos por cadeia J; a molécula é entrelaçada pelo componente secretor, que dá estabilidade à imunoglobulina diante de enzimas proteolíticos presentes nas secreções.

MUDANÇA DE CLASSE DAS IMUNOGLOBULINAS

A mudança (*switch*) de classe de IgM ou de subclasse para outras imunoglobulinas é decorrente de uma tentativa de encontrar a classe ou a subclasse que apresente as atividades biológicas necessárias para defesa contra aquele antígeno.

1º – <u>Cooperação de T auxiliar para B</u>, uma vez que linfócito B sem o auxílio de T só sintetiza IgM. A cooperação de T auxiliar para B faz com que B diferenciado (plasmócito) deixe de produzir IgM e passe a sintetizar IgG ou IgA ou IgE, na presença de moléculas de adesão CD40L em T e CD40 em B (Figura 6.27).

2º – Para a mudança de classe, são necessários diferentes tipos de T auxiliares (Th), com <u>produção de citocinas</u>. Th pode diferenciar-se em Th1 sintetizador de interferon-gama (IFN-γ), e a cooperação permite a diferenciação final em plasmócitos produtores de IgG. A diferenciação para Th2 com síntese de IL-4 e IL-13 resulta na mudança de classe para IgE. Th2, ao sintetizar IL-5, IL-10 e Th3 produtor de fator beta transformador do crescimento de colônias (TGF-β), promove a diferenciação em plasmócitos produtores de IgA (Figura 6.28).

3º – Após a cooperação de T auxiliar por meio de citocinas, ocorre a mudança de classe dentro do linfócito B com a <u>troca da região constante</u> da imunoglobulina, pois a cadeia pesada dará outra classe, com outra atividade biológica. A mudança de classe ocorre após B ter contato com o antígeno, ou seja, depois de B apresentar comprometimento antigênico, permanecendo a região variável específica para aquele antígeno (Figura 6.29).

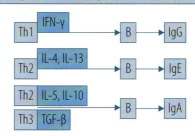

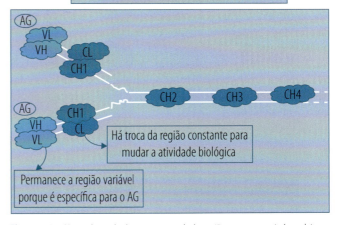

Figura 6.28. Na mudança de classe da imunoglobulina, T auxiliar em repouso pode diferenciar-se em Th1 ou Th2 ou Th3, produtores de diferentes citocinas, como IFN-γ e TGF-β.

Figura 6.29. Na mudança de classe, o que muda é a região constante, pois é a cadeia pesada da região constante que determina a classe e dá a atividade biológica. A região variável é específica para o antígeno que deve ser combatido, permanecendo a mesma com a mudança de classe, pois já houve comprometimento imunológico do linfócito B com o antígeno.

A mudança de classe ocorre em órgãos linfoides periféricos, predominantemente em centros germinativos, por mecanismo especializado de recombinação de DNA em porções gênicas denominadas "regiões de troca".

MATURAÇÃO DE AFINIDADE DAS IMUNOGLOBULINAS

Entre as características importantes das imunoglobulinas, encontra-se a especificidade, que é possível pela grande

Figura 6.27. Na mudança de classe (*switch*) da imunoglobulina, o plasmócito deixa de sintetizar IgM (sempre a primeira a ser sintetizada) para produzir outra classe de imunoglobulina: IgG ou IgE ou IgA, com diferentes atividades biológicas, sendo necessário que B receba a cooperação de T auxiliar, com interação entre moléculas de adesão CD40L/CD40 (além de outras estudadas no capítulo 11 – Apresentação Antigênica).

60 IMUNOLOGIA DO BÁSICO AO APLICADO

diversidade dessas proteínas. Plasmócitos sintetizam imunoglobulinas específicas para determinado antígeno, que inicialmente foi endocitado com duas IgM de superfície por linfócito B. Cada linfócito é predeterminado a uma diferenciação final, visando ao antígeno em questão. A diversidade das imunoglobulinas é dada pela recombinação de segmentos gênicos V e J, que codificam as cadeias leves e V, D, J, responsáveis pela codificação das cadeias pesadas. Além da recombinação desses segmentos gênicos, há grande diversidade na região aminoterminal e na região da dobradiça, outorgando, ao final, uma diversidade extrema às imunoglobulinas. Assim, um adulto apresenta cerca de 10^7 a 10^9 moléculas de diferentes imunoglobulinas.

Os linfócitos B diferenciados, na presença de antígenos nos centros germinativos de órgãos linfoides periféricos, sofrem mutações aleatórias dos genes codificadores de anticorpos (hipermutações somáticas), passando a sintetizar anticorpos com maior afinidade. Esse fato vai se repetindo sucessivamente após os contatos com o antígeno que induziu tal mutação. O resultado é a formação de plasmócitos produtores de imunoglobulinas que apresentam cada vez maior afinidade. Tal processo é conhecido como "maturação da afinidade" e permite melhor defesa humoral contra determinado antígeno.

Após tais mutações sucessivas, prevalecem os linfócitos B de memória produtores de imunoglobulinas de maior afinidade. O fenômeno estende-se a todas as classes de imunoglobulinas (Figura 6.30).

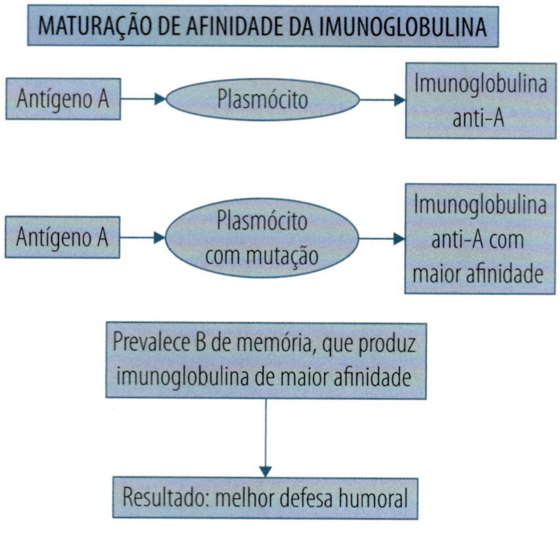

ANTICORPOS MONOCLONAIS

Habitualmente, diante de um antígeno são produzidos anticorpos com diferenças entre si, oriundos de diferentes clones de células B. Fala-se em anticorpos monoclonais para aqueles iguais entre si e originários de um único clone de linfócitos B (Figura 6.31).

Para a obtenção de anticorpos monoclonais, geralmente são sensibilizados camundongos com o antígeno para o qual se deseja uma resposta imunológica. É então retirado o baço desses animais, porque as células B esplênicas são grandes produtoras de imunoglobulinas. Sequencialmente, são acrescentadas células humanas de mieloma múltiplo, que têm como característica pertencerem a uma linhagem celular de proliferação contínua.

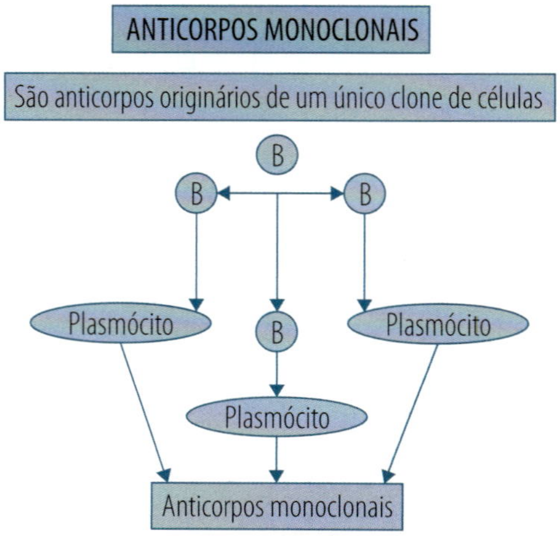

Figura 6.31. Anticorpos monoclonais são originários de um único clone de células B diferenciadas em plasmócitos.

Na presença de glicol polietileno, há fusão dos genomas dos dois tipos celulares (linfócitos B de camundongo e de mieloma), dando origem a uma célula híbrida, murina e humana. As células em excesso de mieloma são destruídas em meio de cultura contendo lipoxantina. As células híbridas sofrem, em seguida, várias diluições para obtenção de uma única célula. Essa célula híbrida única é tratada em meios de cultura, dando início, após alguns dias, à síntese de anticorpos monoclonais oriundos desse único clone celular produzido.

A utilização de anticorpos monoclonais pode ser para identificação de antígenos solúveis e de células (antiCD3 para T, antiCD19, 20 ou 21 para B e outros). São úteis na identificação de subpopulações de linfócitos e de leucócitos anômalos, na detecção de antígenos leucocitários humanos (HLA), de hormônios, de antígenos relacionados a tumores, de tipagem de leucemias e linfomas, e na identificação de bactérias, vírus e parasitas.

Figura 6.30. No processo de maturação da afinidade, linfócitos B diferenciados sofrem mutações sucessivas que dão origem a plasmócitos produtores de imunoglobulinas, que apresentam cada vez maior afinidade ao antígeno. Os linfócitos B de memória que prevalecem são os produtores de imunoglobulinas de maior afinidade, resultando em melhor defesa humoral contra o antígeno indutor da mutação.

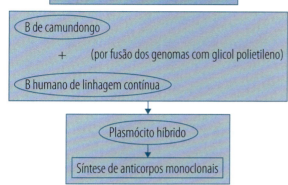

Figura 6.32. A fusão de linfócitos B produtores dos anticorpos que se deseja obter com linfócitos B de uma linhagem que prolifera continuamente (como mieloma) forma um plasmócito híbrido, que sintetiza apenas um tipo de anticorpo.

Existem cada vez mais <u>tratamentos com anticorpos monoclonais</u> para diferentes doenças, como leucemia linfocítica aguda e crônica, leucemia mielocítica aguda, linfomas de células B e T, alguns tumores sólidos, rejeição imunológica a transplantes, doença do enxerto *versus* hospedeiro e doenças reumatológicas. Os imunobiológicos (derivados de materiais vivos) antiCD3 podem ser úteis na rejeição celular de transplantes e os antiCD20, em linfomas de células B. São promissores os tratamentos com anticorpos monoclonais.

<u>Toxicidade e efeitos colaterais dos anticorpos monoclonais</u> são principalmente devidos ao componente murino: mal-estar, febre, náuseas, vômitos, diarreia, urticária, broncoespasmo, hipotensão e anafilaxia. Quanto menor a fração murina, menor será a reação desse anticorpo ao ser humano.

Há uma <u>padronização para os anticorpos monoclonais</u>, utilizando-se diferentes sufixos, conforme a origem: ximabe para monoclonais quiméricos; zumabe para os de origem murina/humana; e humabe para os provenientes só de humanos (Figura 6.33).

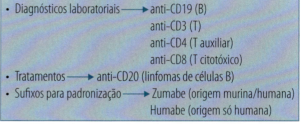

Figura 6.33. Os anticorpos monoclonais têm aplicabilidade atual e com futuro promissor. Há padronização dos sufixos utilizados na denominação de anticorpos monoclonais, de acordo com a origem de tais anticorpos.

EXEMPLOS CLÍNICOS

Caso 1: Criança de 4 anos, do gênero masculino, com história de infecções de repetição desde 7 meses, que se iniciaram com otites, seguidas de amigdalites (com início aos 12 meses) e pneumonias (com início aos 18 meses). Na anamnese, apresentava ainda episódios esporádicos de diarreia. Foi encaminhado ao setor especializado de hospital terciário, sem infecção no momento do atendimento. Sem história familiar de óbitos por infecção.

Evolução: Foram solicitadas classes e subclasses de imunoglobulinas, que mostraram aumento de IgM, diminuição de IgG, IgA e IgE séricas, diminuição das subclasses de IgG1, IgG2, IgG3 e IgG4. O número de linfócitos B (células CD19+) foi normal. A quantificação de CD40L foi normal, seguida da quantificação de CD40, que mostrou acentuada diminuição.

Discussão: Diante do quadro de infecções bacterianas de repetição, foi aventada hipótese de imunodeficiência primária predominantemente de anticorpos, razão pela qual a investigação foi dirigida para imunoglobulinas séricas e linfócitos B. Tendo em vista o aumento de IgM e a diminuição das demais classes de imunoglobulinas, com linfócitos B normais, foi feita hipótese de síndrome de hiper-IgM. Após o resultado de CD40L normal, foi avaliada CD40, concluindo sobre o diagnóstico de hiper-IgM por falta de CD40. Foi solicitada a avaliação de geneticista para o aconselhamento genético, que concluiu ser herança autossômica recessiva, além do acompanhamento com infectologista.

Na ausência da molécula de adesão CD40 em B ou de CD40L em Th, não há mudança de classe de IgM para as demais classes. A consequência é o aumento de IgM (que pode estar normal principalmente na ausência de infecções) e a diminuição de IgG (levando às pneumonias de repetição), de IgA (infecções em mucosas de vias aéreas e digestivas) e de IgE (parasitoses disseminadas). O tratamento para a deficiência de D40L é o transplante de medula óssea (T repopula a medula) e para a deficiência de CD40 em B é a reposição de imunoglobulina humana mensal, como foi feito no presente caso. O diagnóstico é imprescindível para a melhor qualidade de vida e até a sobrevida do paciente.

Caso 2: Gestante de 26 anos, no primeiro trimestre de gestação, sem antecedentes de sinais ou sintomas de infecção, apresentando sorologia positiva para rubéola. Procurou orientação médica referindo preocupação pela positividade do exame sorológico.

Evolução: Foram solicitadas IgG e IgM antirrubéola, as quais mostraram valores aumentados para IgG, sem aumento de IgM. Após 15 dias, os exames foram repetidos, mostrando valores semelhantes. Foi informado à paciente que naquele momento não era portadora de rubéola, provavelmente já tendo apresentado a doença anteriormente ou tendo vacina prévia.

Discussão: A rubéola pode determinar malformação congênita, principalmente nos primeiros meses de gestação, o que preocupou a gestante. Exames sobre sorologia, sem especificação dos diferentes isótipos de imunoglobulinas (para a doença em estudo), não são bons indicadores da imunidade humoral daquele momento. A IgM é a primeira imunoglobulina sintetizada diante de um processo infeccioso, estando, por isso, aumentada em processos agudos, fato que não correu no presente caso. A IgG pode continuar elevada por muito tempo após a infecção por vírus da rubéola ou após vacinação, por ter meia-vida longa quando antivírus. Se nessa ocasião a paciente apresentasse rubéola, teria aumento de IgM seguido do aumento de IgG.

Caso 3: Menina de 5 anos de idade apresentava diarreia e febre há três dias.

Evolução: Prescritas medicação antitérmica e antiemética e hidratação oral. Apresentou boa evolução, com desaparecimento espontâneo da sintomatologia.

Discussão: Como apresentou boa evolução do processo, a paciente apresenta imunidades inata e adaptativa adequadas. A diarreia, no caso, foi um mecanismo da resposta inata para a eliminação do patógeno. Na resposta adaptativa, inicialmente há produção de IgM, por ser a primeira imunoglobulina sintetizada pelo plasmócito. Pela necessidade de defesa em mucosa intestinal, há mudança de classe de IgM para IgA, imunoglobulina responsável pela defesa em mucosas. Certos plasmócitos deixam de sintetizar IgM para secretar IgA. Para tal, é necessária a cooperação de Th2, produtor de IL-5 e IL-10, e de Th3, produtor de TGF-β, na presença de moléculas de adesão (CD40L em T e CD40 em B). Após essa cooperação, dentro do plasmócito ocorre a troca da região constante, responsável pela atividade biológica da classe. No presente caso, é ainda necessária a dimerização da IgA: plasmócitos sintetizam dois dímeros de IgA e cadeia J de união, que atravessam células epiteliais do intestino, as quais produzem componente secretor, formando a IgA dimérica, estável a enzimas líticas intestinais. A IgA secretora inicia suas atividades biológicas, defendendo a mucosa do agente agressor e promovendo a boa evolução do quadro.

QUESTÕES

1ª – Qual a parte da imunoglobulina responsável pelo reconhecimento do antígeno?

2ª – Quais as classes de imunoglobulinas que caracterizam: a) Passagem através de placenta? b) Primeira sintetizada indicando um processo infeccioso atual? c) Defesa de mucosa? d) Atividade bloqueadora? e) Dificuldade da penetração de alérgenos pela mucosa?

3ª – Na deficiência de IgA pode ser feita reposição com imunoglobulina humana?

4ª – Qual a classe de imunoglobulinas que defende contra os agentes de pneumonias *Streptococcus pneumoniae* e *Haemophilus influenzae*? Deve ser feita a reposição com imunoglobulina humana diante da deficiência de tais e pneumonias de repetição?

5ª – Qual a finalidade de mudança de classe da imunoglobulina? O que é necessário para a mudança e qual a parte da imunoglobulina que é trocada?

ANTÍGENOS

7

CONCEITO

Antígenos são substâncias capazes de promover uma resposta imunológica. Em condições habituais, o organismo reconhece uma substância estranha e promove a defesa imunológica. Inicialmente os antígenos são combatidos pela resposta inata, por meio da barreira físico-química, afluxo de neutrófilos, monócitos, eosinófilos, síntese de citocinas da resposta inata, podendo haver ativação do complemento. Sequencialmente, é acionada a resposta adaptativa humoral (com o repertório de anticorpos) e a adaptativa celular (com diferentes receptores de linfócitos T), e a produção de suas citocinas.

Na grande maioria dos casos, os antígenos são substâncias realmente estranhas ao organismo (*non-self*), como patógenos, havendo defesa benéfica ao organismo. Às vezes, essas substâncias pertencem ao próprio organismo (*self*), mas o sistema imunológico entende-as como estranhas, provocando uma resposta imunológica.

DENOMINAÇÕES

Várias denominações são utilizadas para substâncias estranhas ao sistema imunológico. Antígenos ou imunógenos ou antígenos completos são substâncias capazes de promover a resposta imunológica. A maioria das substâncias exógenas ao organismo é de imunógenos.

Fala-se em haptenos ou antígenos incompletos quando a substância por si só não consegue promover a resposta imu-

nológica, sendo necessária sua união com outras substâncias para que possa haver defesa. Haptenos conseguem apenas interagir com os produtos da resposta imunológica, previamente formados. Quando haptenos unem-se a proteínas, denominadas carreadoras, formam-se antígenos completos ou imunógenos. Há, então, ativação da resposta imunológica, podendo haver formação de anticorpos contra o complexo hapteno/carreador, contra o hapteno ou contra o carreador.

Adjuvantes são substâncias que, quando unidas a antígenos, aumentam seu poder antigênico, fazendo com que ele permaneça na circulação por um período maior, assim intensificando a resposta imunológica. Os adjuvantes são muito utilizados na composição de vacinas, sendo o hidróxido de alumínio ou alúmen muito utilizado, como nas vacinas contra difteria/pertussis/tétano, hepatite, *Haemophilus influenzae* e *Streptococcus pneumoniae*. O hidróxido de alumínio não é o adjuvante ideal, pois pode causar reações adversas como alergias, além de poder, por si só, determinar uma resposta imunológica. Os adjuvantes são importantes nas vacinas, uma vez que, na sua ausência, o antígeno vacinal pode ser rapidamente destruído, resultando em menor resposta e baixa memória imunológica. Encontram-se em experimentação outros adjuvantes. Algumas vacinas contêm substâncias que atuam como adjuvantes, como a vacina antirrábica, antipoliomielite, contra sarampo, caxumba e rubéola; são ditos adjuvantes intrínsecos.

Alérgenos são antígenos que promovem resposta imunológica exacerbada, originando reações de hipersensibilidade ou alergias (Figura 7.1).

DENOMINAÇÕES

- Antígenos ou imunógenos ou antígenos completos: são substâncias capazes de promover uma resposta imunológica
- Haptenos ou antígenos incompletos: não conseguem promover a resposta imunológica, apenas podendo interagir com substâncias pré-formadas na resposta imunológica
- Carreadores: substâncias que se unem a haptenos, tornando-os antígenos completos
- Adjuvantes: substâncias que, unidas a imunógenos, aumentam seu poder antigênico
- Alérgenos: são antígenos que promovem resposta imunológica exacerbada, como em hipersensibilidades (alergias)

Figura 7.1. Conceito de antígenos e diferentes denominações utilizadas.

CLASSIFICAÇÃO DOS ANTÍGENOS

Os antígenos podem ser classificados quanto à origem, à espécie e à natureza química. Fala-se em antígenos endógenos e exógenos, conforme sua origem seja própria ou não própria ao organismo. A resposta imunológica contra um antígeno exógeno é benéfica ao organismo, desde que não ocorra de forma exacerbada, como em alergias. A resposta imune a antígenos endógenos é benéfica quando ocorre contra células anômalas, como neoplásicas. Entretanto, a resposta a antígenos endógenos pode ser deletéria, como é o caso de resposta imunológica contra o DNA próprio do indivíduo, que, ao deixar de ser reconhecido como próprio, resulta em doença autoimune.

Quanto à espécie, os antígenos podem ser classificados em xenoantígenos, aloantígenos e autoantígenos. Os xenoantígenos são antígenos comuns a determinada espécie animal, estando presentes em todos os membros daquela espécie, como os xenoantígenos humanos. Fala-se em aloantígenos para antígenos presentes em alguns membros da espécie, como os aloantígenos dos grupos sanguíneos e os de um doador não HLA relacionado ao receptor do transplante. Os autoantígenos são substâncias próprias do organismo, consideradas estranhas pelo sistema imune, podendo ocasionar doenças autoimunes.

Quanto à natureza química, existem antígenos proteicos, polissacarídeos, lipídios e complexos químicos. As proteínas são, em sua maioria, imunógenos, geralmente com alto poder antigênico; os ácidos nucleicos quase sempre atuam como haptenos, como no lúpus eritematoso sistêmico. Os polissacarídeos podem ser imunógenos, haptenos ou não ter ação antigênica. Os lipídios quase nunca são imunógenos, podendo às vezes ser haptenos. Os complexos químicos são imunógenos, determinando alto nível de resposta imunológica (Figura 7.2).

CLASSIFICAÇÃO DOS ANTÍGENOS

ORIGEM
- Exógenos (provenientes do meio externo)
- Endógenos (do próprio organismo)

ESPÉCIE
- Xenoantígenos (próprios da espécie)
- Aloantígenos (próprios de alguns membros da espécie)
- Autoantígenos (próprios do indivíduo)

NATUREZA
- Complexos químicos
- Proteínas (maioria é imunógena)
- Polissacarídeos
- Lipídios (quase nunca são imunógenos)

Figura 7.2. Classificação dos antígenos quanto à origem, à espécie e à natureza. Os antígenos são complexos químicos ou proteínas, em sua maioria. Alguns haptenos importantes são proteínas, como no lúpus eritematoso sistêmico.

ESTRUTURA DOS ANTÍGENOS

Considerando-se o peso molecular, antígenos acima de 100 kDa (100.000 dáltons) têm alta capacidade antigênica, fazendo exceção aos cálculos renais, que, apesar do alto peso molecular, não determinam respostas imunológicas importantes, por razões não bem esclarecidas. Complexos com peso acima de 10 kDa em geral atuam como antígenos. A maior parte dos alérgenos tem peso molecular entre 5 e 70 kDa. Substâncias com menos do que 4 kDa quase nunca têm ação antigênica (Figura 7.3).

ESTRUTURA DOS ANTÍGENOS

PESO MOLECULAR
- Acima de 100 kDa: geralmente são antígenos, sendo quase sempre eliminados (exceção: cálculos renais)
- Acima de 5 kDa: quase sempre atuam como antígenos
- Entre 5 e 70 kDa: encontra-se a grande parte dos alérgenos
- Abaixo de 4 kDa: quase nunca atuam como antígenos

CONFORMAÇÃO ANTIGÊNICA
- Desnaturação: pode deixar de ser imunógeno
- Altas cargas elétricas: afastam células de defesa

Figura 7.3. Os antígenos apresentam diferentes pesos moleculares e conformações. A maioria dos antígenos apresenta peso molecular acima de 5 kDa. A conformação de um antígeno é modificada conforme haja desnaturação ou altas cargas elétricas em sua molécula.

Os antígenos diferenciam-se, ainda, quanto à conformação antigênica. Assim, algumas substâncias, quando desnaturadas, têm seu poder antigênico alterado para mais ou para menos. As proteínas apresentam uma ordenação na sequência de seus aminoácidos. Qualquer alteração dessa sequência ou da configuração globular da proteína leva à desnaturação, a qual pode resultar após exposição ao calor, às radiações ultravioleta, à adição de ácido ou base, ou por ação mecânica. Em vários casos, os alérgenos, quando desnaturados, perdem o seu poder antigênico.

Altas cargas elétricas também determinam a antigenicidade de uma substância. Na maioria dos casos, altas cargas elétricas, positivas ou negativas, afastam os antígenos das células de defesa imunológica, alterando o poder antigênico (Figura 7.3).

EPÍTOPO OU DETERMINANTE ANTIGÊNICO

Epítopo ou epítope ou determinante antigênico é a parte ativa da molécula do antígeno, ou seja, a parte da molécula que promove a resposta imunológica. A maioria de epítopos é constituída por grupamentos de aminoácidos (Figura 7.4).

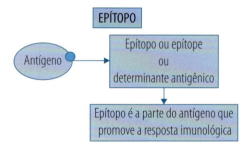

Figura 7.4. Epítopo, parte ativa da molécula do antígeno em relação ao sistema imunológico, geralmente é constituído por grupamentos de aminoácidos.

Um mesmo antígeno pode conter mais do que um determinante antigênico. Nos antígenos lineares, os determinantes antigênicos geralmente situam-se nas extremidades, o que facilita a união a produtos da resposta imunológica. Em antígenos tridimensionais, epítopos precisam estar na superfície externa para que possam atuar como tais. Os epítopos, quando localizados nas porções internas, não têm contato com o sistema imunológico, só provocando uma resposta imunológica quando exteriorizados (Figura 7.5).

VIAS DE PENETRAÇÃO DOS ANTÍGENOS

Os antígenos sofrem a defesa pela resposta inata para depois alcançar os órgãos linfoides periféricos. Estes são atingidos na dependência da via de penetração dos antígenos. Assim, por via epitelial, subcutânea e intradérmica, os antígenos são levados para os linfonodos mais próximos de sua penetração, através dos capilares linfáticos e vasos linfáticos aferentes. Há proliferação de linfócitos nesse órgão linfoide secundário, resultando em adenomegalia regional, na proximidade da invasão antigênica. Quando os antígenos penetram por via endovenosa ou intraperitoneal, são encaminhados pela circulação sanguínea e linfática para o baço. O encontro do antígeno com linfócitos leva à proliferação dessas células no baço, com esplenomegalia muitas vezes dependente da intensidade de resposta imunológica. Bacteremias ou viremias persistentes determinam esplenomegalia, sendo esta indicativa de uma infecção mais intensa (Figura 7.6).

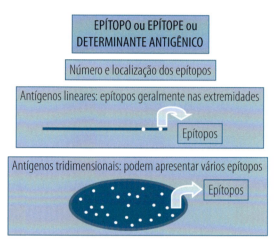

Figura 7.5. O número de epítopos existentes em um antígeno é variável e sua localização depende da configuração do antígeno.

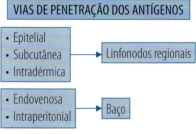

Figura 7.6. Órgãos atingidos conforme a via de administração: os antígenos que penetram por vias epitelial, subcutânea e intradérmica atingem linfonodos, enquanto os administrados por via endovenosa ou intraperitonialmente atingem o baço.

REATIVIDADE CRUZADA

A reatividade cruzada ou reação cruzada ocorre quando há epítopos iguais ou muito semelhantes em antígenos diferentes. Os anticorpos formados contra os epítopos de um antígeno poderão reagir contra os epítopos iguais ou semelhantes de outro antígeno.

Tropomiosinas são proteínas dos seres vivos, havendo grande diferença entre as dos vertebrados e as dos invertebrados. Já as tropomiosinas dos invertebrados são semelhantes entre si. Assim, a tropomiosina de um invertebrado pode promover a formação de IgE e, essa IgE poderá reagir contra a tropomiosina similar de outro invertebrado. Os estudos sugerem que diferentes tropomiosinas apresentam reatividades cruzadas mediadas por IgE: tropomiosinas de ácaros (*Dermatophagoides pteronyssinus*, *Dermatophagoides farinae*), de baratas (*Periplaneta americana*), de camarões e de outros crustáceos (Figura 7.7).

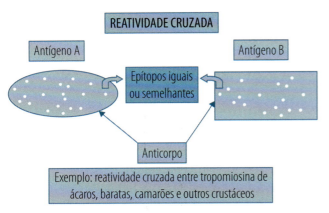

Figura 7.7. Reatividade cruzada: anticorpo formado contra epítopo do antígeno A pode reagir contra epítopo igual ou similar existente em antígeno B.

TOLERÂNCIA PERIFÉRICA DOSE-DEPENDENTE

Altas doses de antígeno ou baixas doses repetitivas levam à ausência de resposta imunológica, o que é denominado tolerância. Como esta ocorre nos órgãos periféricos, é chamada tolerância periférica da resposta imunológica (Figura 7.8).

A tolerância – que quase sempre é um mecanismo da resposta adaptativa – torna-se comprometedora quando há necessidade de defesa imunológica, como no caso de altas concentrações de antígenos atingirem um organismo. Em tais condições, inicialmente há aparecimento de FasL (CD95), resultando em apoptose de células de defesa. Somente após um catabolismo antigênico, determinado pelo próprio antígeno, acarretando menor quantidade da substância estranha, é que se dá a resposta imunológica. Nesses casos, a defesa leva certo tempo para ser iniciada, podendo agravar o quadro do paciente.

A tolerância imunológica é bem-vinda quando os antígenos estão conduzindo à alergia. Nesses casos, após baixas doses repetitivas de antígeno, há diminuição da resposta imunológica por aumento de linfócitos T reguladores, permitindo uma resposta imune habitual ou até mesmo a ausência de resposta imunológica.

A imunoterapia tem como princípio básico a indução de tolerância periférica, por meio de baixas doses repetitivas de alérgenos da hipersensibilidade IgE mediada. Determina aumento de T reguladores, sintetizadores de IL-10 e desvio da população T auxiliar tipo 2 para tipo 1, observado por meio das citocinas. Os linfócitos T reguladores adaptativos promovem a "tolerância de observação", fazendo com que células da resposta imunológica não respondam ao alérgeno indutor. A mudança do perfil de citocinas sintetizadas leva à diminuição de eosinófilos e, a longo prazo, à diminuição de IgE específica. O resultado é o controle da alergia IgE mediada. A imunoterapia muitas vezes é utilizada por especialistas, para pacientes que não respondem à higiene pessoal/ambiental e ao tratamento farmacológico. Necessita de cautela, pois pode desencadear crises alérgicas, uma vez que está sendo administrado o alérgeno desencadeante da alergia (Figura 7.9).

A dessensibilização baseia-se em administrar doses progressivas do medicamento até o indicado para o uso terapêutico. Tal procedimento se faz necessário em casos de alergia a medicamentos que não possam ser substituídos ou quando o

TOLERÂNCIA DOSE-DEPENDENTE
- ALTAS DOSES DE AG: apoptose por aparecimento de FasL em células de defesa
- BAIXAS DOSES REPETITIVAS DE AG: aumento de linfócitos reguladores

Tolerância periférica: ausência da resposta imunológica nos órgãos linfoides secundários

Figura 7.8. A tolerância periférica dose-dependente pode ser obtida por altas ou baixas doses, levando à ausência da resposta imunológica.

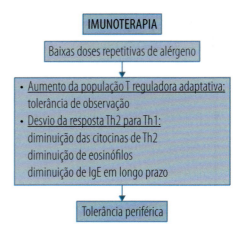

Figura 7.9. A tolerância por baixas doses repetitivas é o princípio básico da imunoterapia, a qual deve ser feita com extratos apropriados, na ausência de outras doenças de base e por profissionais especializados.

risco de vida é maior com a falta do medicamento do que a própria alergia. Só pode ser realizada em pacientes internados, sob supervisão médica e utilizando-se protocolos estabelecidos. A dose é aumentada de modo rápido, com muito cuidado, observando-se todos os parâmetros clínicos. O sistema imunológico passa a não responder em forma de alergia contra a quantidade necessária do medicamento, por mecanismos não totalmente esclarecidos. Na dessensibilização, é induzida uma tolerância transitória: há novamente resposta exacerbada ao fármaco, se este for retirado de forma abrupta ou se reintroduzido após algum tempo. É descrita dessensibilização principalmente para penicilina, insulina, cefalosporina, sulfonamidas, rifampicina, clindamicina, isoniazida e metronidazol (Figura 7.10).

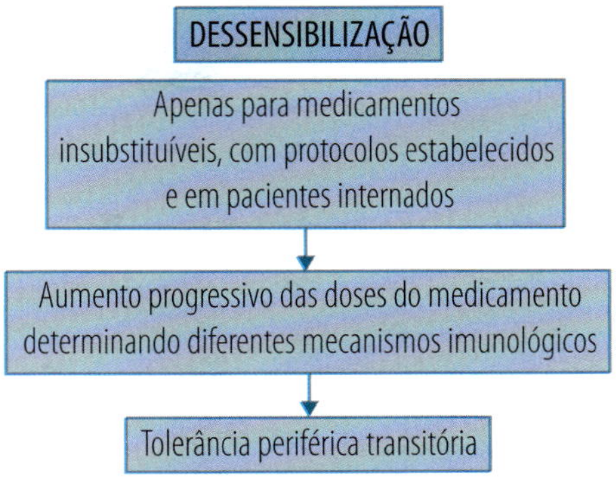

Figura 7.10. A dessensibilização para um medicamento é temporária, podendo haver novamente resposta com a retirada abrupta do fármaco ou com uma reintrodução posterior.

EXEMPLOS CLÍNICOS

Caso 1: Paciente de 46 anos, do gênero feminino, foi submetida à histerectomia por mioma, sendo utilizada no pós--operatório sonda vesical durante algumas horas. Após 36 horas da cirurgia, passou a apresentar febre alta, episódios de calafrios, urina esbranquiçada e confusão mental. Foram observados mal estado geral, prostração, sinal de Giordano e baço a 3 cm do rebordo costal esquerdo.

Evolução: O exame de urina mostrou leucocitúria acentuada. A urocultura e a hemocultura revelaram *Escherichia coli.* Foi diagnosticada pielonefrite associada à sepse. Recebeu antibiótico por via endovenosa e houve regressão do quadro.

Discussão: É considerada infecção hospitalar para infecções que surjam em pacientes que não apresentavam infecção no momento da internação, ou seja, houve penetração do antígeno durante a internação. Os principais agentes microbianos da infecção urinária são bactérias Gram-negativas, em especial a *Escherichia coli,* a qual é uma bactéria do *habitat* normal do intestino. É frequente infecção urinária após o uso de sonda de permanência, por contaminação intestinal, devendo ser utilizada apenas sonda de alívio, quando necessária.

A *Escherichia coli* é um imunógeno exógeno que contém muitos epítopos, como as demais bactérias, além de ser constituída por complexos químicos, que apresentam alto poder antigênico, resultando em uma maior resposta imunológica. É provável que tenha havido no presente caso a penetração de grande número de bactérias da flora intestinal, atingindo inicialmente o trato urinário, com provável proliferação de linfócitos nos linfonodos regionais. O sinal de Giordano positivo (dor no flanco diante de punho-percussão leve) indica que o patógeno atingiu o interstício renal. A esplenomegalia em adultos, com processos infecciosos e sem outras causas, é indicativa de que o patógeno tenha atingido a circulação sanguínea. O aumento do baço é, então, resultante da proliferação de linfócitos, mostrando a maior gravidade do processo infeccioso.

A sepse geralmente é determinada por bactérias Gram-negativas, que, ao promoverem intensa resposta inflamatória, determinam aumento de citocinas, em especial do Fator de Necrose Tumoral (TNF), com prejuízo ao organismo. Nesses casos é necessária a utilização de antibióticos sensíveis e eficazes para auxiliar o sistema imunológico no combate contra o agente agressor.

Caso 2: Paciente com 50 anos, do gênero feminino, moradora de zona urbana, procurou médico relatando que, após ter ido para zona rural, há três dias, passou a apresentar lesões de pele, intensamente pruriginosas, devidas à picada de pernilongo *(sic).* A paciente comparava-se a morador de zona rural, com a mesma idade e que também havia sido picado pelos mesmos insetos, mas só havia apresentado lesões iguais apenas quando criança, e atualmente nada apresentava. Ao exame, a paciente apresentava lesões vesiculopapulares disseminadas, mesmo em áreas que não foram picadas.

Evolução: Foi diagnosticado estrófulo, prescrito anti-histamínico oral e feita orientação para uso de repelente prévio em situações semelhantes.

Discussão: A paciente apresentou estrófulo, que é uma reação exacerbada à picada de insetos. O morador da zona rural havia apresentado estrófulo quando criança. Com o passar do tempo e após várias picadas de inseto desde criança, deixou de ter a reação alérgica a picadas de pernilongo. Assim, depois de ter recebido repetidas baixas dosagens de determinantes antigênicos ou epítopos, passou a apresentar tolerância imunológica periférica, como mecanismo adaptativo, levando à ausência da hipersensibilidade.

QUESTÕES

1ª – O que é epítopo ou determinante antigênico?

2ª – O que é um carreador e onde costuma ser utilizado?

3ª – Por que a esplenomegalia pode indicar processo infeccioso mais intenso?

4ª – Qual o peso molecular dos alérgenos?

5ª – Qual o mecanismo imunológico da imunoterapia (administração de baixas doses repetidas de alérgeno)?

INTERAÇÃO ANTÍGENO E RESPOSTA ADAPTATIVA

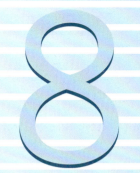

LOCAIS DA INTERAÇÃO ANTIGÊNICA

Os antígenos do sistema digestivo, respiratório e geniturinário encontram os linfócitos nos tecidos associados às mucosas, como placas de Peyer do digestivo ou os linfócitos subepiteliais. Os antígenos dos diferentes tecidos dirigem-se aos linfonodos, onde são combatidos por linfócitos. Os antígenos da circulação e do peritônio dirigem-se ao baço, onde encontram linfócitos. O tipo de resposta celular ou humoral predominante depende da defesa necessária para combater o antígeno. O predomínio de T e B, e de suas subpopulações, é também determinado pelo hospedeiro, na dependência de seu perfil imunológico.

Na resposta adaptativa humoral, o antígeno é reconhecido por anticorpos sintetizados por plasmócitos (linfócitos B com extrema diferenciação), enquanto na adaptativa celular os linfócitos T são responsáveis por tal reconhecimento (Figura 8.1).

As imunoglobulinas ou proteínas efetoras da resposta adaptativa humoral, ao se ligarem aos antígenos, passam a ser denominadas de anticorpos. No fragmento de ligação ao antígeno (Fab – *fragment antigen binding*), existe a região variável e, dentro desta, a hipervariável, a qual determina a especificidade do anticorpo ao antígeno. A região constante, formada pelas cadeias constantes, dá a atividade biológica da imunoglobulina, não se unindo diretamente ao antígeno. Na resposta adaptativa celular, mediada por linfócitos T, a união ao antígeno é mediada por receptor de célula T (TCR), sendo este TCR específico para o antígeno que determinou sua formação (Figura 8.2).

Na resposta adaptativa humoral, o epítopo (parte da molécula do antígeno que promove a resposta imunológica) une-se ao anticorpo por meio de sua parte <u>hipervariável</u>, também denominada região <u>determinante de complementaridade</u> (CDR) do anticorpo. Essa união pode ocorrer diretamente, sem necessidade de célula apresentadora (Figura 8.3).

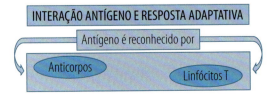

Figura 8.1. Interação entre epítopo antigênico e resposta adaptativa humoral (anticorpos) e celular (linfócitos T).

Figura 8.2. Na imunoglobulina, a especificidade ao antígeno é dada pela região hipervariável, contida na variável, a qual, por sua vez, faz parte do Fab. O TCR situa-se na superfície de linfócitos T e é responsável pela especificidade do linfócito T.

INTERAÇÃO ENTRE ANTÍGENO E RESPOSTA HUMORAL

Figura 8.3. A interação entre antígeno e resposta adaptativa humoral se dá pela união entre epítopo (parte do antígeno que promove a resposta imunológica) e CDR ou parte hipervariável do anticorpo (contida no Fab).

Na resposta celular, para que ocorra esse reconhecimento entre epítopo e TCR, é necessária a presença de célula apresentadora, a qual expressa antígenos leucocitários humanos (HLA). Epítopos, associados a HLA de célula apresentadora, podem ativar linfócitos T. Existem outras moléculas de adesão necessárias para tal ativação, que serão estudadas no capítulo 11 – Apresentação Antigênica (Figura 8.4).

Atualmente, sabe-se que a interação entre o antígeno e a resposta adaptativa, tanto humoral como celular, depende do componente genético de cada indivíduo, uma vez que as especificidades dos CDR de imunoglobulina e dos TCR de linfócitos T são geneticamente herdadas (Figura 8.5).

INTERAÇÃO ENTRE ANTÍGENO E RESPOSTA CELULAR

Figura 8.4. A interação entre antígeno e resposta adaptativa celular ocorre entre epítopo (parte do antígeno promotora da resposta imunológica) e TCR, necessitando da associação do epítopo ao antígeno leucocitário humano (HLA) de uma célula apresentadora.

INTERAÇÃO ENTRE ANTÍGENO E RESPOSTA ADAPTATIVA

Figura 8.5. O componente genético do indivíduo predetermina o determinante de complementaridade do anticorpo a ser sintetizado e o TCR a ser expresso por linfócitos T.

VALÊNCIA DAS IMUNOGLOBULINAS

A IgG, a maior parte da IgA sérica, a IgE e a IgD, assim como a IgM de superfície, são monômeros, sendo, portanto, bivalentes: apresentam dois locais de união ao antígeno, ou seja, duas regiões hipervariáveis ou determinantes de complementaridade (CDR) (Figura 8.6).

A IgA secretora é na quase totalidade um dímero e, portanto, tetravalente, podendo se unir a quatro antígenos (Figura 8.7). A IgM plasmática, por sua vez, sendo um pentâmero, teoricamente é decavalente, o que nem sempre ocorre: as regiões da dobradiça, ricas em hidroxiprolina, sendo próximas entre si, nem sempre podem passar da forma de um "Y" para a forma de um "T", por questão espacial, como costuma acontecer com imunoglobulinas monoméricas e, dessa forma, nem sempre é possível a união a dez antígenos (Figura 8.8).

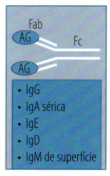

Figura 8.6. Os monômeros IgG, IgA sérica, IgE, IgD e IgM de superfície são anticorpos bivalentes.

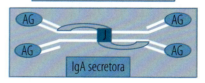

Figura 8.7. A maior parte da IgA secretora é um dímero tetravalente.

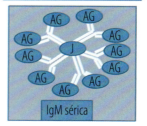

Figura 8.8. A IgM sérica é um pentâmero e teoricamente decavalente.

CARACTERÍSTICAS DA UNIÃO ANTÍGENO--ANTICORPO

Trata-se de uma união reversível, não covalente, sem características chave-fechadura. Isso é decorrente do fato de que não há apenas um anticorpo para cada antígeno, inexistindo fusão entre ambos (Figura 8.9).

As forças envolvidas por essa interação são sequenciais e diretamente proporcionais à distância entre o antígeno e o anticorpo. As principais forças de atração são, sequencialmente: forças hidrofóbicas, eletrostáticas, hidrogeniônicas e de Van der Walls (Figura 8.10).

As forças hidrofóbicas são responsáveis por mais da metade da interação, com atuação importante, porque os antígenos e os anticorpos comportam-se como hidrofóbicos, afastando complexos hidrofílicos e atraindo-se entre si. Após essa interação, estando antígenos e anticorpos mais próximos, podem ser acionadas as forças eletrostáticas, unindo grupos ionizados com cargas eletricamente opostas. Havendo, ainda, maior proximidade entre antígeno e anticorpo, podem ter sequência as forças hidrogeniônicas, dadas por pontes de hidrogênio entre átomos de antígeno e de anticorpo. Essas são mais fracas, porém importantes pela grande quantidade com que surgem. Por último, sete vezes inversamente proporcionais a distância, aparecem forças de Van der Walls, decorrentes da união entre nuvens de elétrons com cargas elétricas opostas entre antígeno e anticorpo.

CARACTERÍSTICAS DA UNIÃO ANTÍGENO-ANTICORPO

- Não é chave-fechadura
- Não há fusão AG-AC
- É reação reversível

Figura 8.9. As características da união antígeno-anticorpo são importantes, porque existem vários anticorpos para um mesmo antígeno, permitindo a união ao anticorpo que melhor defenda o organismo.

FORÇAS ATRATIVAS DA UNIÃO ANTÍGENO-ANTICORPO

1) Forças hidrofóbicas
   Mais da metade da força total
2) Forças eletrostáticas
   União entre grupos ionizados
   com cargas elétricas opostas
3) Forças hidrogeniônicas
   Pontes de hidrogênio entre átomos
4) Forças de Van der Waals
   Interação entre nuvens de elétrons

Figura 8.10. Os quatro tipos de forças que unem antígeno e anticorpo: ocorrem sequencialmente, à medida que antígeno e anticorpo se aproximam.

AFINIDADE E AVIDEZ

A afinidade é a força total resultante entre um epítopo e seu determinante de complementaridade, mensurável pelas membranas que separam antígeno e anticorpo. Uma união pode ter afinidade alta ou baixa, dependendo da dimensão das forças que sobre ela atuam. Para um mesmo epítopo, a imunidade humoral promove a formação de vários anticorpos, provenientes de diferentes plasmócitos, prevalecendo a formação do anticorpo que apresente maior afinidade.

A avidez resulta da soma de todas as afinidades existentes entre antígeno e anticorpo, ou seja, é o resultado das forças de união entre todos os epítopos de um antígeno e seus determinantes de complementaridade. A avidez define melhor se uma interação é fraca ou forte, podendo também ser mensurada (Figura 8.11).

AFINIDADE E AVIDEZ DA UNIÃO ANTÍGENO-ANTICORPO

AFINIDADE
É a força resultante da união entre um epítopo e seu determinante de complementaridade

AVIDEZ
É a soma das diversas afinidades (quando existem vários epítopos)

Figura 8.11. Conceitos de afinidade e de avidez.

PODER ANTIGÊNICO

O poder antigênico é a capacidade que um antígeno tem de determinar maior ou menor intensidade da resposta imunológica, ou seja, capacidade de induzir o nível de resposta imunológica (Figura 8.12).

PODER ANTIGÊNICO

É a capacidade do antígeno em determinar a intensidade da resposta imunológica

Figura 8.12. Conceito de poder antigênico.

As características antigênicas fazem com que um antígeno apresente maior ou menor poder antigênico. Entre os antígenos com alta capacidade antigênica encontram-se os antígenos proteicos ou com estrutura complexa, os que apresentam maior avidez; antígenos com peso molecular acima de 100.000 daltons ou 100 kDa determinam elevada resposta imunológica, enquanto os de peso molecular entre 5 e 50 kDa muitas vezes se comportam como alergênicos, por desencadear respostas específicas exacerbadas. São ainda antígenos de alto poder antigênico os resistentes a mudanças de temperatura, aos ácidos, às enzimas, à desnaturação, e os microrganismos vivos. Os antígenos lineares podem determinar intensa resposta imunológica quando seus epítopos forem resistentes. Os antígenos tridimensionais têm alto poder antigênico quando apresentam vários determinantes antigênicos, podendo, entretanto, perder seus epítopos após mudanças de conformação. Um antígeno administrado por via intraperitoneal ou endovenosa tem maior poder antigênico do que quando utilizado por via oral ou subcutânea em doses equivalentes (Figura 8.13).

ANTÍGENOS COM ALTO PODER ANTIGÊNICO

- Proteicos ou com estrutura complexa
- Alta avidez
- Com peso molecular entre 5 e 70 kDa
  - podem ser alergênicos
  (resposta imunológica exacerbada)
- Termoestáveis
- Resistentes aos ácidos, às enzimas, à desnaturação
- Antígenos lineares com epítopos resistentes
- Antígenos tridimensionais com vários epítopos
- Administrados por via intraperitoneal ou endovenosa

Figura 8.13. Características de antígenos com alto poder antigênico.

DIVERSIDADE

Diversidade é a capacidade de os linfócitos apresentarem grande número de diferentes receptores antigênicos. Burnet, em 1959, postulou que a diversidade de anticorpos ocorre durante a vida fetal, mediante processos aleatórios com mutações somáticas, culminando com a lise de plasmócitos produtores de anticorpos autorreativos e a existência de repertório de anticorpos desde o nascimento, ganhando posteriormente o prêmio Nobel.

Repertório linfocitário refere-se ao número total de clones de linfócitos com diferentes especificidades antigênicas. Acredita-se que um adulto apresente cerca de 10^7 a 10^9 clones de linfócitos para epítopos diferentes.

DIVERSIDADE DE TCR

Na grande maioria, o TCR é formado por cadeia α (com segmentos VDJ) e cadeia β (segmento VJ). A síntese de tais cadeias é resultante de uma combinação aleatória de DNA de múltiplos segmentos de genes VDJ nos timócitos: há uma recombinação gênica ou diversidade combinatória. Os genes ativadores da recombinação (RAG-1 e RAG-2) codificam proteínas que permitem a recombinação V(D)J. O resultado final é uma grande diversidade de TCR em cada indivíduo. Na ausência de RAG-1 e RAG-2 (síndrome de Omenn), não há

formação de TCR e de imunoglobulinas de superfície: tanto os linfócitos T como os B permanecem imaturos (Figura 8.14).

A especificidade antigênica nos receptores de células T encontra-se principalmente nas diferenças sequenciais de aminoácidos da região variável das cadeias glicopolipeptídicas α e β ou γ e δ.

DIVERSIDADE DE TCR

É dada por recombinações gênicas no timo mediadas por proteínas codificadas pelos genes ativadores da recombinação (RAG-1 e RAG-2)

Formação de diferentes cadeias α e β do TCR

Diversos TCR

Figura 8.14. A diversidade de TCR é resultante da recombinação gênica individual que codifica as cadeias α e β formadoras do TCR.

DIVERSIDADE DE ANTICORPOS

Brunet propôs que um tipo de linfócito dá origem ao anticorpo com a mesma especificidade do anticorpo que apresenta em sua superfície; o anticorpo da superfície celular reconhece o antígeno, resultando na proliferação de um único clone celular desses linfócitos antigenicamente comprometidos. Madawar confirmou a teoria da seleção clonal, ganhando, ambos, o prêmio Nobel. Tonegawa propôs que o genoma contém a informação para a síntese de grande diversidade de moléculas de anticorpos, demonstrando a geração e a combinação de anticorpos, estudos que resultaram no prêmio Nobel de 1987.

Durante o desenvolvimento de linfócitos B nos órgãos centrais, há grande variedade de rearranjos gênicos no DNA individual, resultando na codificação de cadeias leves (VJ) e pesadas (VDJ) da IgM de superfície. Tal recombinação gênica é feita por enzimas recombinases, codificadas por RAG-1 e RAG-2. Enzimas recombinases reconhecem sequências de nucleotídeos, aproximando-as e clivando-as a partir de seu domínio endonuclease. Além da recombinação gênica, ocorrem altas taxas de mutações no gene codificador da imunoglobulina nos órgãos linfoides centrais: é a hipermutação central.

Existe, ainda, uma hipermutação somática periférica adicional, ou seja, ocorre um rearranjo gênico adicional após os linfócitos B encontrarem o antígeno nos órgãos linfoides periféricos. A hipermutação adicional ocorre quando um linfócito B reconhece o antígeno, por meio da parte hipervariável da IgM de superfície. Há uma tentativa de formação de B produtor de anticorpos com alta afinidade pelo processo de "maturação de afinidade". Os mutantes com baixa afinidade são descartados e os de alta afinidade são importantes na defesa, além de permanecerem como B de memória. Durante sucessivas respostas adaptativas prevalecem os B de memória, que, após estímulo antigênico, são produtores de anticorpos com maior afinidade.

Assim, um antígeno promove a formação de anticorpos, iniciando-se sempre por IgM, a qual, como resposta imunológica adaptativa, leva a tentativas em gerar IgM de maior afinidade, resultando na formação de mais do que uma IgM para o mesmo epítopo. O resultado é a síntese de imunoglobulina de alta afinidade, a qual permanece unida por maior tempo ao antígeno. Os próximos encontros com o mesmo antígeno induzem linfócitos B a serem produtores de imunoglobulina cada vez com maior afinidade.

A resultante desses rearranjos e hipermutações é uma série de especificidades para os diferentes antígenos, denominada repertório de anticorpos ou de imunoglobulinas. Os rearranjos são mantidos para as imunoglobulinas sintetizadas por plasmócitos, isto é, a parte hipervariável da IgM de membrana é mantida por todas as imunoglobulinas sintetizadas por determinado plasmócito, mesmo após mudança de classe da imunoglobulina.

Trata-se da adaptação do sistema imunológico em produzir a imunoglobulina mais eficiente contra determinado antígeno. Esse mecanismo é, então, resultante da diversidade central, da hipermutação central e periférica para a imunoglobulina (Figura 8.15).

Os novos anticorpos são resultantes das variações da sequência de aminoácidos que compõem a região hipervariável do primeiro anticorpo. Forma-se uma rede denominada idiotípica anti-idiotípica ou rede imunológica. A rede finaliza quando se esgotam as recombinações: o último anticorpo formado tem a mesma sequência polipeptídica do primeiro, situação que exige a formação de, no mínimo, três novos anticorpos. Assim, tanto o primeiro como o último anticorpo formado combaterão diretamente o antígeno, o qual será eliminado, finalizando a resposta humoral (Figura 8.17). O fenômeno é conhecido como teoria de Niels Jerne e é comprovado laboratorialmente.

Alterações na rede idiotípica anti-idiotípica podem perpetuar a resposta imunológica humoral, contribuindo com o aparecimento de doenças autoimunes e de hipersensibilidades humorais (Figura 8.18).

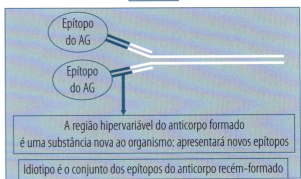

Figura 8.16. Idiotipo é o conjunto de regiões determinantes de complementaridade, que atuam como epítopos, entre um conjunto de anticorpos formados.

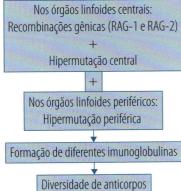

Figura 8.15. A diversidade de anticorpos é resultante da recombinação gênica individual que codifica a imunoglobulina de superfície e das elevadas taxas de mutações (hipermutações) que ocorrem tanto em órgãos linfoides centrais como em periféricos, e nos últimos as hipermutações ocorrem após o encontro com o antígeno, aumentando a afinidade do anticorpo.

REDE IDIOTÍPICA ANTI-IDIOTÍPICA OU REDE IMUNOLÓGICA

Quando um anticorpo é formado, na verdade trata-se de uma molécula desconhecida até então pelo organismo, e a região hipervariável atuará como novo epítopo. O conjunto de epítopos apresentados pelo anticorpo é denominado idiotipo (Figura 8.16).

O idiotipo ativa linfócitos B para produzirem um segundo anticorpo, dirigido contra o primeiro (antianti-idiotipo).

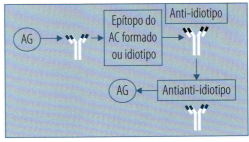

Figura 8.17. Rede idiotípica anti-idiotípica imunológica: um primeiro anticorpo leva à formação de um segundo, e assim sucessivamente. O último anticorpo formado tem a mesma estrutura do primeiro, e ambos combaterão o antígeno, eliminando-o e cessando a resposta humoral.

ALTERAÇÕES DA REDE IDIOTÍPICA

- Reações de hipersensibilidade (alergias)
- Doenças autoimunes

Figura 8.18. Consequências de alterações na rede idiotípica anti-idiotípica.

EXEMPLOS CLÍNICOS

Caso 1. Paciente de 22 anos, do gênero feminino, apresentava vômitos e diarreia com estrias de sangue há dois dias, sem aparecimento de febre. Ao exame, encontrava-se em bom estado geral, sem alterações aparentes.

Evolução: Colhida coprocultura e administrado medicamento antiemético, com observação domiciliar e retorno em dois dias. O exame de fezes revelou *Salmonella typhi*. No retorno, apresentava-se bem, tendo cessado a diarreia.

Discussão: A paciente parece ter apresentado boa defesa imunológica, acreditando-se que os mecanismos imunológicos desenvolvidos tenham sido eficazes, tornando o processo autolimitado. Assim, inicialmente deve ter ocorrido uma resposta inata, que pode ter sido insuficiente, pois a *Salmonella typhi* necessita de defesa adaptativa humoral para combater as toxinas produzidas. Provavelmente, houve formação de anticorpos de alta avidez, quer fossem predominantemente IgA ou IgM ou IgG, uma vez que todas essas classes têm capacidade antitoxigênica. Houve reconhecimento antigênico por IgM de superfície de linfócitos B. Essa IgM apresenta especificidade antigênica própria em sua região hipervariável, dada pela diversidade combinatória e juncional predeterminada em órgãos linfoides centrais. Após o contato inicial, houve uma tentativa de produção de anticorpos com afinidade maior, para melhor combater o antígeno. Cada anticorpo foi específico para cada epítopo, prevalecendo a união de maior afinidade, ou seja, predomínio de determinado anticorpo entre os diversos produzidos para aquele epítopo (maturação da afinidade).

Caso 2. Paciente com 23 anos, do gênero masculino, apresentava há quatro meses história de tosse produtiva, febre baixa esporádica no final da tarde e discreto emagrecimento. O questionamento sobre epidemiologia para tuberculose revelou que havia um morador da mesma casa em tratamento para tuberculose, há seis meses. Foram solicitados exames que mostraram a presença de bacilo de Koch (BK) no escarro.

Evolução: Iniciado esquema tríplice, com rápida melhora do quadro.

Discussão: A rápida melhora sugere defesa imunológica adequada. Microrganismos intracelulares necessitam de resposta imunológica inata inicial por monócitos/macrófagos e, no caso de *Mycobacterium tuberculosis*, resposta adaptativa celular. O paciente em questão deve ter linfócitos T com TCR de alta especificidade aos epítopos de *Mycobacterium tuberculosis*, especificidade essa dada principalmente pela diversidade combinatória e juncional no órgão linfoide central. As demais moléculas de adesão e as citocinas necessárias para ativação de linfócitos T citotóxicos e T auxiliares tipo 1 também devem estar perfeitamente funcionantes para maior ativação de linfócitos T e de monócitos/macrófagos.

QUESTÕES

1ª – Quais os locais de união entre antígenos e anticorpos?

2ª – Por que, na maioria das vezes, um antígeno tridimensional apresenta maior poder antigênico?

3ª – Qual a valência de união das classes IgG, IgA secretora e IgM?

4ª – Existe apenas um anticorpo para um epítopo?

5ª – Como é dada a diversidade de anticorpos?

MOLÉCULAS DE ADESÃO

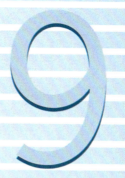

CONCEITO

Moléculas de adesão do sistema imunológico são moléculas expressas na superfície de células imunológicas e em células de outros sistemas, que permitem a interação entre as diferentes células. A união entre as células por meio das moléculas de adesão possibilita a resposta imunológica, ativando ou inibindo tal resposta. Assim, as moléculas de adesão são essenciais para a atuação do sistema imunológico (Figura 9.1).

Figura 9.1. As moléculas de adesão do sistema imunológico são expressas na superfície de células do sistema imunológico e de outros sistemas, unindo-se entre si e ativando ou inibindo a resposta imunológica.

LIGANTES E RECEPTORES DE MOLÉCULAS DE ADESÃO

As moléculas de adesão são consideradas ligantes que se unem a receptores, também denominados correceptores. Como as moléculas de adesão unem-se entre si, ora são ligantes, ora são receptores ou correceptores. Há tendência a se utilizar só o termo "ligante", mas isso ainda não ocorre. Os ligantes unem-se sempre aos mesmos receptores, ou seja, dois ligantes unem-se sempre entre si (Figura 9.2).

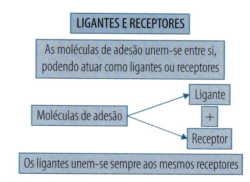

Figura 9.2. As moléculas de adesão podem atuar como ligantes ou como receptores. Os ligantes unem-se sempre aos mesmos receptores.

APARECIMENTO DAS MOLÉCULAS DE ADESÃO

Em condições habituais, as células imunológicas estão afastadas, situação referida como células em repouso. As células em repouso circulam pelo sangue e linfa ou localizam-se nos órgãos e tecidos. Em tais condições, baixas expressões das moléculas de adesão e cargas negativas existentes nas membranas celulares diminuem a aproximação entre essas células (Figura 9.3).

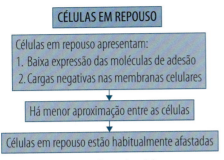

Figura 9.3. Estão descritas as características das células em repouso.

Quando há um antígeno em determinado local, as células das proximidades aumentam a expressão de moléculas de adesão nas superfícies celulares e várias membranas celulares sofrem mudança em sua carga elétrica, tornando-se positivas, fatos que permitem a aproximação das diferentes células. É o início de um processo de defesa, ou seja, a união entre moléculas de adesão e seus receptores oferece como resultado uma resposta imunológica (Figura 9.4).

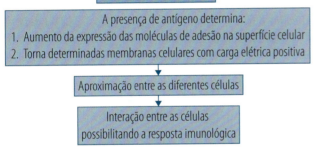

Figura 9.4. Modificações apresentadas pelas células na presença de antígenos.

CLASSIFICAÇÃO DAS MOLÉCULAS DE ADESÃO

Existe um grande número de moléculas de adesão com estruturas e funções semelhantes, daí serem referidas como superfamílias. São divididas essencialmente quanto à estrutura que apresentam. As principais moléculas de adesão são classificadas como: superfamília das imunoglobulinas, superfamília das integrinas e família das selectinas. Suas principais funções serão descritas neste capítulo, mas provavelmente melhor entendidas nos três próximos capítulos, nos quais serão estudadas as funções dessas moléculas (Figura 9.5).

CLASSIFICAÇÃO DAS MOLÉCULAS DE ADESÃO

A. Superfamília das imunoglobulinas
B. Superfamília das integrinas
C. Família das selectinas

Figura 9.5. As principais moléculas de adesão são classificadas em três grandes famílias, conforme a estrutura que apresentam.

A. SUPERFAMÍLIA DAS IMUNOGLOBULINAS

São moléculas de adesão formadas por duas cadeias polipeptídicas leves e duas pesadas, unidas por pontes dissulfídicas, com regiões variáveis e constantes. Assim, apresentam estrutura semelhante à das imunoglobulinas, daí a denominação.

1º) Receptor de célula T (TCR)

O TCR localiza-se na superfície de linfócitos timo-dependentes (células T), dando a especificidade ao linfócito. Seus receptores são antígenos peptídicos associados às moléculas de adesão antígenos leucocitários humanos (HLA) – proteínas codificadas por MHC (*major histocompatibility complex*) ou CPH (complexo principal de histocompatibilidade) de células. Como resultado dessa interação entre TCR e peptídeo associado à HLA, há apresentação antigênica e ativação de células T (Figura 9.6).

A. SUPERFAMÍLIA DAS IMUNOGLOBULINAS
TCR, CD3, CD4, CD8, CD19, CD20, HLA, LFA-2 e 3, ICAM, VCAM

1º) TCR
Receptor de célula T (TCR)
TCR encontra-se em linfócitos timo-dependentes (T) → Ligante: peptídeo antigênico associado ao HLA
Ativação de linfócitos T

Figura 9.6. O TCR participa da ativação de linfócito T ao se unir a peptídeo antigênico associado a HLA. HLA são proteínas codificadas por MHC da célula apresentadora do peptídeo antigênico.

O TCR é constituído por duas cadeias glicopolipeptídicas (alfa e beta) α e β (TCR 1), com parte intracitoplasmática e transmembrânica, sendo a maior parte extracitoplasmática. Apresenta uma porção carboxiterminal constante e uma aminoterminal variável. As cadeias α contêm dois segmentos Vα e Jα (variável e de junção). As cadeias β são formadas por três segmentos: Vβ, Dβ e Jβ (variável, de diversidade e de junção). As cadeias α e β apresentam ainda segmentos constantes Cα e Cβ (Figura 9.7). No segmento variável, há uma parte hipervariável, grande responsável pela diversidade dos linfócitos T. Os mecanismos de rearranjos gênicos para TCR são análogos aos das imunoglobulinas, e as enzimas utilizadas para a codificação das cadeias glicopolipeptídicas de TCR são as mesmas ou semelhantes às da síntese de imunoglobulinas. As outras duas cadeias glicopolipeptídicas (gama e delta) γ e δ (TCR 2) relacionam-se especialmente à defesa contra superantígenos. Os TCR α e β estão presentes na maioria dos linfócitos e são MHC restritos, enquanto TCR γ e δ são a minoria, estão presentes principalmente em linfócitos de mucosas e de pele e independem da apresentação por MHC, ou seja, podem ser ativados diretamente por antígenos. Os linfócitos αβ representam bem a imunidade adaptativa, enquanto os linfócitos γδ apresentam pequena especificidade antigênica, como a existente na imunidade inata.

Na porção intracitoplasmática, o TCR une-se às cadeias zeta (ζ), as quais possuem sequências de aminoácidos denominadas "motivos (sítios) ativadores baseados nos imunorreceptores de tirosina" (ITAM), responsáveis pela sinalização de linfócitos T.

Existem clones de linfócitos com TCR específicos para determinada resposta imunológica, com predisposição genética para a especificidade linfocitária, ou seja, o indivíduo já nasce com capacidade de defesa mediada por linfócitos T para determinados antígenos.

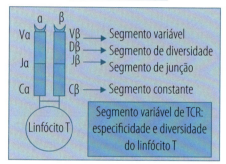

Figura 9.7. Estrutura e função do receptor de célula T: os TCRαβ estão presentes na maioria dos linfócitos, enquanto os TCRγδ aparecem principalmente em linfócitos de pele e de mucosas.

2º) CD3

Considera-se que o complexo TCR seja formado pelas moléculas de adesão CD3 e TCR, associado às proteínas zeta (ζ). Essas moléculas estão unidas entre si de forma não covalente e atuam em conjunto. Não há ativação de linfócitos T na ausência de CD3 e de TCR (Figura 9.8).

O CD3 (grupamento de diferenciação – *cluster of differentiation*) é formado por duas cadeias polipeptídicas: γ e ε ou δ e ε. Apresenta ITAMs na sua parte intracitoplasmática, os quais atuam na ativação de linfócitos T.

3º) CD4 e CD8

O CD4 está presente na superfície de linfócitos T auxiliares, caracterizando-os como células CD4 positivas. Os receptores de CD4 são peptídeos antigênicos associados a antígenos leucocitários humanos classe II (HLA II), existentes na superfície de células apresentadoras de antígeno (Figura 9.9).

O CD8 existe na superfície de linfócitos T citotóxicos, sendo, assim, células CD8 positivas. Seus receptores são peptídeos antigênicos associados a antígenos leucocitários humanos classe I (HLA I) de célula apresentadora (Figura 9.9).

As moléculas de adesão CD4 e CD8 da superfamília das imunoglobulinas fazem parte da ativação de linfócitos T auxiliares e T citotóxicos, respectivamente.

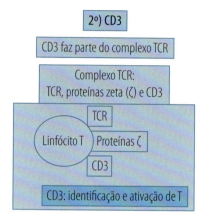

Figura 9.8. *Cluster of differentiation 3* (CD3) faz parte do "complexo TCR". São constituintes do complexo TCR: a molécula TCR, CD3 e proteínas zeta (ζ). O complexo TCR une-se a peptídeo antigênico associado ao HLA de célula apresentadora.

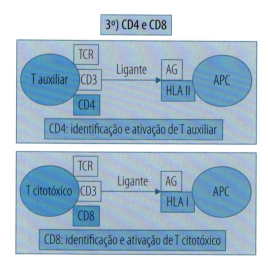

Figura 9.9. As moléculas de adesão CD4 e CD8 localizam-se na superfície celular de T auxiliar e citotóxico, respectivamente, fazendo parte de sua identificação. Unem-se, respectivamente, a HLA II e HLA I da célula apresentadora, participando da ativação de linfócitos T auxiliares (CD4+) e T citotóxicos (CD8+).

4º) CD19 e CD20

CD19 encontra-se na superfície celular de linfócitos B, atuando como correceptores antigênicos de B. O receptor de células B (BCR) é formado por IgM de superfície, cadeias de superfície Igα e Igβ. Na presença de BCR, IgD de superfície e dos correceptores CD19, além de CD21 e CD81 há diferenciação final e ativação de linfócitos B (Figura 9.10).

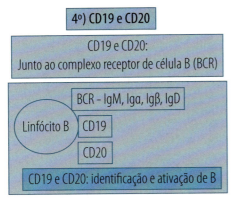

Figura 9.10. A moléculas de adesão CD19 encontra-se junto ao BCR, que é formado por: IgM de superfície, cadeias Igα e Igβ, IgD de superfície. CD19 identifica linfócitos B (CD19+ ou CD20+) e participa de sua ativação.

5º) Antígenos leucocitários humanos classe I e classe II (HLA I e II)

Os HLA I e II são proteínas da superfície celular codificadas por MHC ou CPH. HLA são consideradas moléculas de adesão no contexto de apresentação antigênica.

O MHC é um conjunto de *loci* gênicos ligados e localizados no cromossomo 6 do ser humano. As variantes gênicas que ocupam um *locus* são denominadas alelos. Os genes do MHC são o sistema genético de maior polimorfismo conhecido. O MHC pode ser classe I ou II, e as proteínas codificadas – HLA – são classe I ou II. Os HLA I e II são expressos na superfície de diversas células, sendo importantes em células apresentadoras de antígenos (Figura 9.11).

O HLA classe I é formado por uma cadeia glicopolipeptídica pesada α associada à β2-microglobulina, a qual é codificada por gene do cromossomo 15. O HLA classe II é constituído por duas cadeias glicopolipeptídicas α e β. As duas classes apresentam segmentos constantes e variáveis, de forma análoga às imunoglobulinas. Entre os segmentos variáveis de HLA, forma-se uma fenda, a qual pode abrigar peptídeos antigênicos (Figura 9.12).

Os peptídeos antigênicos associados a HLA I e II de células apresentadoras unem-se à molécula de adesão TCR em linfócitos T, participando, respectivamente, da ativação de linfócitos CD8+ e CD4+ (Figura 9.13).

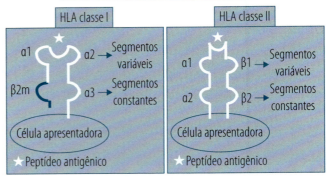

Figura 9.12. O HLA classe I é constituído por uma cadeia glicopolipeptídica-α (codificada por MHC do cromossomo 6) associada a uma β2-microgluina (esta codificada pelo cromossomo 15). O HLA II é formado por duas cadeias glicopolipeptídicas α e β. Entre os dois segmentos variáveis α1 e α2 de HLA I, assim como α1 e β1 de HLA II, forma-se uma fenda que abriga peptídeo antigênico a ser apresentado ao linfócito T.

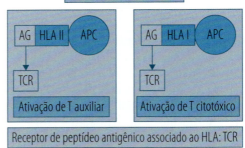

Figura 9.13. Peptídeo antigênico associado ao HLA classe II participa da apresentação desse antígeno ao TCR, promovendo a ativação de linfócito T auxiliar. O mesmo ocorre ao peptídeo associado ao HLA classe I em relação a T citotóxico.

6º) Antígenos-2 e 3 associados à função leucocitária (LFA-2 e LFA-3)

O antígeno-1 associado à função leucocitária (LFA-2 ou CD2) é expresso em linfócitos T, enquanto LFA-3 encontra-se em

Figura 9.11. Os HLA são proteínas da superfície celular codificadas pelo conjunto de genes MHC ou CPH localizados no cromossomo 6.

células apresentadoras de antígeno (APCs). As duas moléculas de adesão são ligantes entre si, ou seja, LFA-2 de linfócito T une-se ao LFA-3 de APC, participando na ativação de T (Figura 9.14).

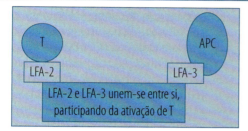

Figura 9.14. O antígeno-2 associado à função leucocitária (LFA-2 ou CD2) encontra-se na superfície de linfócitos T, enquanto LFA-3 é expresso em APC. A união entre LFA-2 a LFA-3 contribui para a ativação de T.

7º) Moléculas-1 e 2 de adesão intercelular (ICAM-1 e ICAM-2)

Moléculas-1 e 2 de adesão intercelular (ICAM-1 e ICAM-2) encontram-se em APCs e em células endoteliais vasculares. ICAM-1 e 2 de células endoteliais unem-se a uma $\beta 2$-integrina (LFA-1) de leucócitos, firmando a união entre esses dois tipos de células, com posterior saída de leucócitos da circulação. ICAM-1 expressa em APC e unida à LFA-1 de linfócitos T contribui para a ativação de T (Figura 9.15).

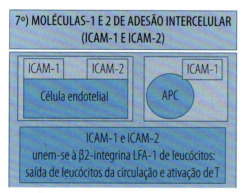

Figura 9.15. As moléculas-1 e 2 de adesão intercelular (ICAM-1 e 2) são expressas por células endoteliais, contribuindo com a saída de leucócitos da circulação. A ICAM-1 é expressa também por APC, participando da ativação de T. O receptor dessas moléculas é uma $\beta 2$-integrina – o antígeno-1 associado à função leucocitária (LFA-1), expresso por leucócitos.

8º) Molécula de adesão da célula vascular (VCAM)

A VCAM está presente em células endoteliais vasculares e tem como principal receptor a $\beta 1$-integrina VLA (ativação muito tardia – *very late antigen*). Promove a migração transendotelial final de leucócitos, completando a saída dessas células da circulação sanguínea (Figura 9.16).

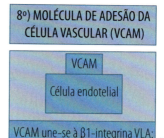

Figura 9.16. A molécula de adesão da célula vascular (VCAM) encontra-se em células endoteliais, participando da saída de leucócitos da circulação, após união à molécula antígeno de ativação muito tardia – *very late activation antigens* (VLA) de leucócitos.

B. SUPERFAMÍLIA DAS INTEGRINAS

1º) Antígeno-1 associado à função leucocitária (LFA-1)

A $\beta 2$-integrina LFA-1 (antígeno-1 associado à função leucocitária) está presente em leucócitos e é formada por CD11a/CD18. A LFA-1 une-se à molécula de adesão da superfamília das imunoglobulinas, a molécula-1 de adesão intercelular (ICAM-1), da célula endotelial ou da célula apresentadora antigênica, propiciando a união do leucócito ao endotélio ou a apresentação antigênica a linfócitos T. Liga-se também à ICAM-2 da célula endotelial (Figura 9.17).

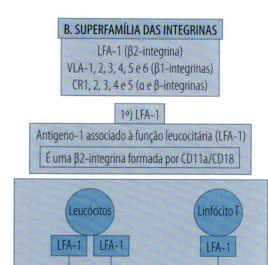

Figura 9.17. O antígeno-1 associado à função leucocitária (LFA-1) encontra-se em leucócitos, permitindo a saída de leucócitos da circulação e a ativação de linfócitos T. Os receptores para LFA-1 são as moléculas-1 e 2 de adesão intercelular (ICAM 1 e 2) encontradas em células endoteliais e em células apresentadoras antigênicas.

2º) Antígenos-1, 2, 3, 4, 5, 6 e 7 de ativação muito tardia (very late activation antigens) (VLA-1, VLA-2, VLA-3, VLA-4, VLA-5, VLA-6 e VLA-7)

Os antígenos-1, 2, 3, 4, 5, 6 e 7 de ativação muito tardia são β1-integrinas com cadeias α1 a α7 (α1β1, α2β1, α3β1, α4β1, α5β1, α6β1 e α7β1 ou CD29). Encontram-se na superfície de leucócitos e seus receptores são VCAM. A união entre VLA e VCAM resulta na saída de leucócitos da circulação para o interstício (Figura 9.18).

VLA-7 une-se ao epitélio de mucosas por meio do receptor MadCAM-1 (molécula-1 de adesão celular da adressina da mucosa), possibilitando a passagem de leucócitos para o lúmen.

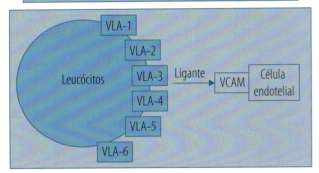

Figura 9.18. As moléculas de antígenos de ativação muito tardia – *very late activation antigens* (VLA) são β1-integrinas encontradas na superfície de leucócitos que se unem à molécula de adesão da célula vascular (VCAM) do endotélio, resultando na saída de leucócitos da circulação para o interstício.

3º) Receptores tipo 1, 2, 3, 4 e 5 do complemento (CR1, CR2, CR3, CR4 e CR5)

CR1, CR2, CR3, CR4 e CR5 são glicoproteínas receptoras para componentes do sistema complemento. São α e β-integrinas. Uma das principais ações desses receptores é a promoção da opsonização, após se unirem a C3b.

CR1 (CD35 ou C3bR/C4bR) encontra-se, sobretudo, em fagócitos. Une-se a antígenos revestidos por C3b ou C4b, possibilitando a opsonização. Regula a ativação do sistema complemento.

CR2 (CD21 ou C3bR) é molécula da superfície de linfócitos B, que ativa B ao formar complexo com CD81. É receptor para C3b, unindo-se a imunocomplexos. Atua ainda como receptor para *Epstein-Barr virus*.

CR3 (CD11b/CD18) ou Mac-1 (antígeno macrofágico-1) e CR4 (CD11c/CD18) estão distribuídas especialmente em neutrófilos, monócitos/macrófagos e células *natural killers* (NK). São receptores para C3b, propiciando a opsonização.

CR5 (CD88 ou C5aR) está presente em fagócitos e mastócitos, participando da degranulação de mastócitos pelo componente C5a (Figura 9.19).

3º) Receptores de complemento (CR1, CR2, CR3, CR4 e CR5)

Receptores para C3b (possibilitam a opsonização)
- CR1 (CD35)
- CR3 ou Mac-1 (CD11b/CD18)
- CR4 (CD11c)

Receptor para linfócito B e C3b
- CR2 (CD21)
- (ativação de B e união a imunocomplexos)

Receptor para C5a (degranulação de mastócitos)
- CR5 (CD88)

Figura 9.19. Os CR1, 2, 3, 4 e 5 são α e β-integrinas receptoras para componentes do complemento. CR1, CR3 e CR4 unidos a C3b permitem a opsonização; CR2 (CD21) participa da ativação de linfócitos B; CR5 unido a C5a medeia a degranulação de mastócitos por esse componente do complemento.

C. FAMÍLIA DAS SELECTINAS

As selectinas são monômeros contendo grupamentos aminoterminais, com propriedades semelhantes às das lectinas, que deram origem ao nome dessas moléculas de adesão. Tais grupamentos permitem a adesão das selectinas a carboidratos receptores.

A E-selectina (CD62E) ou *endotelial-leukocyte adhesion molecule-1* (ELAM-1) ou *leukocyte-endothelial cell adhesion molecule-2* (LECAM-2) é expressa em células endoteliais na presença de antígenos. A L-selectina (CD62L) ou *endotelial-leukocyte adhesion molecule-1* (LAM-1) ou *leukocyte-endothelial cell adhesion molecule-1* (LECAM-1) encontra-se em leucócitos e apresenta receptores no endotélio, mais especificamente na célula endotelial da vênula pós-capilar: são os proteoglicanos contendo sialil sulfatado, que fazem parte de outra família de moléculas de adesão, as adressinas. A P-selectina (CD62P) ou *platelet-activation-dependent granule external membrane protein* (PADGEM) inicialmente foi descrita em grânulos secretórios de plaquetas, sabendo-se agora que é expressa tanto em plaquetas como em leucócitos. As P e E-selectinas unem-se a sialil-Lewis X de neutrófilos (Figura 9.20).

A principal função das selectinas é a saída de leucócitos e plaquetas do vaso sanguíneo para o interstício, regulando o número dessas células na circulação. Há expressão de selectinas em leucócitos e endotélio 1 a 2 horas após a introdução de antígenos ou da síntese das citocinas IL-1 e TNF (Fator de Necrose Tumoral).

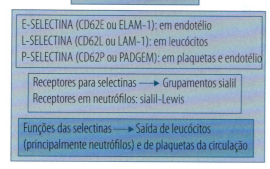

Figura 9.20. . As moléculas de adesão da família das selectinas são representadas por E, L e P-selectinas, que se encontram principalmente em endotélio, leucócitos e plaquetas/endotélio, respectivamente. Unem-se a grupamentos sialil de leucócitos ou de endotélio, possibilitando a saída de leucócitos e de plaquetas da circulação. As selectinas E, L e P são também denominadas respectivamente: *endotelial-leukocyte adhesion molecule-1* ou *leukocyte-endothelial cell adhesion molecule-2* (ELAM-1 ou LECAM-2), *endotelial-leukocyte adhesion molecule-1* ou *leukocyte-endothelial cell adhesion molecule-1* (LAM-1 ou LECAM-1) e *platelet-activation-dependent granule external membrane protein* (PADGEM).

FUNÇÕES GERAIS DAS MOLÉCULAS DE ADESÃO

Dentre as funções gerais das moléculas de adesão, destacam-se a migração transendotelial, a apresentação antigênica e a seleção clonal, temas que serão detalhados nos próximos capítulos.

EXEMPLOS CLÍNICOS

Caso 1. Paciente de 24 anos, do gênero feminino, apresentava tosse produtiva, dor torácica ao tossir e febre alta há dois dias. O exame clínico revelou estertores crepitantes em base esquerda e o exame radiológico mostrou opacidade em lobo inferior esquerdo. Feito diagnóstico de pneumonia lobar e prescrito antibiótico.

Evolução: Apresentou boa evolução, com desaparecimento da febre após dois dias de antibiótico e da tosse após sete dias.

Discussão: A paciente mostrou boa resposta imunológica após o tratamento com antibiótico. O agente etiológico mais comum de pneumonia em adultos hígidos é *Streptococcus pneumonia*. Contra essa bactéria encapsulada, a paciente necessita de ativação da resposta adaptativa humoral. Os anticorpos antipolissacarídeos (IgG2) revestem a bactéria, permitindo a opsonização. Para tanto, são necessárias a expressão de HLA em célula apresentadora e apresentação dele a linfócitos T auxiliares (com moléculas de superfície CD3/TCR/CD4). Os linfócitos T auxiliares ativados passam a cooperar com linfócitos B (CD19/CD21/CD81), os quais se diferenciam em plasmócitos produtores de IgG, na presença de IFN-γ. Assim, para ativação da resposta imunológica, é necessária a expressão dessas e de outras moléculas de adesão, sem as quais não há resposta adaptativa.

Caso 2: Paciente de 22 anos, do gênero masculino, com diagnóstico de tuberculose por contaminação com bacilo de Koch (BK) de paciente com AIDS (síndrome da imunodeficiência adquirida). Exames mostravam sorologia e PCR negativos para HIV (vírus da imunodeficiência humana) e exames imunológicos dentro da normalidade.

Evolução: Apresentou má evolução, sem resposta terapêutica ao tratamento de tuberculose com esquema tríplice habitual. Houve necessidade de alteração no tratamento para tuberculose, com melhora só após um mês.

Discussão: Pacientes com AIDS podem apresentar *Mycobacterium tuberculosis* resistente ao tratamento habitual de esquema tríplice para tuberculose. É possível que o paciente em questão que contraiu a tuberculose, apesar de não apresentar imunodeficiência, apresente *Mycobacterium tuberculosis* resistente. As cadeias α e β do TCR são codificadas por hipermutação central. O TCR tem como principal ação participar na ativação de linfócitos T. É possível que o TCR adquirido por meio da resposta adaptativa para BK ainda sem resistência bacteriana não seja tão eficiente para a ativação de linfócitos T contra bacilos resistentes, com menor defesa ao processo infeccioso. Acresce-se o fato de que vacinas utilizadas no momento podem ser originárias de bacilos não resistentes. Pode, ainda, aventar-se a hipótese de que, sendo a imunidade celular adquirida com a evolução, com o passar de gerações, novos TCRs sejam codificados, tornando os linfócitos mais efetivos contra micobactérias resistentes ao tratamento convencional.

QUESTÕES

1ª – As moléculas de adesão são necessárias para o sistema imunológico?

2ª – Qual o ligante do TCR (receptor de célula T)?

3ª – O que ocorre na falta de expressão de CD19 ou de CD20?

4ª – O que pode ocorrer na falta de expressão do grupamento sialil?

5ª – O que se está avaliando ao se solicitar a quantificação de de CD11a/CD18 (β2-integrina)?

MIGRAÇÃO TRANSENDOTELIAL

10

A migração transendotelial ou transmigração é o fenômeno pelo qual os leucócitos saem da circulação sanguínea, atravessando a parede dos vasos sanguíneos por entre as células endoteliais. A transmigração se dá em vasos de endotélio de vênulas pós-capilares ou de endotélio altamente especializado ou de endotélio alto (HEV – *high endothelial venules*), já existentes de órgãos linfoides periféricos ou recém-formadas em tecidos com processos infecciosos (Figura 10.1).

A transmigração acontece quando linfócitos antigenicamente comprometidos precisam deixar a circulação para defender contra antígenos presentes em tecidos ou interstício ou quando linfócitos *naïve* (sem comprometimento antigênico) devem popular órgãos linfoides secundários. A migração ocorre após a união de diversas moléculas de adesão, expressas por indução antigênica. Assim, na presença de antígenos, tanto leucócitos quanto células endoteliais passam a expressar moléculas de adesão, havendo união entre as moléculas expressas por estas células. Como consequência, os leucócitos que estavam até o momento circulando pela circulação sanguínea e que agora são necessários para a defesa imunológica unem-se às células endoteliais e deixam o vaso sanguíneo por entre essas células.

Migração transendotelial e quimiotaxia são fenômenos diferentes entre si. Transmigração refere-se à saída de leucócitos por entre células endoteliais. Quimiotaxia é a migração dirigida do leucócito ao antígeno ou o direcionamento reto do leucócito por meio de fatores quimiotáticos. Assim, a quimiotaxia ocorre após a transmigração.

MIGRAÇÃO TRANSENDOTELIAL DE LINFÓCITOS E EOSINÓFILOS

Linfócitos maduros antigenicamente comprometidos circulam constantemente pelo organismo, o que é um dado positivo para a defesa imunológica, pois sempre haverá tais células próximas ao local onde o organismo necessitar de defesa. Estima-se que, em cada hora, 1% a 2% dos linfócitos recirculem por todo o organismo, permitindo que grande quantidade de linfócitos antígeno-específicos entre em contato com os antígenos. Linfócitos *naïve* ou virgens, ou seja, sem contato prévio

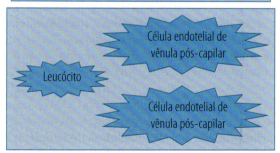

Figura 10.1. Na migração transendotelial ou transmigração, leucócitos deixam a circulação, passando por células endoteliais de vênulas de endotélio altamente especializado, como as vênulas de órgãos linfoides periféricos ou as vênulas recém-formadas em tecidos com processos infecciosos crônicos.

com o antígeno, também circulam, podendo popular os órgãos linfoides secundários.

Os linfócitos deixam a circulação principalmente através de vênulas pós-capilares ou de endotélio altamente especializado de linfonodos e de tecidos linfoides associados às mucosas. No baço, aparecem vênulas esplênicas funcionalmente semelhantes, com endotélio altamente especializado. Nos linfonodos, cerca de 25% de linfócitos podem deixar a circulação por essas vênulas. Em casos de infecções crônicas, nos tecidos afetados há o aparecimento de vênulas funcionais com epitélio especializado, permitindo melhor afluxo de linfócitos para tais locais.

Nas vênulas, os linfócitos apresentam menor velocidade, pois há menor turbulência, o que permite um período de maior contato dos linfócitos com o endotélio das vênulas. Além disso, as células de vênulas pós-capilares podem expressar grandes quantidades de moléculas de adesão. Tais fatos favorecem a transmigração de leucócitos.

A presença de antígenos faz com que linfócitos e células de vênulas pós-capilares expressem moléculas de adesão. Inicialmente, o linfócito expressa selectina-L (CD62L), também conhecida como LAM-1 (molécula-1 de adesão leucocitária). A selectina-L une-se a adressinas vasculares, as quais são moléculas de adesão e assim chamadas porque direcionam o tráfego de linfócitos (endereço). Entre as adressinas vasculares encontra-se a molécula de adesão GlyCAM-1 (molécula-1 glicano de adesão celular), que contém o grupamento sialil sulfatado. A selectina-L do linfócito une-se à porção sialil contida na GlyCAM-1 da célula vascular. Como consequência dessa união, o linfócito aproxima-se de células endoteliais. Essas moléculas de adesão apresentam baixa afinidade, o que permite que os linfócitos se liguem à célula endotelial e se desliguem dela, sucessivamente, podendo até mesmo retornar à circulação. Esse estágio é conhecido como "rolamento" do linfócito pelo endotélio. Assim, a selectina-L e a adressina vascular GlyCAM-1 iniciam um endereçamento (*homing*) e um rolamento para os linfócitos. Esse fenômeno é potencializado por interleucina-1 (IL-1) e Fator de Necrose Tumoral (TNF) (Figura 10.3).

Ao permanecerem estímulos antigênicos, linfócitos passam a expressar uma β2-integrina: LFA-1 (antígeno-1 associado à função leucocitária), constituído por grupamentos de diferenciação (CD11a/CD18). As células endoteliais expressam uma molécula da superfamília das imunoglobulinas, a ICAM-1 (molécula-1 de adesão intercelular). Outra molécula de LFA-1 pode se unir à ICAM-2, consolidando a união entre linfócito e célula endotelial (Figura 10.3).

Para finalizar a migração transendotelial, são expressas β1-integrinas em linfócitos: VLA-1, 2, 3, 4, 5 e 6 (antígenos 1 a 6 de ativação muito tardia ou integrinas α1β1 a α6β1). Essas β1-integrinas unem-se, sequencialmente, a várias moléculas VCAM (molécula de adesão da célula vascular) do endotélio. A VLA-4 é expressa em maiores quantidades durante a diferenciação de linfócitos em células efetoras. A ligação entre as integrinas VLA e VCAM torna estável a união dos linfócito à célula endotelial (Figura 10.4).

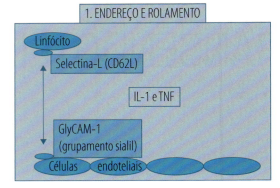

Figura 10.2. Linfócito expressa selectina-L, que se une ao grupamento sialil da adressina GlyCAM-1, expressa por células endoteliais vasculares. A união entre as duas moléculas dá início ao direcionamento aos locais que os linfócitos se devem dirigir (endereço) e ao rolamento desses leucócitos na vênula pós-capilar, diminuindo sua velocidade na circulação sanguínea (o que contribui para as próximas uniões entre moléculas de adesão). A IL-1 e o TNF aumentam a expressão das moléculas de adesão, aumentando a transmigração.

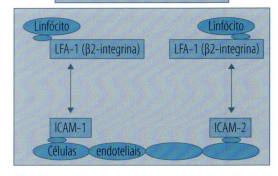

Figura 10.3. Continuidade do processo de migração transendotelial, com expressão por linfócitos de LFA-1, uma β2-integrina. A célula endotelial expressa ICAM-1. Há, ainda, síntese por quimiocinas, e os linfócitos que apresentam receptores para essas citocinas passam a ter aumento da afinidade às integrinas. A partir daí, torna-se pouco provável que o linfócito volte a circular no vaso sanguíneo.

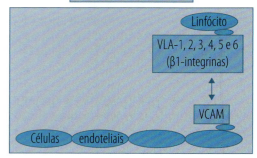

Figura 10.4. Final do processo de migração transendotelial: linfócitos expressam β1-integrinas VLA (*very late activation antigen*) 1, 2, 3, 4, 5 e 6. Cada uma dessas moléculas une-se à VCAM. As quimiocinas também aumentam a afinidade dessas integrinas.

O resultado da união entre as diversas moléculas de adesão é a saída do linfócito da circulação por entre duas células endoteliais (Figura 10.5).

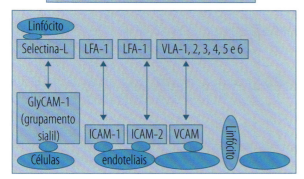

Figura 10.5. Migração transendotelial completa de linfócitos, fenômeno que resulta na saída desses leucócitos da circulação sanguínea, em direção ao local onde se encontram os patógenos, a fim de que possa ocorrer a defesa imunológica.

A migração para os diferentes órgãos requer as moléculas de adesão descritas, além de algumas outras. Assim, o acesso de linfócitos à pele implica também a expressão da molécula "antígeno associado ao leucócito cutâneo" (CLA – *cutaneous leucocyte antigen*) em linfócitos, que se une à selectina-E de células endoteliais de vasos da pele. Em mucosas, a selectina-L do linfócito une-se à "molécula-1 de adesão celular adressina de mucosa" (MAdCAM-1 – *mucosal vascular addressin cell adhesion molecule-1*) do endotélio de mucosas. No pulmão, a selectina-E e a selectina-P de linfócitos unem-se ao "ligante-1 glicoproteína da selectina-P" (PSGL-1 ligante-1 glicoproteína selectina-P – *P-selectin glycoprotein ligand-1*). As β1-integrinas VLA-1, 2, 3, 4, 5 e 6 podem se unir à laminina ou à fibronectina da matriz extracelular do tecido conjuntivo (Figura 10.6).

Embora à microscopia óptica comum da migração transendotelial sejam vistos "estrangulamentos" na célula semelhantes a pseudópodes, essa passagem não é dada por diapedese, uma vez que foi demonstrada ausência de ativação de miofibrilas necessárias para a formação de pseudópodes. Em vez disso, é observado um intumescimento das células endoteliais, à medida que expressam moléculas de adesão, intumescimento esse que permite à célula passar por entre duas células endoteliais.

Linfócitos *naïve* atingem os linfonodos, populando sempre as mesmas áreas deles, fenômeno denominado "segregação anatômica de linfócitos". O início é dado pela expressão de selectina-L, que se une à integrina contendo o grupamento sialil, direcionando, então, os linfócitos para o linfonodo. A segregação linfocitária é também decorrente da presença de quimiocinas produzidas por células estromais, que atraem diferentes subpopulações de linfócitos: CXCL13 – com receptores CXCR5 em linfócitos B *naïve*; CCL19 e CCL21 – com receptor CCR7 em T *naïve*. Tais quimiocinas, em conjunto com a união de moléculas de adesão, direcionam os linfócitos T e B *naïves* para as diferentes regiões dos linfonodos.

Figura 10.6. O acesso de linfócitos para determinados locais implica a expressão das moléculas já descritas e, ainda, de outras. Assim, na migração de linfócitos para a pele há necessidade da expressão de antígeno associado ao leucócito cutâneo (CLA) por linfócito e selectina-E por célula endotelial. Em mucosas, a selectina-L do linfócito une-se à molécula-1 de adesão celular adressina de mucosa (MAdCAM-1) do endotélio de mucosas. No pulmão, a selectina-E e a selectina-P expressas por linfócitos unem-se ao ligante-1 glicoproteína selectina-P (PSGL-1). As β1-integrinas VLA-1, 2, 3, 4, 5 e 6 do linfócito unem-se à matriz extracelular do tecido conjuntivo.

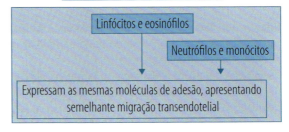

Figura 10.7. As moléculas de adesão para a transmigração são as mesmas entre linfócitos e eosinófilos (com predomínio de VLA-4 para eosinófilos) e entre neutrófilos e monócitos.

Da mesma forma, linfócitos antigenicamente comprometidos também sofrem ação de quimiocinas. Após a expressão de certas quimiocinas, a ligação entre moléculas de adesão torna-se mais forte, tornando pouco provável que o linfócito retorne à circulação. Células dendríticas apresentadoras de antígenos e presentes no linfonodo promovem a síntese de quimiocinas e a expressão de moléculas de adesão. Linfócitos T auxiliares passam a expressar CD40L e CXCR5, migrando em direção ao folículo linfoide, enquanto linfócitos B expressam CD40 e CCR7 e migram em direção às células T. Os linfócitos farão parte do centro germinativo do folículo linfoide secundário. As duas subpopulações se encontram e podem interagir, iniciando, a seguir, a proliferação, especialmente de B.

Os eosinófilos expressam as mesmas moléculas de adesão que os linfócitos, enquanto as expressas por neutrófilos são semelhantes às de monócitos. Assim, linfócitos e eosinófilos têm migração transendotelial similar, o mesmo se dando entre neutrófilos e monócitos. Na migração transendotelial de eosinófilos há predomínio de VLA-4 entre as integrinas. As quimiocinas proeminentes para eosinófilos são a CCL5 (RANTES) e CCL11 (eotaxina), as quais também fortalecem a união entre moléculas de adesão, aumentando o afluxo de eosinófilos para determinado local.

MIGRAÇÃO TRANSENDOTELIAL DE NEUTRÓFILOS E MONÓCITOS

Quando necessários à defesa imunológica, os neutrófilos e monócitos passam pelo mesmo processo de migração transendotelial, havendo certas diferenças em relação a linfócitos e eosinófilos, quanto às moléculas de adesão expressadas.

Assim, células endoteliais induzidas por antígenos, IL-1 e TNF passam a expressar selectina-E ou molécula-1 de adesão de leucócito-endotélio (ELAM-1 ou CD62E) e, posteriormente, selectina-P (CD62P). As duas selectinas têm como receptores ligantes sialil-Lewis sulfatado de glicoproteínas (CD15s) nos neutrófilos, resultando no direcionamento de neutrófilos para os locais de inflamação. Os neutrófilos habitualmente circulam nas zonas mais periféricas da corrente sanguínea. Na ligação às selectinas, o neutrófilo liga-se e desliga-se das células endoteliais, propiciando um rolamento lento, próximo às células endoteliais. A união entre selectinas e grupamentos sialil-Lewis não é estável, havendo possibilidade de que os neutrófilos voltem a circular (Figura 10.8).

A seguir, os neutrófilos expressam as integrinas LFA-1 e Mac-1, que se unem à ICAM-1 e depois à ICAM-2 da célula endotelial. Há síntese de quimiocinas, em especial CXCL-8 (IL-8), as quais apresentam receptores em neutrófilos. As quimiocinas aumentam a afinidade de integrinas, tornando a união mais forte. Sequencialmente, VLA-4 de neutrófilos une-se à VCAM de células endoteliais, com união estável e culminando com a migração transendotelial do neutrófilo por entre duas células endoteliais (Figura 10.9).

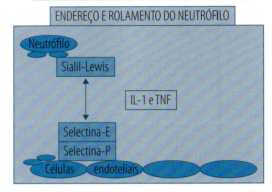

Figura 10.8. Início da migração transendotelial por neutrófilos: expressão de sialil-Lewis por neutrófilos e de selectina-E e P por células endoteliais de vênulas pós-capilares de endotélio altamente especializado. Há união entre grupamento sialil e selectina-E, sialil e selectina-P.

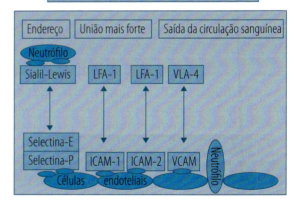

Figura 10.9. Na migração transendotelial há expressão de diversas moléculas de adesão pelo neutrófilo e pela célula endotelial. O resultado é a saída de neutrófilos da circulação sanguínea, dirigindo-se ao local onde se encontra o antígeno.

A falta de sialil-Lewis em neutrófilos determina a deficiência de adesão leucocitária tipo 2 (LAD-2). Nessa imunodeficiência primária, não há migração transendotelial de neutrófilos, resultando em neutrofilia persistente, queda tardia do coto umbilical, falta da formação de pus (o pus é constituído por neutrófilos degenerados, além de macrófagos degenerados, tecido necrótico e líquido tecidual). Na LAD-1, mais rara, há deficiência de LFA-1 (CD11a/CD18), quadro clínico semelhante, podendo haver retardo mental (Figura 10.10).

Os monócitos apresentam migração transendotelial semelhante à dos neutrófilos, ganhando importância no recrutamento dessas células a quimiocina CCL-2 (anterior MCP-1

– proteína quimiotática dos macrófagos), a CCL-3 (MIP-1 ou proteína inflamatória dos macrófagos) ou a CX3CL1, com receptores em monócitos, o que converte o rolamento em ligação estável.

As quimiocinas fortalecem a união entre moléculas de adesão de leucócitos e de células endoteliais de vênulas pós-capilares, aumentando a migração transendotelial ou saída de leucócitos da circulação sanguínea (Figura 10.11).

O conhecimento da migração transendotelial de leucócitos permite o entendimento de estratégias terapêuticas que tentam diminuir ou aumentar o afluxo de determinadas células para os locais de inflamação.

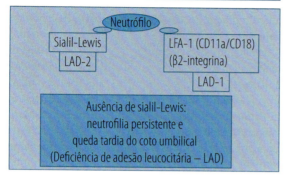

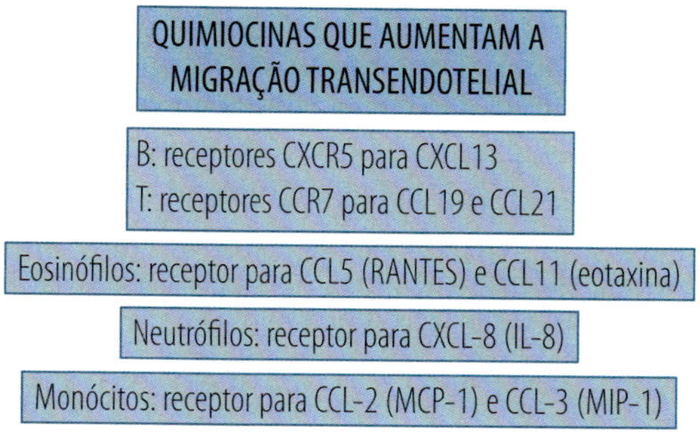

Figura 10.10. Pode haver defeito da migração transendotelial de baixa expressão de sialil-Lewis ou de LFA-1 por neutrófilos, resultando respectivamente, nas Imunodeficiências Primárias – defeito de adesão leucocitária tipo 2 (LAD-2) e defeito de adesão leucocitária tipo 1 (LAD-1).

Figura 10.11. As quimiocinas, atualmente designadas por letras, são sintetizadas por diferentes células e fortalecem a união entre moléculas de adesão expressas em leucócitos e em células endoteliais, aumentando a migração transendotelial de leucócitos.

EXEMPLOS CLÍNICOS

Caso 1: Menina com 2 meses, sem queda do coto umbilical. Sem antecedentes mórbidos pessoais ou familiares. Trazia como exames complementares dois hemogramas, ambos com neutrofilia. Em exames subsequentes, foi constatada a deficiência de CD11a/CD18.

Discussão: A queda tardia do coto umbilical faz parte do quadro clínico da deficiência de adesão leucocitária (LAD) – Imunodeficiência Primária. Na LAD tipo 1 há falta da β2-integrina LFA-1 de neutrófilos. O diagnóstico é feito pela quantificação de CD11 a/CD18, componentes de LFA-1. Na LAD-2, há falta de expressão de sialil-Lewis em neutrófilos.

Na ausência de LFA-1 no neutrófilo, deixa de haver união entre LFA-1 do neutrófilo e ICAM-1 da célula endotelial, que seria seguida por união LFA-1/ICAM-2, VLA-4/VCAM, deixando de haver migração transendotelial de neutrófilos. O resultado é a neutrofilia persistente e a falta de acesso de neutrófilos aos órgãos e tecidos. A queda do coto umbilical depende do afluxo local de neutrófilos, promovendo a destruição do tecido, necrose e consequente queda. O tratamento dessa imunodeficiência é por antibiótico profilático até transplante de medula óssea.

Na falta de diagnóstico e tratamento, a criança evolui com abscessos de repetição, celulites, pneumonias por *Staphylococcus aureus*, sepse e até óbito.

Caso 2: Menino com 6 anos de idade, apresentava chiado no peito, coriza, obstrução nasal e espirros em salva. História positiva de aparecimento da sintomatologia com pó doméstico. História familiar de atopia. Teste cutâneo positivo para *Dermatophagoides pteronyssinus* e prova de função pulmonar com distúrbio obstrutivo, com resposta a β-adrenérgico.

Discussão: História característica de asma por hipersensibilidade IgE mediada. É de se supor que esse paciente apresenta aumento da expressão de moléculas de adesão necessárias para a saída de eosinófilos da circulação, células com papel importante na patogenia da hipersensibilidade IgE mediada. É na tentativa de diminuir a saída de eosinófilos para o local da hipersensibilidade que estão sendo produzidos laboratorialmente anti-histamínicos que diminuem as moléculas ICAM-1, presentes nas células endoteliais e que se unem à LFA-1 de eosinófilos. O mesmo está sendo tentado para a diminuição de VLA-4. Esses medicamentos podem ser úteis para a alergia, entretanto é importante a lembrança de que eosinófilos participam da defesa contra parasitas, sendo necessário afastar parasitoses antes do uso de tais medicamentos.

QUESTÕES

1ª – O que resulta da migração transendotelial de leucócitos?

2ª – Migração transendotelial é sinônimo de quimiotaxia?

3ª – Quais as moléculas de adesão envolvidas na migração de leucócitos responsáveis pela resposta adaptativa?

4ª – Quais as moléculas de adesão envolvidas na migração transendotelial de leucócitos que defendem o organismo contra bactérias piogênicas?

5ª – Como atuam as quimiocinas na migração transendotelial?

APRESENTAÇÃO ANTIGÊNICA

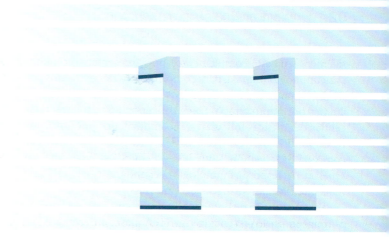

Os linfócitos T não reconhecem antígenos livres, só sendo ativados quando os antígenos estão associados a antígenos leucocitários humanos (HLA) de célula apresentadora de antígeno (APC). Os HLA são codificados por genes do MHC (*major histocompatibility complex*) ou CPH (complexo principal de histocompatibilidade) e apresentados na superfície de célula apresentadora, em especial células dendríticas. Devido à dependência da apresentação de antígenos associados a HLA, os linfócitos T citotóxicos e T auxiliares são chamados HLA ou MHC-restritos (Figura 11.1).

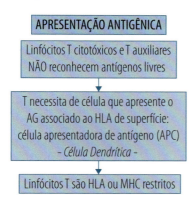

Figura 11.1. Linfócitos T citotóxicos e T auxiliares são MHC ou HLA-restritos, pois, para serem ativados, necessitam que o antígeno seja apresentado por células apresentadoras de antígenos (APCs), em especial células dendríticas.

CÉLULA APRESENTADORA DE ANTÍGENO

As células dendríticas são assim denominadas por apresentarem projeções membranosas em forma de dedos.

As células dendríticas mieloides têm a mesma origem que os monócitos/macrófagos (Mø). São encontradas em regiões próximas a linfócitos T de tecidos linfoides, mucosas e parênquima de órgãos. Inicialmente, têm alta capacidade fagocitária, fagocitando patógenos e encaminhando-os para os órgãos linfoides secundários. Durante a migração até o órgão linfoide secundário, passam a expressar mais HLA, tornando-se ótimas células apresentadoras de antígeno (*antigen presenting cells* – APCs). Ao atingirem os órgãos linfoides secundários, as células dendríticas passam a apresentar antígenos, agora associados ao HLA, para linfócitos T *naïves* ou virgens (sem contato prévio com antígenos), tornando-os T citotóxicos e T auxiliares ativados. As células dendríticas mieloides geralmente expressam HLA II após serem estimuladas por lipopolissacarídeo bacteriano unido a receptores *Toll-like*, ou por interferon-gama (IFN-γ). Qualquer célula nucleada pode ser uma APC, uma vez que pode expressar HLA. Entretanto, as melhores APCs são as células dendríticas, sendo consideradas "células apresentadoras profissionais" (Figura 11.2).

As células de Langerhans são consideradas células dendríticas mieloides imaturas da pele, aí chegando por possuírem o antígeno leucocitário cutâneo (CLA), que é uma molécula de adesão que dirige a migração de células Langerhans para a pele. Essas células têm pouca capacidade fagocitária (apenas ingestão) e tornam-se células apresentadoras (dendríticas maduras) à medida que se dirigirem para os linfonodos regionais.

Um tipo particular de células dendríticas, com origem não bem definida, é constituído por células dendríticas foliculares, dispostas próximas a linfócitos B. Essas células não têm capacidade fagocitária, mas ligam em sua superfície complexos antigênicos (AG-AC-complemento), pois apresentam receptores para imunoglobulinas e para complemento. Tais antígenos podem permanecer assim acoplados às células dendríticas foliculares por muito tempo. Esses antígenos, ao se soltarem das células dendríticas foliculares, são endocitados por linfócitos B. Os linfócitos B, expressando HLA II, passam a participar como APCs, ativando T auxiliares. Essa defesa é descrita em especial na resposta imunológica secundária (mais rápida e mais intensa, com formação de IgG) (Figura 11.2).

Para a ativação de linfócitos T citotóxicos, é necessário que o antígeno seja apresentado por HLA classe I de uma APC, enquanto a ativação de T auxiliares necessita que o antígeno esteja associado ao HLA classe II da APC (Figura 11.3).

A APC com HLA de superfície apresenta o peptídeo antigênico ao receptor de célula T (TCR). HLA e TCR são formados por duas cadeias polipeptídicas, com parte intracelular, parte transmembranosa e parte maior extracelular. As duas cadeias polipeptídicas de HLA e de TCR apresentam fragmentos variáveis e constantes. As regiões variáveis de HLA formam uma concavidade, na qual é apresentado o peptídeo antigênico. Por outro lado, as regiões variáveis de TCR também formam concavidade, que é comparada à imagem especular da região variável de HLA. O peptídeo antigênico albergado na fenda de HLA da APC é, então, reconhecido por TCR contido no linfócito T (Figura 11.4).

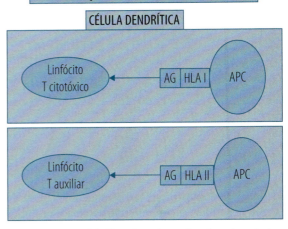

Figura 11.3. A ativação de linfócitos T citotóxicos e T auxiliares depende da apresentação do antígeno associado ao HLA classe I e II da célula apresentadora de antígeno (APC).

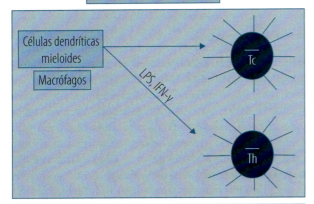

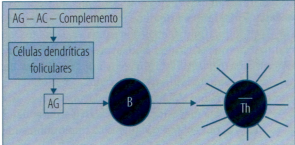

Figura 11.2. As células dendríticas são as melhores APCs, sendo chamadas células apresentadoras profissionais. As células dendríticas mieloides originam-se de macrófagos e ativam principalmente linfócitos T citotóxicos e T auxiliares. A expressão de moléculas na superfície de células dendríticas, necessárias para a ativação de T auxiliares, é promovida principalmente por lipopolissacarídeo (LPS) bacteriano unido a receptor Toll-like e por IFN-γ. Complexos antigênicos, formados por antígeno-anticorpo-complemento, acoplados às células dendríticas foliculares por meio de seus receptores, podem assim permanecer por meses. Quando tais antígenos se soltam de células dendríticas foliculares são endocitados por linfócitos B, os quais, agora atuando como células apresentadoras, ativam linfócitos T auxiliares. Em imunologia, a barra horizontal sobre uma sigla significa que esse elemento encontra-se ativado, como colocado no esquema (T citotóxico e T auxiliar).

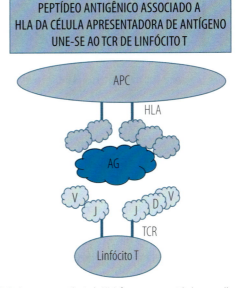

Figura 11.4. As regiões variáveis de HLA formam concavidades que albergam o peptídeo antigênico para ser apresentado ao linfócito T. Por outro lado, as regiões variáveis de TCR também formam concavidades que são imagens especulares de HLA da célula apresentadora de antígeno (APC).

Os monócitos/macrófagos são a defesa inicial contra microrganismos intracelulares, sendo com frequência invadidos por vírus, fungos e bactérias intracelulares. Os Mø defendem inicialmente contra tais agentes invasores por meio da imunidade inata, com quimiotaxia, fagocitose e liberação de citocinas. Se a defesa inata for insuficiente, restando peptídeos antigênicos em Mø, essas células apresentam os peptídeos antigênicos associados a HLA classe I ou II ao TCR de T citotóxicos e de T auxiliares, acionando uma resposta adaptativa celular e humoral contra tais microrganismos intracelulares.

ATIVAÇÃO DE LINFÓCITOS T CITOTÓXICOS

As APCs fagocitam microrganismos intracelulares e, ao processarem esses patógenos, sintetizam aminoácidos, resultando peptídeos denominados "endógenos" (origem intracelular). Assim, vírus no interior de células apresentadoras induzem à síntese proteica. Na presença de peptídeos endógenos, MHC classe I do cromossomo 6 da APC, codifica moléculas de HLA I.

Os peptídeos endógenos formados nas APCs são encaminhados para o retículo endoplasmático com o auxílio de uma proteína transportadora de antígeno (TAP – transportador associado a processamento de antígeno). Os peptídeos ligam-se, então, ao HLA I recém-sintetizado no retículo endoplasmático. Peptídeos endógenos associados ao HLA I migram através do complexo de Golgi para a superfície celular, ficando expostos na superfície a fim de que ocorra a apresentação antigênica desses peptídeos para T citotóxico (Figura 11.5).

O primeiro sinal da ativação é dado por expressão de moléculas de adesão em T e APC, resultando na formação de fosfotirosinas. O início ocorre pelo reconhecimento do peptídeo endógeno associado ao HLA da APC por TCR de T citotóxico. As moléculas de adesão TCR e CD3 formam o complexo TCR, pois TCR só tem poder de ativação quando acoplado a CD3, além de ser indispensável a presença de CD8. Alta afinidade entre peptídeo e TCR implica maior ativação linfocitária.

Ainda, no primeiro sinal de ativação, são expressas outras moléculas de adesão com uniões características: LFA-1 (antígeno-1 associado à função leucocitária) a ICAM-1 (molécula-1 de adesão intercelular); LFA-2 (CD2) a LFA-3; VLA-4 (antígeno-4 de ativação muito tardia – *very late activation antigen*) a VCAM (molécula de adesão da célula vascular); CD28 a B7 (CD80/CD86), moléculas estas expressas por T citotóxico e por APC, respectivamente. Em certas condições, a molécula CD28 pode ser substituída por CTLA-4 (antígeno-4 do linfócito T citotóxico), a qual tem alta afinidade com B7, unindo-se a esta e limitando a ativação de T, atuando como receptor inibidor da ativação (Figura 11.6).

Proteínas G intermedeiam sinais de transdução para receptores de tirosinas quinases. Enzimas quinases do citoplasma unem-se à porção fosfolipídica da camada interior dos linfócitos, tornando-se autoativadas. As tirosinas quinases promovem a fosforilação, transferindo grupamentos de fosfato livre do citosol (oriundos de ATP) a substratos proteicos. A principal tirosina quinase de linfócitos T é a ZAP-70 (proteína-70 associada à cadeia zeta).

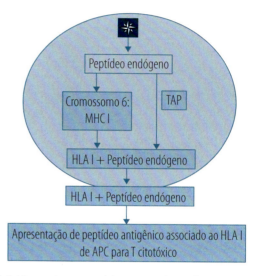

Figura 11.5. Microrganismos intracelulares são inicialmente fagocitados e processados por fagócitos mononucleares que depois se diferenciam em célula apresentadora de antígeno (APC). Na APC, há degradação do antígeno, síntese celular de peptídeo denominado "peptídeo endógeno" e codificação de HLA I por MHC I do cromossomo 6. O peptídeo endógeno é transportado pela proteína transportadora de antígeno (TAP) até o retículo endoplasmático, onde se associa ao HLA I recém-sintetizado. Peptídeo endógeno associado ao HLA I migra através do citosol até a superfície celular da APC, onde será apresentado ao T citotóxico.

Figura 11.6. O primeiro sinal de ativação de T citotóxico é dado pela união entre diferentes moléculas de adesão expressas por T citotóxico e por APC.

Os linfócitos em repouso apresentam motivos (locais) ativadores baseados nos imunorreceptores de tirosina (ITAMs) de forma não fosforilada. No momento em que há necessidade de ativação, os ITAMs recebem grupamentos de fosfato por meio da ZAP-70. Os principais ITAMs para ativação de linfócitos T estão no complexo TCR: em CD3 e nas cadeias zeta (ζ). O resultado da fosforilação de ITAMs de CD3 e de cadeias ζ é a formação de fosfotirosinas.

As fosfotirosinas formadas translocam-se para o núcleo e emitem sinais, ativando genes cujos produtos codificados estão envolvidos na diferenciação e proliferação de linfócitos. Assim, há ativação enzimática, formação de inositol e diacilglicerol, influxo de cálcio a partir do extracelular e liberação dos estoques de cálcio intracelular. O aumento de cálcio no linfócito é uma das condições para dar continuidade ao processo (Figura 11.7).

O segundo sinal de ativação de linfócitos T é dado por produção de citocinas, sem o que não ocorre a ativação. As APCs ativadas (células dendríticas e Mø) sintetizam interleucina (IL) 1 e Fator de Necrose Tumoral (TNF). Tanto IL-1 quanto TNF têm receptores na superfície de linfócitos T. A união das citocinas aos receptores presentes em linfócitos resulta em emissão de sinais intracitoplasmáticos com ativação desses linfócitos.

Ainda, o próprio linfócito T produz IL-2 e IFN-γ, o qual, por sua ação parácrina, faz com que a APC continue expressando moléculas de adesão e sintetizando citocinas. A IL-2 com ação autócrina ativa o próprio linfócito, sendo o principal fator de crescimento e ativação de linfócitos (Figura 11.8).

O resultado final é a ativação de um linfócito T citotóxico específico para o patógeno intracelular responsável por tais eventos, com liberação de perforinas, apoptose e ativação da citotoxicidade celular dependente de anticorpo (ADCC), fenômenos que determinam a lise da célula-alvo, ou seja, da célula infectada por microrganismos intracelulares, assim como ocorre para células tumorais.

A proliferação inicial da ativação continua por aproximadamente sete dias, seguida pela diferenciação e ativação de linfócitos. Quando linfócitos efetores não são mais necessários, sofrem apoptose pela falta de estímulo antigênico. A apoptose dessas células é decorrente de diversos mecanismos, sendo importante a interação de receptores Fas de linfócitos. Ligantes Fas de células líticas unem-se a receptores de Fas de linfócitos T maduros, resultando em apoptose destes linfócitos, mecanismo importante na autolimitação da resposta imunológica. A união de ligantes Fas a seus receptores leva à ativação da cascata das caspases (proteases que clivam substratos de ácido aspártico), culminando em ativação de desoxirribonuclease (DNAse), a qual se insere no núcleo clivando o DNA, o que resulta em apoptose, encerrando, assim, o processo de ativação de linfócitos.

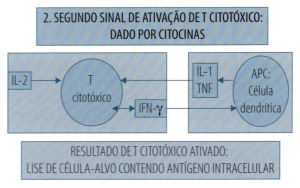

Figura 11.8. O segundo sinal de ativação de T citotóxico é dado por citocinas: IL-1, TNF sintetizados por APC e IL-2, IFN-γ, produzidos por linfócitos T.

ATIVAÇÃO DE LINFÓCITOS T AUXILIARES

A APC captura antígenos proteicos extracelulares processa tais antígenos por meio da fagocitose, com formação de peptídeos que são considerados exógenos (origem extracelular). Os peptídeos exógenos induzem à síntese de HLA II no retículo endoplasmático, codificado por genes MHC II. Há associação do peptídeo ao HLA II, sendo ambos transportados através do

Figura 11.7. A tirosina quinase de T citotóxicos (proteína-70 associada à cadeia zeta - ZAP-70) promove a fosforilação de tirosinas dos ITAMs existentes em CD3 e em cadeias zeta do TCR. O resultado é a formação de fosfotirosinas, que acionam genes codificadores de proteínas promotoras da proliferação e da ativação de T citotóxicos.

complexo de Golgi até a superfície celular. O peptídeo exógeno associado ao HLA II da superfície da APC é, então, apresentado ao T auxiliar (Figura 11.9).

auxiliares, os quais cooperam com a diferenciação final de linfócitos B em plasmócitos, potencialmente capazes de síntese de todas as classes de imunoglobulinas (B dependentes de T), contribuindo na defesa contra o antígeno extracelular indutor da resposta (Figura 11.11).

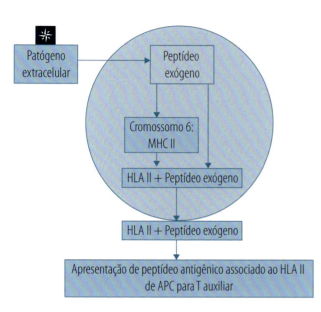

Figura 11.9. Antígeno extracelular é capturado e processado por célula apresentadora de antígeno (APC), com formação de "peptídeo exógeno" e indução da síntese de HLA II, codificado por gene MHC II do cromossomo 6. O peptídeo exógeno dirige-se ao retículo endoplasmático, sem necessidade de proteína transportadora, unindo-se ao HLA II. Peptídeo associado ao HLA migra até a superfície de APC, onde será apresentado ao T auxiliar.

Para linfócitos T auxiliares, também ocorre um primeiro sinal de ativação dado pela união entre as moléculas de adesão: TCR/CD3/CD4 reconhecem peptídeo exógeno associado a HLA II. As outras uniões são: LFA-1 a ICAM-1, LFA-2 (CD2) a LFA-3, VLA-4 a VCAM, CD28 a B7, de T auxiliar e de APC, respectivamente. A CD28 pode ser substituída por proteína-4 associada a linfócito T citotóxico (CTLA-4), uma proteína inibitória (Figura 11.10).

A transdução de sinais para o núcleo de células T auxiliares ocorre de forma análoga à de linfócitos T citotóxicos. Tirosinas quinases de T (ZAP-70) fosforilam ITAMs de CD3 e de cadeias zeta (ζ), recrutando grupamentos de fosfato, com formação de fosfotirosinas, culminando com alterações no interior de linfócitos (Figura 11.11). É necessário, ainda, um segundo sinal de ativação, dado por citocinas: IL-2, com ação autócrina, aumentando a ativação de T, e IFN-γ, promovendo maior apresentação por APC. O resultado é a ativação de linfócitos T

Figura 11.10. O primeiro sinal de ativação de T auxiliar é dado pela expressão de moléculas de adesão entre T auxiliar e APC, cuja união é sempre entre as mesmas moléculas. A união entre as moléculas de adesão leva à fosforilação por proteína-70 associada à cadeia zeta (ZAP-70), formando fosfotirosinas, que ativam genes codificadores de proteínas promotoras da proliferação e da ativação de T auxiliar.

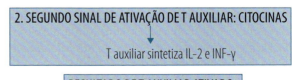

Figura 11.11. . Para a ativação de T auxiliar por B, também é necessário um segundo sinal, dado por citocinas (IL-2 e IFN-%). A principal função de T auxiliar ativado é a cooperação com linfócitos B.

ATIVAÇÃO DE LINFÓCITOS B

Os linfócitos bursa-equivalentes (B) podem ser ativados diretamente por antígenos livres (B independentes de T) ou por linfócitos T auxiliares (B dependentes de T). Antígenos não proteicos, como polissacarídeos, lipídios e outros, podem ativar diretamente linfócitos B, resultando em ativação de B, que se diferencia em plasmócitos produtores somente da classe IgM. Os antígenos proteicos necessitam da cooperação de T auxiliar para B, promovendo a diferenciação em plasmócitos sintetizadores das classes IgG ou IgA ou IgE (Figura 11.12).

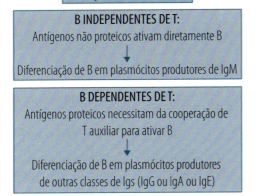

Figura 11.12. Os linfócitos B podem ser dependentes ou independentes da cooperação de T auxiliares. Antígenos proteicos requerem a defesa por B dependentes de T, enquanto polissacarídeos e lipídios podem ser combatidos diretamente por B, sem a necessidade da cooperação de T auxiliar. Linfócitos B independentes de T são produtores apenas da classe IgM. Há necessidade da cooperação de T auxiliar com B para haver mudança de classe da imunoglobulina.

ATIVAÇÃO DE B INDEPENDENTE DE T

A ativação de linfócitos B diretamente por antígenos não proteicos ocorre por meio de receptor de célula B (BCR). O complexo BCR é constituído por IgM de superfície, por duas cadeias pesadas invariáveis denominadas Igα e Igβ (CD79a, CD79b). Participam como correceptores as glicoproteínas CD19/CD21/CD81. O CD21 ou CR2 é também receptor para o componente C3d do complemento, assim, em caso de antígenos que necessitam de C3d, a resposta humoral promove a ativação do complemento. Da mesma forma, antígenos recobertos pelo componente C3d promovem maior ativação de B (Figura 11.13).

O antígeno unido a duas moléculas de IgM de superfície é endocitado, iniciando a ativação de B. O domínio citoplasmático de CD19 e as moléculas Igα e Igβ contêm ITAMs, que se tornam fosforilados por tirosinas quinases de linfócitos B, as quais pertencem à família Src (Lyn, Fyn e Blk). A fosforilação de ITAMs resulta em fosfotirosinas, promotoras da formação de inositol, diacilglicerol, ativação enzimática e aumento de cálcio intracelular. O resultado é a proliferação do linfócito B, com diferenciação final em plasmócito produtor somente de IgM (Figura 11.13).

Figura 11.13. Na ativação de linfócito B independente de T, antígenos não proteicos são reconhecidos diretamente pelo complexo receptor de B (BCR), constituído por IgM de superfície, cadeias pesadas Igα e Igβ (CD79a e CD79b), de superfície. BCR necessita, ainda, dos correceptores CD19/CD21/CD81 para a ativação direta de B. O resultado é a fosforilação de ITAMs por tirosinas quinases de B (família Src). Em B, os ITAMs situam-se em CD19 e nas proteínas Igα e Igβ. A fosforilação resulta na formação de fosfotirosinas, as quais ativam genes codificadores de proteínas promotoras da proliferação e da ativação de linfócitos B. Os linfócitos B assim ativados diferenciam-se em plasmócitos produtores somente da classe IgM.

ATIVAÇÃO DE B DEPENDENTE DE T AUXILIAR E COOPERAÇÃO DE T AUXILIAR PARA B

Quando o antígeno não é totalmente combatido e eliminado por B independente de T, como ocorre com antígenos proteicos, estes são apresentados por B (agora atuando como APC) a linfócitos T auxiliares.

O peptídeo exógeno restante é encaminhado ao retículo endoplasmático, havendo maior síntese de HLA classe II. O peptídeo exógeno associa-se a HLA II e é encaminhado novamente à superfície de B. Esse linfócito B, agora na função de APC, apresenta o peptídeo exógeno associado a HLA II ao T auxiliar.

Ocorre agora todo o processo de ativação de T auxiliar. O primeiro sinal de ativação é dado pela união entre moléculas de adesão: TCR/CD3/CD4 reconhece peptídeo exógeno associado ao HLA; união de LFA-1 a ICAM-1, LFA-2 a LFA-3, CD28 a B7. Há formação de fosfotirosinas, com alterações intracelulares. Linfócitos T sempre necessitam do segundo sinal de ativação por citocinas, sendo importantes, no caso da apresentação de B para T auxiliar, a IL-2 e o IFN-γ (Figura 11.14).

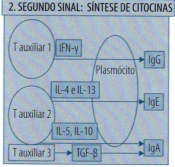

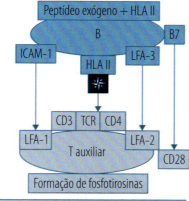

Figura 11.14. Quando linfócitos B são insuficientes para combater antígenos, como para antígenos proteicos, esses linfócitos B passam a atuar como células apresentadoras de antígenos (APCs) para que linfócitos T auxiliares sejam ativados. Assim, os antígenos que foram capturados por B retornam à superfície celular, agora associados ao HLA classe II, para ser apresentados a T auxiliares. Os T auxiliares necessitam de todo o processo de apresentação antigênica: primeiro sinal por expressão de moléculas de adesão com formação de fosfotirosinas e segundo sinal dado por citocinas necessárias para T auxiliar.

Sequencialmente, há a cooperação de T auxiliar para B, por um meio de um primeiro sinal de união de moléculas de adesão expressas em T auxiliar e em B, respectivamente: moléculas CD40L a CD40; ICOS (*Inducible COStimulatory molecule*) a ICOS-L; BAFF (*B-cell Activating Factor receptor*) ou APRIL (*A Proliferation-Inducing Ligand*) a TACI (*Transmembrane Activator and Calcium-modulator and cyclophilin ligand Interactor*). O início é dado por CD40, que estimula B em repouso para retomar o ciclo celular (Figura 11.15).

Figura 11.15. Após a ativação de T auxiliares, esses linfócitos passam a cooperar com B. Para tanto, é necessária, inicialmente, a união diferentes moléculas de adesão: CD40L a CD40; ICOS a ICOS-L; BAFF ou APRIL a TACI. Para a cooperação de T auxiliar com B, além da expressão de moléculas de adesão, é necessária a síntese de citocinas. T auxiliares tipo 1 (Th1) sintetizam IFN-γ que promove a diferenciação final de B em plasmócitos produtores de IgG; Th2 produz IL-4 e IL-13, com diferenciação de B em plasmócitos produtores de IgE; Th2 sintetizando IL-5 e IL-10 e Th3 produzindo TGF-β possibilitam a diferenciação de B em plasmócitos produtores de IgA. Assim, quando há cooperação de T auxiliar com B, linfócitos B se diferenciam em plasmócitos produtores de outras classes de imunoglobulinas (IgG ou IgE ou IgA).

Na cooperação por T também é necessário o segundo sinal de ativação por citocinas atuantes em B. Os T auxiliares diferenciados em Th1 ativados sintetizam IFN-γ, que promove a diferenciação final de B em plasmócitos produtores de IgG. Linfócitos Th2 secretam IL-4 e IL-13, principais citocinas responsáveis pela mudança de B em plasmócitos produtores de IgE. Há mudança de classe para IgA quando Th2 ativado produz IL-5 e IL-10 e Th3 ativado secreta TGF-β (fator-beta transformador de crescimento de colônias) (Figura 11.15).

Só após a ativação de Th1, Th2 e Th3 e a cooperação desses linfócitos com B, é que ocorre a mudança de B em plasmócitos produtores de IgM para plasmócitos produtores de IgG ou IgE ou IgA. Com a mudança de classe, surgem outras atividades biológicas das novas classes de imunoglobulinas, o que permite maior possibilidade de defesa contra o patógeno promotor da ativação inicial de B.

Acredita-se que os linfócitos ao encontrarem células dendríticas foliculares são selecionados para sobreviver. Além disso, há uma seleção de células B de memória para os produtores de anticorpos com maior afinidade. Assim, em uma mesma classe de imunoglobulinas, há síntese de diferentes anticorpos, com diferentes afinidades. Linfócitos B sofrem hipermutação somática na região variável da IgM de superfície, resultando em síntese de anticorpos com maior afinidade ao peptídeo: é a maturação da afinidade. Prevalecem como células de memória os linfócitos B que se diferenciaram em plasmócitos produtores de anticorpos de maior afinidade.

A ativação de linfócitos T citotóxicos, de T auxiliares ou de B depende das características do antígeno envolvido, ou seja, da defesa necessária para combater o antígeno.

EXEMPLOS CLÍNICOS

Caso 1: Paciente de 27 anos, do gênero masculino, refere tosse produtiva, mal-estar e emagrecimento há um ano, sem outras queixas. Tem epidemiologia positiva para tuberculose há dois anos. Ao exame físico, apresenta mucosas descoradas, palidez e magreza; murmúrio vesicular presente e simétrico, com roncos esparsos.

Evolução: Raio X de tórax mostrando aumento de região hilar, hemograma com linfocitose, VHS (velocidade de hemossedimentação) aumentado e bacilo de Koch (BK) positivo no escarro. Diagnosticada tuberculose e iniciado esquema tríplice. Houve melhora do quadro logo após o primeiro mês de tratamento.

Discussão: O fato de o paciente demorar a apresentar quadro clínico significativo (um ano após o contato) e melhora rápida após o início da terapia indica que está havendo resposta imunológica satisfatória. É verdade que o ideal seria o sistema imunológico combater perfeitamente os microrganismos, sem aparecimento de sinais ou sintomas. Muitas vezes, a grande quantidade de bactérias infectantes ou fatores inerentes ao hospedeiro, como má alimentação e estresse crônico, prejudica a resposta imunológica ideal. O *Mycobacterium tuberculosis* necessita da defesa por monócitos/macrófagos, linfócitos T citotóxicos e T auxiliares tipo 1 (estes promotores de apoptose), células *natural killer* (NK), pois são microrganismos intracelulares que necessitam de lise e que, no presente caso, tais células devem estar ativadas. Os Mø são as primeiras células infectadas por esses microrganismos. Possivelmente, os Mø não foram suficientes para superar o processo, passando a se comportar como células apresentadoras, ativando T citotóxico e Th1. Assim, as moléculas de adesão utilizadas para a ativação de T citotóxico estão aumentadas: TCR/CD3/CD8, LFA-1, LFA-2, CD28 por T citotóxico e HLA I, ICAM-1, LFA-3, B7 por parte de Mø, além da síntese de citocinas IL-2, IFN-γ, IL-1 e TNF. Para a ativação de T auxiliar, estão expressas: TCR/CD3/CD4, LFA-1, LFA-2 e CD28 em T e HLA II, ICAM-1, LFA-3, B7 em Mø, com síntese de citocinas IL-2 e IFN-γ por Th1. Células NK também participam da defesa contra microrganismos intracelulares, sendo ativadas quando células-alvo perdem o HLA e na presença de IL-12. As células NK, assim como Th1, passam, então, a produzir IFN-γ. O IFN-γ ativa a imunidade inata e adaptativa e, de forma especial, a etapa da digestão por Mø, culminando com a erradicação de *Mycobacterium tuberculosis*.

Caso 2: Criança com 6 meses de idade, do gênero masculino, apresenta coriza, tosse produtiva e chiado no peito há um dia, pela primeira vez, com febre durante esse período. Sem antecedentes de atopias pessoais ou familiares. Ao exame físico, apresentava-se dispneica, com tosse, sibilos expiratórios esparsos e estertores subcrepitantes igualmente esparsos. O raio X de tórax mostrou hiperinsuflação, com região hilar intensamente acentuada. O hemograma acusou leucocitose, dada pelo aumento de linfócitos. A oximetria apontava discreta hipoxemia. Foi internada com diagnóstico de bronquiolite viral aguda.

Evolução: Após a administração de oxigênio umidificado, houve correção da hipoxemia e progressiva melhora dos sintomas.

Discussão: A bronquiolite viral aguda é frequente em lactentes. Caracteriza-se por sibilos, tosse, muitas vezes com febre baixa ou sem febre, com hipoxemia leve ou acentuada, podendo haver desidratação. Os exames não são específicos, apenas sugestivos como o raio X de tórax e a oximetria do presente caso. A terapia visa à correção da hipoxemia, à eliminação das secreções e à hidratação. Os agentes mais comuns da bronquiolite viral aguda são o vírus sincicial respiratório e o vírus da parainfluenza, seguidos pelo adenovírus. A resposta imunológica inata inicia-se pela tosse, na tentativa de eliminar as secreções, e por ativação de Mø e de NK. É acionada sequencialmente a imunidade adaptativa, sendo necessária ativação de linfócitos T citotóxicos no combate ao vírus, o que deve ser feito por meio da expressão de moléculas de adesão em linfócitos e células endoteliais, seguindo-se a liberação de citocinas para completar o sinal de ativação. Sabe-se que o vírus sincicial respiratório e o adenovírus apresentam receptores para a molécula de adesão ICAM-1, necessária para a migração transendotelial e para a apresentação antigênica, unindo-se a tais moléculas. Na migração transendotelial, ICAM-1 de células endoteliais, é necessária para união a LFA-1 de linfócitos, para que estes deixem a circulação sanguínea e se dirijam ao local da infecção. Na apresentação antigênica, a ICAM-1 de célula apresentadora liga-se à LFA-1 de linfócito T citotóxico para dar continuidade ao processo de apresentação e os linfócitos tornarem-se células efetoras, destruindo as células infectadas. Estando a ICAM-1 ocupada pelo vírus, há prejuízo da migração transendotelial e da apresentação antigênica, ou seja, há menor passagem de linfócitos pelo endotélio, restando linfócitos na corrente sanguínea, assim como há menor ativação de linfócitos T, tendo como consequência uma diminuição da resposta imunológica adaptativa durante esses processos infecciosos. A união de moléculas de adesão de linfócitos T e de células apresentadoras, assim como a síntese de citocinas, em especial IFN-γ, culmina com a eliminação do patógeno intracelular.

QUESTÕES

1ª – Por que linfócitos T são conhecidos como linfócitos HLA-restritos?

2ª – Em que células se encontra o HLA que se associará ao antígeno para ativar T e quais as classes de HLA necessárias para a ativação de T citotóxico e de T auxiliar?

3ª – Quais as moléculas de adesão necessárias para a ativação de linfócitos da defesa contra microrganismos intracelulares?

4ª – Quais os sinais de ativação para T citotóxicos?

5ª – Como é ativado B?

SELEÇÃO CLONAL 12

CONCEITO

Clone celular é um conjunto de células com as mesmas características morfológicas, físico-químicas e biológicas oriundas de uma única célula e que dá origem a células idênticas.

O entendimento de seleção clonal positiva ou negativa implica o conhecimento de complexo principal de histocompatibilidade.

COMPLEXO PRINCIPAL DE HISTOCOMPATIBILIDADE

No ser humano, o complexo principal de histocompatibilidade (CPH) ou *major histocompatibility complex* (MHC) codifica a síntese de glicoproteínas da superfície celular denominadas antígenos leucocitários humanos (HLA), as quais permitem que o sistema imunológico distinga no organismo o *"próprio do não próprio"* – *"self from non-self"*. Muitos autores estendem a denominação MHC às proteínas codificadas por esse complexo (Figura 12.1).

Os *loci* do MHC apresentam genes classificados em classes I e II, assim como suas glicoproteínas codificadas: HLA classes I e II. Os HLA foram descobertos em leucócitos de multíparas e de receptores de transfusões sanguíneas, daí a denominação "antígenos" (os leucócitos desses indivíduos reagiam com o soro de outros indivíduos), quando na verdade são glicoproteínas próprias do ser humano (Figura 12.2).

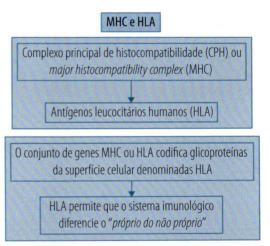

Figura 12.1. Os genes do CPH ou MHC codificam as glicoproteínas de superfícies celulares denominadas HLA, as quais, na verdade, não são antígenos, e sim substâncias próprias do organismo.

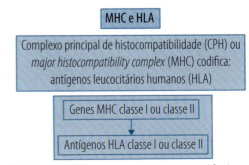

Figura 12.2. Os genes MHC apresentam *loci* classes I e II codificadores de proteínas próprias do organismo, denominadas "antígenos de histocompatibilidade" classes I e II.

Os genes do MHC estão localizados no braço curto do cromossomo 6; os alelos B, C e A formam os genes classe I, enquanto DP, DQ e DR fazem parte dos genes classe II, e C4, FB e C2, dos genes classe III. Esses genes codificam HLA classes I, II e III. As glicoproteínas de HLA classe I estão distribuídas pelas células nucleadas de todo o organismo, enquanto as de classe II encontram-se principalmente em células dendríticas, monócitos/macrófagos, linfócitos e células endoteliais. Os alelos da classe III codificam os componentes C4, fator B e C2 do complemento, além de algumas citocinas. Há várias especulações sobre o porquê de esses genes estarem localizados entre aqueles que permitem a distinção entre o próprio e o não próprio do organismo (Figura 12.3).

Os alelos B, C e A das células nucleadas codificam uma cadeia de glicoproteínas com três domínios – α1, α2 e α3 –, que, juntamente com uma β2-microglobulina codificada por gene do cromossomo 15, formam os antígenos classe I, os quais, por sua vez, apresentam uma pequena parte intracitoplasmática, uma porção transmembrânica e uma maior parte extracitoplasmática. Os alelos DP, DQ e DR codificam duas cadeias glicoproteicas α e β, contendo quatro domínios – α1, α2 e β1, β2 (Figura 12.4).

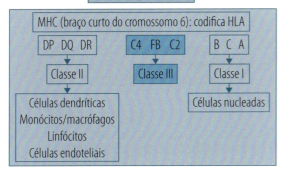

Figura 12.3. Diferentes células codificam HLA classe I ou II. Os genes classe III codificam proteínas do complemento.

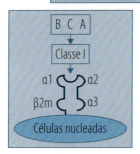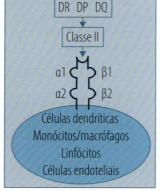

Figura 12.4. HLA classe I é constituído por uma cadeia α com três domínios (α1, α2 e α3) codificada pelo MHC classe I (cromossomo 6) e por uma β2-microglobulina codificada no cromossomo 15. HLA classe II é constituído por duas cadeias α e β, cada uma com dois domínios, codificadas pelo MHC (cromossomo 6).

MECANISMOS RELACIONADOS AO HLA

Existem vários mecanismos que, de alguma forma, estão relacionados ao HLA.

1. REJEIÇÃO A TRANSPLANTES

As células de órgão ou tecido transplantado, com HLA do doador diferente do HLA do receptor, podem ativar diretamente receptores de células T (TCR) de linfócitos do receptor. Quanto maior for tal diferença, maior a chance de ativação. O resultado é a ativação de linfócitos citotóxicos e/ou auxiliares que lesarão o órgão doado, ocasionando a rejeição. Atualmente, HLA é considerado como a principal causa de rejeição a transplantes alogênicos, ou seja, entre indivíduos da mesma espécie, mas geneticamente diferentes. Por tal razão é que se procura HLA do doador o mais relacionado ou semelhante possível ao HLA do receptor (compatibilidade HLA) (Figura 12.5).

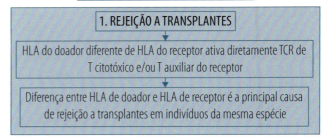

Figura 12.5. A principal causa de rejeição a transplantes entre indivíduos da mesma espécie é dada por diferenças entre HLA do doador e HLA do receptor, havendo necessidade de compatibilidade entre HLA.

2. ATIVAÇÃO DE CÉLULAS IMUNOLÓGICAS

Peptídeos antigênicos associados a HLA classes I e II, especialmente em células dendríticas e monócitos/macrófagos, ativam TCR de linfócitos T citotóxicos e T auxiliares, respectivamente. Essa condição fez com que tais linfócitos fossem conhecidos como MHC ou HLA-restritos (Figura 12.6).

3. ASSOCIAÇÃO A CERTAS DOENÇAS

Não está perfeitamente esclarecida a relação entre HLA e determinadas doenças, principalmente autoimunes. O fato é que algumas doenças incidem com maior frequência em indivíduos com MHC contendo alelos semelhantes, como é o caso, por exemplo, de artrite reumatoide juvenil e presença de

HLA-DR4. A deficiência dos fatores C4 e C2 do complemento está associada à presença de doenças autoimunes, não se conhecendo o mecanismo (Figura 12.7).

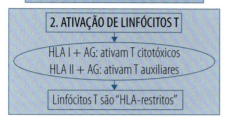

Figura 12.6. Outro mecanismo relacionado ao HLA é a ativação de T citotóxicos por peptídeos antigênicos associados ao HLA I e a ativação de T auxiliares por peptídeos antigênicos associados ao HLA II. Por essas razões, os linfócitos T são "HLA-restritos".

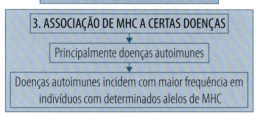

Figura 12.7. Várias doenças autoimunes estão associadas à presença de determinados alelos do MHC.

4. MECANISMOS DE TOLERÂNCIA

Existem diferentes mecanismos que dão origem a uma grande diversidade de TCR e de imunoglobulinas da superfície de linfócitos B; com base nessa diversidade, podem ser formados linfócitos T e B autorreativos.

Os mecanismos de tolerância, que ocorrem especialmente na fase embrionária, são importantes, pois, em condições habituais, não há resposta imunológica contra substâncias próprias do organismo, uma vez que o repertório final de linfócitos maduros B e T não responde a antígenos próprios. A tolerância eventualmente pode ser perdida, o que é prejudicial, podendo acarretar doenças autoimunes.

Os linfócitos não mais autorreativos continuam o processo de maturação no timo e deixam o timo. As consequências são a formação do repertório inicial de linfócitos T e o reconhecimento do "próprio e não próprio" (Figura 12.8).

Tolerância para linfócitos T

Tolerância central: os linfócitos T sofrem apoptose no timo quando apresentam receptores de células T com alta afinidade a peptídeos em grandes concentrações, associados ao HLA I ou II de células apresentadoras. Nessas condições, os linfócitos específicos para aquele peptídeo sofrem apoptose, por meio do aparecimento de FasL (CD95) em linfócitos, e não mais haverá formação desse clone de células. É a seleção clonal negativa central ou deleção clonal de linfócitos T. É provável que na vida fetal, pela ausência de uma cápsula tímica bem constituída, substâncias próprias do organismo alcancem mais facilmente esse órgão linfoide central (Figura 12.9).

A deleção clonal central de T imaturos duplo-positivos (CD4+ e CD8+) ocorre quando estes apresentam alta afinidade a peptídeos associados ao HLA de células epiteliais tímicas corticais. Linfócitos T maduros unipositivos (CD4+ ou

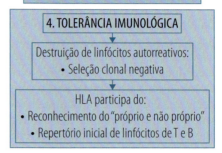

Figura 12.8. HLA participa da tolerância imunológica, contribuindo para a destruição de linfócitos autorreativos e para a sobrevivência de linfócitos não reativos a substâncias próprias. Dessa forma, HLA participa do reconhecimento do "próprio e não próprio" e da formação do repertório inicial de linfócitos T e B.

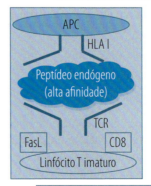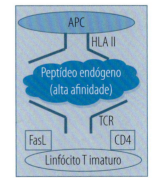

Figura 12.9. Deleção central (no timo) ou seleção clonal negativa por apoptose de linfócitos T imaturos com TCR de alta afinidade a peptídeos endógenos associados ao HLA I ou II (quando tais peptídeos são apresentados em grandes quantidades). A grande maioria de linfócitos T maduros que deixam o timo é tolerante ao próprio, uma vez que já foram destruídos os autorreativos.

CD8+) sofrem apoptose quando apresentam alta afinidade a peptídeos endógenos associados ao HLA de células epiteliais tímicas medulares, macrófagos ou células dendríticas. A maturação ocorre de forma centrípeta no timo. Tais dados são realçados pelo achado de restos celulares na camada mais externa do timo, sugerindo que a grande parte de linfócitos que aí chegam sofra apoptose.

As células que começam a sair do timo, por volta da 10ª semana de gestação, quase não reagem a antígenos próprios. Alguns linfócitos autorreativos podem deixar o timo, mas estão sujeitos à tolerância periférica. Assim, alguns peptídeos endógenos só encontram linfócitos T na circulação periférica ou não atingem altas concentrações no timo. Nessas condições, linfócitos com TCR de alta afinidade a esses peptídeos associados ao HLA I ou II sofrem apoptose: é parte da deleção clonal ou seleção negativa periférica para T. A apoptose ocorre por expressão de Fas e ligante de Fas, tendo as caspases um papel importante no rompimento das proteínas cisteínicas.

A <u>tolerância periférica</u> para células T pode dar-se por apoptose e também por anergia, em que o linfócito T se torna não respondedor a peptídeos endógenos por causa da falta de apresentação antigênica completa: ausência de moléculas coestimuladoras ou falta união de CD28 do linfócito à B7 da célula apresentadora e, em vez de CD28 do linfócito, aparece a molécula de adesão proteína-4 associada ao linfócito T citotóxico (CTLA-4), que é inibidora da ativação. A apresentação antigênica incompleta não permite que o linfócito T se torne ativado e não há resposta imunológica, resultando em tolerância a esses peptídeos endógenos.

A geração de linfócitos T reguladores CD4+ e CD8+ resulta em apoptose ou expressão de CTLA-4 em linfócitos T autorreativos periféricos, em especial os adjacentes. Assim, a diminuição de linfócitos reguladores pode resultar em doenças autoimunes ou falta de anergia em linfócitos T periféricos (diminuição da tolerância) (Figura 12.10).

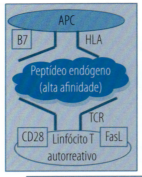
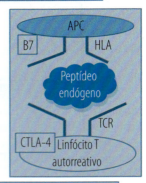
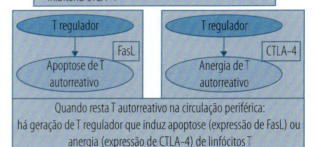

Figura 12.10. Alguns linfócitos T autorreativos que deixam o timo sofrem tolerância nos órgãos linfoides periféricos por alta afinidade de TCR a peptídeos endógenos associados ao HLA ou por ausência da ativação completa de T (ausência de moléculas coestimuladoras ou expressão de CTLA-4 em vez de CD28). Ainda pode haver a geração de T reguladores CD4+ ou CD8+, que promovem a apoptose de linfócitos T autorreativos por meio de FasL ou tornam linfócitos T autorreativos anérgicos por induzirem a expressão da proteína-4 associada ao linfócito T citotóxico (CTLA-4). A falta de T reguladores pode aumentar o aparecimento de doenças autoimunes e diminuir a anergia de linfócitos (diminui a tolerância).

Tolerância para linfócitos B

A <u>tolerância central</u> para B ocorre na medula óssea, quando linfócitos B imaturos entram em contato com peptídeos endógenos que apresentem alta afinidade para a IgM de superfície. Nesse momento pode haver a denominada "edição de receptor", com reativação dos genes RAG1, RAG2 (genes 1 e 2 ativadores da recombinação – *recombination-activating genes*) e recombinação dos genes V-J das cadeias leves κ e λ, modificando o receptor IgM de superfície. Caso a nova IgM de superfície permaneça com alta afinidade ao peptídeo endógeno, há apoptose desses linfócitos e os restos celulares são captados por macrófagos (seleção clonal central negativa para B). Essa apoptose dá-se principalmente para antígenos próprios multivalentes, sendo importante a molécula de adesão Fas de B.

Quando a nova IgM troca sua especificidade, deixando de ser autorreativa, o linfócito B sobrevive e sai da medula óssea, geralmente a partir da sétima semana de gestação. Alguns linfócitos B, especialmente para moléculas próprias solúveis, apesar de permanecerem autorreativos, completam sua maturação na medula e migram para os órgãos linfoides periféricos; entretanto, tais linfócitos dão origem às células maduras denominadas "clonalmente ignorantes", sem resposta imunológica à molécula própria em questão, ou seja, comportam-se como células funcionalmente incompetentes (Figura 12.11).

A <u>tolerância periférica</u> ou seleção clonal negativa para B em órgãos linfoides periféricos deve-se à anergia funcional prolongada: são linfócitos sem poder de ativação da tirosina quinase de Bruton (Btk) ou incapazes de promover aumento do cálcio intracelular, com inabilidade migratória para os diferentes tecidos. Outro mecanismo da seleção periférica é a exclusão de linfócitos B por meio de T auxiliares, os quais levam à apoptose de B, principalmente pelo Fas ligante de T (Figura 12.12).

Os linfócitos B, da mesma forma que T, podem se tornar autorreativos quando em contato com antígenos próprios denominados "sequestrados" ou separados por barreira física.

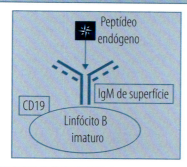

Figura 12.11. Tolerância de B na medula óssea: inicialmente há edição de receptor na cadeia leve da IgM. Caso o linfócito deixe de ser autorreativo, há saída dessa célula da medula. Quando, mesmo após a edição de receptor o linfócito permanece autorreativo, essa célula sofre apoptose ou torna-se "clonalmente ignorante" funcionalmente incompetente).

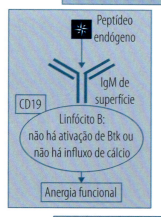
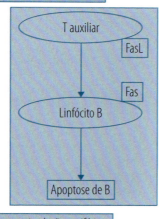

Figura 12.12. Tolerância de B em órgãos linfoides secundários: anergia funcional prolongada de B (não ocorre ativação de Btk ou não há influxo de cálcio para o intracelular) ou apoptose de B promovida por T auxiliar (T auxiliar pode ativar B, mas também pode destruí-lo).

Tolerância periférica induzida

A tolerância periférica pode ocorrer por pequenas doses repetidas de antígeno. O sistema imunológico deixa de reconhecer o antígeno como substância estranha, deixando de promover ou promovendo menor resposta imune. É o princípio básico da imunoterapia, mediante a ativação de linfócitos T reguladores, os quais sintetizam interleucina (IL) 10.

A tolerância também pode se dar em casos de um indivíduo receber altíssimas concentrações de antígenos. A alta carga antigênica pode levar à ausência de resposta imunológica nos primeiros momentos do contato, por estimulação do aparecimento de FasL (CD95), efeito esse que pode ser prejudicial para a defesa do organismo. Só após um catabolismo parcial do antígeno é que se inicia a resposta imunológica.

Anticorpos contra antígenos exógenos com epítopos iguais aos de peptídeos endógenos podem apresentar reatividade cruzada, diminuindo a tolerância periférica, e participar no aparecimento de doenças autoimunes.

Proliferação clonal periférica

A seleção clonal positiva ou proliferação clonal dá-se nos órgãos linfoides periféricos, pela multiplicação de linfócitos que escaparam dos mecanismos da tolerância central e periférica, constituindo o repertório de linfócitos. É a proliferação de clones de T citotóxicos (Figura 12.13), T auxiliares (Figura 12.14), linfócitos B independentes de T (Figura 12.15) e B dependentes de T (Figura 12.16) contra "substâncias não pró-

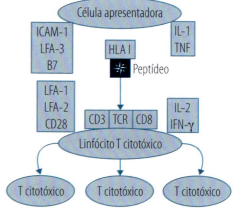

Figura 12.13. Proliferação do repertório de linfócitos T citotóxicos maduros nos órgãos linfoides periféricos diante de antígenos, após os mecanismos de tolerância central e periférica. Há seleção positiva quando o TCR de T citotóxico reconhece peptídeo antigênico associado ao HLA I de APC.

prias". Células B e T de memória podem sobreviver por muitos anos, talvez mesmo na ausência de antígenos específicos e são rapidamente acionadas quando necessárias para defesa.

Assim, quando houver uma substância estranha ao organismo ou "não própria", dá-se o encontro dessa substância com linfócitos maduros nos órgãos linfoides secundários: linfonodos, baço e tecido linfoide associado às mucosas (MALT). O resultado é a proliferação e a diferenciação final desses linfócitos. Tal resposta imunológica, desde que não exacerbada, é benéfica ao organismo, pois leva à eliminação da substância estranha.

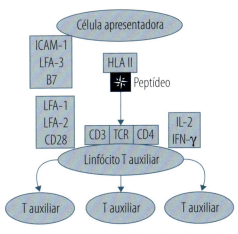

Figura 12.14. Proliferação do repertório de linfócitos T auxiliares maduros nos órgãos linfoides periféricos diante de antígenos, após os mecanismos de tolerância central e periférica. Há seleção positiva quando TCR de T auxiliar reconhece peptídeo antigênico associado ao HLA II da APC.

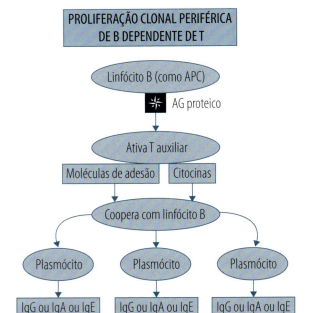

Figura 12.16. Proliferação do repertório de linfócitos B maduros dependentes de T auxiliares nos órgãos linfoides periféricos, após os mecanismos de tolerância central e periférica. Há seleção positiva de B após B e T auxiliar expressarem moléculas de adesão e de T auxiliar sintetizar determinadas citocinas. Essa proliferação de B acontece para antígenos proteicos, que foram inicialmente internalizados por B, mas, não conseguindo eliminá-los, B apresenta (B atuando como APC) a T auxiliar. A seguir, o T auxiliar ativado coopera com B, resultando em diferenciação final para plasmócitos produtores de diferentes classes de imunoglobulinas.

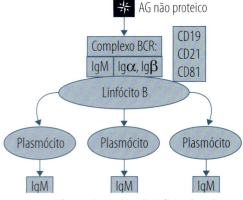

Figura 12.15. Proliferação do repertório de linfócitos B maduros independentes de T auxiliar nos órgãos linfoides periféricos, após os mecanismos de tolerância central e periférica. Há seleção positiva quando o complexo BCR de B reconhece diretamente antígeno não proteico, resultando em diferenciação de plasmócitos produtores de IgM.

EXEMPLOS CLÍNICOS

Caso 1: Paciente com 27 anos, do gênero masculino, sofreu acidente automobilístico há dois dias, sem ferimentos cortantes. Algumas horas após o acidente começou a ter forte dor e vermelhidão em olho direito. Ao exame, apresentava fotofobia e hiperemia unilateral. Foi encaminhado a oftalmologista, que observou diminuição da visão e diagnosticou endoftalmia.

Discussão: A endoftalmia é uma resposta imunológica às proteínas do cristalino. Tais proteínas são uns dos poucos peptídeos do próprio organismo que não entram em contato com o sistema imunológico na vida intrauterina. Consequentemente, não há tolerância central ou periférica, ou seja, não há apoptose ou anergia de linfócitos autorreativos, restando clones celulares aptos a reagir contra tais peptídeos endógenos, contato que pode ocorrer em casos de traumas com ruptura do cristalino, como em acidentes ou em cirurgias oculares. É imperativo o encaminhamento ao oftalmologista. Não é confundido com conjuntivite alérgica pela história de trauma, pelo acometimento ocular não simétrico e pela dor referida.

Caso 2: Indivíduo de 42 anos passou a apresentar urticária generalizada após ingestão de camarão. Foi orientado a excluir camarão e outros frutos do mar.

Evolução: A IgE sérica específica para camarão e para frutos do mar mostrou alta sensibilização por ImmunoCap (valores acima de 3,5 kU/L). Foi reforçada a exclusão de tais alimentos. Entretanto, ele ingeriu camarão e nada apresentou. Em episódio seguinte de tal ingestão, apresentou anafilaxia, tendo recebido adrenalina e corticoide, com reversão do quadro. Após tal fato, o paciente excluiu totalmente camarão e outros frutos do mar da dieta.

Discussão: A alergia IgE-mediada pode surgir em qualquer idade, à medida que o organismo vá se sensibilizando. A alergia alimentar em adultos é dada principalmente por peixes, frutos do mar e amendoim. Na quase totalidade, esse tipo de alergia em adultos torna-se irreversível, ou seja, não evolui para tolerância, ao contrário de crianças com alergia à proteína do leite de vaca. Em casos de alergia alimentar, dá-se preferência à pesquisa de IgE específica *in vitro*, pelo risco da administração de alérgenos em testes cutâneos de hipersensibilidade imediata. Os extratos utilizados para determinação da IgE específica não abrangem todas as espécies existentes de peixes ou de frutos do mar. No caso em questão, provavelmente houve ingestão de espécies diferentes de camarão.

Um dos principais mecanismos de tolerância ao alimento (substância não própria) é a tolerância periférica para linfócitos, em especial de digestório, com aparecimento da molécula de adesão inibidora CTLA-4 em vez da ativadora CD28. Linfócitos T em contato com o alimento tornam-se, então, anérgicos e há tolerância ao alimento para que possa ser ingerido. Tem sido aventada a hipótese de diminuição da molécula de adesão CTLA-4 na alergia alimentar.

QUESTÕES

1ª – Qual a diferença entre MHC e HLA?

2ª – Quais as células que mais expressam HLA classe I e classe II?

3ª – Quais os principais mecanismos de tolerância central e periférica para T?

4ª – Quais os principais mecanismos de tolerância central e periférica para B?

5ª – O que é proliferação clonal periférica de linfócitos?

CITOCINAS

CONCEITO

Citocinas são peptídeos produzidos por células antigenicamente estimuladas, que atuam como mediadores intercelulares, regulando a resposta imunológica. Atuam também em outras células que não do sistema imunológico. A maioria das citocinas é sintetizada após a estimulação por substâncias consideradas estranhas ao sistema imune (Figura 13.1).

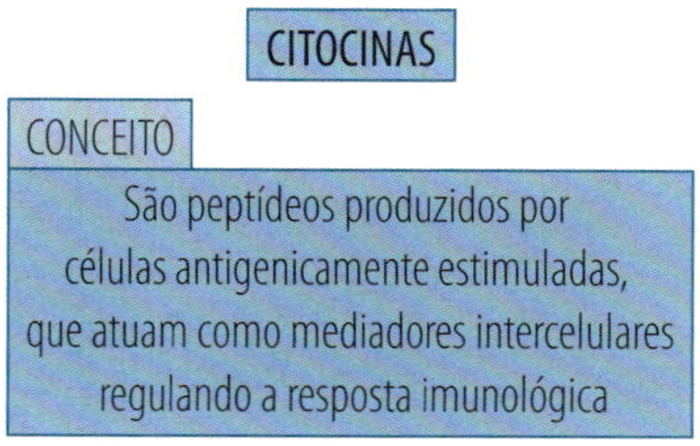

Figura 13.1. As citocinas são mediadores intercelulares que medeiam a resposta imunológica.

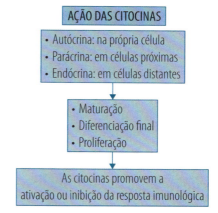

Figura 13.2. As citocinas atuam de forma autócrina, parácrina e endócrina, promovendo a maturação celular, a diferenciação final celular e a proliferação celular, atuando em diferentes células, o que resulta na regulação da resposta imunológica.

As citocinas têm ação na própria célula produtora (ação autócrina), em células próximas (ação parácrina) ou em células distantes (ação endócrina). Medeiam a maturação, a diferenciação final e a proliferação celular, resultando na ativação ou inibição da resposta imunológica (Figura 13.2).

As citocinas anteriormente foram denominadas de monocinas, quando sintetizadas principalmente por monócitos/macrófagos, e de linfocinas, quando sintetizadas por linfócitos. Utiliza-se, hoje, a denominação citocinas independente do predomínio de síntese em determinada célula.

Diferentes células sintetizam citocinas – monócitos/macrófagos: interleucina (IL) 1, Fator de Necrose Tumoral (TNF), interferon-alfa (IFN-α), IL-8, IL-12, IL-15, IL-18, IL-19, IL-20 e IL-23; células *natural killer* (NK): interferon-gama (IFN-γ); linfócitos Th1: IL-2, IL-12, IFN-γ, IL-3, IL-6, IL-16 e IL-21; Th2: IL-4, IL-5, IL-9, IL-13, IL-21 e IL-31); Th3: IL-4, IL-10 e fator-beta transformador de crescimento de colônias (TGF-β); Tr1: IL-10; Th17: IL-17 e IL-21; estroma da medula óssea: IL-7, IL-11; monócitos/macrófagos, linfócitos T, células endoteliais, células epiteliais brônquicas: quimiocinas (Figura 13.3).

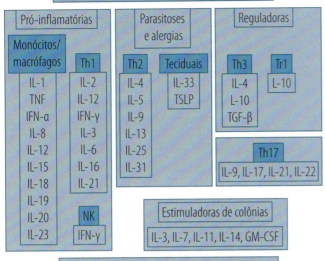

Figura 13.3. As principais fontes das citocinas são: monócitos/macrófagos, células NK, linfócitos T auxiliares tipo 1, 2, 3 e 17 (Th1, Th2, Th3 e Th17), T regulador tipo 1 (Treg 1) e outras células. Entre as citocinas encontram-se: interleucina (IL), Fator de Necrose Tumoral (TNF), interferon-alfa e beta (IFN-α e γ), fator-beta transformador de crescimento de colônias (TGF-β), fator estimulador de colônias de granulócitos e monócitos (GM-CSF), linfopoetina do estroma tímico (TSLP). A nova denominação das quimiocinas baseia-se na presença de cisteínas juntas (CC) ou separadas (CXC).

CARACTERÍSTICAS

As citocinas são polipeptídeos, atuam em concentrações muito baixas, como 10^{-10} a 10^{-12} mol/L, necessitam de receptores para efetuar suas ações e geralmente formam proteínas fosforiladas, responsáveis por suas atividades, que ocorrem de forma imediata e autolimitada.

As citocinas apresentam pleiotropismo (tropismo para diversas células). Além disso, uma mesma citocina apresenta diferentes ações, assim como diferentes citocinas podem ter a mesma atividade biológica (Figura 13.4).

MECANISMOS DE AÇÃO

As citocinas favorecem a ocorrência de eventos moleculares que transmitem sinais para o interior das células, resultando em respostas celulares específicas.

CARACTERÍSTICAS DAS CITOCINAS

- São polipeptídeos
- Atuam em concentrações muito baixas: 10^{-10} a 10^{-12} mol/L
- Ação rápida e autolimitada
- Necessitam de receptores
- Apresentam tropismo por várias células (pleiotropismo)
- Uma citocina apresenta diferentes efeitos
- Diferentes citocinas podem apresentar o mesmo efeito

Figura 13.4. Estão referidas as principais características das citocinas.

Os receptores de citocinas são, em geral, glicoproteínas, com uma porção intracitoplasmática, transmembranosa e extracitoplasmática, pela qual se unem às citocinas. Após a união entre citocina e receptor, é enviado um sinal para o interior da célula, resultando na atividade enzimática.

As porções intracitoplasmáticas dos receptores sofrem ação de enzimas quinases celulares, em especial a Janus quinase (JAK). Essas enzimas promovem a fosforilação de proteínas monoméricas, conhecidas como transdutores de sinal e ativadores de transcrição (STAT – *signal transducer and activator of transcription*), até então livres no citoplasma (Figura 13.5).

Após a fosforilação de STATs, há dimerização dessas proteínas ainda no citoplasma, tornando-as dímeros ativados: são os STATs diméricos ativados. Na sequência, há translocação desses dímeros ativados para o núcleo da célula, resultando em modulação de vários genes. Os genes ativados propiciam a transcrição de novas sequências de nucleotídeos. Há síntese de novo RNA mensageiro e formação de novas proteínas com atividades específicas, que levam às diversas respostas, de forma autócrina, parácrina ou endócrina, resultando na modulação da resposta imunológica (Figura 13.6).

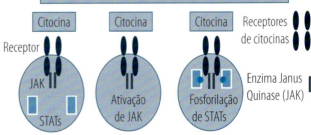

Figura 13.5. A união de citocinas a seus receptores celulares permite que enzimas quinases (Janus quinase – JAK) promovam a fosforilação de proteínas presentes no citoplasma, conhecidas como transdutores de sinal e ativadores de transcrição (STATs).

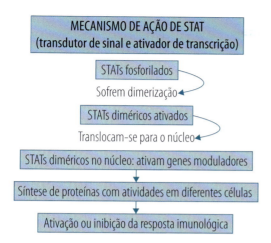

Figura 13.6. Proteínas fosforiladas (STATs fosforilados) sofrem dimerização e são, então, translocadas para o núcleo, resultando na ativação de genes moduladores, dando continuidade ao mecanismo de ação das citocinas. Genes moduladores ativados promovem a codificação de proteínas que modulam a resposta imunológica, resultando na ação das diferentes citocinas.

ATIVIDADES BIOLÓGICAS DAS CITOCINAS

Quanto às atividades biológicas, as citocinas estão neste capítulo classificadas de forma didática em citocinas pró-inflamatórias, citocinas das doenças alérgicas e das parasitoses, citocinas relacionadas a linfócitos Th17, citocinas imunorreguladoras, fatores estimuladores de crescimento de colônias e quimiocinas. Essa classificação não é absoluta, apenas auxiliando a lembrança de suas diversas funções, pois uma citocina pode pertencer a mais de um tipo de classificação: a IL-6 é uma citocina pró-inflamatória de defesa e também do processo alérgico; o TGF-β está relacionado tanto ao Th17, como às alergias, além de ser um fator de crescimento (Figura 13.7).

A. CITOCINAS PRÓ-INFLAMATÓRIAS

Interleucina-1 (IL-1)

A IL-1 é sintetizada na resposta inflamatória aguda, principalmente por monócitos/macrófagos. Outras células também podem sintetizá-la, como neutrófilos, células endoteliais e epiteliais (queratinócitos, fibroblastos). São descritas duas formas de IL-1 – IL-1α e IL-1β –, que se unem aos mesmos receptores (IL-1R ou CD121), resultando, assim, em atividades semelhantes. A fração β é o componente de maior concentração plasmática.

As atividades biológicas primordiais da IL-1 incluem a hematopoiese, com atuação na própria célula primordial, aumentando a liberação de fatores estimuladores de crescimento de colônias e a ação sinérgica a tais fatores. Além disso, atua como estimulante de células CD4+ a secretarem IL-2, que atua na proliferação de linfócitos. Aumenta a expressão das moléculas de adesão em células endoteliais, com saída de leucócitos da circulação.

A IL-1 promove a resposta inata, aumentando a quimiotaxia e a fagocitose (aumento do metabolismo oxidativo) por neutrófilos e monócitos/macrófagos, além de ativar NK. Ativa hepatócitos para a síntese de proteínas de fase aguda de inflamação. Atua na imunidade adaptativa, com proliferação e diferenciação de linfócitos B (aumento da síntese de imunoglobulinas) e ativação de T citotóxicos e de Th1 (Figura 13.8).

A IL-1 é um pirógeno endógeno (aumento da temperatura corpórea por fator endógeno), promovendo a síntese de prostaglandinas que atuam no hipotálamo, determinando a febre. Aumenta a atividade de adipócitos, a proteólise em células musculares e a ação de osteoclastos, levando ao emagrecimento e a fraturas de pacientes com infecções prolongadas. Estimula a liberação de hormônio corticotrófico pela hipófise posterior, o qual atua na hipófise anterior, fazendo com que haja liberação de hormônio adrenocorticotrófico (ACTH), resultando em estimulação do córtex da suprarrenal, com aumento da produção de corticosteroides, responsáveis pela hiperglicemia em pacientes diabéticos com processo infeccioso. Propicia a atividade de fibroblastos, promovendo a cicatrização (Figura 13.8).

Figura 13.7. As citocinas foram didaticamente divididas neste capítulo em: pró-inflamatórias, relacionadas a parasitoses/doenças alérgicas, imunorreguladoras, relacionadas a linfócitos Th17; e estimuladoras de crescimento de colônias e quimiocinas. Entretanto, uma mesma citocina pode ser classificada nas duas divisões, como é o caso da IL-6 e de TGF-β. A visualização dessa classificação pode ajudar no estudo das atividades biológicas das citocinas.

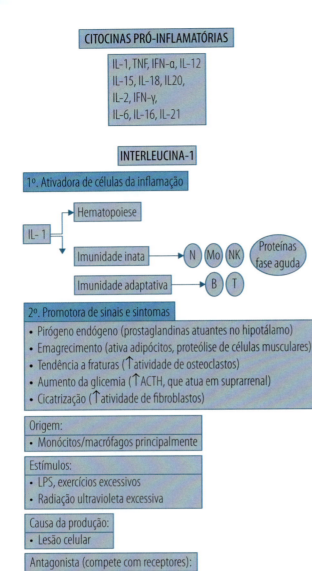

Figura 13.8. A IL-1 aumenta a atividade de células inflamatórias, promovendo a resposta inata e a adaptativa, além de contribuir com a manifestação de sinais e sintomas dos processos infecciosos. Um dos mecanismos de ação dos corticosteroides como anti-inflamatórios hormonais é de serem antagonistas da IL-1 por competirem com seus receptores.

A produção de IL-1 é estimulada por lipopolissacarídeo bacteriano (LPS), exercícios físicos em intensidade excessiva e radiações ultravioleta em excesso. Para que haja síntese de IL-1, é necessário dano celular. Corticosteroides competem pelos receptores de IL-1 e inibem sua síntese, sendo antagonistas da IL-1 (Figura 13.8).

Fator de Necrose Tumoral (TNF)

O TNF-α (antiga caquetina) é sintetizado especialmente por monócitos/macrófagos, enquanto o TNF-β (linfotoxina) é produzido mais por T. Ambos apresentam receptores tipos I e II para TNF (família de TNFR) em várias células nucleadas. Sua produção é estimulada por lipopolissacarídeos (LPS) de bactérias Gram-negativas, ácido teicoico de Gram-positivas, vírus, bactérias intracelulares e células neoplásicas. A síntese é inibida por ciclosporina, dexametasona e antagonistas do fator ativador de plaquetas (PAF). Diversos estudos indicam que, para a síntese de TNF, são necessárias alterações intracelulares.

Uma das principais atividades biológicas do TNF é a apoptose de células neoplásicas e de células infectadas por vírus; assim, na verdade, não ocorre necrose da célula tumoral, e sim apoptose. Sabe-se ainda que a ação antitumoral do TNF é dada por inflamação e trombose da área tumoral, acarretando necrose do tumor. O TNF é o principal mediador na caquexia das neoplasias malignas. As demais ações do TNF são semelhantes às da IL-1: ação na hematopoiese, no aumento da migração transendotelial, na ativação de neutrófilos, monócitos/macrófagos, NK, linfócitos T citotóxicos, Th1 e B. Também é um pirógeno endógeno, além de aumentar a síntese de proteínas da fase aguda, a proliferação de fibroblastos, promover a reabsorção óssea e a lipólise. Uma das diferenças entre TNF e IL-1, além da apoptose de células tumorais, é não ter ação em suprarrenal (Figura 13.9).

Altas concentrações de TNF no sangue de pacientes com septicemias por bactérias Gram-negativas correlacionam-se com a piora do prognóstico. Em animais de laboratório, injeções de TNF, mesmo na ausência de bactérias, levam ao choque inflamatório, quadro semelhante ao choque séptico. Nesses casos, o TNF é responsável por determinar acentuada diminuição da contratilidade miocárdica e da musculatura lisa dos vasos sanguíneos, hipotensão e coagulação intravascular disseminada por aumento da coagulação em células endoteliais.

Figura 13.9. O Fator alfa de Necrose Tumoral (TNF-α) apresenta importante ação antitumoral, promovendo a apoptose de células tumorais. O TNF não aumenta a glicemia. As demais ações são semelhantes às da IL-1.

O TNF pode ser útil no tratamento de neoplasias secundárias à AIDS, principalmente no sarcoma de Kaposi, com injeções intralesionais ou sistêmicas. O anticorpo monoclonal anti-TNFα tem sido utilizado na artrite reumatoide e na psoríase resistentes ao tratamento, na ausência de processos infecciosos. Ao contrário do que se pensava, seu uso é contraindicado em sepse ou outras infecções, especialmente tuberculose, por disseminar o processo.

Interferon-alfa (IFN-α)

O IFN tipo I é constituído por várias proteínas IFN-α sintetizadas por células dendríticas e macrófagos infectados por vírus e por uma proteína IFN-β, produzida por várias células, como macrófagos, fibroblastos e células infectadas por vírus. Há receptores em quase todas as células nucleadas para IFN-α e β (IFN-α,βR ou CD118).

A principal atividade biológica do IFN tipo 1 é a limitação da propagação de infecções virais, sendo a ação antiviral do IFN-α mais potente. O IFN produzido por células infectadas por vírus atua em outras células infectadas pelo mesmo vírus ou por vírus diferente, fazendo com que o núcleo dessa segunda célula sintetize uma proteína antiviral que degrada o RNA mensageiro viral, inibindo a replicação viral (Figura 13.10).

Aumenta ainda a expressão de HLA I, com favorecimento da proliferação de Th1, consequente liberação de IFN-γ, o qual aumenta a fagocitose por macrófagos. O IFN-α aumenta a ação de T citotóxicos e de NK, ampliando sua atividade antiviral.

O IFN-α é utilizado no tratamento de doenças virais como AIDS e hepatite por vírus C, em combinação com drogas antivirais. Na esclerose múltipla, tem sido indicado o IFN-β, com bons resultados, talvez por se postular um componente viral no início da doença.

Interleucina-12 (IL-12)

A IL-12 é o principal estimulador de células NK e, assim, aumenta a síntese de IFN-γ por NK. Potencializa a função de T citotóxicos e a diferenciação para Th1, promovendo ainda mais síntese de IFN-γ por Th1. O eixo IL-12 e IFN-γ tem se mostrado cada vez mais importante no combate a vírus e, principalmente, a micobactérias não tuberculosas.

A IL-12 é sinérgica à IL-2 e ao TNF, aumentando ainda mais a defesa antiviral. Está envolvida na seleção do isotipo IgG, mediante o aumento de Th1 e de IFN-γ, com consequente diminuição da diferenciação para Th2 e de IgE.

Seu efeito é bloqueado por anticorpos anti-TNF-α. Apresenta receptores em linfócitos T e células NK (IL-12R ou CD212). Os principais produtores de IL-12 são monócitos/macrófagos e Th1 (Figura 13.11).

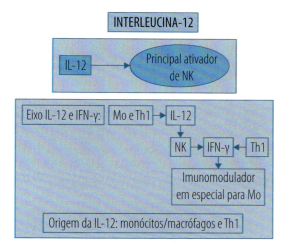

Figura 13.11. A IL-12 é o principal fator ativador para células NK, além de ter outros efeitos pró-inflamatórios: aumenta a função de T citotóxico, promove a diferenciação de Th1 (aumenta IgG e diminui IgE), além de apresentar sinergismo com IL-2 e TNF. O eixo IL-12/IFN-γ resulta em importante papel na imunomodulação, aumentando em especial a fagocitose por monócitos/macrófagos.

Interleucinas 15, 18 e 20 (IL-15, IL-18 e IL-20)

As IL-15, IL-18 e IL-20 são sintetizadas principalmente por macrófagos ativados, sendo a IL-15 também por astrócitos e células gliais fetais, sugerindo que essa citocina tenha papel na resposta imunológica no sistema nervoso central.

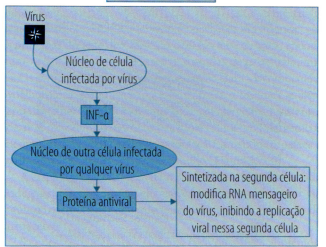

Figura 13.10. O interferon-alfa (IFN-α) é sintetizado em uma célula infectada e atua em qualquer outra célula infectada pelo mesmo vírus ou por outro vírus, modificando o RNA mensageiro e inibindo a replicação viral nessa segunda célula.

Algumas atividades da IL-15 lembram as da IL-12, porém menos pronunciadas. A IL-15 promove proliferação e ativação de células NK e linfócitos B; é importante na sobrevida de T citotóxicos de memória, aparentemente mesmo na ausência de antígeno; estimula o crescimento do epitélio intestinal. Há estudos clínicos sobre sua atividade antitumoral.

A IL-18 também promove a proliferação e a ativação de células NK; determina proliferação de Th1 e estimula a produção de fator estimulador de colônias de granulócitos-macrófagos (GM-CSF), levando ao aumento de fagócitos e de sua atividade. Inibe a síntese de IL-10 e aumenta a produção de IL-12, apresentando sinergismo com essa citocina para a produção de IFN-γ, sendo, por isso, chamada de fator indutor de IFN-γ.

Receptores de IL-18 foram inicialmente identificados em células de linhagem da doença de Hodgkin, podendo ser um dos fatores de crescimento e marcador de prognóstico da doença. A IL-18 é estruturalmente semelhante à IL-1 e seus receptores, após clonados, mostraram-se idênticos aos da proteína receptora de IL-1 (IL-1Rp). O aumento de IL-18 tem sido correlacionado com algumas doenças inflamatórias.

A IL-20 é uma citocina estimulatória, promovendo a síntese de fator ativador de queratinócitos, além de papel na ativação de T citotóxicos. A relação com a proliferação de queratinócitos parece ter importância na gênese da psoríase, provavelmente regulando a resposta inflamatória cutânea. Está implicada na ativação de osteoclastos, estudando-se seu papel na osteoporose.

O anticorpo monoclonal anti-IL-20 está sendo estudado para doenças de pele, como a psoríase, e para osteoporose. Há dois receptores descritos para IL-20 – α e β –, ambos presentes em quantidades altas nas células da epiderme; o receptor α está presente também em outros locais, como na sinóvia e no fígado.

Assim, as três citocinas IL-15, IL-18 e IL-20 são pró-inflamatórias, com ação principalmente em NK e em linfócitos T (Figura 13.12).

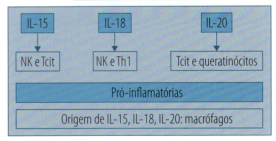

Figura 13.12. A IL-15 promove a proliferação de células NK, aumentando o efeito da IL-12 e a sobrevida de linfócitos T citotóxicos de memória. A IL-18, além de proliferar NK e Th1, ativa fagócitos. A IL-20 promove a proliferação de queratinócitos, sendo apontada na gênese da psoríase, e de células CD8+. As citocinas sintetizadas por macrófagos (IL-15 e IL-18, e principalmente IL-12) são importantes para a proliferação e a ativação de NK.

Interleucina-2 (IL-2)

A IL-2 é um agente proliferativo antígeno-inespecífico. É produzida por T auxiliares ativados, tendo como principal estímulo antígenos bacterianos. Alguns parasitas também podem induzir sua síntese, assim como outras citocinas (IFN-α e IL-1). Apresenta sinergismo com IL-1, IL-12 e IFN-α e tem síntese inibida por ciclosporina e dexametasona. Possui receptores em células T, B e NK (IL-2R ou CD122).

A IL-2 é o principal fator estimulador de linfócitos ativados por antígenos, induzindo a diferenciação final e a expansão clonal das populações de T citotóxicos, Th1, T regulador, linfócitos B e células NK. Induz à tolerância periférica por ativação de Treg. Estimula células B a se diferenciarem em plasmócitos e a produzirem de anticorpos. Atua na proliferação e ativação de células NK, resultando em síntese de IFN-γ e aumento da atividade fagocitária. Promove, ainda, a proliferação de fibroblastos e a cicatrização (Figura 13.13).

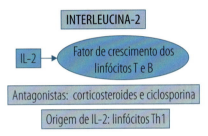

Figura 13.13. A IL-2 é o principal fator de crescimento e ativador de linfócitos T e B, promovendo a proliferação de linfócitos T citotóxicos, T auxiliares tipo 1, T reguladores, linfócitos B, além de ativar NK. Apresenta sinergismo com IL-1, IL-12 e IFN-α.

Por meio de sua ação parácrina, a IL-2 promove a ligação entre imunidade celular e humoral: a síntese de IL-2 por T citotóxicos ativa T auxiliares, iniciando uma resposta humoral, ocorrendo também o inverso, ou seja, a produção por T auxiliares ativa T citotóxicos, promovendo uma resposta celular (Figura 13.14).

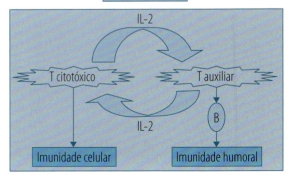

Figura 13.14. A IL-2 promove a inter-relação entre a imunidade celular e a humoral, por ativar T citotóxicos e T auxiliares e ser produzida por ambos.

A terapia antitumoral associada à administração de IL-2 tem levado a remissões em pacientes com carcinoma renal metastático, aumentando, ainda, a sobrevida de indivíduos com melanoma e com leucemia mieloide aguda. As imunodeficiências celulares e humorais têm apresentado bons resultados com a administração de IL-2 como coadjuvante do tratamento.

Interferon-gama (IFN-γ)

O IFN tipo II ou IFN-γ, anteriormente denominado IFN imune, é produzido, sobretudo, por células NK, mas também por T auxiliares tipo 1.

O IFN-γ é um importante imunomodulador, aumentando a imunidade inata e a adaptativa. É o principal ativador de macrófagos. Em neutrófilos, monócitos/macrófagos, o IFN-γ aumenta a explosão respiratória, a liberação de grânulos no vacúolo digestivo e a digestão por óxido nítrico, permitindo a erradicação de microrganismos remanescentes nesses fagócitos, especialmente vírus latentes e micobactérias. Aumenta a atividade lítica de células NK, o que contribui com a defesa antiviral e antitumoral.

Promove a expressão de HLA I e II, possibilitando a atividade de Th1 e de T citotóxico. Inibe a proliferação de Th2 e de Th17. O resultado é uma diminuição de IgE e aumento de IgG total, em especial de IgG2 e IgG3, apesar da diminuição de IgG4. Aberrações de IFN-γ estão associadas a doenças autoimunes (Figura 13.15).

Os análogos sintéticos de IFN-γ têm sido indicados em hepatites virais e algumas doenças autoimunes. Em associação à prednisolona, retardam a progressão de fibrose pulmonar idiopática e diminuem a recidiva de melanoma maligno quando usados no pré-operatório. É provável que IFN-γ esteja envolvido na patogênese da arteriosclerose.

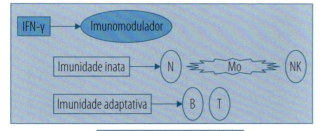

Figura 13.15. O IFN-γ é um potente imunomodulador, aumentando a imunidade inata e a adaptativa. É o principal ativador de macrófagos, aumentando a digestão e promovendo a erradicação de microrganismos intracelulares remanescentes nessas células. Na imunidade adaptativa promove a mudança de classe para IgG, aumenta a atividade de T citotóxicos e Th1. Aberrações de IFN-γ estão associadas a doenças autoimunes.

Interleucina-6 (IL-6)

A IL-6 é um dos principais mediadores da fase aguda da inflamação. Tem ainda participação nas doenças alérgicas IgE-mediadas e na defesa antiparasitária.

Essa citocina pleiotrópica ativa a hematopoiese na medula para a linhagem neutrofílica, estimula a produção de proteínas da fase aguda por hepatócitos, aumentando a concentração de zinco intracelular e a atividade enzimática. Participa da mudança de classe para IgE e da atração de eosinófilos para o local de inflamação. Assim como a IL-1 e o TNF, a IL-6 é promotora de sinais e sintomas de doenças: é pirógeno endógeno, juntamente com a IL-1 e o TNF, ativa adipócitos e aumenta a proteólise em células musculares para obtenção de energia, ativa osteoclastos e fibroblastos (especialmente fibroblastos periodontais). Assim como a IL-1, estimula a produção de ACTH pela hipófise, aumentando a glicemia durante processos infecciosos.

Os principais produtores de IL-6 são linfócitos Th1, mas monócitos/macrófagos e fibroblastos também a sintetizam. Os estímulos são antígenos, traumas, atividades físicas excessivas, excesso de radiação ultravioleta. A produção pode ser estimulada por IL-1, TNF e antibióticos macrolídeos, e inibida por glicocorticoides. Os receptores da IL-6 encontram-se em leucócitos (IL-6R ou CD126). Anti-IL-6 (tocilizumab) tem sido utilizado na artrite reumatoide para diminuir a inflamação (Figura 13.16).

Figura 13.16. A IL-6 é uma importante citocina inflamatória, tendo ações que se sobrepõem às da IL-1 e do TNF. Participa da defesa antiparasitária e das alergias IgE-mediadas, por auxiliar a síntese de IgE e por atrair eosinófilos. É promotora de sinais e sintomas dos processos infecciosos.

Interleucina-16 (IL-16)

É uma citocina pró-inflamatória e também um fator quimioatraente. É sintetizada por linfócitos Th1 estimulados antigenicamente, células epiteliais, mastócitos, macrófagos e outras células. É indutora da quimiotaxia para monócitos, células dendríticas e eosinófilos (Figura 13.17).

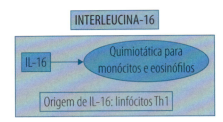

Figura 13.17. A IL-16 tem ação inflamatória, além de participar das alergias e das doenças autoimunes.

A IL-16 tem sido associada a processos inflamatórios de asma, dermatite atópica e doenças autoimunes, o que está levando a estudos experimentais sobre seus antagonistas. A molécula de adesão CD4 é um receptor transdutor de sinal para IL-16. Células CD4+ transfectadas com IL-16 são resistentes à infecção pelo vírus da imunodeficiência humana (HIV). A IL-16 inibe a replicação de HIV, além de reconstituir a população CD4+ em AIDS, de forma não bem esclarecida. Tem sido estudada como reconstrutora da população CD4+ em AIDS.

Interleucina-21 (IL-21)

A IL-21 pertence à família da IL-17. É produzida por Th1 e Th17, ativando linfócitos B, Th1, T citotóxicos e células NK. Diminui a síntese de IgE, sendo apontada para novos estudos do tratamento da asma (Figura 13.18).

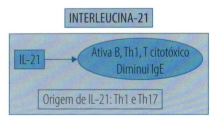

Figura 13.18. A IL-21 tem ação inflamatória; pertence à família da IL-17, porém com ação diferente.

B. CITOCINAS DAS DOENÇAS ALÉRGICAS E DAS PARASITOSES

Interleucinas 4, 5, 9, 13, 25 e 31 (IL-4, IL-5, IL-9, IL-13, IL-25 e IL-31)

IL-4, IL-5, IL-9 e IL-13 são citocinas sintetizadas principalmente por células Th2, mas também por mastócitos, basófilos e, em menores quantidades, Th1. Existem receptores para IL-4 em linfócitos T e B (IL-4R ou CD124). A IL-5 apresenta receptores em eosinófilos, mastócitos, basófilos e T ativados (IL-5R ou CD125). Os receptores para IL-13 encontram-se em linfócitos B, macrófagos e neutrófilos (IL-13R ou CD132).

Em virtude de suas atividades biológicas, as IL-4, IL-5, IL-9 e IL-13 têm papel importante na inflamação alérgica e na defesa antiparasitária, com sinergismo entre algumas dessas citocinas.

A atividade principal da IL-4 é determinar o perfil da resposta imune por Th2, uma vez que induz a diferenciação e ativação de Th2 (amplia a expressão de HLA-II), aumentando a síntese de IgE. Promove, ainda, a expressão de receptores de alta afinidade para IgE (RFcεI) em mastócitos e basófilos e de baixa afinidade (RFcεII) para IgE. A mudança de classe pode ser também para IgG4. A IL-4 aumenta a expressão de moléculas de adesão para a migração de eosinófilos para os pulmões. O efeito da IL-4 é antagonizado por IFN-γ (Figura 13.19).

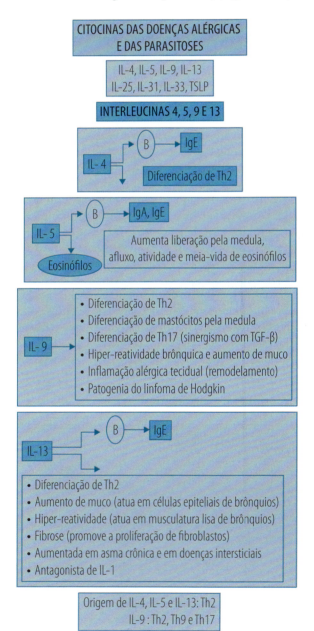

Figura 13.19. As IL-4, IL-5, IL-9 e IL-13 participam do processo alérgico IgE-mediado.

A IL-5 é uma citocina imprescindível para eosinófilos, aumentando a liberação dessas células pela medula, promovendo sua diferenciação e proliferação, atuando como fator quimiotático e mantenedor da meia-vida de eosinófilos.

Em células B, a IL-5 promove a mudança de classe para IgA, em conjunto com a IL-10 e o TGF-β, com importância na defesa de mucosas. Atua em B, permitindo a mudança de classe para IgE, com menor potência do que a IL-4. Estudos com anti-IL-5 são promissores no sentido de evitar o remodelamento da mucosa brônquica e para o tratamento da síndrome hipereosinofílica (Figura 13.19).

A IL-9 atua na diferenciação de linhagens de Th2 mesmo na ausência de antígeno, além de aumentar a produção de mastócitos na medula, com ação mais acentuada na presença de IL-3. Aumenta também a atividade de mastócitos, em especial para a síntese de IL-6. A IL-9 é indutora da diferenciação de Th17, em sinergismo com o TGF-β. Contribui com a hiper-reatividade brônquica, o aumento do muco e a inflamação alérgica tecidual, particularmente no remodelamento da asma. É apontada na patogenia do linfoma de Hodgkin (Figura 13.19).

A IL-13 promove a diferenciação de Th2, aumentando de forma marcante a síntese de IgE. Aumenta a expressão de VCAM (molécula de adesão da célula vascular) nas células endoteliais. Provoca a produção de muco por células epiteliais mucosas de brônquios. Há descrição de que a própria IL-13 promova hiper-reatividade de vias aéreas. Induz a proliferação de fibroblastos para a síntese de colágeno, por ação direta em fibroblastos e por aumento do TGF-β, com participação na asma crônica e em doenças pulmonares intersticiais. A IL-13 inibe a atividade de monócitos/macrófagos, reduzindo a expressão de citocinas, em especial TNF, e de quimiocinas. É antagonista de IL-1 (Figura 13.19).

A IL-25, sintetizada por Th2 e por mastócitos, parece apresentar ação sinérgica com IL-4, IL-5 e IL-13, aumentando a síntese de IgE e a eosinofilia (Figura 13.20).

A IL-31 tem papel na inflamação cutânea, em especial no desenvolvimento de prurido atópico. O superantígeno estafilocócico induz a expressão de IL-31 em indivíduos atópicos. Seus antagonistas seriam uma estratégia no tratamento para prurido (Figura 13.20).

Interleucina-33 e linfopoetina do estroma tímico (TSLP)

A IL-33 e a TSLP (*thymic stromal lymphopoietin*) são citocinas teciduais. A IL-33 é sintetizada por células epiteliais das mucosas, células de músculos lisos, além de células dendríticas, enquanto a TSLP, por células estromais do timo.

A IL-33 promove a maturação de basófilos. Parece estar associada à maturação de mastócitos e à retenção de eosinófilos depois de seu afluxo. É provável, ainda, que a IL-33 seja um sinal para a ativação de Th2 na atopia (Figura 13.20).

A linfopoetina do estroma tímico (STLP) parece se antagonizar à produção de TNF e de IL-10. Os estudos sugerem que a STLP induza a produção de quimiocinas que atraem Th2, eosinófilos e neutrófilos. Tem sido demonstrado seu aumento na asma. Essa citocina favorece a diferenciação de T reguladores adaptativos, promovendo a tolerância de observação, podendo estar diminuída na alergia alimentar (Figura 13.20).

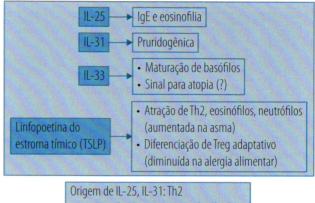

Figura 13.20. As IL-25, IL-31, IL-33 e linfopoetina do estroma tímico (STLP) participam do processo alérgico IgE-mediado.

C. CITOCINAS RELACIONADAS AOS LINFÓCITOS TH17

Interleucinas 17, 22 e 23 (IL-17, IL-22 e IL-23)

A IL-17 é produzida por linfócitos Th17, sendo essenciais para o desenvolvimento de Th17: IL-1, IL-6 e TGF-β; a IL-23 induz a proliferação dessas células. As células epiteliais apresentam receptores para IL-17.

Após a união de IL-17 às células epiteliais, estas promovem a liberação de quimiocinas para neutrófilos, atraindo neutrófilos e permitindo a fagocitose de bactérias extracelulares e a defesa contra fungos. A IL-17 participa da homeostasia de bactérias comensais. Foi descrita diminuição de Th17 na síndrome de hiper-IgM (Job) associada a infecções bacterianas e fúngicas. Está descrito aumento da IL-17 em doenças autoimunes (psoríase, artrite, esclerose múltipla), dermatite atópica, dermatite de contato, asma não atópica ou neutrofílica (promovendo o aumento de muco) e rinite alérgica grave. Em casos de lesão de pele, os queratinócitos aumentam a diferenciação de Th17, produtores de IL-17, a qual piora a lesão (Figura 13.21).

A IL-22 é outra citocina sintetizada por linfócitos Th17. Induz à produção de peptídeos antimicrobianos por células epiteliais, contribuindo na defesa da pele. Na diminuição de IL-22 há incapacidade de eliminar *Candida albicans*. Inibe a síntese de IL-4 por Th2. Tem papel indutor de determinadas neoplasias e protetor em outras. Está aumentada na dermatite de contato e na psoríase (Figura 13.21).

A IL-23, proveniente de macrófagos, promove a proliferação e a sobrevivência de Th17. Induz a síntese de citocinas pró-inflamatórias (IL-1, TNF e IL-6). A IL-23 e a IL-17 estão apontadas como novos alvos para o tratamento da asma (Figura 13.21).

Figura 13.21. As IL-17, IL-22 e IL-23 ainda não têm classificação bem definida. São produzidas e/ou são ativadoras de linfócitos Th17.

D. CITOCINAS IMUNORREGULADORAS

Interleucina-10 (IL-10)

A IL-10 é produzida por células ativadas Th3 e Tr1. Outras células podem produzi-la, como linfócitos e mastócitos, sendo fontes menos importantes.

Uma das atividades da IL-10 é inibir a função de macrófagos, diminuindo tanto a síntese de citocinas (TNF, IL-12) como a apresentação antigênica (diminuição de HLA II em macrófagos). A IL-10 diminui, ainda, a proliferação e a função secretora de Th1 (diminui IL-2, IFN-γ), facilitando o desenvolvimento da resposta Th2. A diminuição de IL-10 foi associada ao desenvolvimento de inflamações, como na psoríase e artrite reumatoide. São observados níveis aumentados de IL-10 na asma alérgica, AIDS e linfoma de Burkitt.

A IL-10 é considerada uma citocina imunorreguladora, não só no sentido de diminuir a resposta imune, mas também de estimular. Assim, a IL-10 tem efeito ativador de células NK, sendo, entretanto, capaz de favorecer o crescimento de certas células tumorais. Acredita-se que a ação de IL-10 dependa do microambiente envolvido. Há diminuição de IL-10 em certas neoplasias.

É descrita ainda uma função homeostática da IL-10 na imunidade intestinal. Parece que essa ação é efetuada por meio da homeostasia na flora bacteriana comensal. Além disso, em células B, a IL-10 induz a síntese de IgA e IgG4, aumentando a resposta adaptativa de mucosas. A IL-10 tem participação na patogênese da doença inflamatória intestinal (Figura 13.22).

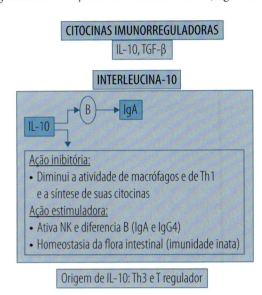

Figura 13.22. A IL-10 tem ação imunorreguladora, tanto inibindo como estimulando a resposta imunológica.

Fator-beta transformador de crescimento de colônias (TGF-β)

O TGF-β (*fator-β transforming growth*), produzido por T reguladores, apresenta ações contraditórias entre si, na dependência de fatores não bem esclarecidos. Assim, o TGF-β atua em B, promovendo a síntese de IgA, em conjunto com IL-5 e IL-10, mas diminui a proliferação de B. Diminui a atividade de neutrófilos, de macrófagos e a síntese de suas citocinas, além de diminuir a ação efetora de T, diminuindo a resposta inflamatória. Em experimentação, essa citocina propicia o perfil Th2.

O TGF-β aumenta o desenvolvimento de Th17, ao lado das IL-6 e IL-23, além de promover a diferenciação de T regulador natural. Ativa fibroblastos induzindo à produção de proteínas da matriz extracelular. Tem sido apontado como um dos determinantes da fibrose pulmonar crônica e do remodelamento de mucosas nas atopias (Figura 13.23).

Outras citocinas imunorreguladoras

Atualmente, há dúvidas quanto à função imunorreguladora da IL-19. A estrutura química da IL-19 apresenta cerca de 21% de homologia com a da IL-10, pertencendo à família da IL-10.

A síntese de IL-19 é por macrófagos ativados, mas também por Th2 e Th3. É produzida com estímulo de lipopolissacarídeos bacterianos, sendo potencializada por GM-CSF, resultando na ativação de macrófagos e aumento de síntese de IL-1 e TNF. Estimula ainda queratinócitos. Na sinusite crônica e polipose nasal há aumento da síntese por células epiteliais nasais.

Existem outras imunorreguladoras, como IL-4, IL-13 e IFN-γ, mas estão aqui estudadas segundo outras atividades que também lhe são características.

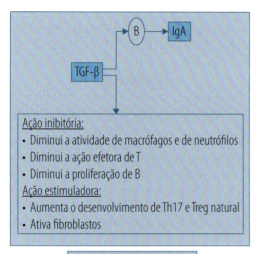

Figura 13.23. A citocina TGF-β é outra citocina imunorreguladora que pode aumentar ou diminuir a resposta inflamatória.

E. CITOCINAS ESTIMULADORAS DE CRESCIMENTO DE COLÔNIAS

Interleucinas 3, 7, 11 e 14 (IL-3, IL-7, IL-11 e IL-14)

A IL-3 ou multifator estimulador de colônias (multi-CSF) é sintetizada principalmente por células T ativadas e está associada à matriz extracelular, formando complexos com heparam/sulfato. Exerce ação parácrina em células progenitoras e autócrina em T. A IL-3 estimula a produção de células progenitoras mieloides da medula óssea (hemácias, neutrófilos, monócitos/macrófagos, mastócitos, basófilos, eosinófilos e megacariócitos). Tais células expressam receptores para IL-3 (IL-3R ou CD123), os quais também podem ser vistos na leucemia mieloide crônica, participando de sua patogênese. A IL-3 é uma citocina que liga o sistema imune ao sistema hematopoiético, favorecendo a proliferação e o desenvolvimento da linhagem mieloide. É útil no tratamento da aplasia de medula ou na prevenção da mielotoxicidade causada por fármacos (Figura 13.24).

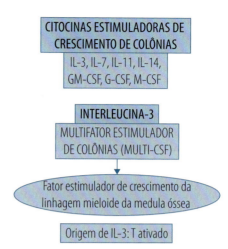

Figura 13.24. A IL-3 ou multifator estimulador de colônias hematopoiéticas (multi-CSF) ativa todas as linhagens de colônias hematopoiéticas, sendo utilizada na aplasia de medula.

A IL-7 é secretada por células estromais da medula óssea, células tímicas e fibroblastos. Seus receptores são expressos em células progenitoras de T (IL-7R ou CD127) e de B, estimulando diferenciação das células precursoras de linfócitos T e B. Além disso, a IL-7 promove a sobrevivência de T virgens e de memória. É um dos marcadores mais precoces da rejeição a enxertos (Figura 13.25).

A IL-11 é produzida por fibroblastos do estroma da medula óssea e por células mesenquimais, apresentando receptores no estroma (IL-11R ou CD130). A IL-11 apresenta ação sinérgica com IL-3, IL-6 e fator estimulador de colônias de granulócitos (G-CSF) em relação às colônias de megacariócitos, sendo um importante regulador da megacariopoese. Está envolvida na patogênese da leucemia mieloide aguda (Figura 13.25).

A IL-14 ou fator de crescimento de células B de alto peso molecular é produzida por células T ativadas. É um mitógeno para células B e apresenta atividades funcionais homólogas ao fator Bb do complemento. Anticorpos monoclonais anti-IL-14 afetam o fator B do complemento e inibem a atividade mitogênica de células B (Figura 13.25).

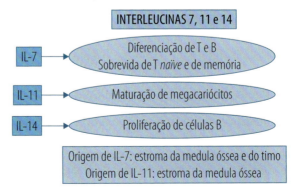

Figura 13.25. Atividades biológicas das citocinas estimuladoras de colônias hematopoiéticas: IL-7, IL-11 e IL-14.

Fatores estimuladores de colônias (GM-CSF, G-CSF, M-CSF)

Os fatores estimuladores de crescimento de colônias hematopoiéticas são considerados citocinas, pois atuam de forma análoga a elas.

O fator estimulador de colônias de granulócitos-macrófagos (GM-CSF – *granulocyte-macrophage colony-stimulating factor*) é produzido por linfócitos T, macrófagos e, em menores quantidades, fibroblastos, células endoteliais e mastócitos. Apresenta receptores (CD116) em precursores de monócitos, granulócitos e em macrófagos. Promove a produção de monócitos e granulócitos pela medula, além de ativar macrófagos (Figura 13.26).

O fator estimulador de colônias de macrófagos (M-CSF – *macrophage colony-stimulating factor*) é produzido por macrófagos, células do estroma da medula óssea, fibroblastos e células endoteliais. Os receptores (CD115) encontram-se em precursores de monócitos e têm atuação nessas células, promovendo a produção de monócitos pela medula óssea (Figura 13.26).

O fator estimulador de colônias de granulócitos (G-CSF – *granulocyte colony-stimulating factor*) é sintetizado principalmente por macrófagos e, em menores quantidades, por fibroblastos e células endoteliais. Os receptores (CD114) estão presentes em granulócitos imaturos. Sua atuação dá-se em especial na célula-tronco da medula óssea, estimulando a divisão e a diferenciação de granulócitos (Figura 13.26).

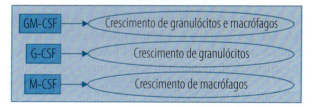

Figura 13.26. Atividades biológicas de citocinas estimuladoras de colônias hematopoiéticas: fator estimulador de colônias de granulócitos-macrófagos (GM-CSF), fator estimulador de colônias de granulócitos (G-CSF) e fator estimulador de colônias de macrófagos (M-CSF).

F. QUIMIOCINAS

Quimiocinas são citocinas que promovem a migração dirigida (quimiotaxia) de leucócitos. São também denominadas citocinas quimioatraentes ou citocinas quimiotáticas. Podem ainda aumentar a quimiocinese (migração aleatória) de leucócitos. São pequenos peptídeos com estrutura homóloga, que atuam de forma parácrina ou endócrina, na presença ou na ausência de antígenos. Atraem leucócitos para o local onde se encontram os patógenos, direcionam linfócitos para os órgãos linfoides secundários e participam da recirculação de linfócitos. A maioria das quimiocinas é sintetizada por macrófagos ou por células do local da inflamação (Figura 13.27).

As denominações das quimiocinas e de seus receptores têm sido substituídas por nomes sistemáticos: CC e CXC para as duas principais famílias de quimiocinas. Quimiocinas CC apresentam duas cisteínas adjacentes no grupamento aminoterminal. Na família CC encontra-se o subgrupo ligante-quimiocina (CCL): atraem monócitos, eosinófilos, basófilos e linfócitos, uma vez que estes leucócitos apresentam receptores para CC (CCR). A outra grande família é formada por quimiocinas CXC, na qual as duas cisteínas estão separadas por outro aminoácido. As CXC são quimiotáticas para neutrófilos, pois estas células apresentam receptores para CXC (CXCR) (Figura 13.28).

QUIMIOCINAS

Conceito
- São citocinas que promovem a migração dirigida de leucócitos

Ação final
- Promovem a quimiotaxia de leucócitos, atraindo-os para os locais onde se encontram os patógenos
- Promovem o endereçamento de linfócitos para os órgãos linfoides secundários
- Participam da recirculação dos linfócitos

Origem: maioria das quimiocinas é sintetizada por monócitos/macrófagos

Figura 13.27. Conceito e resultado das atividades biológicas das quimiocinas: citocinas indutoras de quimiotaxia.

NOVA NOMENCLATURA DAS QUIMIOCINAS

Quimiocinas CC
- Apresentam duas cisteínas adjacentes
- Subgrupo CCL (ligante-quimiocina)
- Atraem monócitos/macrófagos, eosinófilos, basófilos e linfócitos
- Leucócitos (exceto neutrófilos) apresentam receptores CCR

Quimiocinas CXC
- Apresentam duas cisteínas separadas por outro aminoácido
- Atraem neutrófilos
- Neutrófilos apresentam receptores CXCR

Figura 13.28. As quimiocinas receberam diferentes denominações sistemáticas, na dependência da posição de cisteínas na porção aminoterminal.

CXCL8 (IL-8), CCL5 (RANTES) e CCL11 (eotaxina)

A citocina CXCL8 (IL-8) é produzida por monócitos/macrófagos e, em menor quantidade, por fibroblastos, células endoteliais, queratinócitos e melanócitos. As citocinas IL-1, TNF e

IFN-γ estimulam a síntese de CXCL8, enquanto corticosteroides e ciclosporina inibem sua produção. Seu ligante é CXCR1 e 2.

A principal ação da CXCL8 é o grande estímulo migratório para neutrófilos e, em menor grau, para linfócitos T. Aumenta a expressão de moléculas de adesão em células endoteliais e neutrófilos, possibilitando a saída desses leucócitos da circulação. Estimula, ainda, a proliferação de queratinócitos, o que pode estar relacionado com altas concentrações de CXCL8 observadas na psoríase (Figura 13.29).

A quimiocina CCL5 (RANTES) é sintetizada por linfócitos T e, em menor escala, por plaquetas e células endoteliais, constituindo-se em um fator quimiotático principalmente para eosinófilos, mas também para monócitos, Th2 e NK. Atua, ainda, na ativação de Th2 e promove a degranulação de mastócitos, sendo importante nas atopias. Seu ligante é o CCR1 (Figura 13.29).

A citocina CCL11 (eotaxina) é produzida, em maiores quantidades, pelas células endoteliais e, em menores quantidades, por monócitos e linfócitos T. Constitui-se em um fator quimiotático para eosinófilos, basófilos e Th2, sendo também importante nas atopias. Tem como ligante a molécula CCR3 (Figura 13.29).

CCL3 e CCL-4 (proteínas inflamatórias de macrófagos – MIP-1α e MIP-1β)

As citocinas CCL3 e CCL4 são sintetizadas por macrófagos estimulados antigenicamente, mas também por linfócitos e células dendríticas. MIP-1α atrai neutrófilos, eosinófilos, monócitos, NK e linfócitos T; MIP-1β é quimiotática para monócitos, células dendríticas, NK e linfócitos T. Ambas induzem a síntese de IL-1, TNF e IL-6, ativam macrófagos e fibroblastos, aumentando o processo inflamatório. Os receptores para MIP-1α são as moléculas CCR1 e CCR5; para MIP-1β são CCR5 e um correceptor para HIV (Figura 13.30).

CCL22 (quimiocina derivada de macrófagos – MDC) e CCL17 (thymus and activation regulated chemokine – TARC)

As citocinas CCL22 e CCL17 são sintetizadas por macrófagos, células dendríticas, linfócitos T, células epiteliais tímicas e brônquicas. Atraem células Th2 e basófilos. Suas funções não estão perfeitamente esclarecidas. Estão aumentadas em doentes com asma alérgica. O receptor CCR4 é comum para as duas quimiocinas (Figura 13.30).

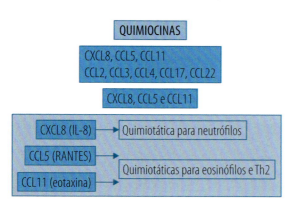

Figura 13.29. Atividades biológicas das quimiocinas CXCL8 (IL-8), CCL5 (RANTES) e CCL11 (eotaxina).

CCL-2 (proteína quimiotática de monócitos)

A quimiocina CCL2 (proteína quimiotática de monócitos – MCP-1) é secretada por macrófagos, fibroblastos e queratinócitos. Promove a quimiotaxia de monócitos, células dendríticas e linfócitos T de memória. Seu receptor é a molécula CCR2B. Tem sido relacionada a doenças autoimunes e doenças degenerativas neuronais (Figura 13.30).

Figura 13.30. Atividades biológicas das quimiocinas CCL2 (proteína quimiotática de macrófagos, anterior MCP-1); CCL3 e CCL4 (proteínas inflamatórias de macrófagos, anteriores MIP-1α e MIP-1β); CCL22 (quimiocina derivada de macrófagos, anterior MDC); CCL17 (*thymus and activationrregulated chemokine*, anterior TARC).

EXEMPLOS CLÍNICOS

Caso 1: Paciente com 67 anos, do gênero feminino, apresentava disúria, febre, mal-estar e emagrecimento há um mês. Fazia uso por conta própria de antitérmicos e fármacos que melhoravam a disúria. Referia piora do mal-estar, ficando quase sempre acamada. Ao tentar levantar-se da cama, teve queda, com intensa dor em membro inferior.

Evolução: Diagnosticada infecção urinária bacteriana, fratura de fíbula e diabetes melito, sendo iniciado tratamento com antibiótico, insulina e imobilização de membro inferior.

Discussão: Em casos de estímulos por lipopolissacarídeos bacterianos, são sintetizadas citocinas, incluindo IL-1 e TNF. As duas citocinas promovem a atuação de prostaglandinas no hipotálamo, sendo pirógenos endógenos (além da IL-6) e determinantes de mal-estar. Ativam, ainda, adipócitos, levando a emagrecimento e, em osteoclastos, podendo propiciar fraturas ósseas. A IL-1 age em suprarrenal, determinando aumento da glicemia (assim como IL-6), motivo pelo qual o diagnóstico do diabetes muitas vezes é feito na vigência de processos infecciosos.

Caso 2: Paciente com 23 anos, do gênero feminino, referia dor de garganta há três dias, sem febre. Relatava nunca ter apresentado febre. Ao exame físico, amigdalite purulenta, sem outras anormalidades aparentes.

Evolução: Prescrito antibiótico, com melhora do quadro nos dias seguintes. A cultura da secreção purulenta revelou *Streptococcus* β hemolítico do grupo A.

Discussão: Habitualmente, os quadros infecciosos são acompanhados de aumento da temperatura, especialmente em processos bacterianos, na tentativa de aumentar o metabolismo necessário para a defesa imunológica. No presente caso, a paciente refere nunca ter apresentado febre, fato constatado na infecção bacteriana atual. É muito provável que essa paciente apresente baixa produção de pirógenos endógenos: IL-1, TNF e IL-6. Esse quadro é coerente com pesquisas em animais de laboratório nos quais foram observados animais bons e maus produtores de IL-1 e de TNF. Os bons produtores apresentavam quadros clínicos exacerbados e melhor defesa, enquanto os produtores de quantidades menores dessas citocinas manifestavam pequena sintomatologia e resolução mais lenta do processo. É mais um motivo pelo qual o diagnóstico diferencial entre processos virais e bacterianos não deve ser baseado exclusivamente na presença de febre baixa ou alta. Assim, é importante na anamnese o questionamento sobre a manifestação febril nos processos infecciosos anteriores.

QUESTÕES

1ª – Quais as atividades biológicas da IL-1?

2ª – Cite a(s) citocina(s) que: a) ativam linfócitos T e B; b) principal ativadora de NK; c) potente imunomodulador; d) aumentam IgE; e) são pirógenos endógenos.

3ª – Quais as principais citocinas da resposta inflamatória?

4ª – Quais as principais ações da IL-10?

5ª – Como STATs participam da ativação de citocinas?

PRINCÍPIOS DOS MÉTODOS PARA A AVALIAÇÃO LABORATORIAL EM IMUNOLOGIA

CONCEITO

A avaliação da resposta imunológica inata e específica humoral ou celular é realizada por diferentes métodos. Os métodos mais utilizados para a avaliação laboratorial baseiam-se nas reações secundárias entre antígenos e resposta imunológica. Assim, na resposta adaptativa humoral, as manifestações das reações antígeno-anticorpo podem se apresentar como manifestações primárias, secundárias ou terciárias. A primária ocorre por meio de ligações de grupos moleculares reativos entre antígenos e anticorpos, em geral, não visíveis laboratorialmente, exceto por métodos imunológicos especiais. Nas manifestações secundárias, há visualização macroscópica ou microscópica das reações entre antígeno e anticorpo, por reações de precipitação e de aglutinação. Já nas manifestações terciárias há expressão dos efeitos biológicos da interação entre antígenos e anticorpos para o organismo.

A. PRINCÍPIOS DOS MÉTODOS PARA A AVALIAÇÃO HUMORAL

1º – Reações de precipitação

A reação de precipitação constitui-se em uma manifestação secundária da interação entre epítopo do antígeno e o determinante de complementaridade do anticorpo em meio líquido ou em solução coloidal.

A reação de precipitação ocorre quando há quantidades equivalentes de epítopos e determinantes de complementaridade, ou seja, de antígenos e anticorpos, falando-se em "zona de equivalência". Nessas situações, ocorre a "teoria das malhas ou teoria das redes", na qual anticorpos vão se unindo uns aos outros por meio de antígenos, formando-se grandes complexos antígenos-anticorpos, visualizados macro ou microscopicamente. Fazem exceção à teoria das redes quando são utilizados anticorpos equinos (Figura 14.1).

Quando há excesso de antígeno em relação ao anticorpo ou quando há excesso de anticorpo em relação ao antígeno, formam-se complexos antígenos-anticorpos independentes entre si, sem que se formem redes. Fala-se, então, em zona de excesso de antígenos ou zona de excesso de anticorpos (Figura 14.2).

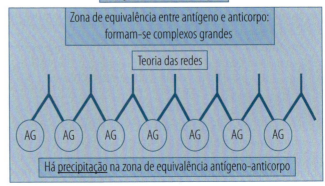

Figura 14.1. A teoria das redes é o princípio utilizado por vários métodos imunológicos que analisam a presença de antígenos ou de anticorpos: na presença da mesma quantidade de antígenos e de anticorpos (zona de equivalência), há formação de complexos grandes, que são visíveis.

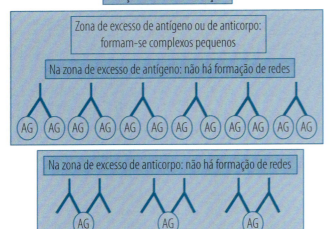

Figura 14.2. Em zonas de excesso de antígenos ou de excesso de anticorpos formam-se complexos pequenos de antígeno-anticorpo, não visíveis.

Em laboratório, para verificação da quantidade de anticorpo por reações de precipitação, são utilizados tubos com quantidades constantes e conhecidas do anticorpo específico e diluições subsequentes do anticorpo a ser analisado – 1/2, 1/4, 1/8, 1/16, 1/32, 1/64 –, diluindo-se progressivamente a concentração de soro contendo anticorpos a serem avaliados. Na zona de equivalência, há formação de redes entre antígeno conhecido e anticorpo analisado, com visualização do precipitado poucos minutos após o ensaio. O resultado é dado para o maior valor da zona de equivalência ou de precipitação observado. Nesses exames sorológicos, são conhecidas as titulações-padrão para cada doença, ou seja, resultados com base nos quais frequentemente é observada a presença de doença. Havendo precipitação em grandes diluições de soro, ou seja, presença de anticorpo em soluções muito diluídas, é provável que o paciente apresente a doença (Figura 14.3).

Metodologia e interpretações análogas podem ser realizadas para determinação de presença de antígenos, na presença de quantidades conhecidas de anticorpos.

Em Imunologia fala-se em métodos diretos para os diferentes ensaios, quando estão sendo pesquisados antígenos, e em métodos indiretos, para identificação de anticorpos.

2º – Reações de aglutinação

Nas reações de aglutinação também vale a teoria das redes em zonas de equivalência. São utilizadas para antígenos grandes, como partículas, bactérias e células, resultando na formação de grumos entre aglutininas (anticorpos) e aglutinógenos (antígenos).

Figura 14.3. Nos métodos por reações de precipitação são feitas diluições progressivas do soro em estudo, ou seja, diminuições progressivas da quantidade do anticorpo a ser analisado. A precipitação ocorre na zona de equivalência e deixa de aparecer quando há excesso de anticorpos. Quando o anticorpo está presente mesmo em grandes diluições, há maior chance de que o paciente tenha a doença em estudo.

Fala-se em aglutinação natural, quando os epítopos antigênicos se encontram na superfície de microrganismos ou de células, e em aglutinação passiva, quando os epítopos são colocados em partículas, como as de poliestireno.

Hemaglutinação é a aglutinação de hemácias resultante do reconhecimento de antígenos presentes na superfície de hemácias. É utilizada para a tipagem ABO: o teste de lâmina avalia a presença de antígenos de superfície de eritrócitos do sistema ABO, utilizando-se anticorpos específicos A, B e AB conhecidos. Colocam-se, em lâminas, três gotas de sangue do indivíduo cuja tipagem será realizada e acrescenta-se soro anti-A, anti-B e anti-AB, homogeneizando-se logo a seguir. Podem ocorrer diferentes aglutinações: hemaglutinação na primeira (sangue + anti-A) e terceira gota (sangue + anti-AB), o que indica ser do tipo A; hemaglutinação com anti-B e com anti-AB (tipo B); ou não haver hemaglutinação (tipo O). A presença de hemaglutinação na terceira gota é dada por conta de reatividade cruzada entre os antígenos A e AB ou B e AB. Essas reações são revistas no capítulo 16 – Citotoxicidade Celular Dependente de Anticorpo (Figura 14.4).

O mesmo princípio é utilizado para tipagem sanguínea por teste de tubo. Nesse caso, os eritrócitos são previamente lavados e depois colocados os soros conhecidos, com a vantagem de maior visualização da hemaglutinação.

As reações quantitativas de hemaglutinação também se baseiam na teoria das redes, havendo aglutinação na zona de equivalência. Podem ser realizadas as quantificações de isohemaglutininas anti-A e anti-B do soro. São colocadas quantidades fixas de eritrócitos de indivíduos A ou B ou AB, acres-

dicamentos que levem o teste cutâneo a resultado falso-negativo, em doentes com lesões cutâneas e em casos de risco de vida. Também para a análise da IgE *in vitro*, é necessária a correlação clínica.

3º – Eosinofilia, IgE sérica total e citologia nasal

A IgE sérica total aumentada ou normal e/ou presença ou ausência de eosinofilia não excluem ou implicam doença alérgica: cerca de 30% dos pacientes com rinite alérgica não têm esses exames alterados, assim como indivíduos não alérgicos podem tê-los. Estudos sugerem que indivíduos com clínica de rinite têm maior probabilidade de alergia quando IgE sérica total é maior do que 140 UI/mL e eosinófilos sanguíneos, acima de 80 células/mm³.

A eosinofilia pode aparecer em parasitoses, doença de Hodgkin, leucemia eosinofílica, linfomas, aspergilose broncopulmonar alérgica, escabiose, doenças inflamatórias intestinais, nefrite intersticial, síndrome de Churg-Strauss e na doença eosinofílica idiopática.

A citologia nasal pode apresentar grande quantidade de eosinófilos, porém não obrigatoriamente.

4º – Exames radiológicos, nasofibroscopia e exames oftalmológicos

Exames de *cavum* e de seios da face auxiliam para detecção de hipertrofia de adenoides e rinossinusites. Entretanto, o espessamento da mucosa de seios da face em indivíduo alérgico não significa necessariamente sinusite, principalmente na ausência de quadro clínico. A nasofibroscopia, realizada por profissional experiente, pode auxiliar em casos de dúvida.

Exames oftalmológicos por profissionais especializados são importantes no diagnóstico e acompanhamento da conjuntivite alérgica.

5º – Testes de provocação

Testes de provocação só podem ser realizados em ambiente hospitalar. A provocação pode ser inespecífica (utilizando histamina ou metacolina) ou específica (usando alérgeno), sendo a específica mais indicada. São úteis para a confirmação de doença alérgica ocupacional e também na rinite alérgica local, mas podem ser realizados em outros casos, com a devida atenção ao paciente (Figura 15.28).

EXAMES COMPLEMENTARES NA RINOCONJUNTIVITE

- Testes cutâneos de hipersensibilidade imediata: positivos (devendo ser sempre correlacionados à clínica)
- IgE sérica específica: geralmente aumentada
- IgE sérica total: pode estar aumentada ou ser normal
- Eosinofilia: pode estar presente, na ausência de outras causas, em especial parasitoses (parasitológico de fezes)
- Avaliar presença de rinossinusites e hipertrofia de adenoides
- Testes de provocação nasal: específica (alérgenos) ou inespecífica (histamina, metacolina) Realizados só em ambiente hospitalar

Figura 15.28. Os exames laboratoriais e radiológicos apenas auxiliam o diagnóstico da rinoconjuntivite alérgica e de possíveis associações como rinossinusites e hipertrofia de adenoides. Os testes de provocação são mais utilizados para a comprovação de alergias ocupacionais.

Tratamento da rinite e da conjuntivite alérgicas

A terapia enfoca a higiene pessoal e ambiental, a farmacoterapia tópica, a farmacoterapia sistêmica e a imunoterapia (Figura 15.29). O portador de rinoconjuntivite alérgica beneficia-se quando o acompanhamento é feito por alergistas, otorrinolaringologistas, oftalmologistas e ortodontistas.

TRATAMENTO DA RINOCONJUNTIVITE ALÉRGICA

Higiene nasal
Higiene ambiental
Farmacoterapia tópica
Farmacoterapia sistêmica
Imunoterapia

Figura 15.29. O tratamento da rinoconjuntivite alérgica baseia-se inicialmente na retirada do alérgeno, seguindo-se a farmacoterapia e a imunoterapia.

1º – Higiene pessoal e ambiental para retirada do alérgeno

Na rinite alérgica, como em toda a reação alérgica, é fundamental a higiene pessoal no sentido de retirada do alérgeno. São necessárias lavagens nasais frequentes (três a cinco vezes/dia), podendo ser utilizadas seringas de 5 mL para a aplicação de soro fisiológico 0,9%, guardado em geladeira e retirado aos poucos, para uso à temperatura ambiente ou uso de gotas nasais em crianças pequenas.

Na higiene ambiental, é necessário afastar-se o alérgeno, sendo os mais frequentes os ácaros da poeira doméstica. Nesses

IMUNOLOGIA DO BÁSICO AO APLICADO

casos, travesseiros e colchões devem ser encapados com tecido impermeável ou plástico ou napa, retirando-se, assim, tecidos com tramas que acumulam aeroalérgenos. Deve-se evitar o uso de vassouras ou aspiradores sem filtro (levam à suspensão de aeroalérgenos), substituindo-se por limpeza com pano úmido e aspiradores com filtro HEPA. Os quartos devem ser arejados e livres de mofo, o qual é alimento aos ácaros. As roupas, quando guardadas por muito tempo, devem ser lavadas antes do uso, ou expostas ao sol, para evitar fungos. Devem-se retirar bichos de pelúcia, evitar cortinas, tapetes, carpetes, sendo recomendado o banho semanal em animais domésticos. Nos casos mais raros, em que o alérgeno é o próprio pelo do animal, este deve ser afastado do convívio. Pode-se utilizar benzoato de benzila como acaricida, e ácido clorídrico como fungicida, com o cuidado de que podem manchar tecidos.

Na conjuntivite alérgica, compressas frias, lubrificação e medicamentos tópicos refrigerados atenuam o quadro edematoso e melhoram os sintomas. Fármacos de lágrimas artificiais são importantes em casos de irritação conjuntival, em especial sem timerosal e sem cloreto de benzalcônio.

2° – Farmacoterapia tópica e sistêmica

Corticosteroides nasais são anti-inflamatórios locais, necessários para o processo inflamatório coexistente e melhoram a obstrução. Os anti-histamínicos diminuem o prurido, a coriza e os espirros, podendo ser retirados após o controle ambiental. Os mecanismos de ação e as dosagens dos medicamentos estão descritos nas figuras finais deste capítulo (Figuras 15.81 a 15.88).

3° – Imunoterapia

A imunoterapia baseia-se na administração de doses mínimas e progressivas de extrato alergênico específico, promovendo tolerância periférica por baixas doses repetitivas de antígeno, por meio de vários mecanismos de ação. A imunoterapia impede o acúmulo de eosinófilos; aumenta a população de T regulador adaptativo (Tr1), promovendo "tolerância de observação", com anergia de T efetor e aumento da síntese de IL-10; promove a mudança do perfil Th2 para Th1, observado pelas citocinas correspondentes; diminui em longo prazo a IgE sérica específica; diminui o número de receptores de alta afinidade para IgE (RFcεI) e aumenta a IgG4 bloqueadora (Figura 15.30).

A imunoterapia mais utilizada é a subcutânea. A intradérmica apresenta maior risco, enquanto a sublingual, apesar de maior facilidade e menor risco, encontra-se em estudo quanto à eficácia.

IMUNOTERAPIA

Mecanismos de ação:
- Impede o acúmulo de eosinófilos
- Aumenta a população de T reguladores ($\uparrow$IL-10)
- Mudança do perfil Th2 para Th1 (citocinas correspondentes)
- Diminui em longo prazo a IgE sérica específica
- Diminui número de receptores para IgE (RFcεI)
- Aumenta IgG4 bloqueadora

Figura 15.30. Mecanismos de ação da imunoterapia, a qual determina tolerância periférica por baixas doses repetitivas de antígeno.

A imunoterapia não deve ser feita em vigência de crise alérgica, uso de β-bloqueadores, antidepressivos ou quando há outras doenças sistêmicas associadas. É a terapia eletiva para reações graves IgE-mediadas a picadas de insetos; para abelhas e vespas, é realizada de forma rápida, com paciente internado. Deve ser feita por profissionais especializados, que avaliem o risco em cada caso.

ASMA

Conceito e prevalência

A asma é definida como "doença inflamatória crônica caracterizada por hiper-responsividade das vias aéreas inferiores e por limitação variável ao fluxo aéreo, reversível espontaneamente ou com tratamento, manifestando-se clinicamente por episódios repetidos de sibilância, dispneia, aperto no peito e tosse, particularmente à noite e pela manhã ao despertar", conforme as Diretrizes Brasileiras para o Manejo da Asma e o *Global Initiative for Asthma* (GINA).

Na asma há inflamação crônica da mucosa dos brônquios, edema, aumento do muco, hiperplasia de glândulas, hipertrofia de musculatura lisa e quadros repetidos de broncoconstrição.

A asma pode ser IgE-mediada, quando associada à presença de alérgeno específico, tendo muitas vezes herança genética (Figura 15.31).

Um estudo multicêntrico realizado em 56 países (ISAAC – *International Study of Asthma and Allergies in Childhood*) mostrou uma variabilidade da prevalência da asma de 2,6% a 36,8%, apresentando o Brasil uma média de 20%. A asma, após a puberdade, predomina no gênero feminino. Nos últimos anos foi observada diminuição do número de internações por asma, especialmente em mulheres, além de decréscimo da mortalidade, principalmente entre homens. Tal fato é atribuído a um maior acompanhamento nas crises e intercrises, apesar de a prevalência ter aumentado (Figura 15.32).

CONCEITO DE ASMA

Asma: "Doença inflamatória crônica caracterizada por hiper-responsividade das vias aéreas inferiores e por limitação variável ao fluxo aéreo, reversível espontaneamente ou com tratamento, manifestando-se clinicamente por episódios repetidos de sibilância, dispneia, aperto no peito e tosse, particularmente à noite e pela manhã ao despertar".
(*Diretrizes Brasileiras para o Manejo da Asma e GINA*)

Asma: inflamação da mucosa de brônquios, edema, aumento do muco e hipertrofia de musculatura lisa

Asma alérgica: mediada por IgE, associada à presença de alérgeno específico e à herança genética

Figura 15.31. Para o diagnóstico de asma, é importante o conceito de que "nem tudo que sibila é asma, assim como nem toda asma sibila". A asma pode ser uma reação IgE-mediada.

PREVALÊNCIA DA ASMA

Estudo ISAAC:
- Mostra que a prevalência varia conforme a população
- Em nosso meio: prevalência média de 20%
- Após a puberdade: predomina no gênero feminino

Nos últimos anos a asma apresentou:
- Diminuição da morbidade e da mortalidade
- Aumento da prevalência

Hipóteses para explicar o aumento da prevalência:
- Teoria da higiene: menor exposição a agentes infecciosos desviando o perfil Th1 para Th2
- Hipóteses para países em desenvolvimento:
  - exposição maior e mais precoce a alérgenos
  - aparecimento de novos alérgenos

Figura 15.32. O ISAAC, estudando 56 países, observou que a prevalência da asma depende do local estudado e que houve aumento da prevalência, existindo diferentes hipóteses que tentam explicar esse aumento.

Uma das hipóteses para explicar o aumento da prevalência da asma IgE-mediada é a "teoria da higiene", pela qual a falta de contato com agentes infecciosos desvia a resposta imunológica de Th1 para Th2, própria do atópico. Tal hipótese se baseou na maior prevalência em crianças com menor contato com agentes infecciosos, estudada por aspectos como o menor número de irmãos e presença de asma em filhos mais velhos. Há controvérsias sobre essa teoria, argumentadas especialmente no aumento da prevalência da asma em países em desenvolvimento, nos quais existe grande quantidade de agentes infecciosos. Nessas condições, as hipóteses apontadas são exposição maior e mais precoce a alérgenos, mudanças de hábitos de vida e aparecimento de novos alérgenos (Figura 15.32).

Tipos de asma

Fala-se em asma com componente alérgico, anteriormente asma extrínseca, quando desencadeada por alérgeno específico, IgE-mediada, geralmente com início na infância, sendo comum a associação com outras atopias pessoais e história de atopia familiar. A asma não alérgica, conhecida antes por intrínseca, inicia-se mais frequentemente no adulto, podendo estar relacionada a infecções, medicamentos como ácido acetilsalicílico (asma induzida por aspirina), estímulos irritativos, exercício físico (asma induzida por exercício). A asma não alérgica também pode ser acompanhada de rinite alérgica ou não alérgica (Figura 15.33).

A asma ocupacional pode ser alérgica (mediada ou não por IgE) e não alérgica. É resultante da hiperreatividade determinada por estímulos existentes nos locais de trabalho. A asma ocupacional IgE-mediada corresponde apenas a 5% das asmas ocupacionais.

TIPOS DE ASMA

Alérgica
- Causada por alérgeno específico (extrínseca)
- IgE-mediada
- Geralmente com início na infância
- História de atopia pessoal e familiar

Asma não alérgica
- Pode ser causada por infecções, medicamentos, estímulos irritativos, exercício físico (intrínseca)
- Sem causa imunológica
- Geralmente com início no adulto
- Pode haver rinite

Figura 15.33. A asma alérgica é uma reação IgE-mediada, enquanto a não alérgica apresenta diferentes causas.

Quadro clínico da asma

No quadro agudo da asma há crises de sibilância, dispneia, aperto no peito e tosse, principalmente à noite. Durante as crises, auscultam-se sibilos, mais audíveis na expiração, esparsos, disseminados ou até ausentes em casos graves, por causa da dificuldade do fluxo de ar. Os espaços intercostais podem apresentar retração durante a inspiração. Há aumento da frequência respiratória, taquicardia, pulso paradoxal pela queda da pressão arterial sistólica na inspiração, estando a magnitude do pulso relacionada à gravidade da crise. Em alguns casos, a asma manifesta-se apenas com tosse seca. Em quadros graves, pode haver cianose e confusão mental. Pode ser causa de óbito (Figura 15.34).

As crises de asma alérgica são desencadeadas por exposição ao alérgeno. Entretanto, estímulos não alérgicos podem determinar maior suscetibilidade aos alérgenos, como infecções, irritantes (tabaco, poluição, odores, fiapos de tecidos), alterações hormonais (diminuição da relação estrógeno/progesterona), mudanças bruscas de temperatura, medicamentos (aspirina e outros anti-inflamatórios não hormonais), exercício físico e estresse, sendo relevante o componente emocional (Figura 15.34).

QUADRO CLÍNICO DA ASMA

Crise de asma
- Sibilos expiratórios
- Dispneia
- Aperto no peito
- Tosse principalmente à noite
- Aumento da frequência respiratória e cardíaca
- Pulso paradoxal
- Ausência de sibilos (ar não passa)
- Cianose
- Confusão mental
- Até óbito

Crise de asma alérgica
- Desencadeada por alérgeno específico
- Agravantes: infecções, irritantes (tabaco, poluição, odores, fiapos de tecidos), alterações hormonais, mudanças de temperatura, medicamentos (AINH), exercício físico, fatores emocionais

Figura 15.34. Estão descritos os sinais e sintomas na crise de asma.

Diagnósticos diferenciais da asma

Diferentes causas podem levar à sibilância: pneumonias, tuberculose, infecções virais, bronquiolites (infecciosa, obliterante), corpo estranho, refluxo gastresofágico, síndrome de Löeffler, insuficiência cardíaca, embolia pulmonar, doença pulmonar obstrutiva crônica (DPOC), aspergilose, discinesia ciliar, fibrose cística, malformações, bronquiectasias, carcinoma brônquico, hemossiderose pulmonar, asma por ácido acetilsalicílico e outros anti-inflamatórios não hormonais, asma ocupacional não alérgica, estridores faríngeos, laríngeos e de traqueia; o lactente sibilante pode evoluir ou não para asma (Figura 15.35).

Em infecções virais, especialmente em crianças, nas quais o sistema adaptativo não está bem desenvolvido, há maior ativa-

ção do sistema complemento, na tentativa de lise da célula infectada. O resultado é a maior formação dos componentes C5a e C3a, que são anafilatoxinas, ou seja, degranulam mastócitos, determinando broncoconstrição durante o processo infeccioso.

As bronquiolites infecciosas podem preceder quadros de asma. São geralmente virais e as crises de obstrução prevalecem no primeiro ano de vida. O vírus sincicial respiratório é o agente etiológico mais frequente. Outros agentes menos frequentes são adenovírus, parainfluenza e influenza. Na bronquiolite obliterante é frequente a história de oxigenioterapia prolongada.

A aspiração de corpo estranho, mais frequente em crianças, deve ser considerada no primeiro episódio de broncoespasmo de início súbito, geralmente acompanhado de tosse intensa e história sugestiva.

No refluxo gastroesofágico há pirose e vômitos. Em lactentes, pode ser causa de sibilância, que desaparece após o tratamento do refluxo. Não pode ser esquecido em adultos, que muitas vezes subestimam a sintomatologia.

Síndrome de Löeffler: as parasitoses com ciclo pulmonar (*Ascaris lumbricoides, Ancylostoma duodenalis, Strongyloides stercoralis, Toxocara cannis, Necator americanus*) podem ocasionar broncoespasmo de repetição.

As doenças cardíacas devem ser consideradas, principalmente em broncoespasmo de início tardio. Os sibilos são consequência de inflamação mediada por desmielinização de fibras nervosas brônquicas. Na embolia pulmonar o indivíduo apresenta-se bem, muitas vezes após cirurgia, e há aparecimento súbito de sibilos.

DIAGNÓSTICO DIFERENCIAL DA ASMA

- Pneumonias, tuberculose
- Infecções virais
- Bronquiolites (infecciosa, obliterante)
- Corpo estranho
- Refluxo gastroesofágico
- Síndrome de Löeffler
- Insuficiência cardíaca, embolia pulmonar
- Doença pulmonar obstrutiva crônica (DPOC)
- Aspergilose broncopulmonar
- Discinesia ciliar
- Fibrose cística
- Malformações, bronquiectasias
- Carcinoma brônquico
- Hemossiderose pulmonar
- Asma por aspirina e outros medicamentos
- Asma ocupacional não alérgica ou disfunção reativa
- Estridores faríngeos, laríngeos e de traqueia
- Lactente sibilante pode evoluir ou não para asma

Figura 15.35. É importante que sejam feitos os diagnósticos diferenciais da asma.

Na DPOC há inflamação com retenção do fluxo aéreo, estando também presentes a fibrose peribronquiolar e a destruição de membranas alveolares. Prevalece em adultos tabagistas ou em associação à poeira ocupacional. Os sintomas são persistentes e progressivos. A prova de função tem caráter obstrutivo sem variabilidade com o decorrer do dia, além do que cerca de 75% a 85% dos doentes não respondem a β-adrenérgicos.

Na aspergilose broncopulmonar alérgica (ABPA), o alérgeno é o *Aspergillus fumigatus*. Há escarro espesso de cor ferrugem-acastanhada. Existem critérios para o diagnóstico, sendo os principais: broncoespasmo, positividade do teste cutâneo de hipersensibilidade imediata e IgE sérica específica para *A. fumigatus*. Os demais critérios são: IgE sérica total acima de 1.000 ng/mL, eosinofilia maior do que 1.000 células/mm^3, infiltrados pulmonares migratórios (por tampões de muco) e bronquiectasias centrais. É necessário o tratamento com antifúngico, corticosteroides sistêmicos e a avaliação cirúrgica em hemoptise (Figura 15.36).

Na discinesia ciliar e na fibrose cística coexistem infecções de repetição. Na discinesia, o gosto da sacarose instilada na narina é sentido só depois de 30 minutos. As dosagens de sódio e cloro em quantidades adequadas de suor são necessárias para o diagnóstico de fibrose cística.

Na asma induzida por aspirina ou síndrome de Widal ou doença respiratória exacerbada por ácido acetilsalicílico, há inibição da via cicloxigenase, desviando para a via lipoxigenase, com aumento da formação de leucotrienos. Há asma, polipose nasal e intolerância à aspirina. Com frequência, há rinossinusite crônica e pode ser familiar. Tem alta prevalência em alguns países.

Outros medicamentos também podem ser causa de broncoespasmo, como outros anti-inflamatórios não hormonais, β-bloqueadores (orais ou sob a forma de colírios, como os utilizados para o tratamento de glaucoma), bloqueadores neuromusculares, meios de contraste, inibidores da colinesterase. Pesquisadores propõem testes de provocação para os anti-inflamatórios não esteroidais.

A asma ocupacional não alérgica ou síndrome da disfunção reativa de vias aéreas é dose dependente, não necessitando de sensibilização prévia e sem história de tabagismo nos último dez anos. Aparece após um dia ou mais de exposição e persiste no mínimo por três meses. Após o controle ambiental, não há indicação de afastamento do trabalho, pois níveis baixos de irritantes não desencadeiam.

Para o diagnóstico de asma, é necessária a constatação clínica de broncoespasmo durante as crises, devendo ser afastados estridores de outras causas, como estridores faríngeos, laríngeos ou de traqueia. Os estridores de causa alta são predominantemente inspiratórios; os bifásicos geralmente são por alterações de glote ou de pregas vocais, enquanto os expiratórios têm etiologia em traqueia distal e árvore traqueobrônquica. Entre as causas mais frequentes de estridores altos, encontram-se: infecções em faringe/laringe/traqueia, laringite aguda espasmódica, corpo estranho e disfunção de cordas vocais. O diagnóstico de estridores inspiratórios e bifásicos é feito por anamnese, quadro clínico, endoscopia (nasofibroscopia, às vezes sendo necessária provocação, como para disfunção de cordas vocais; broncoscopia) ou por tomografias computadorizadas (Figura 15.37).

ASPERGILOSE PULMONAR

Critérios maiores:
- Broncoespasmo
- Teste cutâneo de hipersensibilidade imediata positivo
- Anticorpos anti-*Aspergillus fumigatus*

Critérios menores:
- IgE sérica total acima de 1.000 ng/mL
- Eosinofilia acima de 1.000 células/mm^3
- Infiltrados migratórios pulmonares (tampões de muco)
- Bronquiectasias centrais
- Soroprecipitinas

Tratamento:
- Antifúngico
- Corticosteroide sistêmico
- Avaliação cirúrgica na ocorrência de hemoptise

Figura 15.36. Para o diagnóstico diferencial da aspergilose pulmonar, são considerados critérios maiores e menores. O tratamento de aspergilose pulmonar é totalmente diferente.

ESTRIDORES FARÍNGEOS, LARÍNGEOS E DE TRAQUEIA

Tipo de estridores
- Inspiratórios: faríngeos e laríngeos
- Bifásicos: glote e de pregas vocais
- Expiratórios: de traqueia distal e brônquicos

Principais causas de estridores inspiratórios e bifásicos
- Infecções de faringe/laringe/traqueia
- Laringite espasmódica aguda
- Corpo estranho
- Disfunção de cordas vocais

Diagnóstico de estridores inspiratórios e bifásicos
- Anamnese e quadro clínico
- Nasofibroscopia
- Nasofibroscopia com provocação
- Broncoscopia
- Tomografias

Figura 15.37. Na asma, os sibilos são expiratórios, ao contrário de estridores altos, que podem ser inspiratórios e bifásicos.

Lactente sibilante

A sibilância no lactente inclui asma e diversas outras causas, sendo importantes tais diagnósticos diferenciais no início da vida, motivo pelo qual serão estudados em separado.

O conceito de lactente sibilante ou bebê chiador inclui crianças abaixo de 2 anos com sibilância contínua há pelo menos um mês ou no mínimo três episódios de sibilância em um período de seis meses.

O Consenso PRACTALL utiliza quatro fenótipos para sibilância recorrente no lactente: 1º – transitória, com desaparecimento até 3 anos de idade; 2º – não atópica, causada principalmente por infecções; 3º – asma persistente, quando associada a um dos itens: clínica de atopia, eosinofilia e/ou aumento de IgE total; sensibilização a alimentos e depois a aeroalérgenos, comprovadas por IgE específica; sensibilização a aeroalérgenos antes de 3 anos de idade; pai ou mãe com asma; 4º – intermitente grave, com sibilância pouco frequente, porém associada a características de atopia – sensibilização alérgica, eosinofilia, dermatite, alergia alimentar, rinoconjuntivite (Figura 15.38).

O índice preditivo de asma modificado orienta para provável asma quando esses lactentes apresentam um critério maior (diagnóstico médico pessoal de dermatite atópica, diagnóstico médico pessoal de asma nos pais) ou dois critérios menores (diagnóstico médico pessoal de rinite, sibilância na ausência de resfriados, eosinofilia ≥ 4%). A sensibilização a alérgenos alimentares reforça tal diagnóstico. Outra forma de ser considerado alto risco para asma é a falha de resposta ao tratamento do lactente sibilante, o que é feito com corticosteroide inalado, uma vez que β-bloqueadores de ação prolongada são contraindicados nessa idade. Durante as crises, podem ser utilizados β-bloqueadores de curta ação (Figura 15.39).

A sibilância no lactente é devida a diferentes doenças que resultam no estreitamento de vias aéreas. Entre as principais doenças causadoras de sibilância do lactente, encontram-se: bronquiolite viral, sibilância induzida por infecção, exposição a irritantes, asma, bronquiolite obliterante, corpo estranho, refluxo gastresofágico, alergia alimentar, tuberculose, insuficiência cardíaca (cardiopatias congênitas, anomalias vasculares, mio-

ÍNDICE PREDITIVO DE ASMA EM LACTENTE SIBILANTE

Índice preditivo de asma

Um critério maior:
- Diagnóstico médico de dermatite atópica no lactente
- Diagnóstico médico de asma nos pais

ou

Dois critérios menores:
- Diagnóstico médico de rinite no lactente
- Sibilância na ausência de resfriados
- Eosinofilia ≥ 4%

Índice preditivo de asma

- Falha de tratamento com corticosteroide inalado (em lactentes são contraindicados β-bloqueadores de ação prolongada)

DOENÇAS CAUSADORAS DA SIBILÂNCIA DO LACTENTE

- Bronquiolite viral
- Sibilância induzida por infecção
- Exposição a irritantes
- Asma
- Bronquiolite obliterante
- Corpo estranho
- Refluxo gastresofágico
- Alergia alimentar
- Tuberculose
- Insuficiência cardíaca
- Síndrome de Löeffler
- Imunodeficiências
- Fibrose cística
- Displasia broncopulmonar
- Discinesia ciliar

CONCEITO E FENÓTIPOS DE LACTENTE SIBILANTE

Conceito de lactente sibilante

Criança abaixo de 2 anos que apresente:
- Sibilância contínua há pelo menos um mês

ou

- No mínimo três episódios de sibilância em seis meses

Fenótipos segundo o Consenso PRACTALL

1. Transitório: desaparecimento até 3 anos de idade
2. Não atópico: causada por infecções
3. Asma persistente: apresentando um dos itens:
   - Atopia, eosinofilia e/ou aumento de IgE total
   - Sensibilização a alimentos seguida de aeroalérgenos (IgE específica)
   - Sensibilização a aeroalérgenos antes dos 3 anos (IgE específica)
   - Pai ou mãe com asma
4. Intermitente grave: sibilância pouco frequente, porém associada a características de atopia (sensibilização alérgica, eosinofilia, dermatite, alergia alimentar, rinoconjuntivite)

Figura 15.38. Lactentes apresentando sibilos devem ser acompanhados para observação de possíveis "lactentes sibilantes", que necessitam ainda de maiores cuidados. O Consenso PRACTALL considera quatro fenótipos de "lactentes sibilantes": transitório, não atópico, persistente e intermitente grave.

Figura 15.39. O índice do Consenso PRACTALL auxilia na previsão se o lactente será portador de asma. Outro índice utilizado é a falha no tratamento do lactente sibilante, que deve ser feito com corticosteroide inalado, não podendo ser prescritos broncodilatadores de ação prolongada nessa faixa etária. Os broncodilatadores de ação rápida podem ser utilizados em crises agudas.

cardite), síndrome de Löeffler, imunodeficiências, fibrose cística, displasia broncopulmonar e discinesia ciliar (Figura 15.39).

Além da anamnese detalhada e do exame físico, exames complementares no lactente sibilante podem auxiliar o diagnóstico etiológico da sibilância: hemograma, Rx de tórax, parasitológico de fezes, IgE específica, iontoforese, tomografia de tórax, imunoglobulinas, pHmetria, Rx contrastado de esôfago, estômago e duodeno (EED), broncoscopia e lavado broncoalveolar. Na prática, muitas vezes o refluxo é afastado por teste terapêutico, durante três meses.

Exames complementares na asma

O diagnóstico da asma é primordialmente clínico, podendo ser complementado por exames em casos duvidosos ou para serem afastadas outras causas de sibilância repetitiva.

Os exames complementares para a doença alérgica asma já foram detalhados na rinoconjuntivite alérgica: positividade aos testes cutâneos de hipersensibilidade imediata; IgE sérica específica aumentada na maioria dos casos; IgE sérica total pode estar aumentada; pode haver eosinofilia (após afastadas parasitoses – parasitológicos de fezes).

Os exames radiológicos de tórax podem auxiliar para afastar outras doenças e para verificação de sequelas, como bronquiectasias e enfisema. Às vezes, são necessárias tomografias computadorizadas para melhor acompanhamento.

A oximetria deve ser feita durante as crises de asma, pois reflete a gravidade do quadro. Em crises graves, está indicada a gasometria arterial, analisando o CO_2. Em casos mais leves, há hipoxia e alcalose respiratória, enquanto nos graves há aumento de CO_2 e acidose respiratória.

Em casos de falta de resposta ao corticoide inalado (com uso correto), pode-se considerar asma sensível ao corticoide sistêmico após teste terapêutico com corticosteroide oral, quando após duas semanas de uso há melhora de volume expiratório forçado no primeiro segundo (VEF_1).

O padrão citológico do escarro ou do lavado broncoalveolar ou da biópsia na asma alérgica é eosinofílico, e o aumento de eosinófilos reflete a gravidade de processo inflamatório. Entretanto, pode estar presente em pacientes não asmáticos e em asmáticos clinicamente controlados.

A fração exalada de óxido nítrico (FeNO): avalia a intensidade do processo inflamatório. Citocinas pró-inflamatórias promovem a expressão da sintetase indutível do óxido nítrico (iNOS), com consequente aumento do NO, o qual é broncodilatador. A FeNO pode auxiliar o diagnóstico de asma, estando mais aumentado na asma alérgica. É útil para o ajuste da dose de corticoide inalado. Quase não existem curvas-padrão, sendo necessária a comparação com valores basais do próprio paciente (valores acima de 20% do basal indicam inflamação *não* controlada).

Proteína sérica catiônica eosinofílica é um método não invasivo e tem se mostrado um marcador de hiper-responsividade brônquica. Ainda não existem curvas de normalidade (Figura 15.40).

A histologia da asma IgE-mediada mostra, nos locais de reação de hipersensibilidade I, infiltrado de células da inflamação alérgica: mastócitos, eosinófilos, linfócitos Th2 e células dendríticas, que são apresentadoras para Th. Há hiperplasia de glândulas mucosas, hipertrofia de musculatura lisa e descamação epitelial. Em quadros mais graves, observa-se o remodelamento ou reestruturação da mucosa: espessamento de membrana basal, aumento da matriz extracelular, deposição de elastina abaixo da membrana basal, fibrose subepitelial e hiperplasia vascular. O remodelamento pode ocorrer também em mucosa nasal, indicando gravidade do quadro (Figura 15.41).

EXAMES COMPLEMENTARES NA ASMA IgE-MEDIADA

- Testes cutâneos de hipersensibilidade imediata: positivos (correlacionados à clínica)
- IgE sérica específica: aumentada (maioria)
- IgE sérica total: pode estar aumentada
- Eosinofilia: nem sempre e na ausência de parasitoses (parasitológico de fezes)
- Exames radiológicos de tórax
- Pico de fluxo expiratório (*peak flow*)
- Provas de função pulmonar
- Oximetria
- Padrão citológico: do escarro ou do lavado broncoalveolar
- Fração exalada de óxido nítrico (FeNO): – sem curva-padrão
- Proteína catiônica eosinofílica: sem curva-padrão

Figura 15.40. Asma é doença de diagnóstico clínico. Podem ser utilizados exames complementares para auxiliar o diagnóstico da asma alérgica.

HISTOLOGIA DAS REAÇÕES IgE-MEDIADAS

- Infiltrado de células da inflamação alérgica: mastócitos, eosinófilos, linfócitos Th2 e células dendríticas
- Hiperplasia de glândulas mucosas
- Hipertrofia de musculatura lisa de brônquios
- Descamação epitelial

Remodelamento ou reestruturação da mucosa

- Espessamento de membrana basal
- Aumento da matriz extracelular
- Deposição de elastina abaixo da membrana basal
- Fibrose subepitelial
- Hiperplasia vascular

Figura 15.41. A histologia da mucosa alérgica mostra as células responsáveis pela reação IgE-mediada, além de alterações em glândulas mucosas e musculatura lisa. O remodelamento indica maior gravidade do quadro.

IMUNOLOGIA DO BÁSICO AO APLICADO

Provas de função pulmonar na asma

Distúrbios obstrutivos são encontrados em várias doenças pulmonares, em especial na asma. São características de distúrbios obstrutivos: VEF_1 – abaixo de 80% do previsto. Relação de VEF_1/CVF (capacidade vital forçada) ou índice de Tiffeneau – abaixo de 75% do previsto em adultos e 86% em crianças; resposta ao broncodilatador – há aumentos de 7% do VEF_1 previsto e de 200 mL do valor absoluto, após inalação com β2 de curta duração; melhora espontânea ou após duas semanas de corticosteroide – aumento do VEF_1 superior a 20% e 250 mL. A maioria dos pacientes com asma apresenta resposta ao β2, entretanto existem outras doenças respiratórias que também apresentam resposta ao broncodilatador. As curvas das provas de função pulmonar são mais precisas quando o paciente consegue curvas por tempo maior do que 3 a 4 segundos na criança e 5 a 6 segundos no adulto (Figura 15.42).

O pico de fluxo expiratório (PFE) ou *peak flow* auxilia no diagnóstico da asma: aumento acima de 15% após inalação com broncodilatador ou curso oral de corticosteroide; variabilidade diurna acima de 20% entre manhã e tarde (acima da fisiológica), por duas a três semanas.

Prova de função pulmonar após esforço físico (antes e após) indica presença de asma induzida por exercício ou piora de asma após exercício, quando são observadas quedas maiores do que 10% a 15% do VEF_1. O exame é feito após exercício ergométrico com tempo mínimo de 10 minutos, necessário para o aparecimento da asma por exercício.

Os valores inferiores do fluxo expiratório forçado entre 25% e 75% da capacidade vital forçada, também denominado fluxo expiratório médio (FEF – 25%-75%), orientam para a presença de obstrução de vias aéreas mais baixas (bronquíolos e alvéolos). Nos casos em que a CVF, o VEF_1, a relação VEF_1/CVF e o FEF 25%-75% forem normais, analisa-se a relação FEF 25%/75%/CVF, a qual indica distúrbio obstrutivo se os valores forem inferiores ao limite inferior previsto em tabelas de normalidade.

Testes de broncoprovocação inespecífica (com histamina, metacolina, carbacol) ou específica (com alérgenos ambientais) são indicados para a confirmação de asma ocupacional alérgica ou para casos de dúvida de asma, tendo alta sensibilidade e alto valor preditivo quando negativo (Figura 15.42).

Como diferencial dos distúrbios obstrutivos, encontram-se os restritivos, que se caracterizam por diminuição da capacidade pulmonar total (CPT), da CVF e do VEF_1, com normalidade da relação VEF_1/CVF e FEF 25%-75%.

Classificação e tratamento da asma

As Diretrizes Brasileiras para o Manejo da Asma e o GINA apresentam uma classificação para a gravidade do quadro: asma intermitente, persistente leve, persistente moderada e persistente grave. Tal classificação reflete a intensidade e o número de crises, despertares noturnos, necessidade de broncodilatador de alívio, limitações físicas, VEF_1 ou PEF antes e após broncodilatadores, orientando que seja sempre considerada a manifestação de maior gravidade (Figura 15.43). O tratamento inicial da intercrise pode ser baseado nessa classificação de gravidade (Figura 15.44).

Durante o acompanhamento do paciente, as Diretrizes e o GINA apontam como melhor avaliação do paciente o nível de controle da doença: paciente controlado, parcialmente controlado e não controlado (Figura 15.45), adotando cinco etapas de conduta conforme o estado de controle (Figura 15.46).

As mesmas considerações para higiene pessoal e ambiental feitas para a rinoconjuntivite alérgica são indicadas para a asma alérgica, tendo como princípio a retirada do alérgeno.

PROVAS DE FUNÇÃO PULMONAR NA ASMA

Características de distúrbio obstrutivo, o qual é encontrado em especial na asma:

- VEF_1 (Volume expiratório forçado no primeiro segundo):
  Abaixo de 80% do previsto
- Relação VEF_1/CVF:
  Abaixo de 75% do previsto em adultos e 86% em crianças
- Resposta a broncodilatador de curta ação:
  Aumentos de 7% de VEF_1 previsto e de 200 mL do valor absoluto
- Melhora espontânea ou após duas semanas de corticosteroide:
  Aumento do VEF_1 acima de 20% do previsto e 250 mL do valor absoluto
  As provas de função pulmonar são mais precisas quando acima de 3 a 4 segundos em crianças e 5 a 6 segundos em adultos

- Pico de fluxo expiratório (PFE):
  Acima de 15% após inalação com broncodilatador ou curso oral de corticosteroide
  Variabilidade diurna acima de 20% por duas a três semanas

- VEF_1 após esforço físico: quedas acima de 10% a 15%
  Asma induzida por exercício ou piora de asma em exercícios

- Fluxo expiratório médio (FEF 25%-75%):
  Inferior a 80% em obstrução de vias aéreas mais baixas

- Testes de broncoprovocação:
  Inespecífica: com histamina, metacolina, carbacol
  Específica: com alérgenos ambientais
  São úteis para confirmação de asma ocupacional alérgica ou casos de dúvida de asma

Figura 15.42. Principais achados da prova de função pulmonar na asma e do *peak flow*.

capítulo 15 REAÇÕES IgE-MEDIADAS **149**

CLASSIFICAÇÃO DA GRAVIDADE DA ASMA*

	Intermitente	Persistente leve	Persistente moderada	Persistente grave
Sintomas	Raros < 1 vez/semana	Semanais < 1 vez/dia	Diários, porém não contínuos	Diários ou contínuos
Despertares noturnos	Raros ≤ 2 vezes/mês	Mensais ≤ 1 vez/semana	Semanais	Quase diários > 2 vezes/semana
Necessidade de β2 de alívio	Rara ≤ 1 vez/semana	Eventual ≥ 2 vezes/semana	Diária > 2 vezes/semana e < 2 vezes/dia	Diária ≥ 2 vezes/dia
Limitação de atividades	Nenhuma	Nas exacerbações	Nas exacerbações	Diárias
Exacerbações	Ocasionais e breves	Pouco frequentes	Frequentes	Frequentes e graves
VEF_1 ou PFE (pré-β2)	≥ 80% predito	> 80% predito	60% a 80% do predito	< 60% do predito
Variação do VEF_1 ou do PFE	< 20%	20% a 30%	> 30%	> 30%

* GINA e Diretrizes da SBPT

Figura 15.43. A classificação de gravidade da asma em intermitente e persistente leve/moderada/grave pode ser aplicada em uma primeira consulta de intercrise para definir o tratamento inicial de manutenção.

TRATAMENTO INICIAL DA INTERCRISE BASEADO NA CLASSIFICAÇÃO DE GRAVIDADE

	Alívio	Primeira escolha	Alternativa	Uso de corticosteroide oral
Intermitente	β2 de curta duração	Sem necessidade de medicamentos de manutenção		
Persistente leve	β2 de curta duração	CI dose baixa a CI dose moderada	Antileucotrieno	Corticosteroide oral nas exacerbações graves
Persistente moderada	β2 de curta duração	CI dose moderada a alta + β2 ação prolongada ou antileucotrieno	Corticosteroide oral + β2 ação prolongada ou antileucotrieno	
Persistente grave	β2 de curta duração	CI dose alta + β2 ação prolongada ou antileucotrieno	Corticosteroide oral + β2 ação prolongada ou antileucotrieno	

* GINA e Diretrizes da SBPT

Figura 15.44. O tratamento inicial da intercrise pode basear-se na classificação da asma em intermitente e persistente leve/moderada/grave. A equivalência dos corticoides inalados encontra-se também na Figura 15.90: as Diretrizes Brasileiras para o Manejo da Asma 2012 consideram baixas/moderadas/altas doses de corticoide inalado para adultos quando dosagens entre: beclometasona – 200-500 µg/500-1.000 µg/1.000-2.000 µg; budesonida – 200-400/400-800/800-1.600 µg; flunizolida – 500-1.000/1.000-2.000/ acima de 2.000 µg; fluticasona – 100-250/250-500/500-1.000 µg; mometasona – 200-400/400-800/800-1.200 µg; ciclesonida – 80-160/160-320/320-1.280 µg. Para crianças, são consideradas doses baixas/moderadas/altas: beclometasona – 100-200/200-400/acima de 400 µg; budesonida – 100-200/200-400/acima de 400 µg; suspensão para nebulização – 0,5 /0,5-1,0/acima de 1,0 mg; ciclesonida – 80-160/160-320/acima de 320 µg; flunisolida –500-750/ 750-1.250/acima de 1.250 µg.

NÍVEIS DE CONTROLE DA ASMA*

	Controlada (todos parâmetros)	Parcialmente controlada (qualquer parâmetro)	Não controlada (três ou mais em qualquer semana)
Sintomas diurnos	Nenhum ou mínimos	Dois ou mais por semana	Frequentes
Despertares noturnos	Nenhum	Pelo menos um por semana	Frequentes
Necessidade de medicamentos de resgate	Nenhuma	Dois ou mais por semana	Presente em qualquer momento
Limitação de atividades	Nenhuma	Presente em qualquer momento	
VEF_1 ou FEF	Normal ou próximo do normal	< 80% do predito ou do melhor pessoal	< 80% do predito ou do melhor pessoal
Exacerbação	Nenhuma	Um ou mais por ano	Uma em qualquer semana

* GINA e Diretrizes da SBPT

Figura 15.45. O nível de controle é o mais indicado para o acompanhamento da asma.

IMUNOLOGIA DO BÁSICO AO APLICADO

TRATAMENTO DA INTERCRISE BASEADO NO NÍVEL DE CONTROLE DA ASMA*				
Etapa 1	Etapa 2	Etapa 3	Etapa 4	Etapa 5
Educação em asma + Controle ambiental				
β2 de curta duração, se necessário				
	Selecionar uma opção abaixo:	Selecionar uma opção abaixo:	Selecionar uma opção abaixo:	Adicionar um ou + em relação à etapa 4
Opções de medicamentos controladores para as etapas 2 a 5	CI dose baixa	CI dose baixa + β2 ação prolongada	CI dose moderada ou alta + β2 ação prolongada + Antileuco-	Corticosteroide oral na dose mais baixa possível
	Antileucotrieno	CI dose moderada ou CI dose alta	trienos	
		CI dose baixa + teofilina de liberação lenta ou antileucotrienos	CI dose moderada ou alta + β2 ação prolongada + teofilina de liberação lenta	Anti-IgE

* GINA e Diretrizes da SBPT

Figura 15.46. O nível de controle da asma indica qual a etapa de tratamento a ser seguida durante a intercrise. A legenda da Figura 15.44 e a Figura 15.90 indicam quando são consideradas baixas, moderadas e altas doses de corticoide inalado.

A imunoterapia é útil, sendo útil o acompanhamento a cada aplicação para que não seja feita em vigência de crise: não deve ser aplicada quando VEF_1 está abaixo de 70%. O exercício físico deve sempre ser incentivado. A literatura refere diferentes tipos de exercícios, mas é unânime quanto ao incentivo ao exercício que o paciente melhor se adaptar (Figura 15.47).

TRATAMENTO DA ASMA IgE-MEDIADA

- Higiene pessoal para retirada do alérgeno
- Higiene ambiental para retirada do alérgeno
- Corticosteroides
- Broncodilatadores
- Anti-histamínicos
- Cromonas
- Antileucotrienos
- Teofilina
- Anti-IgE
- Imunoterapia
- Exercício físico

Paciente beneficia-se quando o acompanhamento é feito em conjunto de alergistas, otorrinolaringologistas, pneumologistas, fisiatras, fisioterapeutas, psicólogos e psiquiatras

Figura 15.47. O tratamento da asma alérgica inicia-se com a retirada do alérgeno, corticosteroides para tratar o processo inflamatório, seguindo-se de broncodilatadores de ação prolongada na medida do necessário, anti-histamínicos e outros medicamentos. A imunoterapia pode auxiliar o controle da asma alérgica. Os exercícios físicos devem sempre ser incentivados.

As considerações sobre mecanismo de ação e doses de broncodilatadores, corticosteroides, anti-histamínicos, antileucotrienos, cromonas, teofilina e anti-IgE estão feitas nas figuras ao final deste capítulo. Complicações oftalmológicas são incomuns nas doses preconizadas de corticoides inalados, mas seu uso em doses elevadas ou tempo prolongado deve ser acompanhado por exames oftalmológicos (Figuras 15.81 a 15.98).

Há citações de que as deficiências de vitaminas A, D e E possam aumentar a hiper-responsividade.

O glucagon pode ser administrado para doentes que estão em uso de adrenalina ou de β-bloqueadores (doenças cardiovasculares, hipotireoidismo, glaucoma, enxaqueca). A atropina está indicada durante bradicardias acentuadas. As inalações com anticolinérgicos estão contraindicadas em portadores de glaucoma.

A imunoglobulina humana poderia ser utilizada em casos resistentes, em altas doses, atuando como imunomoduladora. Sendo rica em IgG, permite que esta se una à IgE, além de diminuir a produção de IgE, diminuir a síntese de IL-2 e IL-4 e talvez aumentar a apoptose de eosinófilos por conter anticorpos antiácido siálico. O resultado é a diminuição da IgE circulante e aumento da resposta ao corticosteroide. Sua utilização nesse tratamento ainda é restrita, pelo alto custo e necessidade de melhores esclarecimentos.

Entre as futuras estratégias terapêuticas encontram-se os anticorpos monoclonais anti-IL-4, anti-IL-5, antirreceptores IL-4 e IL-5, recombinantes IFN-γ e IL-12, antagonistas de receptores colinérgicos como para substância P (NK1), para neurocinina (NK2), anti-ICAM-1, anti-VLA-4, todos em estudos até o momento, pelos efeitos adversos, entre os quais o maior risco de infecções e neoplasias.

O paciente beneficia-se quando a asma é tratada em conjunto com pneumologistas, fisiatras, fisioterapeutas, psicólogos e psiquiatras (Figura 15.47).

Situações especiais de asma

A asma deve estar bem controlada diante de procedimentos cirúrgicos. Corticosteroides inalados podem prevenir ou atenuar crises no ato cirúrgico.

Atenção especial deve ser dada à asma no idoso: pode haver disfunção de β-adrenérgicos própria da idade, tremores provocados por essas drogas e maior segurança de anticolinérgicos como medicação broncodilatadora contínua.

A asma na gestação pode melhorar, piorar ou permanecer com os sintomas anteriores. Muitas vezes há piora no início e melhora no último mês. Quanto aos medicamentos na gravidez, são considerados como categoria B, ou seja, sem evidência de risco em humanos: budesonida, terbutalina, brometo de ipratrópio, cromonas e antileucotrienos.

A asma por exercício é mais frequente em adultos jovens e em portadores de rinite. Aparece imediatamente após o término do exercício, aumentando o broncoespasmo nos próximos 5 a 10 minutos, com remissão espontânea após 30 a 90 minutos. Há liberação de catecolaminas durante o exercício, promovendo a broncodilatação, que desaparece ao final da atividade física ou no intervalo. A broncoconstrição por exercício está relacionada à perda de água e de calor pela hiperventilação. Pode ser tratada com broncodilatadores de curta ação (20 a 30 minutos antes) ou de longa duração, estes com menos taquifilaxia do que os de curta. Outra opção terapêutica são os antileucotrienos (não em colagenoses), que podem ser úteis em crianças (sem previsão do exercício). Os exercícios físicos devem ser incentivados mesmo nesses casos, utilizando-se medicamentos e com condicionamento físico progressivo.

Asma e obesidade estão com frequência associadas. A asma no obeso tem padrão não atópico, pois a obesidade pode reduzir a capacidade funcional e o volume pulmonar. Além disso, adipócitos com excesso de nutrientes sintetizam TNF e IL-6, que aumentam o processo inflamatório não eosinofílico; secretam, ainda, TGF-β (propicia o remodelamento) e leptina, que também piora a asma. O tratamento é o mesmo, mas pode haver resistência aos corticosteroides e crises mais intensas e prolongadas. Os exercícios físicos devem ser incentivados.

Fala-se em asma de difícil controle ou instável ou refratária aos corticosteroides quando a asma não é controlada apesar de uma estratégia terapêutica adequada ou com corticosteroide inalado em altas doses e por tempo prolongado. Há exacerbações com necessidade frequente de β-adrenérgicos de curta ação. Os estudos descrevem como situações associadas à asma de difícil controle: falta de adesão ao tratamento, uso errado da medicação, exposição contínua a alérgenos, barata como principal alérgeno, rinite alérgica não controlada, alergia alimentar,

reações adversas a drogas, síndrome de Samter, tabagismo, deficiência de vitamina D, hipertensão arterial, infecções crônicas, diabetes melito, obesidade, DPOC, refluxo gastroesofágico, tuberculose, doença psiquiátrica e alterações hormonais.

Na síndrome de Widal ou doença de Samter ou intolerância à aspirina há asma, rinite com ou sem polipose nasal e intolerância à aspirina e a outros anti-inflamatórios não hormonais. O mecanismo não é imunológico e sim uma reação adversa ao medicamento.

DERMATITE ATÓPICA OU ECZEMA ATÓPICO

CONCEITO E PREVALÊNCIA DA DERMATITE ATÓPICA

A dermatite atópica ou eczema atópico é uma doença de caráter crônico e recidivante, com processo inflamatório em pele, hiper-reatividade, com erupção pruriginosa, e a maioria dos casos inicia-se até os 6 meses de idade.

É resultante de uma reação imunológica mista. Na fase aguda há uma reação IgE-mediada (tipo I) e na fase crônica há associação à hipersensibilidade celular (tipo IV). Entre os principais alérgenos encontram-se os aeroalérgenos, em especial ácaros, e os alérgenos alimentares (ovo, seguido de leite de vaca, peixes, crustáceos, amendoim e trigo). São fatores agravantes ou mesmo desencadeantes da manifestação clínica: processos infecciosos e/ou fatores emocionais (Figura 15.49).

DERMATITE ATÓPICA OU ECZEMA ATÓPICO

Conceito de dermatite atópica
- Doença de caráter crônico e recidivante
- Processo inflamatório em pele hiper-reativa
- Erupção pruriginosa
- Maioria inicia-se até os 6 meses de idade

Figura 15.48. A dermatite atópica é uma doença crônica, recidivante e pruriginosa.

REAÇÕES IMUNOLÓGICAS NA DERMATITE ATÓPICA

Reação imunológica mista:
- Fase aguda: IgE-mediada (tipo I)
- Fase crônica: associada à hipersensibilidade celular (IV)

Principais alérgenos:
- Alérgenos alimentares (ovo, seguido de leite de vaca, peixes, crustáceos, amendoim e trigo)
- Aeroalérgenos (ácaros)

Fatores agravantes:
- Processos infecciosos
- Fatores emocionais

Figura 15.49. A dermatite atópica é considerada uma hipersensibilidade mista: IgE-mediada (I) na fase aguda e com componente celular (IV) na fase crônica.

IMUNOLOGIA DO BÁSICO AO APLICADO

O estudo ISAAC refere, em nosso meio, uma prevalência de 8,2% entre crianças de 6 a 7 anos e de 5% entre adolescentes de 13 a 14 anos. Houve aumento da prevalência de dermatite atópica nos últimos anos. Quando pai e mãe apresentam dermatite atópica, é descrita probabilidade de 70% de o lactente desenvolver essa atopia. Parece não haver predominância de gênero.

ETIOPATOGENIA DA DERMATITE ATÓPICA

A epiderme normal é formada por estratos: basal, mais profundo, constituído por queratinócitos em proliferação, células dendríticas, linfócitos, e mastócitos; espinhoso, com queratinócitos em atividade; granuloso, formado por queratinócitos que sofreram apoptose diferenciando-se em corneócitos; córneo, mais superficial, contendo uma bicamada lipídica e filagrinas. Assim, os queratinócitos, principais células da epiderme, sofrem diferenciação a partir da camada basal, seguindo-se queratinização e cornificação, em direção à parte mais superficial. Durante tal processo, os queratinócitos passam a produzir queratina, proteína impermeável que preenche as células do estrato córneo. Ainda, entre os constituintes do estrato córneo estão as "proteínas de envelope" e entre estas as filagrinas, ausentes na ictiose, e responsáveis pela ligação de filamentos intermediários de queratina. As filagrinas são grandes responsáveis pela coesão entre os corneócitos (Figura 15.50).

As alterações da resposta inata na dermatite atópica são observadas na barreira mecânica. No estrato córneo há diminuição de esfingosinas ceramidas (gorduras que auxiliam a retenção de água) e de filagrinas (menor agregação de corneócitos e maior penetração de alérgenos). Foram descritas mutações nos genes codificadores de filagrinas, levando à diminuição da conversão de profilagrina em filagrina. Em alguns casos de asma também há mutações de filagrinas na derme: acredita-se que sejam os casos de evolução de dermatite atópica para asma, ou seja, casos de marcha atópica.

Há, ainda, diminuição de peptídeos antimicrobianos na dermatite atópica, como defensinas e catelicidinas, favorecendo a colonização por Staphylococcus aureus. O aumento do pH encontrado promove a atividade de proteases. Há aumento de expressão da molécula de adesão antígeno leucocitário cutâneo (CLA) em leucócitos. Essa molécula, unida a aeroalérgenos ou a antígenos alimentares, liga-se à selectina-E do endotélio, resultando na migração transendotelial desses leucócitos para o local da inflamação.

O defeito da barreira cutânea promove a redução do limiar do prurido. O ato de coçar promove a lise de queratinócitos, além da ativação de Th2, com liberação de histamina e síntese de IL-31, a qual é um importante fator pruridogênico. O resultado é um círculo vicioso: prurido gerando mais prurido, levando ao ato de coçar com piora da dermatite atópica.

Na presença de estímulos exógenos e de alterações intracelulares, os queratinócitos liberam citocinas pró-inflamatórias, em especial IL-1, TNF e IFN-γ, que perpetuam a resposta inflamatória cutânea. Os queratinócitos liberam ainda CXCL-8 (IL-8), potente agente quimiotático para neutrófilos, aumentando a inflamação. A apoptose de queratinócitos é considerada como um fator patogênico básico da dermatite atópica (Figura 15.50).

As alterações da resposta adaptativa na dermatite atópica caracterizam a reação mista: predomínio da hipersensibilidade I na fase aguda e associação à IV na fase crônica. As células de Langerhans da epiderme, ao apresentarem alérgeno associado ao HLA II para Th2, levam à ativação destes linfócitos. Há um infiltrado perivascular de linfócitos, monócitos e eosinófilos. Linfócitos Th2 sintetizam IL-4 e IL-13, que auxiliam B na mudança de classe para IgE, a qual se une a mastócitos da pele; produzem também IL-5, que atrai e ativa eosinófilos. Os mastócitos, unidos à IgE, e esta a alérgenos, passam a apresentar degranulação, liberando histamina, que leva ao prurido. Os eosinófilos liberam proteínas que lesam tecidos e queratinócitos, piorando o processo inflamatório e aumentando a

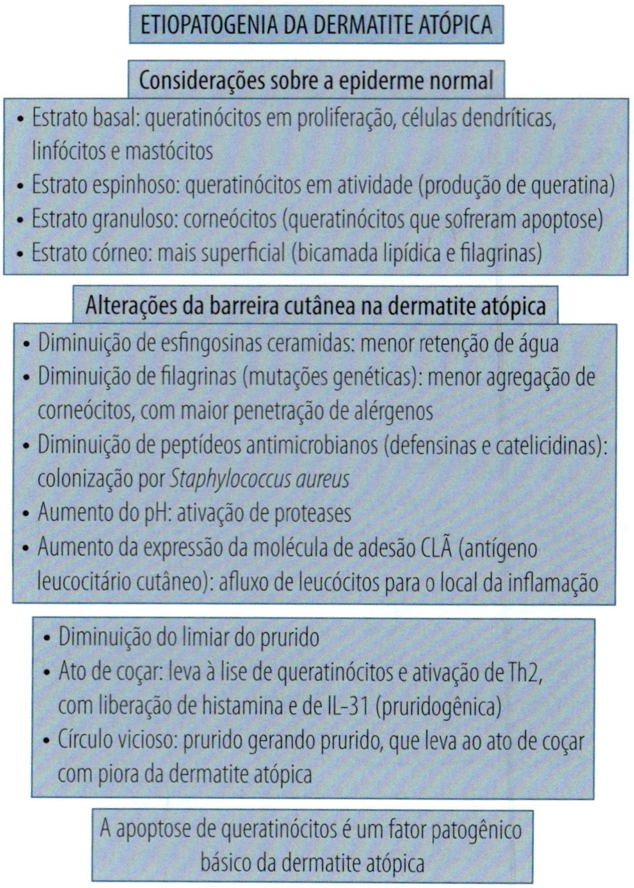

ETIOPATOGENIA DA DERMATITE ATÓPICA

Considerações sobre a epiderme normal
- Estrato basal: queratinócitos em proliferação, células dendríticas, linfócitos e mastócitos
- Estrato espinhoso: queratinócitos em atividade (produção de queratina)
- Estrato granuloso: corneócitos (queratinócitos que sofreram apoptose)
- Estrato córneo: mais superficial (bicamada lipídica e filagrinas)

Alterações da barreira cutânea na dermatite atópica
- Diminuição de esfingosinas ceramidas: menor retenção de água
- Diminuição de filagrinas (mutações genéticas): menor agregação de corneócitos, com maior penetração de alérgenos
- Diminuição de peptídeos antimicrobianos (defensinas e catelicidinas): colonização por Staphylococcus aureus
- Aumento do pH: ativação de proteases
- Aumento da expressão da molécula de adesão CLA (antígeno leucocitário cutâneo): afluxo de leucócitos para o local da inflamação

- Diminuição do limiar do prurido
- Ato de coçar: leva à lise de queratinócitos e ativação de Th2, com liberação de histamina e de IL-31 (pruridogênica)
- Círculo vicioso: prurido gerando prurido, que leva ao ato de coçar com piora da dermatite atópica

A apoptose de queratinócitos é um fator patogênico básico da dermatite atópica

Figura 15.50. As alterações da resposta inata, em especial da barreira cutânea, são importantes no desencadeamento da dermatite atópica.

penetração de alérgenos na pele. Foi, ainda, observado aumento de IL-17, associado à maior destruição de queratinócitos e à maior gravidade da dermatite.

Com a persistência do alérgeno, as células de Langerhans o apresentam também a linfócitos T citotóxicos e Th1, que, por reação exacerbada (hipersensibilidade IV) de liberação de perfurinas e de apoptose, levam à destruição acentuada de queratinócitos. Há alta positividade para testes cutâneos de hipersensibilidade tardia (*patch test*), predominantemente a ácaros, contribuindo para a hipótese de que a dermatite atópica seja uma reação mista (Figura 15.51).

Foram descritos autoanticorpos na dermatite atópica, com formação de imunocomplexos (reação tipo III), sugerindo um componente de doença autoimune. Entretanto, são necessários mais estudos para maiores esclarecimentos.

A grande maioria de dermatite atópica é de causa alérgica ou extrínseca (alérgenos extrínsecos). Entretanto, é descrita uma dermatite não IgE-mediada em pacientes sem história de piora com aeroalérgenos, com testes cutâneos negativos, sem aumento dos valores séricos de IgE específica e sem atopias associadas, havendo apenas eosinofilia. Para esses casos, é proposta a denominação dermatite "não atópica ou intrínseca".

Na dermatite atópica, há, ainda, predomínio do sistema nervoso autônomo α-adrenérgico e resposta vascular anômala, responsável pelo dermografismo branco apresentado.

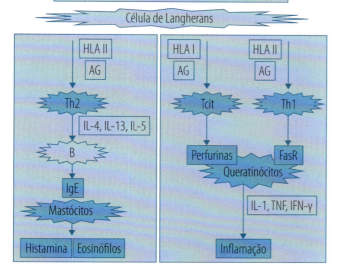

Figura 15.51. As alterações da resposta adaptativa na dermatite atópica iniciam-se pela apresentação antigênica do alérgeno associado a HLA de células de Langerhans (célula apresentadora) para linfócitos Th2 na fase aguda (IgE-mediada) e para linfócitos T citotóxicos e Th1 (reação celular) na fase crônica. O Th2 auxilia B para a produção de IgE (une-se a mastócitos e há degranulação) e para o afluxo de eosinófilos. Os linfócitos T citotóxicos e Th1 promovem a lise de queratinócitos, os quais liberam citocinas, piorando a inflamação.

FASES DA DERMATITE ATÓPICA

Na dermatite atópica são consideradas três fases relacionadas à morfologia da doença: aguda, subaguda e crônica. Na fase aguda há prurido intenso, irritabilidade, lesões eritematosas com exsudato seroso e vesículas pequenas. Na subaguda, a pele é seca (sem exsudato), descamativa, com pápulas ou placas eczematizadas. Fala-se em crônica quando predominam a liquenificação (espessamento da pele, com linhas acentuadas) e a descamação, podendo evoluir para lesões hiperpigmentadas ou hipopigmentadas, após a resolução. As três fases podem ocorrer concomitantemente.

As fases da dermatite atópica podem ser também relacionadas quanto às idade acometidas: 1. Fase do lactente: predomínio do quadro em região malar (poupando o maciço centrofacial), região cervical, tronco e áreas extensoras dos membros; 2. Fase juvenil ou pré-puberal (entre 2 e 12 anos): são atingidas áreas flexoras e regiões glúteas; 3. Fase do adolescente e do adulto: lesões em áreas flexoras, couro cabeludo, pálpebras, região cervical, parte superior do tronco, mãos e pés (Figura 15.52).

Figura 15.52. As fases da dermatite atópica podem ser consideradas quanto à morfologia das lesões de pele ou quanto às faixas etárias do paciente.

QUADRO CLÍNICO DA DERMATITE ATÓPICA

O diagnóstico da dermatite atópica é essencialmente clínico. Para o diagnóstico, devem ser observados a localização e a morfologia das lesões, a extensão de pele acometida e os critérios de Hanifin e Rajka, divididos em maiores e menores.

Cerca de 80% dos casos iniciam-se antes dos 6 meses de idade, entretanto pode ter início em crianças maiores e em adultos. A evolução clássica é o desaparecimento da dermatite até os 5 anos de idade, mas pode persistir até a vida adulta, além de ser comum a evolução para outras atopias, sendo importantes o diagnóstico e o tratamento da dermatite atópica.

A presença de três ou mais critérios maiores "permite" o diagnóstico de dermatite atópica: 1º – Prurido – sinal obrigatório em alguma ocasião do ano; 2º – Morfologia e distribuição das lesões – pele seca, eczematosa e liquenificada na fase crônica, em crianças pequenas, acometendo face, regiões extensoras, e em crianças maiores e adultos, regiões flexoras; 3º – Doença com caráter crônico e recidivante; 4º – Antecedentes pessoais ou familiares de atopias (Figura 15.53).

Três ou mais critérios menores de Hanifin e Rajka "contribuem" para o diagnóstico: início precoce da doença (geralmente até 2 anos); xerose (pele seca); ictiose (pele ressecada e escamosa); palidez ou eritema facial; escurecimento periocular; hiperlinearidade palmo-plantar (acentuação das linhas palmares e plantares); eczema de mamilo; queilite (fissura do ângulo da boca); queratose pilar (pápulas foliculares geralmente na área extensora dos braços); acentuação perifolicular; pitiríase alba; alopecia areata; dermografismo branco; hiper-reati-

vidade cutânea; aumento da IgE sérica; sinal de Hertogue (perda da parte externa das sobrancelhas); prega infraorbitária de Dennie-Morgan (segunda prega infrapalpebral); conjuntivites de repetição, catarata subcapsular anterior; ceratocone (lesão da córnea em cone por trauma repetido); infecções cutâneas de repetição; intolerância alimentar; alergia ao níquel; urticária colinérgica; influência de fatores ambientais (Figura 15.53).

Estima-se que 8% a 25% de dermatite atópica estejam associados à alergia alimentar, rinite ou asma alérgicas. É descrito que cerca de 30% a 40% dos casos de alergia alimentar manifesta-se como eczema atópico. Mais da metade dos casos evoluem para alergia respiratória. A dermatite atópica pode iniciar a atopia, evoluindo para alergia alimentar e, sequencialmente, para rinite alérgica e asma alérgica: é a denominada "marcha atópica" (Figura 15.54).

A colonização da pele por *Staphylococcus aureus* chega a 90% dos casos de dermatite atópica, evoluindo para infecções de repetição. As toxinas bacterianas de *Staphylococcus aureus* atuam como superantígenos, ou seja, sem necessidade de associação ao HLA para ativação de linfócitos, com piora do processo alérgico. Crianças maiores e adolescentes podem apresentar infecções fúngicas, em especial por *Malassezia furfur*. Mais raramente há erupção variceliforme por *Herpes simples* ou aparecimento em dermatose preexistente por *Coxsackie vi-rus*. Portadores de dermatite atópica moderada e grave podem apresentar deficiência da atividade de fagócitos, o que também explica as infecções (Figura 15.54).

Existem ainda os critérios de gravidade: SCORAD (*Scoring Index of Atopic Dermatitis*) e EASI (*Eczema Area and Severity Index*). O SCORAD leva em conta a extensão da lesão, a gravidade e a intensidade dos sintomas (prurido, distúrbios de sono), resultando em dermatite atópica leve, moderada ou gra-

---

CRITÉRIOS PARA O DIAGNÓSTICO DA DERMATITE ATÓPICA

Critérios maiores (três ou mais "permitem" o diagnóstico):
1. Prurido em alguma ocasião (sinal obrigatório)
2. Morfologia e distribuição das lesões:
   Fase crônica – pele seca, eczematosa e liquenificada
   Crianças menores – face e regiões extensoras
   Crianças maiores e adultos – regiões flexoras
3. Doença com caráter crônico e recidivante
4. Antecedentes pessoais ou familiares de atopias

Critérios menores (três ou mais "contribuem" para o diagnóstico):
- Início precoce da doença
- Xerose (pele seca); ictiose (pele ressecada e descamativa)
- Palidez ou eritema facial; escurecimento periocular
- Hiperlinearidade palmo-plantar; eczema de mamilo
- Queilite, queratose pilar (pápulas foliculares); acentuação perifolicular
- Pitiríase alba; alopecia areata
- Dermografismo branco
- Hiper-reatividade cutânea
- Aumento da IgE sérica
- Sinal de Hertogue (perda da parte externa das sobrancelhas)
- Prega infraorbitária de Dennie-Morgan (segunda prega infrapalpebral)
- Conjuntivites de repetição; catarata capsular anterior; ceratocone
- Infecções cutâneas de repetição
- Intolerância alimentar
- Alergia ao níquel
- Urticária colinérgica
- Influência de fatores ambientais e emocionais

Figura 15.53. O diagnóstico da dermatite atópica é essencialmente clínico. Os critérios maiores e menores de Hanifin e Rajka são utilizados para o diagnóstico da doença.

OUTRAS CARACTERÍSTICAS CLÍNICAS DA DERMATITE ATÓPICA

Outras alergias estão frequentemente associadas:
- Até 25% dos casos de dermatite atópica estão ou estarão associados à alergia alimentar, rinite alérgica ou asma alérgica
- Cerca de 30% a 40% dos casos de alergia alimentar manifestam-se como dermatite atópica
- Mais da metade dos casos de dermatite atópica evolui para alergia respiratória
- Marcha atópica: dermatite atópica evoluindo sequencialmente para alergia alimentar, rinite alérgica e asma alérgica

Infecções são muito frequentes
- Bacterianas (em 90% dos casos): *Staphylococcus aureus*
- Fúngicas: *Malassezia furfur*

Figura 15.54. A dermatite atópica frequentemente se associa ou evolui para outras alergias IgE-mediadas. Pode dar início à denominada "marcha atópica". Indivíduos com dermatite atópica frequentemente apresentam processos infecciosos que podem desencadear o quadro clínico.

ve quando a pontuação for até 15, 15 a 50 ou acima de 50. Os parâmetros do EASI consideram a percentagem de área corpórea envolvida e a região acometida, na dependência da idade.

DIAGNÓSTICOS DIFERENCIAIS DE DERMATITE ATÓPICA

Os principais diagnósticos diferenciais são: dermatite de contato por fralda; dermatite seborreica, na qual as lesões têm início no couro cabeludo e atingem região de fraldas (dermatite atópica em geral poupa região de fraldas); urticária, em especial a coagênica e colinérgica, com anamneses diferentes; escabiose, pelas localizações mais adstritas em regiões de dobras e interdigitais e pela epidemiologia; psoríase (mais em áreas extensoras) e pênfigo foliáceo, que, quando graves, só são diferenciados por biópsia; eczema numular (forma de númulas – moedas) em membros, podendo ter infecção estafilocócica associada; dermatites por imunodeficiências, como Wiskott-Aldrich, síndrome de hiper-IgE, que também apresentam infecções de repetição; dermatites por doenças metabólicas e secundárias a neoplásicas (Figura 15.55).

A espongiose é a característica histológica da dermatite atópica: é resultante da perda da coesão entre os queratinócitos e de edema intercelular da epiderme; há ainda edema intracelular na fase aguda, enquanto na crônica há hiperceratose. Às vezes é necessária a biópsia de pele para diagnóstico de outras dermatoses.

DIAGNÓSTICOS DIFERENCIAIS DE DERMATITE ATÓPICA

- Dermatite de contato por fralda
- Dermatite seborreica (início das lesões no couro cabeludo e não poupa regiões de fraldas)
- Urticária (em especial a coa gênica e a colinérgica)
- Escabiose
- Psoríase
- Pênfigo foliáceo
- Dermatites por imunodeficiências
- Dermatites por doenças metabólicas
- Dermatites secundárias às neoplasias

Figura 15.55. A dermatite atópica apresenta diferentes diagnósticos diferenciais.

Tratamento da dermatite atópica

Inicialmente são feitas orientações gerais. O banho deve ser com água morna para fria, rápido, evitando-se duchas fortes, atritos com buchas ou toalhas, pois aumentam a irritação da pele. Os banhos mornos de imersão com pasta d'água podem atenuar o prurido. Os sabonetes podem piorar por serem alcalinos; os menos agressivos são os infantis.

A hidratação oral é sempre indicada. Emolientes (nome correto de hidratantes) devem ser aplicados imediatamente após o banho, em até 3 minutos para maior penetração cutânea. Compressas molhadas, envoltórios molhados ou bandagens umedecidas (*wet wraps*) podem proporcionar alívio nas crises agudas e graves. As bandagens umedecidas são feitas aplicando-se o hidratante, recobrindo-o com tiras de gazes úmidas envoltas por gazes secas.

O ato de coçar deve sempre ser evitado. É benéfica a orientação para uso de roupas de algodão, evitando-se roupas de lã e sintéticas, que podem ser irritativas e aumentam a sudorese. As unhas precisam estar sempre aparadas.

O ambiente com aeroalérgenos, principalmente ácaros, tende a agravar a doença, sendo necessárias a higiene pessoal e a ambiental, como nas demais reações IgE-mediadas. Na alergia alimentar, frequentemente por ovo, leite ou trigo, deve ser feita a retirada do alimento alergênico. Os aditivos alimentares devem ser evitados quando agravam a dermatite.

O ácido oleico (ômega 9) é insaturado, essencial e presente na epiderme. Alimentos ricos em ácido oleico podem ser associados à dieta, como bacalhau, e óleos de oliva, canola e girassol.

Após o controle da fase aguda, a exposição ao sol em horários apropriados pode trazer benefícios.

É necessário um rigoroso combate à infecção, em especial por *Staphylococcus aureus*, havendo com frequência necessidade de antibióticos. Após o tratamento da infecção, pode ser feita a profilaxia com antissépticos tópicos (duas a três vezes/ semana). A infecção fúngica é de difícil controle e, após o tratamento sistêmico, pode-se necessitar de profilaxia tópica, com o uso de *shampoos* antifúngicos no couro cabeludo e no corpo, durante 20 minutos antes do banho (duas a três vezes/semana).

O acompanhamento psicológico ou psiquiátrico do paciente é muito bom, pois as crises podem estar ligadas a fatores emocionais (Figura 15.56).

O tratamento medicamentoso tem como base a tentativa de melhorar a barreira cutânea alterada. Após o tratamento e a erradicação de infecções, são indicados corticosteroides tópicos nas regiões mais atingidas, no máximo em até 30% da área corpórea para evitar efeito rebote. Geralmente, inicia-se pelos corticosteroides de baixa ou média potência, utilizando-se cremes quando as lesões forem exsudativas ou pomadas para peles muito secas. É necessário cuidado com bandagens umedecidas aplicadas após corticosteroides tópicos, pois aumentam sua potência. Os corticosteroides sistêmicos devem sempre ser evitados, pois levam frequentemente a efeito rebote, com piora acentuada da dermatite atópica, após ou durante sua retirada, propiciando aumento do prurido, coalescência das lesões, exsudação acentuada até desidratação, além dos efeitos adversos de retardo de crescimento, hiperglicemia, hipertensão, glaucoma e catarata subcapsular posterior.

156 IMUNOLOGIA DO BÁSICO AO APLICADO

> **TRATAMENTO DA DERMATITE ATÓPICA**
>
> **Orientações gerais**
>
> - Banho
> - Hidratação oral
> - Emolientes (hidratantes) imediatamente após o banho
> - Bandagens umedecidas (gazes úmidas envoltas por gazes secas), após emolientes tópicos
> - Evitar o ato de coçar
> - Orientação pessoal (roupas de algodão, unhas curtas)
> - Controle ambiental para a retirada de ácaros
> - Observar possível alergia alimentar, principalmente ovo, leite, trigo
> - Se necessário: evitar aditivos alimentares
> - Acréscimo de óleos ricos em ácido oleico: oliva, canola, girassol
> - Rigoroso combate à infecção, em especial por *Staphylococcus aureus*
> - Acompanhamento psicológico ou psiquiátrico

Figura 15.56. O tratamento da dermatite atópica inicia-se com orientações gerais, que devem ser mantidas durante o tratamento. Geralmente, são necessárias mesmo após o controle da doença, na tentativa de serem evitadas recidivas.

Os anti-histamínicos sistêmicos são utilizados na tentativa de combater o prurido. Os de segunda geração habitualmente não causam sonolência, não interferindo com as atividades diárias. Em lactentes jovens com muito prurido, podem estar indicados os anti-histamínicos clássicos, pelo efeito sedante.

Depois de afastadas as infecções e imunocomprometimentos, podem ser utilizados imunossupressores tópicos, como os inibidores da calcineurina, conhecidos como imunomoduladores.

As dosagens e formulações da terapia medicamentosa estão consideradas ao final deste capítulo. É descrita melhora da dermatite atópica com o uso de probióticos, considerados na Figura 15.86 deste capítulo.

Os imunossupressores sistêmicos, como a ciclosporina (3 a 5 mg/kg/dia), podem ser utilizados em casos resistentes e graves, após afastadas infecções e imunocomprometimentos, tendo-se em mente a possibilidade de hipertensão, nefrotoxicidade, risco de infecções e de efeito rebote após a retirada do medicamento.

Autores relatam melhora com fototerapia (geralmente UVB de banda estreita), principalmente em adultos. É necessária a indicação por profissionais especializados e o cuidado com a possibilidade de fotocarcinogênese (Figuras 15.57 e 15.99).

O Consenso PRACTALL elaborou passos para a orientação medicamentosa. As orientações gerais, com uso de hidratantes/emolientes, devem ser feitas a todos os pacientes. No passo 1 (início) devem ser afastados irritantes e desencadeantes. Passo 2 (dermatite atópica leve a moderada): corticosteroides de baixa ou média potência e/ou inibidores da calcineurina. Passo 3 (moderada a grave): corticosteroides de média ou

alta potência e/ou inibidores da calcineurina. Passo 4 (grave ou refratária): tratamento sistêmico ou fototerapia (Figuras 15.58 e 15.99).

Os fatores associados à persistência da doença no adulto são semelhantes aos da asma: outras atopias concomitantes, atopia familiar, início muito precoce e grave da doença, valores altos de IgE sérica, continuidade da exposição alergênica e de estresse.

> **TRATAMENTO DA DERMATITE ATÓPICA**
>
> **Tratamento farmacológico**
>
> - Tratar inicialmente as infecções
> - Corticosteroides tópicos (em até 30% da área corporal)
> - Anti-histamínicos sistêmicos (para diminuir o prurido)
> - Imunomoduladores tópicos (após afastadas infecções)
> - Imunossupressores sistêmicos
> - Fototerapia

Figura 15.57. O tratamento farmacológico da dermatite atópica visa ao controle da infecção, à redução da inflamação (corticosteroides tópicos) e à diminuição do prurido (anti-histamínicos).

> **TRATAMENTO DA DERMATITE ATÓPICA**
>
> **Tratamento segundo o Consenso PRACTALL**
>
> - Em todos os passos: orientações gerais, uso de emolientes (hidratantes)
> - Passo 1 (início da dermatite atópica): afastados irritantes e desencadeantes
> - Passo 2 (leve a moderada): corticosteroides de baixa ou média potência e/ou inibidores da calcineurina
> - Passo 3 (moderada a grave): corticosteroides de média ou alta potência e/ou inibidores da calcineurina
> - Passo 4 (grave ou refratária): tratamento sistêmico ou fototerapia

Figura 15.58. O tratamento da dermatite atópica pode ser orientado segundo os passos referidos pelo Consenso PRACTALL.

URTICÁRIA E ANGIOEDEMA

CONCEITO DE URTICÁRIA E ANGIOEDEMA

Urticária e angioedema são manifestações clínicas de algumas doenças. A urticária, inicialmente descrita por Hipócrates, acomete cerca de 20% das pessoas em alguma fase da vida e pode ser sinal de diferentes doenças. A urticária é caracterizada por urticas e pode ser acompanhada de angioedema.

As urticas acometem a derme superficial e são descritas como pápulas ou placas com edema central e eritema circunflexo. São pruriginosas, de aparecimento súbito, transitórias (desaparecimento em até um dia), menores ou maiores, isoladas ou agrupadas, recidivantes ou não. Resultam do extrava-

O pico de fluxo expiratório (PFE) ou *peak flow* auxilia no diagnóstico da asma: aumento acima de 15% após inalação com broncodilatador ou curso oral de corticosteroide; variabilidade diurna acima de 20% entre manhã e tarde (acima da fisiológica), por duas a três semanas.

Prova de função pulmonar após esforço físico (antes e após) indica presença de asma induzida por exercício ou piora de asma após exercício, quando são observadas quedas maiores do que 10% a 15% do VEF_1. O exame é feito após exercício ergométrico com tempo mínimo de 10 minutos, necessário para o aparecimento da asma por exercício.

Os valores inferiores do fluxo expiratório forçado entre 25% e 75% da capacidade vital forçada, também denominado fluxo expiratório médio (FEF – 25%-75%), orientam para a presença de obstrução de vias aéreas mais baixas (bronquíolos e alvéolos). Nos casos em que a CVF, o VEF_1, a relação VEF_1/CVF e o FEF 25%-75% forem normais, analisa-se a relação FEF 25%/75%/CVF, a qual indica distúrbio obstrutivo se os valores forem inferiores ao limite inferior previsto em tabelas de normalidade.

Testes de broncoprovocação inespecífica (com histamina, metacolina, carbacol) ou específica (com alérgenos ambientais) são indicados para a confirmação de asma ocupacional alérgica ou para casos de dúvida de asma, tendo alta sensibilidade e alto valor preditivo quando negativo (Figura 15.42).

Como diferencial dos distúrbios obstrutivos, encontram-se os restritivos, que se caracterizam por diminuição da capacidade pulmonar total (CPT), da CVF e do VEF_1, com normalidade da relação VEF_1/CVF e FEF 25%-75%.

As Diretrizes Brasileiras para o Manejo da Asma e o GINA apresentam uma classificação para a gravidade do quadro: asma intermitente, persistente leve, persistente moderada e persistente grave. Tal classificação reflete a intensidade e o número de crises, despertares noturnos, necessidade de broncodilatador de alívio, limitações físicas, VEF_1 ou PEF antes e após broncodilatadores, orientando que seja sempre considerada a manifestação de maior gravidade (Figura 15.43). O tratamento inicial da intercrise pode ser baseado nessa classificação de gravidade (Figura 15.44).

Durante o acompanhamento do paciente, as Diretrizes e o GINA apontam como melhor avaliação do paciente o nível de controle da doença: paciente controlado, parcialmente controlado e não controlado (Figura 15.45), adotando cinco etapas de conduta conforme o estado de controle (Figura 15.46).

As mesmas considerações para higiene pessoal e ambiental feitas para a rinoconjuntivite alérgica são indicadas para a asma alérgica, tendo como princípio a retirada do alérgeno.

samento de plasma de vênulas pós-capilares e do infiltrado inflamatório leucocitário perivascular, estando os vasos íntegros nas áreas afetadas (Figura 15.59).

Fala-se em angioedema, anteriormente edema de Quincke, quando há acometimento de derme profunda, subcutâneo e mucosas gastrointestinais. Geralmente, o angioedema é doloroso, com desaparecimento lento. Quase sempre se apresenta associado à urticária, piorando o prognóstico dela. O edema de glote pode levar ao óbito (Figura 15.59).

CONCEITO DE URTICÁRIA E ANGIOEDEMA

Urticas
- São manifestações clínicas que acometem a derme superficial
- Pápulas ou placas com edema central e eritema circunflexo
- Pruriginosas, de aparecimento súbito, transitórias (desaparecimento em até um dia), recidivantes ou não
- Resultam do extravasamento de plasma de vênulas pós-capilares e do infiltrado leucocitário perivascular, estando os vasos íntegros nas áreas afetadas

Angioedema
- É uma manifestação clínica que acomete derme profunda, subcutâneo e até mucosas
- Geralmente doloroso, com desaparecimento lento
- Quase sempre se apresenta associado à urticária, piorando o prognóstico dela
- Pode haver edema de glote e risco de vida

Figura 15.59. A urticária e o angioedema são manifestações de doenças. Ambos podem coexistir ou se manifestarem como formas isoladas. A manifestação isolada de angioedema é mais rara.

URTICÁRIA AGUDA E CRÔNICA

Fala-se em urticária aguda quando os episódios são rápidos ou se repetem por poucos dias, sendo a causa geralmente identificada pelo paciente. Na urticária crônica ou urticária espontânea crônica há permanência do quadro por mais de seis semanas, aparecendo pelo menos quatro vezes por semana. A urticária aguda ocorre principalmente em crianças e adultos jovens, e a crônica em meia-idade e idosos.

A identificação da causa é mais fácil na forma aguda e em geral identificada pelo paciente. A urticária crônica pode ser de causa conhecida ou desconhecida; muitas vezes é difícil estabelecer o agente causal, devendo haver anamnese detalhada e muitas vezes sendo necessário o acompanhamento clínico-laboratorial em longo prazo (Figura 15.60).

Podem ser agravantes da urticária: anti-inflamatórios não hormonais, inibidores da diamino-oxidase (álcool, isoniazida, cloroquina, imipenem), condimentos, conservantes e corantes dos alimentos, assim como alimentos contendo grandes quantidades de histamina (morango, abacate, tomate).

URTICÁRIA AGUDA E CRÔNICA

Urticária aguda
- Episódios rápidos ou se repetem por poucos dias
- Principalmente em crianças e adultos jovens
- Causa geralmente é identificada pelo paciente

Urticária crônica ou urticária espontânea crônica
- Duração maior do que seis semanas, aparecendo pelo menos quatro vezes por semana
- Mais frequente em adultos de meia-idade e idosos
- Causa mais difícil de ser estabelecida
- Base para o diagnóstico: anamnese detalhada e acompanhamento clínico-laboratorial em longo prazo
- De causa conhecida ou desconhecida

Figura 15.60. A classificação em urticária aguda e urticária crônica deve sempre ser feita, pois elas apresentam diferentes etiologias, necessárias de serem diagnosticadas para boa evolução do paciente.

CAUSAS DE URTICÁRIA AGUDA

A urticária e o angioedema agudos muitas vezes são IgE-mediados. As principais causas de urticária aguda são alimentares/medicamentosas/infecciosas, havendo predomínio de uma ou outra na dependência da faixa etária e da população estudada (Figura 15.61):

a) Alimentar: leite, peixes, crustáceos, amendoim, ovos, castanhas. A maioria das urticárias alimentares é IgE-mediada.

b) Medicamentosa/infecciosa: as infecções, principalmente virais, podem ser causa de urticária aparentemente medicamentosa ou piorar o quadro dela. Há referências de fármacos que só causam urticária quando na presença de infecção. Entre os medicamentos que causam urticária encontram-se os que atuam por meio de reações IgE-mediadas, como penicilinas, ampicilinas, amoxacilinas, cefalosporinas, e os que agem por outros mecanismos, como ácido acetilsalicílico e outros anti-inflamatórios não hormonais, miorrelaxantes, captopril, diuréticos, barbitúricos, neomicina, contraceptivos hormonais, anestésicos locais do grupo amida (estes anestésicos não apresentam reatividade cruzada entre si ou com os do grupo éster). Alguns fármacos degranulam diretamente mastócitos, como curares, morfina, opiáceos, polimixina e vancomicina. Os contrastes iodados provocam degranulação por hiperosmolaridade, motivo pelo qual se tentam contrastes normosmolares, além de hidratação. Os compostos 48/80 também causam urticária. As vacinas MMR varicela e Salk contêm neomicina, devendo ser consideradas em indivíduos alérgicos à neomicina.

IMUNOLOGIA DO BÁSICO AO APLICADO

c) <u>Por insetos</u>: principalmente da ordem *Hymenop-tera* (abelhas, vespas e formigas), por meio de venenos injetados por ferroadas desses insetos. Tais casos têm indicação de imunoterapia em serviços especializados, especialmente quando determinam risco de vida (Figura 15.61).

CAUSAS DE URTICÁRIA AGUDA

A causa mais frequente de urticária aguda depende da faixa etária e da população estudada:
a) Alimentar
b) Medicamentosa/infecciosa
c) *Hymenoptera* (venenos de abelhas, vespas e formigas)

Figura 15.61. Estão descritas as principais causas da urticária aguda.

CAUSAS DE URTICÁRIA CRÔNICA

A urticária crônica raramente é IgE-mediada. Entre as principais causas de urticária crônica encontram-se (Figura 15.62):

1ª – <u>Física</u>: podendo ser por pressão, dermográfica, ao frio, solar, aquagênica, coagênica, por exercício e colinérgica. Na urticária física as lesões geralmente aparecem minutos após o estímulo do contato físico com a pele e em geral desaparecem dentro de 2 horas (com menor frequência até dois dias); podem aparecer após algumas horas, dificultando o diagnóstico. A urticária física é determinada por (Figura 15.63):

CAUSAS DE URTICÁRIA CRÔNICA

1ª. Física
2ª. Infecciosa
3ª. Contato
4ª. Medicamentosa
5ª. Autorreativa
6ª. Mastocitose
7ª. Angioedema Hereditário
8ª. Neoplásica
9ª. Psíquica
10ª. De origem desconhecida

Vasculites são diagnósticos diferenciais das urticárias crônicas:
• Lesões não desaparecem por dígito-pressão
• Geralmente violáceas e permanentes
• O diagnóstico muitas vezes é por biópsia

Figura 15.62. Estão descritas as principais causas da urticária crônica e o diagnóstico diferencial com vasculites.

URTICÁRIA CRÔNICA FÍSICA

1. Pressão
2. Pressão tardia
3. Dermográfica
4. Frio
5. Calor
6. Solar
7. Aquagênica
8. Exercício
9. Colinérgica
10. Estresse

URTICÁRIA CRÔNICA INFECCIOSA

1. Infecção urinária
2. Parasitoses (giardíase, toxocaríase, amebíase)
3. Tuberculose
4. Sífilis
5. Infecções virais (rubéola, mononucleose, *Citomegavirus*, *Coxsakie virus*, HIV, hepatites virais)
6. Abscesso dentário
7. Sinusite
8. Toxoplasmose
9. Candidíase
10. *Helicobacter pylori* (?)

Figura 15.63. As urticárias físicas são as principais causas de urticária crônica. As infecções podem determinar urticária crônica. A urticária colinérgica nem sempre é considerada de causa física.

1. <u>Pressão</u>: é uma das formas mais frequentes da urticária física, caracterizada por edema doloroso e eritematoso, minutos ou horas após pressão sobre a pele. Para o diagnóstico, pendura-se ao ombro ou ao antebraço um peso de 6,5 kg, durante 20 minutos. A fisiopatologia tem sido atribuída à queda local do fluxo sanguíneo, resultante da pressão, com diminuição do pH local que inativa cinases, acarretando aumento das cininas e da permeabilidade vascular.

2. <u>Pressão tardia</u>: a leitura do teste do peso é feita após 4 horas.

3. <u>Urticária dermográfica</u>: o dermografismo não é urticária, por ser uma exacerbação de fenômeno fisiológico – edema e eritema na pele após pressão por objeto rombo, com liberação de histamina por mastócitos, sem presença de alérgenos. Fala-se em urticária dermográfica quando esse fenômeno aparece de forma espontânea, sem estímulo físico sobre a pele.

4. <u>Frio</u>: pode ser familiar ou adquirida. É necessária a pesquisa da causa, pois a adquirida é secundária a infecções, parasitoses, autoimunidade, leucemias e neoplasias. A familiar pode culminar com anafilaxia ao nadar em água gelada. Para confirmar a urticária ao frio, aplica-se cubo de gelo envolvido em pano por 10 a 30 minutos.

5. <u>Calor</u>: há liberação de histamina após aumento da temperatura.

6. <u>Solar</u>: desencadeada pelos raios solares ou luz com determinado comprimento de onda. Aparece em áreas pouco expostas e pode tornar-se grave. Há precursor cutâneo (cromóforo) no organismo que é transformado em fotoalérgeno.

7. <u>Aquagênica</u>: desencadeada por água a qualquer temperatura, enquanto a coagênica resulta de água quente. Há mudança osmótica ao redor do folículo piloso, com liberação de histamina. Pode ser por produtos contidos na água. Para confirmação, proporciona-se o contato por 20 a 30 minutos com água à temperatura ambiente ou aquecida.

8. <u>Exercício físico</u>: aparece 2 a 30 minutos depois de iniciado o exercício. Pode aparecer só após a ingestão de alguns alimentos, como trigo e frutos do mar ou uso de medicamentos, como anti-inflamatórios não hormonais. O teste é feito por exercício em esteira (10 minutos) ou em bicicleta (meia hora).

9. <u>Colinérgica</u> (nem sempre considerada física): as lesões de pele são patognomônicas – micropápulas eritematosas e pruriginosas de 2 a 4 mm, principalmente em região cervical e torácica. O aumento de temperatura corpórea, ao atingir o sistema nervoso central, promove a liberação de acetilcolina, a qual degranula mastócitos.

10. <u>Estresse</u>: piora a urticária física; raro como causa única (Figura 15.63).

2ª – <u>Infecciosa</u>: A urticária crônica pode ser causada por infecções, sendo as mais frequentes: infecções urinárias; parasitoses como giardíase, toxocaríase, amebíase; tuberculose; sífilis; infecções virais como rubéola, mononucleose, *Citomegalovirus, Coxsackie virus*, HIV, hepatites virais (A, B, C); abscesso dentário, sinusite, toxoplasmose, candidíase e, possivelmente, *Helicobacter pylori* (Figura 15.63).

3ª – <u>Contato</u>: por agentes físicos como látex, cosméticos, esmaltes, plantas, álcool, couro, lã, tecidos sintéticos, saliva.

4ª – <u>Medicamentosa</u>: anti-inflamatórios não hormonais, bloqueadores neuromusculares, sulfas, vancomicina, contrastes, opioides.

5ª – <u>Autorreativa</u>: doenças da tireoide são as mais frequentes, podendo aparecer anticorpos antitireoidianos, como antitireoglobulina e antiperoxidase, mesmo em indivíduos eutireoidianos; diabetes melito; hiperparatireoidismo; hipersensibilidade à progesterona. A maioria dos anticorpos autorreativos são IgG1 e IgG3; apresentam a mesma afinidade de IgE para receptores de alta afinidade para IgE (FcεRI) de mastócitos, resultando em degranulação dessas células.

O teste do soro autólogo é uma das formas de detecção de anticorpos autorreativos: após a retirada de sangue do paciente e separação de 0,05 mL de soro, este é injetado novamente no paciente, via intradérmica, acompanhado de controles positivo (0,01 mL de histamina) e negativo (soro fisiológico). A presença de autoanticorpos no soro testado promove a degranulação de mastócitos, com formação de pápula após 30 minutos, maior ou igual da histamina ou maior do que 1,5 mm quando sem histamina para comparação. O teste do soro autólogo positivo nem sempre indica autoimunidade, pois há falso-negativo. É necessário, ainda, considerar o risco de contaminação.

6ª – <u>Mastocitose</u> (ou urticária pigmentosa): doença resultante do acúmulo de mastócitos em diferentes tecidos. A mastocitose cutânea apresenta pápulas eritêmato-acastanhadas em pele, estando presente o sinal de Darier: formação de eritema ao redor da urtica, após fricção. O diagnóstico é por biópsia, que mostra elevado número de mastócitos ao redor dos vasos da derme. Há melhora do prurido com anti-histamínicos. A mastocitose cutânea pode evoluir para forma sistêmica, com comprometimento hepático e doenças linfoproliferativas. Trabalhos sugerem menor evolução da forma cutânea para a sistêmica com o uso contínuo de anti-histamínicos.

7ª – <u>Angioedema hereditário</u>: por deficiência do inibidor da C1 esterase, com frequente acometimento do dorso das mãos e pés, lábios e pálpebras, podendo evoluir para edema de glote (será estudado no capítulo 21 – Imunodeficiências Primárias).

8ª – <u>Neoplásica</u>: urticárias podem ser um indício de leucoses e neoplasias.

9ª – <u>Psíquica</u>: transtornos psíquicos com frequência estão associados a quadros de urticária crônica, em especial obsessivo-compulsivo e depressão. Raramente aparecem como causa única, necessitando a exclusão de outras causas.

10ª – <u>De origem desconhecida</u> (anterior idiopática): após a exclusão das demais causas (Figura 15.62).

DIAGNÓSTICO DIFERENCIAL DAS URTICÁRIAS CRÔNICAS

Devem ser consideradas diferentes doenças com possibilidade de apresentação semelhante à da urticária:

<u>Doenças autoimunes</u>: devem fazer parte do diagnóstico diferencial da urticária crônica. Por outro lado, as doenças autoimunes podem evoluir com urticas, decorrentes de autoanticorpos que degranulam mastócitos; nesses casos, misturam-se às causas de urticária.

<u>Doenças por imunocomplexo</u>: descritas no capítulo 17 – Reações por Imunocomplexos.

<u>Vasculites</u>: por diferentes etiologias. As lesões são quase sempre violáceas e permanentes, não desaparecendo por dígito-pressão. O diagnóstico etiológico muitas vezes é feito por biópsia (Figura 15.62).

EXAMES COMPLEMENTARES NA URTICÁRIA CRÔNICA

Na urticária crônica a anamnese deve ser detalhada e aprimorada em cada consulta. É a anamnese que orienta a indi-

IMUNOLOGIA DO BÁSICO AO APLICADO

cação de exames laboratoriais. Os exames iniciais, indicados pelo último Consenso sobre Urticária Crônica, constam de hemograma, urina tipo I, parasitológico de fezes e PPD; pode ainda ser útil a proteína C reativa ou velocidade de hemossedimentação (VHS).

Para o diagnóstico etiológico da urticária crônica, é necessário um acompanhamento clínico-laboratorial prolongado, com exames complementares conforme necessários, considerando-se as doenças mais prevalentes e a faixa etária do paciente. Somente quando a causa for extensamente pesquisada e não identificada é que a urticária crônica é considerada idiopática (Figura 15.64).

DIAGNÓSTICO ETIOLÓGICO DA URTICÁRIA CRÔNICA

É necessário procurar a causa da urticária crônica para que possa ser feito o tratamento da doença de base:
- Inicialmente: hemograma, urina tipo I, parasitológico de fezes e PPD. Pode ser útil proteína C reativa ou VHS
- Depois: acompanhamento clínico-laboratorial em longo prazo, com exames laboratoriais conforme a necessidade

Figura 15.64. É importante o diagnóstico etiológico da urticária crônica, o que pode ser feito por anamnese detalhada, seguida de exames iniciais e de acompanhamento prolongado.

TRATAMENTO DA URTICÁRIA E DO ANGIOEDEMA

Urticárias agudas graves e angioedema muitas vezes necessitam de adrenalina e corticosteroides, conforme estudado ao final deste capítulo, em "anafilaxia". Em casos graves de urticária aguda, o paciente deve permanecer em observação por até 10 horas, mesmo após o controle dos sinais e sintomas, tendo-se em vista a fase tardia das reações IgE-mediadas.

Alguns anti-histamínicos são mais eficazes em determinadas urticárias: ciproeptadina nas físicas de forma geral e na urticária ao frio (com tendência a serem menos utilizados por serem de primeira geração e causarem sonolência); cetirizina nas urticárias por pressão, aquagênica, solar, colinérgica e dermográfica.

O Consenso de Urticária e Angioedema preconiza que, em casos refratários de urticária crônica, deva-se aumentar a dose dos anti-histamínicos de segunda geração para duas, três e até quatro vezes; entretanto, até o momento, a Agência Nacional de Vigilância Sanitária (Anvisa) não liberou tais dosagens.

ALERGIA ALIMENTAR

CONSIDERAÇÕES SOBRE REAÇÕES ADVERSAS A ALIMENTOS

Reações adversas a alimentos (RAA) são quaisquer respostas anormais para alimentos. Podem ser classificadas em imunológicas ou alérgicas e não imunológicas. As de causa imunológica podem ser: IgE-mediadas, mistas e não IgE-mediadas. Entre as não imunológicas encontram-se: infecciosas, metabólicas (deficiências enzimáticas), aditivos alimentares, contaminantes (agrotóxicos), por toxinas, farmacológicas (histamina, serotonina, cafeína), degranulação direta de mastócitos (tomate, algumas frutas, clara de ovo) e psicológicas (Figura 15.65).

Outra classificação de RAA fala em tóxicas (alimentos deteriorados, farmacológicas) e não tóxicas (não imunológicas e imunológicas).

Nas RAA IgE-mediadas há diminuição de T reguladores adaptativos (responsáveis pela tolerância de observação) e alteração das citocinas relacionadas, já estudados no capítulo 5 – Órgãos Linfoides e Subpopulações de Linfócitos e no capítulo 13 – Citocinas.

Entre as deficiências enzimáticas (RAA não alérgicas) mais frequentes estão as deficiências de lactase e de frutase, determinando intolerâncias a carboidratos. O quadro clínico de intolerância à lactose pode aparecer em qualquer idade. O quadro é de dor e distensão abdominal, flatulência, diarreia explosiva aquosa e profusa ou obstipação crônica. Pode ser familiar ou adquirida, ou após diarreias infecciosas (alterações das vilosidades intestinais). O diagnóstico é feito pela curva glicêmica, na

---

REAÇÕES ADVERSAS A ALIMENTOS (RAA)

RAA: qualquer resposta anormal a alimentos

Classificação de RAA conforme a etiopatogenia

A. Imunológicas
- IgE-mediadas
- Mistas
- Não IgE-mediadas

B. Não imunológicas
- Infecciosas
- Deficiências enzimáticas (intolerância à lactose)
- Aditivos alimentares: corantes (tartrazina, urucum, clorofila) conservantes (benzoatos, nitratos, sulfitos, ácido acético), sabores (glutamato de sódio), adoçantes, espessantes de bebidas, emulsificantes (goma), geleificantes, solventes, aromatizantes, antioxidantes
  São encontrados também em medicamentos: aspartame (sulfas), tartrazina (drágeas e xaropes coloridos)
- Contaminantes: agrotóxicos
- Toxinas
- Farmacológicas: histamina, serotonina, cafeína
- Degranulação direta de mastócitos: tomate, algumas frutas, clara de ovo
- Psicológicas

Figura 15.65. As RAA podem ser imunológicas ou não imunológicas.

qual não há aumento da glicemia após ingestão de lactose, uma vez que esta não é decomposta em galactose e glicose por meio da lactase. O tratamento é o uso de leites com baixo teor de lactose (referidos ao final deste capítulo) na intolerância parcial ou a retirada de leite e derivados nos casos de intolerância total.

Vários aditivos também podem determinar RAA aparentemente não imunológicas, destacando-se: corantes (tartrazina, clorofila, urucum ou corante do coloral), conservantes (benzoatos, nitratos, sulfitos, ácido acético), sabores (glutamato monossódico), adoçantes, espessantes de bebidas, emulsificantes (goma, lectina, propilenoglicol), geleificantes (alginato de cálcio), solventes, aromatizantes e antioxidantes (sulfitos). As mais comuns são por corantes e conservantes. A tartrazina é encontrada em vários alimentos industrializados com coloração amarelada como alguns macarrões ou avermelhada como certos vinhos. Os sulfitos são encontrados em sucos de uva. Os aditivos alimentares podem ser encontrados ainda em medicamentos: ácido benzoico (sulfonamidas), aspartame (sulfa), carbonato de cálcio (obstipantes), citrato dissódico (budesonida), carragenina (contraste iodado), gelatinas (vacinas), tartrazina (drágeas e xaropes coloridos) e sulfitos (adrenalina). Já foram descritas anafilaxias por urucum e gomas. O diagnóstico de reação a aditivos alimentares é clínico (Figura 15.65).

O álcool, o ácido acetilsalicílico e outros anti-inflamatórios não hormonais podem potencializar a alergia alimentar.

Entre os principais diagnósticos diferenciais de RAA estão: cólicas do lactente, refluxo gastresofágico e síndrome do intestino irritável.

ALÉRGENOS ALIMENTARES

Os alérgenos alimentares, determinantes das RAA IgE-mediadas, têm peso molecular entre 10 e 70 kD; geralmente são lineares e termoestáveis. Os principais alérgenos em crianças são as proteínas do leite de vaca e do ovo. No leite de vaca, encontram-se β-lactoglobulina e caseína, seguidas de α-lactoalbumina. Os principais alérgenos do ovo estão na clara – ovomucoide, ovoalbumina, ovotransferrina e lisozima; a α-liveína é o alérgeno da gema. Caseína e ovomucoide são alérgenos resistentes ao calor. Nos adultos, entre os principais alimentos alergênicos encontram-se, dependendo da população: amendoim/peixes e crustáceos, castanhas, soja, trigo e milho (Figura 15.66).

A etapa de sensibilização na reação alimentar IgE-mediada pode passar despercebida, em especial quando ocorre por via cutânea (cosméticos contendo leite) ou inalatória (inalação de farináceos).

São descritos alérgenos comuns para diferentes alimentos. A profilina é encontrada na polpa de frutas da família das rosáceas e em vegetais; é sensível às proteases, deixando de ser alergênica com a digestão; apresenta reatividade cruzada com látex.

PRINCIPAIS ALÉRGENOS ALIMENTARES DAS REAÇÕES IgE-MEDIADAS

CRIANÇAS
1. Leite: β-lactoglobulina, caseína e α-lactoalbumina
2. Clara do ovo: ovomucoide, ovoalbumina, ovotransferrina, lisozima
   Gema do ovo: α-liveína

ADULTOS
1. Amendoim/peixes e crustáceos
2. Castanhas
3. Soja, trigo e milho

Figura 15.66. Os principais alérgenos das reações IgE-mediadas de crianças estão no leite, seguidos de clara de ovo. Nos adultos variam conforme os costumes locais – em nosso meio encontram-se nos frutos do mar, e nos EUA, no amendoim.

A proteína transportadora de lipídios (LPT) aparece na casca de frutas rosáceas e nos vegetais; é resistente às proteases, determinando mais reações sistêmicas, mas não apresenta reação com látex. Dentre as proteínas de estocagem, destacam-se a glicinina e a conglicinina, encontradas na soja, amendoim, castanha de caju, nozes e avelã. São descritas, ainda, vicilinas em vários grãos, como amendoim, soja, lentilha; leguminas, em amendoim e castanhas (Figura 15.67).

Ainda são observadas reatividades cruzadas entre tropomiosina de camarões e de outros frutos do mar, de *Dermatophagoides pteronyssinus* e de baratas; frutas e polens; cereais e gramíneas; amendoim e soja. Leite de vaca e soja não apresentam reatividade cruzada por terem alérgenos diferentes, embora possam ocorrer reações a ambos.

A vacina contra febre amarela está contraindicada em indivíduos alérgicos ao ovo, estando em estudo a dessensibilização temporária para alguns casos. As demais vacinas cultivadas em ovos embrionados, como MMR, só estão contraindicadas em casos de reações generalizadas graves de alergia ao ovo.

ALÉRGENOS ALIMENTARES COMUNS

Alérgeno comum ou mesmo epítopo:
- Profilina: polpa de frutas da família das rosáceas e vegetais (reatividade cruzada com látex; sensível às proteases)
- LPT (proteína transportadora de lipídeos): casca de frutas da família das rosáceas e vegetais
- Proteínas de estocagem (glicina, conglicina): soja, amendoim, castanha de caju, nozes, avelã
- Vicilinas: vários grãos – amendoim, soja, lentilha
- Leguminas: amendoim, castanhas

Figura 15.67. Vários alimentos apresentam os mesmos epítopos (parte do alérgeno que promove a resposta imunológica), enquanto em reações cruzadas há resposta imunológica para epítopos semelhantes, porém diferentes.

162 IMUNOLOGIA DO BÁSICO AO APLICADO

MANIFESTAÇÕES CLÍNICAS DAS ALERGIAS ALIMENTARES

As manifestações clínicas da alergia alimentar IgE-mediada podem correr logo após a ingestão do alimento. Mais raramente, manifestam-se de forma tardia ou só após atividade física, sendo mais frequente o trigo; é provável que a vasodilatação aumente a absorção.

Alergia às proteínas do leite de vaca (APLV)

A APLV é a mais frequente entre as RAA alérgicas, apresentando os alérgenos já estudados acima. A prevalência é referida como 5% a 15% nos primeiros anos de vida.

Constituem fatores de risco para a APLV: irmãos ou pais com alergia alimentar, pais com asma, deficiência de IgA (potencializa a absorção do alérgeno), exposição precoce ao alérgeno (desmame precoce ou exposição não aparente), prematuridade, retardo no desenvolvimento da flora intestinal comensal (como em parto cesáreo) por menor desenvolvimento de Th1, além de tabagismo e deficiência de vitamina D em crianças predisponentes.

Mecanismos envolvidos e manifestações clínicas da APLV

A APLV pode se manifestar conforme o tipo de mecanismo imunológico envolvido:

1° – APLV IgE-mediada

Urticária e angioedema agudos: após a ingestão de leite de vaca, pode haver urticária associada ou não com angioedema de lábios, pálpebras e/ou de outras regiões, podendo ser acompanhados de vômitos e diarreia. Raramente a alergia alimentar apresenta-se como quadros isolados de rinoconjuntivite e broncoespasmo agudos. Nos casos de broncoespasmo, a evolução para quadro generalizado tende a ser mais rápida.

Na síndrome da alergia oral (IgE-mediada), o contato de alimentos crus com a orofaringe acarreta rápida evolução para hiperemia de boca, edema de lábios e de mucosa oral, com possibilidade de evolução para edema de glote (região rica em mastócitos) e, por ser uma reação sistêmica pode evoluir para anafilaxia, embora isso ocorra de forma rara. Em crianças pequenas é dada por leite de vaca ou ovo. Entretanto, em crianças maiores e adultos, é descrita sín-

drome da alergia oral principalmente para frutas cruas (banana, morango, maçã, pera, kiwi, pêssego, ameixa, melão, maracujá) e vegetais (tomate, cenoura, batata, aipim). Há sensibilização de proteínas alimentares homólogas (como profilina), muitas vezes precedida por sensibilização a pólen e, nesses casos, a síndrome é conhecida como pólen-fruta. A síndrome da alergia oral não deve ser confundida com a síndrome de Frey, a qual aparece na infância e desaparece espontaneamente: há rubor unilateral em região maxilar e malar após a ingestão de alimentos, por estímulos gustatórios.

A anafilaxia por APLV aparece de imediato (3 e 30 minutos), podendo ser bifásica, com repetição dos sintomas em até 10 horas. São acometidos pele/mucosas e sistema cardiorrespiratório, e pode evoluir para óbito (Figura 15.68).

ALERGIA ÀS PROTEÍNAS DO LEITE DE VACA (APLV)

Mecanismos envolvidos e manifestações clínicas da APLV

APLV IgE mediada

1. Urticária e angioedema agudos: associados ou não, podendo haver diarreia e vômitos
2. Rinoconjuntivite e broncoespasmo agudos: raros como únicas manifestações de APLV
3. Síndrome da alergia oral: edema de lábios/orofaringe após a ingestão
4. Anafilaxia: pele/mucosas, sistema cardiorrespiratório

APLV mista

1. Dermatite atópica por APLV: principalmente em casos de dermatite moderada a grave
2. Esofagite eosinofílica: semelhante à alergia alimentar IgE ou ao refluxo gastresofágico que não melhoram com tratamento Há recusa alimentar, atraso no desenvolvimento pôndero-estatural na criança; disfagia e impactação no adulto
3. Gastroenteropatia eosinofílica: quadro clínico depende do grau comprometido – discreto (vômitos, diarreia) até grave (sangramentos intestinais)

APLV não IgE-mediada

1. Coloproctite induzida por proteína: bem, porém com perda discreta de sangue nas fezes, podendo levar à anemia
2. Enterocolite induzida por proteína: vômitos incoercíveis com rápida evolução para desidratação
3. Hemossiderose pulmonar desencadeada por APLV (síndrome de Heiner): hemoptises e pneumonias de repetição, que desaparecem com a retirada do leite

Figura 15.68. A APLV apresenta mecanismos imunológicos IgE-mediados, mistos (hipersensibilidade I e IV) e mecanismos imunológicos celulares (tipo IV), todos com diferentes manifestações clínicas.

2º – APLV mista

A alergia alimentar pode ser causa de 30% a 40% das dermatites atópicas moderadas a graves, as quais são dadas por reação imunológica IgE-mediada associada ao tipo IV. Entre as dermatites atópicas de causa alimentar, o ovo tem sido relatado como o alimento mais frequente, seguido de leite.

A esofagite eosinofílica é uma reação mista, que com frequência está associada à APLV ou alergia ao ovo, soja ou trigo, sendo necessária a retirada do alimento alergênico em tais associações. O quadro clínico é de alergia alimentar IgE-mediada ou de refluxo gastroesofágico, porém resistentes ao tratamento. Na criança há recusa alimentar, vômitos, atraso no desenvolvimento; no adulto, disfagia e impactação. Em alguns casos, diarreia grave e sangramento intestinal. O diagnóstico, associado à clínica, é confirmado por biópsia (15 eosinófilos/campo em quatro campos de diferentes locais do esôfago). O tratamento baseia-se no uso de corticosteroide inalado em *spray* (sem espaçador) ou em solução viscosa. Geralmente há melhora após um mês, porém as recidivas são frequentes. A falta de tratamento leva à fibrose e à estenose esofágica.

A gastroenteropatia eosinofílica também pode estar associada à APLV ou outros alimentos. O quadro clínico depende do grau de comprometimento gástrico e intestinal: pode ser discreto (vômitos e diarreia) até grave (sangramentos intestinais) (Figura 15.68).

3º – APLV não IgE-mediada

Na coloproctite induzida por proteína do leite de vaca (não IgE-mediada), frequentemente a criança apresenta-se bem, com perdas discretas de sangue nas fezes, mas que podem provocar anemia. Mais raramente pode haver sangramentos intestinais e perdas proteicas intestinais.

Na enterocolite induzida por proteína, os principais alérgenos são leite em lactentes e ovo, soja e trigo em crianças maiores. Há diarreia com má absorção intestinal. A manifestação é precoce, com diarreia crônica e vômitos incoercíveis, podendo levar rapidamente à desidratação grave. A exclusão do alimento leva à remissão em três semanas.

Na hemossiderose pulmonar desencadeada por APLV (não IgE-mediada) ou síndrome de Heiner, há hemoptise e pneumonias de repetição (com infiltrados pulmonares), que desaparecem com a retirada do leite (Figura 15.68).

Adendo sobre reação imunológica adversa a alimento não IgE-mediada: doença celíaca

A doença celíaca é uma intolerância induzida pelo glúten (fração proteica do trigo, centeio, cevada e aveia), o qual promove uma hipersensibilidade celular (T citotóxico e Th1). Na forma clássica há vômitos, distensão abdominal, diarreia crônica ou obstipação, anemia, perda de peso e alterações de humor. Na crise celíaca, geralmente desencadeada por infecções, há agravamento da doença e risco de vida. Na forma atípica as manifestações são isoladas e na silenciosa há apenas história familiar. Na dermatite herpetiforme, conhecida como doença celíaca da pele, há intolerância ao glúten associada a lesões vesiculares muito pruriginosas, simétricas e em áreas extensoras.

É imprescindível o diagnóstico precoce de doença celíaca para melhor evolução do paciente: triagem por testes sorológicos (anticorpos antiendomísio da classe IgA, antigliadina e antitransglutaminase) e comprovação por biópsia do intestino delgado. O tratamento é a dieta sem glúten por toda a vida.

Diagnóstico da APLV

A anamnese deve ser dirigida para a presença de atopias pessoais ou familiares, e por meio do exame físico procura-se afastar outras doenças.

Os testes cutâneos de hipersensibilidade imediata para alérgenos alimentares quando negativos, diferentemente das outras alergias, apresentam alto valor preditivo (95% de possibilidade de afastar alergia alimentar), ou seja, quando o teste é negativo, existe 95% de probabilidade de que o paciente não apresente alergia. Ao contrário, testes positivos têm valor preditivo baixo (50%), sendo necessário cuidado com a falsa positividade. Testes cutâneos não devem ser realizados em pacientes que tiveram reações graves. Na ALPV, testes *prick to prick* com leite *in natura* parecem ter maior sensibilidade, devendo-se utilizar o mesmo tipo de puntura para controle positivo e negativo, ou seja, puntor direto na histamina e no soro fisiológico.

A dosagem de IgE sérica específica (RAST ou Immuno-CAP®) na alergia alimentar apresenta maior valor preditivo do que as demais hipersensibilidades IgE-mediadas. Além disso, pode auxiliar em casos graves, que não permitam testes de provocação. Existem pontos considerados de corte, acima dos quais há preditividade positiva: acima de 90%, ou seja, acima de tais valores de IgE específica há 90% de probabilidade da ocorrência de quadro clínico, devendo-se adiar a reintrodução do alimento, sem necessidade de provocação. Os pontos de corte variam com a população estudada e com a idade do paciente. Sampson considera como pontos de corte acima de 2 anos de idade: 15 kU/L para leite de vaca, 7 para ovo, 20 para peixe, 14 para amendoim, 30 para soja e 26 para trigo; em crianças abaixo de 2 anos, considera: 5 para leite de vaca e 2 para ovo. Pesquisadores estudando crianças brasileiras e valores preditivos de 90% observaram pontos de corte de 3,06 kU/L para leite de vaca.

A exclusão do alérgeno suspeito e seus derivados por quatro a 12 semanas e a provocação com reintrodução do alimento apresentam boa correlação com o diagnóstico. O teste de provocação aberta para alimentos deve ser feito em ambiente hospitalar. Para leite de vaca, inicia-se com 10 mL, dobrando-se a quantidade a cada 20 minutos, até 80 mL, ou seja, em quatro frações, aguardando-se depois por 1 a 2 horas.

O teste de provocação duplo-cego placebo-controlado (DCPC) é considerado padrão-ouro para o diagnóstico de alergia alimentar: médico e paciente não distinguem placebo e alimento. Está indicado especialmente para casos de dermatite atópica moderada a grave com IgE específica aumentada para proteínas do leite de vaca e para casos em que a família atribui a manifestação ao leite de vaca e há improbabilidade de que ele seja a causa da alergia. A dosagem de triptase sérica não está elevada em anafilaxias por alimentos (Figura 15.69).

DIAGNÓSTICO DA ALERGIA ÀS PROTEÍNAS DO LEITE DE VACA

1. Anamnese: procurar atopias pessoais e familiares
2. Exame físico: afastar outras doenças
3. Testes cutâneos de hipersensibilidade imediata: o teste cutâneo negativo apresenta alto valor preditivo na alergia alimentar, ou seja, o teste negativo afasta alergia alimentar
4. *Prick to prick* (alimento *in natura*): parece ser mais sensível (utilizar mesmo tipo de puntura)
5. IgE sérica específica (RAST ou ImmunoCap®): A IgE sérica específica elevada apresenta alto valor preditivo na alergia alimentar
6. Teste de provocação aberta: faz exclusão do alimento e provocação aberta geralmente após 4 a 12 semanas, sob supervisão médica. O teste de provocação aberta apresenta boa correlação com o diagnóstico de alergia alimentar
7. Teste de provocação duplo-cego placebo-controlado (DCPC): após o tempo de retirada, é feita a introdução, e médico e paciente não identificam o placebo; introdução sob supervisão médica. O DCPC é o exame padrão-ouro para o diagnóstico da alergia alimentar

Figura 15.69. O diagnóstico da alergia alimentar é feito por exclusão do alérgeno e provocação aberta (mais comum) ou duplo-cego (padrão-ouro para o diagnóstico).

Tratamento da APLV

O leite materno é o melhor alimento para criança no início de vida. Além de conter ácidos graxos de cadeia longa (essenciais para o desenvolvimento do sistema nervoso e da retina), o leite materno é o menos alergênico para a criança e auxilia a imunidade. Pelo leite materno há passagem de IgA, células e moléculas de defesa, especialmente neutrófilos, seguidos de mononucleares e de linfócitos B e T. Destacam-se dentre as moléculas: lisozima (rompe a parede bacteriana), ácidos graxos (rompem membranas citoplasmáticas de células infectadas), mucina e oligossacarídeos (adesão a microrganismos), fator *bifidus* (promove o crescimento de *Lactobacillus bifidus*), fibronectina (aumenta a atividade de macrófagos) e IFN-γ (aumenta a imunidade) (Figura 15.70).

LEITE MATERNO

1. Imunoglobulinas: IgA secretora
2. Células:
- Neutrófilos
- Fagócitos mononucleares
- Linfócitos B e T
3. Moléculas de defesa:
- Lisozima (rompe parede bacteriana)
- Ácidos graxos (rompem parede de células infectadas)
- Mucina e oligossacarídeos (adesão a microrganismos)
- Fator *bifidus* (promove o crescimento de *Lactobacillus bifidus*)
- Fibronectina (aumenta a fagocitose por mononucleares)
- Interferon-γ (aumenta a imunidade, especialmente a fagocitose por mononucleares)

Figura 15.70. O leite materno apresenta componentes que contribuem para a defesa da criança: IgA, células da resposta inflamatória e várias moléculas de defesa.

Diante do diagnóstico de alergia ao leite de vaca e não havendo condições de amamentação, estão indicadas fórmulas com proteínas degradadas do leite. Entre as fórmulas, encontram-se: extensamente hidrolisadas (mais de 80% das proteínas são menores do que 1.500 daltons) e fórmulas à base de aminoácidos (perda total da alergenicidade). Em crianças acima de 6 meses, a substituição do leite pode ser iniciada por fórmulas de soja. Na persistência da alergia, seguem-se os passos: fórmulas extensamente hidrolisadas e à base de aminoácidos. Abaixo de 6 meses, estão indicadas as fórmulas extensamente hidrolisadas e, dependendo da evolução ou do quadro, há indicação de se iniciar ou passar para formulações à base de aminoácidos. A fórmula de proteína de soja não deve ser indicada como alimento exclusivo em crianças abaixo de seis meses, devido aos fitoestrógenos (descrito broto mamário) e ao alto teor de fitatos (diminuem a absorção de ferro, zinco e cobre) (Figuras 15.71 e 15.100).

O tratamento tem como prioridade, além da retirada do alimento, a exclusão de todos os seus derivados. Entre os derivados de leite e ovos, estão pães, bolos, macarrão, massas, doces, sorvetes. Por outro lado, vários alimentos parecem conter leite, mas não o apresentam, conforme referidos na legenda da última figura deste capítulo (Figura 15.100).

No caso de suspensão de leite e derivados, deve sempre ser lembrada a suplementação por vitamina D e cálcio, bem como a exposição ao sol. Deve-se observar a suplementação de ferro e magnésio, quando necessária. Em crianças maiores, pode-se substituir o leite por alimentos ricos em cálcio.

A reintrodução do leite pode ser tentada após seis meses de exclusão, sendo úteis os valores para IgE específica inferiores aos pontos de corte ou acentuada redução desses valores.

Em lactentes com alergia alimentar à β-lactoglobulina, à caseína ou à ovoalbumina, é necessária a retirada do leite de vaca e de ovo das nutrizes evitando a passagem pelo leite materno.

Não há indicação de suspender leite, ovos e derivados para as gestantes com história de alergia alimentar em outros filhos (Figura 15.71).

Existe semelhança bioquímica entre a caseína do leite de vaca e a de leite de cabra, tornando este não indicado para a substituição.

Vários medicamentos contêm lactose, os quais devem ser analisados em indivíduos com alergia alimentar à caseína e à β-lactoglobulina, pela possível contaminação durante sua produção. Assim, muitas apresentações de fármacos para asma contêm lactose, fazendo exceção os *sprays*.

TRATAMENTO DA ALERGIA À PROTEÍNA DO LEITE DE VACA

1. Substituição da proteína íntegra do leite de vaca:
- Acima de 6 meses – fórmulas à base de proteínas de soja
  Na falta de resposta dessas formulações ou na dependência da gravidade do quadro, é orientada a sequência:
  - extensamente hidrolisadas
  - à base de aminoácidos
- Abaixo de 6 meses – fórmulas extensamente hidrolisadas e fórmulas à base de aminoácido
- Em nutrizes – retirar leite ou ovo e derivados quando o lactente é alérgico à β-lactoglobulina, caseína ou ovoalbumina
2. Exclusão dos derivados
3. Substituição dos nutrientes: vitamina D, cálcio
4. Procurar tolerância: a cada 6 meses

Figura 15.71. Tratamento de alergia alimentar baseado na exclusão do alérgeno e substituição do alimento e indicações de fórmulas de leite, segundo os Consensos.

Evolução da APLV

A tolerância ao leite de vaca parece variar com a população. Há estudos mostrando que 50% das crianças tornam-se tolerantes aos 2 anos de idade, 70% aos 3, 80% aos 4 ou persistência mesmo aos 10 anos. As alergias a peixes, frutos do mar e amendoim geralmente são permanentes. São sugestivos de que a alergia ao leite de vaca persistirá por mais tempo: quadro clínico inicial grave, associação a atopias, alergia à caseína, permanência de teste cutâneo positivo e de IgE elevada. Pesquisadores observaram a associação entre a presença de polimorfismos no gene codificador de IL-10 e a persistência de alergia ao leite de vaca em crianças brasileiras.

A APLV deve ser revista a cada seis meses, procurando-se a tolerância e a melhor qualidade de vida da criança (Figura 15.71).

É necessário cuidado com a evolução da alergia alimentar para anafilaxia e óbito, mais descrito para leite de vaca, peixes, crustáceos e amendoim. Casos graves necessitam de orientação especial para adrenalina autoinjetável e procura hospitalar imediata. Em todos os casos de RAA, deve-se orientar a leitura dos rótulos de alimentos e de medicamentos.

REAÇÕES AO LÁTEX

A borracha é um produto natural proveniente da seringueira (*Hevea brasiliensis*). Após um processo de vulcanização, torna-se mais elástica, dando origem ao látex. Vários objetos contêm látex, como brinquedos, balões, chupetas, luvas, garrotes, cateteres, aparelhos ergométricos. O contato com látex pode levar ao aparecimento de reações adversas (alérgicas ou não) em alguns indivíduos.

A heveína, nome dado a um grupo de proteínas do látex, é o principal alérgeno das reações ao látex. De forma geral, quanto maior a flexibilidade da borracha, mais heveína apresenta. As luvas de látex são consideradas determinantes de muitos casos de sensibilização ao látex. O quadro pode se agravar quando houver penetração dos alérgenos do látex nas vias aéreas.

TIPOS DE REAÇÕES AO LÁTEX E PRINCIPAIS ALÉRGENOS

O látex e seus derivados podem determinar reações imunológicas e não imunológicas. As irritativas (não imunológicas) são as mais frequentes, aparecendo horas após o contato, sem necessidade da sensibilização prévia. As reações imunológicas podem ser IgE-mediadas (tipo I) ou celulares (tipo IV), encontrando-se entre as últimas a dermatite de contato ao látex. A alergia ao látex IgE-mediada pode levar a quadros sistêmicos graves e à anafilaxia. É necessário que as reações ao látex sejam diagnosticadas e que seja reconhecida sua etiopatogenia para a conduta mais adequada ao paciente (Figura 15.72).

São descritos 14 alérgenos de heveína (*Hevb1* a *Hevb14*), estando entre os principais *Hevb6*, além de *Hevb1, b2, b3, b5, b7 e b13*. Como nas demais reações IgE-mediadas, os alérgenos promovem a ativação de Th2, que auxilia B na síntese de IgE (com formação de IgE específica para cada alérgeno) e na atração de eosinófilos. A degranulação de mastócitos e o afluxo de eosinófilos culminam com as manifestações clínicas da alergia ao látex (Figura 15.72).

REAÇÕES AO LÁTEX

TIPOS DE REAÇÕES LÁTEX

- Reação irritativa: não alérgica (maioria)
- Alergia ao látex IgE-mediada: tipo I potencialmente grave porque pode levar à anafilaxia
- Dermatite de contato alérgica ao látex: tipo IV ou celular

ALÉRGENOS DAS REAÇÕES AO LÁTEX

Heveína (14 alérgenos): *Hevb1* a *Hevb14*
Principais alérgenos: *Hevb6*, além de *b1, b2, b3, b5, b7 e b13*

Figura 15.72. As reações ao látex podem ser imunológicas (IgE-mediadas ou celulares) e não imunológicas (irritativas).

GRUPOS DE RISCO DE REAÇÕES AO LÁTEX

São considerados grupos de risco para reações ao látex: portadores de espinha bífida ou de outros defeitos de fechamento do tubo neural; portadores de malformações congênitas que necessitem de frequentes procedimentos cirúrgicos como bexiga neurogênica; profissionais da saúde; trabalhadores da indústria de látex. Há descrição de que 50% de pessoas com espinha bífida desenvolvem sensibilidade ao látex (Figura 15.73).

GRUPOS DE RISCO DE REAÇÕES AO LÁTEX
• Indivíduos com espinha bífida ou de outros defeitos do fechamento do tubo neural • Portadores de malformações congênitas que necessitem procedimentos cirúrgicos frequentes, como bexiga neurogênica • Profissionais da saúde • Trabalhadores da indústria de látex

Figura 15.73. Indivíduos mais suscetíveis ao látex são os mais expostos ao látex, constituindo os grupos de risco.

QUADRO CLÍNICO DA ALERGIA AO LÁTEX

O quadro clínico da alergia ao látex IgE-mediada pode variar desde localizado até generalizado: edema local, urticária, rinite, conjuntivite, asma, anafilaxia e até óbito. Em atos cirúrgicos há maior risco de óbito por causa do contato direto do látex com mucosas e absorção para o intravascular (Figura 15.74).

Muitos indivíduos com alergia ao látex IgE-mediada podem apresentar também alergia a alimentos, especialmente a frutas. Entre os alimentos descritos encontram-se: banana, que parece ser o principal, kiwi, maracujá, melão, uva, maçã, mamão, abacate, figo, açaí, morango, jaca, castanha, cenoura, batata e aipim. A ocorrência das duas reações é conhecida como síndrome látex-fruta. Está descrita a existência de epítopos comuns em alguns desses alimentos (quitinases), que aparentemente apresentam reatividade cruzada com alérgenos do látex, em especial *Hevb6*. As quitinases perdem a alergenicidade com o cozimento, motivo pelo qual a síndrome é dada principalmente por frutas cruas. A planta *Ficus benjamina*, usada na ornamentação, apresenta reatividade cruzada com o látex (Figura 15.74).

O quadro de dermatite de contato alérgica ao látex por hipersensibilidade tipo IV é de reação eczematosa local, podendo tornar-se extensa. Pode ser difícil o diagnóstico diferencial com dermatite de contato irritativa. A dermatite de contato alérgica necessita de um período de sensibilização para o aparecimento da lesão, mas tal período pode não ser visto em recidivas.

QUADRO CLÍNICO DE REAÇÕES AO LÁTEX IgE-MEDIADAS
• O quadro é variável, desde localizado até generalizado: edema local, urticária, rinite, conjuntivite, asma, anafilaxia e até óbito

SÍNDROME LÁTEX-FRUTA
• Muitos indivíduos com reação ao látex IgE-mediada apresentam alergia a alimentos, em especial a frutas cruas • Alimentos: banana, kiwi, maracujá, melão, uva, maçã, mamão, abacate, figo, açaí, morango, jaca, castanha, cenoura, batata, aipim • Provavelmente ocorra reação cruzada entre látex e panalérgenos de frutas (quitinases), em especial com *Hevb6*

Figura 15.74. Os sinais e sintomas das reações ao látex IgE-mediadas variam de locais até generalizados. Cerca de metade dos indivíduos com reações ao látex IgE-mediadas apresenta reações a alimentos, principalmente a frutas cruas, sendo conhecida como síndrome látex-fruta.

DIAGNÓSTICO DA ALERGIA AO LÁTEX

A anamnese é muito importante. Deve-se realizar história detalhada, com questionário dirigido a sinais e sintomas, principalmente em pacientes de risco, pesquisando-se antecedentes de reação alérgica à ingestão de alimentos.

Os testes cutâneos de hipersensibilidade imediata, utilizando-se extratos padronizados de heveína, têm alta sensibilidade e podem ser feitos na ausência de história de gravidade, em ambiente hospitalar. A dosagem de IgE sérica específica (RAST ou ImmunoCAP®) para o látex está indicada em pacientes com sintomatologia moderada ou grave e para acompanhamento da sensibilidade. Os testes de contato avaliam a reação tipo IV ou celular (Figura 15.75).

DIAGNÓSTICO DAS REAÇÕES AO LÁTEX

• Anamnese minuciosa (tempo de aparecimento, frequência de exposição)
• Pesquisa de reações a alimentos (frequente na reação ao látex IgE)
• Tipo I:
  - Teste cutâneo de hipersensibilidade imediata: em ambiente hospitalar, sendo contraindicados em casos graves IgE sérica específica (*ImmunoCAP®*) para látex: pode ser feita inclusive em casos moderados e graves
• Tipo IV:
  - teste de contato (*patch test*)

Figura 15.75. A confirmação do diagnóstico de reação ao látex deve partir de anamnese detalhada e ser dirigida ao tipo de reação apresentada, pois na reação IgE-mediada há maior risco de generalização. As irritativas podem ser confundidas com as celulares ou tipo IV, diferenciando-as pelo teste de contato (*patch test*).

Havendo condições de atendimento adequado e ausência de sintomas graves, pode-se fazer o teste de provocação, utilizando-se dedo de luva de látex, mergulhado em água a 37°C. O teste de broncoprovocação (VEF_1 – volume expiratório forçado do primeiro minuto) antes e após a inalação de látex auxilia o diagnóstico de doença ocupacional. Entretanto, é pouco utilizado pelo risco, só podendo ser realizado em pacientes hospitalizados e sem antecedentes graves.

TRATAMENTO DAS REAÇÕES AO LÁTEX

O tratamento das reações ao látex consiste basicamente na suspensão do contato com látex e seus derivados, incluindo a possibilidade de inalação. Diante da síndrome látex-fruta, devem ser afastados os alimentos relacionados em cada caso.

Para profissionais da saúde com diagnóstico de alergia IgE-mediada ao látex, com o objetivo de evitar que novas reações sejam desencadeadas ou que haja maior sensibilização, há indicação da mudança de setor na maioria das vezes. Para indivíduos do grupo de risco que necessitem de procedimentos invasivos repetidos, é recomendável a utilização de material sem heveína. A literatura recomenda evitar látex em portadores de espinha bífida desde o nascimento. As luvas de látex podem ser substituídas por luvas de vinil, nitrila, polietileno ou PVC.

Em pacientes com alergia prévia grave ao látex e que necessitem de cirurgias, deve-se considerar a necessidade de salas cirúrgicas com equipamento *latex-free.*

ANAFILAXIA

O termo "anafilaxia" é proveniente do grego – "*a: falta*", "*phylax: proteção*" – e descrita por Richet e Portier em 1902. Sabe-se que, em vez de falta de reação, há excesso de reação, podendo ser uma hipersensibilidade.

A anafilaxia é uma síndrome definida como "reação sistêmica grave, com início súbito, potencialmente fatal, decorrente da liberação de mediadores inflamatórios por mastócitos ativados". Atualmente, utiliza-se o termo "anafilaxia" independentemente do mecanismo envolvido, seja IgE-mediado ou não, uma vez que o tratamento de urgência é o mesmo. O conhecimento da etiologia é importante para o acompanhamento do paciente (Figura 15.76).

ANAFILAXIA

CONCEITO DE ANAFILAXIA

- Síndrome com reação sistêmica grave
- com início súbito
- potencialmente fatal
- decorrente da liberação de mediadores inflamatórios
- por mastócitos ativados

TERMO "ANAFILAXIA"

- Utilizado independentemente do mecanismo envolvido
- Pode ter causa imunológica (IgE-mediada) ou não imunológica
- O tratamento de urgência é o mesmo, independentemente da causa
- O conhecimento da etiologia é importante para o acompanhamento do paciente

Figura 15.76. A anafilaxia tem início súbito e é sempre potencialmente fatal. Atualmente, o termo "anafilaxia" é utilizado independentemente da causa de anafilaxia. O tratamento de urgência independe da causa da anafilaxia, enquanto para o acompanhamento do paciente é necessário conhecer a reação envolvida e o agente etiológico.

CAUSAS DE ANAFILAXIA

As principais causas de anafilaxia são alimentos, medicamentos e ferroada de insetos, principalmente por *Hymenoptera* (abelhas, vespas e formigas) e látex. Em geral, prevalecem os alimentos em crianças e os medicamentos em adultos.

As anafilaxias por medicamentos muitas vezes ocorrem quando estes são utilizados em pacientes com processos infecciosos, atribuindo-se à associação, em especial viroses. Entre os principais fármacos, encontram-se: anti-inflamatórios não hormonais, analgésicos (aspirina, dipirona), antibióticos (penicilina, cefalosporinas, sulfas, tetraciclinas, aminoglicosídeos), antifúngicos (anfotericina), proteínas séricas (gamaglobulina humana, soro heterólogo), anticonvulsivantes, curares e contrastes radiológicos iodados (estes por diferente osmolaridade levando à degranulação de mastócitos). Os principais alimentos são: leite e ovos em crianças; peixes, crustáceos e amendoim em adultos. As causas alimentares são por reações IgE-mediadas. As anafilaxias por ferroadas de *Hymenoptera* e por contato com látex ocorrem tanto em crianças como em adultos. A anafilaxia pode ter também causas físicas, como após exercícios ou por frio (Figura 15.77).

QUADRO CLÍNICO E GRAUS DE GRAVIDADE DA ANAFILAXIA

A anafilaxia compromete dois ou mais sistemas, independentes do sistema cardiovascular. Na grande maioria há início agudo com envolvimento de pele e/ou mucosas; pode haver quadro respiratório, incontinência urinária, hipotensão, hipotonia, síncope e até óbito. Após o tratamento, os sintomas podem desaparecer e haver reaparecimento após 4 a 10 horas (fase tardia ou anafilaxia bifásica) (Figura 15.78).

CAUSAS DE ANAFILAXIA

- Medicamentos (mais frequentes em adultos)
  IgE-mediados: penicilinas, cefalosporinas, sulfas,
  tetraciclinas, aminoglicosídios, anfotericina,
  gamaglobulina humana, soro heterólogo
  Não IgE-mediados: anti-inflamatórios não hormonais, analgésicos,
  anticonvulsivantes, curares, contrastes radiológicos iodados
- Alimentos (mais frequentes em crianças)
  crianças: leite, ovos (IgE)
  adultos: peixes, crustáceos, amendoim (IgE)
- Ferroadas de *Hymenoptera* (abelha, vespa, formiga) (IgE)
- Látex (principalmente IgE-mediada)
- Causas físicas: exercício, frio (não IgE)

Figura 15.77. A anafilaxia pode ser IgE-mediada e não IgE-mediada, por diferentes agentes causadores. Tal conhecimento é necessário para prevenção de novos quadros de anafilaxia.

QUADRO CLÍNICO DA ANAFILAXIA

- Início súbito
- Comprometimento de dois ou mais sistemas, independentemente do cardiovascular
- Frequente o início em pele e/ou mucosas
- Pode haver quadro respiratório, incontinência urinária
- Hipotensão
- Hipotonia
- Síncope até óbito
- Pode ser bifásica (reaparecer após 4 a 10 horas)

Figura 15.78. Os sinais e sintomas da anafilaxia aparecem logo após o contato com o desencadeante, podendo desaparecer e voltar após algumas horas. Toda anafilaxia é potencialmente fatal.

A gravidade da anafilaxia descrita para *Hymenoptera* tem sido aplicada para as demais causas de anafilaxia, conforme o comprometimento: grau 1 – pele; grau 2 – digestivo; grau 3 – respiratório; grau 4 – cardiovascular e sistema nervoso central (Figura 15.79).

Os graus de gravidade da anafilaxia são considerados como: grau 1 – prurido, urticária, mal-estar, ansiedade; grau 2 – um dos anteriores, angioedema, e dois entre broncoconstrição, dor abdominal, náuseas, vômitos, diarreia; grau 3 – um dos anteriores e dois entre dispneia, sibilos, estridor, disfagia, disartria, confusão mental, sensação de morte; grau 4 – um dos anteriores e dois entre hipotensão, cianose, colapso, perda da consciência, incontinência urinária (Figura 15.79).

O quadro de anafilaxia em gestantes pode manifestar-se como dor no dorso, prurido vulvar, trabalho de parto prematuro, podendo haver sofrimento fetal.

GRAVIDADE DA ANAFILAXIA

Graus de gravidade da anafilaxia para *Hymenoptera*

Conforme o comprometimento:
1. Pele
2. Digestivo
3. Respiratório
4. Cardiovascular e sistema nervoso central

Graus de gravidade da anafilaxia

1. Prurido, urticária, mal-estar, ansiedade
2. Um dos anteriores, angioedema + dois entre:
   broncoconstrição, dor abdominal, náuseas, vômitos, diarreia
3. Um dos anteriores + dois entre:
   dispneia, sibilos, estridor, disfagia, disartria, confusão mental,
   sensação de morte
4. Um dos anteriores + dois entre:
   hipotensão, cianose, colapso, perda da consciência, incontinência urinária

Figura 15.79. Os graus de gravidade da anafilaxia para o gênero *Hymenoptera* têm sido utilizados para definir a gravidade de outras formas de anafilaxia, por serem mais fáceis de ser aplicados. Entretanto, existem os graus clássicos para definir a gravidade da anafilaxia. A anafilaxia em gestantes pode manifestar-se por prurido vulvar e trabalho de parto prematuro.

TRATAMENTO DA ANAFILAXIA

Trata-se de urgência médica, devendo ser iniciado o tratamento no local e imediatamente acompanhado em hospital. Como tratamento de urgência, usa-se adrenalina, solução milesimal (1/1.000), na dose de 0,01 mg/kg em crianças (máximo de 0,3 mg) ou 0,2 a 0,5 mg em adultos, por via intramuscular, no músculo vasto-lateral da coxa, podendo ser repetida com intervalos de 5 a 10 minutos, até o controle dos sintomas e aumento da pressão sanguínea. Pode-se orientar a aplicação de epinefrina autoinjetável em casos de urgência e como conduta inicial. Utiliza-se glucagon endovenoso (0,1 mg/kg) se o paciente já estiver recebendo β-bloqueador (menor resposta à adrenalina), inibidor de enzima conversora da angiotensina (ECA – altos níveis de bradicinina), usuários de cocaína (maior permanência de adrenalina por aumento de receptores). É uma urgência médica em que não deve ser postergado o uso de adrenalina.

Os corticosteroides são utilizados por via oral, endovenosa ou intramuscular, na tentativa de redução do processo inflamatório. Havendo possibilidade pelo paciente, o corticosteroide pode ser dado via oral, tendo em vista a facilidade de administração e a diferença mínima para atingir nível sanguíneo, quando comparado ao enteral. Os anti-histamínicos podem atuar como coadjuvantes. É necessário lembrar que pode haver a fase tardia da hipersensibilidade, embora a anafilaxia bifásica seja menos frequente. Assim, mesmo que os sintomas tenham desaparecido, é preciso que o paciente permaneça em observação por no mínimo 10 horas (Figura 15.80).

TRATAMENTO DA ANAFILAXIA

1. Adrenalina – solução milesimal (1/1.000)
   Crianças: 0,01 mg/kg (máximo 0,3 mg)
   Adultos: 0,2 a 0,5 mg
   IM no vasto-lateral da coxa
   Pode ser repetida com intervalos de 5 a 10 minutos
   Não pode ser postergada a administração de adrenalina
2. Corticosteroides
3. Anti-histamínicos (coadjuvantes)
4. Observação por no mínimo 10 horas, mesmo após o controle dos sinais e sintomas (anafilaxia pode ser bifásica)

Figura 15.80. Diante de quadro de anafilaxia, nunca pode ser postergada a administração de adrenalina. Caso o paciente tenha condições de receber corticosteroide via oral, este pode ser feito considerando sua rápida absorção digestiva, entretanto corticosteroides não substituem a necessidade de adrenalina.

Os únicos testes de IgE disponíveis para medicamentos são para penicilina, ampicilina, amoxicilina e insulina.

O acompanhamento posterior de paciente com anafilaxia por *Hymenoptera* implica imunoterapia por profissionais especializados, lembrando-se de que nas quatro semanas seguintes a IgE pode estar toda unida aos mastócitos, podendo tornar os exames laboratoriais falso-negativos.

Para finalizar o estudo deste assunto, as Figuras 15.81 a 15.100 mostram os mecanismos de ação, as dosagens e as apresentações de todos os principais medicamentos utilizados nas reações IgE-mediadas.

É importante declarar que não há nenhum envolvimento com a indústria farmacêutica e os medicamentos estão citados em ordem alfabética.

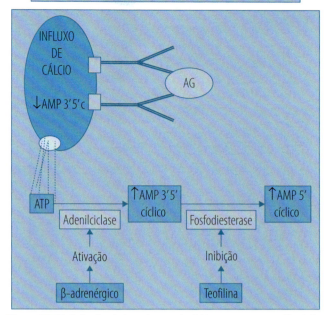

Figura 15.82. Os β-adrenérgicos ativam a adenilciclase, enquanto a teofilina inibe a fosfodiesterase. Ambos os medicamentos levam a aumento do AMP 3'5' cíclico, o que impede a degranulação de mastócitos.

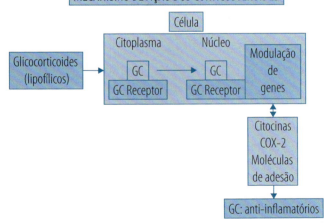

Figura 15.81. Os glicocorticoides (GC), sendo lipofílicos, penetram na célula, onde se unem a receptores específicos. Assim unidos, dirigem-se ao núcleo, atuando como fatores de transcrição: unem-se à fração histona do DNA, modulando genes e resultando na diminuição da produção de citocinas pró-inflamatórias, da ciclo-oxigenase (COX-2) e de moléculas de adesão. Atuam ainda competindo com os receptores de IL-1 e aumentando a apoptose de linfócitos e de eosinófilos.

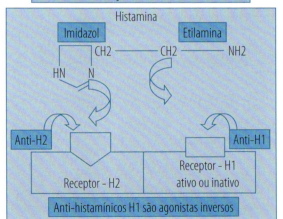

Figura 15.83. A histamina tem duas partes farmacológicas, dadas pelos grupos imidazol e etilamina. O receptor H1 pertence à família de receptores acoplados à proteína G (GPCR – *G-protein coupled receptor*), podendo apresentar conformação ativada ou inativa. O estímulo do receptor leva à hidrólise de fosfolípides da membrana celular, ativação de proteína C quinase e transcrição de fatores nucleares. Os anti-histamínicos anti-H1, utilizados em alguns casos de reações IgE-mediadas, transformam receptores ativos da histamina em inativos. Assim, não haverá ação quando a histamina ocupar tais receptores, motivo pelo qual os anti-histamínicos têm mais efeito quando utilizados antes das crises alérgicas IgE-mediadas. Os antidepressivos tricíclicos bloqueiam os receptores histamínicos, diminuindo a eficácia de anti-histamínicos.

170 IMUNOLOGIA DO BÁSICO AO APLICADO

MECANISMO DE AÇÃO DE ANTILEUCOTRIENOS E ANTI-IgE

Antileucotrienos

- Competem com receptores cisteínicos de leucotrienos: Leucotrieno ou antileucotrieno ocupam o receptor

Anti-IgE

- Anti-IgE é uma IgG1 que se une à cadeia pesada de IgE solúvel
- A anti-IgE é inespecífica, sendo necessário afastar parasitoses antes do tratamento
- A união resulta em formação de complexo inerte que depois é eliminado
- Primeira semana: pode aumentar IgE sérica total (pelo complexo formado), diminuir ou não modificar dosagem sérica
- Em longo prazo há diminuição da IgE sérica total

Figura 15.84. Os antileucotrienos atuam por mecanismo de competição, enquanto a anti-IgE une-se à IgE, impedindo sua ação.

MECANISMO DE AÇÃO DA IMUNOTERAPIA

Tolerância periférica por baixas doses repetitivas:
- Aumento de T regulador (síntese de TGF-β e IL-10)
- Diminuição de eosinófilos
- Mudança de Th2 para Th1

Figura 15.85. O mecanismo básico da imunoterapia é promover uma tolerância específica, diminuindo a resposta imunológica. Dessa forma, a imunoterapia não é uma "vacina", embora muitas vezes seja assim conhecida. Pode ser indicada em crianças com mais de 3 a 5 anos e em adultos com menos de 70 anos, havendo adesão do paciente, sendo obrigatória a especificidade ao alérgeno.

HIPÓTESES PARA AÇÃO DE PRÉ- E PROBIÓTICOS

Pré-bióticos

Estimuladores da flora bacteriana intestinal

Probióticos

Produtos contendo *lactobacilus* vivos

Pré-bióticos e Probióticos

- Aumentam a resposta Th1 e IgA secretora
- Desviam Th2 para Th1 (?)
- Em dermatite atópica (?)
- Vários contêm leite

Figura 15.86. Os pré e probióticos têm sido referidos como possíveis coadjuvantes no tratamento de reações IgE-mediadas, em especial da dermatite atópica. Atuam repondo a flora intestinal, o que implica aumento da resposta Th1 e de IgA secretora. A hipótese em alergias é de que desviam o perfil Th2 para Th1, promovendo o desenvolvimento do sistema imunológico para esse tipo de resposta. A real eficácia nas alergias não está comprovada, mas sabe-se que a microbiota está alterada em crianças, idosos, obesos, doenças inflamatórias intestinais e provavelmente em alérgicos. É necessária a lembrança de que vários contêm leite, muitas vezes implicado na alergia alimentar e na dermatite atópica.

CORTICOSTEROIDES INTRANASAIS

- Mometasona (acima de 2 anos)
  Nasonex® (50 mg/jato) (60 e 120 doses)
  (crianças 1 jato/narina 1x/dia; adultos 1 jato 2x/dia)
- Ciclesonida (50 mg/jato) (acima de 6 anos)
  Omnaris (2 jatos em cada narina 1x/dia)
- Fluticasona, diproprionato (acima de 4 anos)
  (crianças 1 jato em cada narina e adultos 2 jatos 1x/dia)
  Flixonase *spray* nasal® (50 mg/jato)
  Plurair *spray* nasal® (50 mg/jato)
  Flutican *spray* nasal® (50 mg/jato)
- Fluticasona, furoato (acima de 2 anos)
  Avamys® (27,5 mg/jato)
- Budesonida (acima de 6 anos)
  Budecort aqua® (32, 50, 64 e 100 mg /jato) (2x/dia)
  Busonid *spray* nasal® (32, 50, 64 e 100 mg /jato) (2x/dia)
  Noex® (32, 50, 64 e 100 mg /jato) (2x/dia)
- Beclometasona (acima de 6 anos)
  Alerfin *spray* nasal® (100 mg/jato)
  (crianças 1 jato e adultos 2 jatos 2x/dia)
  Clenil *spray* nasal® (50 mg/jato)
- Triancinolona (acima de 4 anos)
  Airclin *spray* nasal® (55 mg/jato)
  (crianças 1 jato e adultos 2 jatos 1x/dia)
  Nasacort® (55 mg/jato)

Figura 15.87. Entre os corticosteroides intranasais, utilizados na rinite alérgica, encontram-se em ordem decrescente de biodisponibilidade sistêmica, ou seja, da menor para a maior absorção: mometasona/ciclesonida, fluticasona, budesonida, beclometasona, triancinolona. Não há consenso sobre o tempo de uso como anti-inflamatórios, mas devem ter acompanhamento clínico, observando-se em especial a mucosa nasal. A melhor posição de aplicação é inclinando-se a cabeça lateralmente, de forma que o jato seja dirigido para a parede lateral do nariz, evitando-se traumas de septo. O aplicador deve ser lavado e ter uso individual.

capítulo 15 REAÇÕES IgE-MEDIADAS **171**

MEDICAMENTOS TÓPICOS OCULARES

Lágrimas artificiais

- Refresh®, Hypotears Plus®, Optive UD®
  (aliquotados em flaconetes, sem necessidade de conservantes)
- Lacrima plus®, Lacril®, Lacrigel®, Lacribell®, Trisorb®,
  Hylo-comod®, Hyabak®, Systane UL®, Optive®

Cromonas tópicas oculares

Cromoglicato dissódico
- Cromolerg®, Maxicrom®, Opticrom®
  2% e 4% - 1gota/olho - 4x/dia
- Efeitos aparecem após de 2 a 5 dias de administração,
  ou mesmo após 15 dias

Anti-histamínicos e estabilizadores de membrana tópicos oculares*

- Alcaftadina - Lastacaft® - 1 gota/olho - 1 x/dia
- Cetotifeno* - Zaditen® - 1 gota/olho - 2 a 4 x/dia
  Cetotifeno Colírio® - 1 gota/olho - 2 a 4 x/dia
  Octifen Colírio® - 1 ou 2 gotas/olho - 2 x/dia
- Emedastina - Emadine® - 1 gota/olho - até 4 x/dia
- Epinastina - Relestat® - 1 gota/olho - 2 x/dia
- Olopatadina* - Patanol® - 1 gota/olho - 2 x/dia
  Patanol S® - 1 gota/olho - 1x/dia (acima de 3 anos)

Figura 15.88. As lágrimas artificiais melhoram a secura presente na conjuntivite alérgica. As cromonas bloqueiam os canais de cloro, impedindo sua entrada; a diminuição do influxo de cálcio impede a degranulação de mastócitos. Os anti-histamínicos e estabilizadores de membrana tópicos oculares são muito utilizados, na tentativa de diminuir o prurido, a secreção e a vermelhidão. Corticosteroides tópicos oculares só devem ser utilizados após exame oftalmológico, considerando-se os graves efeitos colaterais, como glaucoma, infecções herpéticas e ceratites.

EQUIVALÊNCIA DOS CORTICOIDES INALADOS PARA ADULTOS			
Medicamento	Dose baixa	Dose moderada	Dose alta
Beclometasona	200-500 µg	500-1.000 µg	1.000-2.000 µg
Budesonida	200-400 µg	400-800 µg	800-1.600 µg
Flunisolida	500-1.000 µg	1.000-2.000 µg	Acima de 2000 µg
Fluticasona	100-250 µg	250-500 µg	500-1.000 µg
Triancinolona	400-1.000 µg	1.000.2000 µg	Acima de 2.000 µg
Mometasona	200-400 µg	400-800 µg	800-1.200 µg
Ciclesonida	80-160 µg	160-320 µg	320-1.280 µg

Diretrizes da SBPT

Figura 15.89. Está descrita a equivalência de corticoides inalados no tratamento de asma em adultos, segundo as Diretrizes da Sociedade Brasileira de Pneumologia e Tisiologia (2012). Segundo as mesmas Diretrizes, as doses de equivalência baixas/moderadas/altas para crianças abaixo de 12 anos são: beclometasona – 100-200/200-400/acima de 400 µg; budesonida – 100-200/200-400/acima de 400 µg; suspensão para nebulização – 0,5/0,5-1,0/acima de 1,0 mg; ciclesonida – 80-160/160-320/acima de 320 µg; flunisolida –500-750/750-1.250/acima de 1.250 µg. A idade inicial da criança em que podem ser utilizados estes corticoides inalados depende do fármaco, segundo as próximas figuras. Doses elevadas ou uso prolongado de corticoide inalado devem ser acompanhados por exames oftalmológicos, embora sejam incomuns as complicações de catarata subcapsular posterior e o glaucoma.

CORTICOIDES INALADOS

1. Ciclesonida (acima de 4 anos)
- *Alvesco®* - 80 e 160 µg/jato
2. Fluticasona (acima de 1 ano)
- *Flixotide aerossol®* - 50 e 250 µg/jato (acima de 4 anos)
- *Flixotide diskus®* - 50 e 250 µg/jato
- *Fluticaps®* - 50 e 250 µg/cápsula
3. Budesonida (acima de 6 anos)
- *Busonid caps®* - 200 e 400 µg
- *Miflonide®* - 200 e 400 µg
- *Pulmicort suspensão para nebulização®* - 0,25 e 0,5 mg/mL (2 mL) (acima de 6 meses)
4. Beclometasona
- *Clenil spray®* - 50 e 250 µg/jato
- *Clenil Jet®* - 250 µg/jato
- *Clenil Pulvinal®* - 200 e 400 µg/dose
- *Clenil A suspensão para aerossolterapia®* - 400 µg/mL (2 mL/flaconete)
- *Miflasona®* - cápsulas de 200 e 400 µg

Figura 15.90. Os corticosteroides inalados são utilizados na asma como anti-inflamatórios, com indicação e dosagens dependentes do estado da asma. É necessária a higiene oral após seu uso, evitando-se cáries, candidíase e disfonia. Espaçadores diminuem a deposição e a absorção de partículas em retrofaringe e propiciam maior penetração do medicamento em vias aéreas inferiores.

CORTICOSTEROIDES SISTÊMICOS

1. Hidrocortisona: ataque 10 mg/kg/dose e manutenção 20 a 30 mg/kg/dia - 6/6 – (EV)
- *Flebocortid®* ampolas de 100, 300 e 500 mg
- *Solu-cortef®* ampolas de 100, 500 e 1.000 mg
2. Deflazacort: crianças 1,5 gt/kg/dia; adultos 30 a 90 mg/dia
- *Calcort®* 1gt = 1 mg; cp de 6 mg (20 cps) e 30 mg (10 cps)
- *Deflanil®* cp de 7,5 mg (20 cps) e de 30 mg (10 cps)
- *Deflaimmun®* suspensão oral: 22,7 mg/mL (13 mL); cp 6 mg, 7,5 mg, 30 mg (todos 10 cps)
3. Prednisona: 1 a 2 mg/kg/dia (máximo 60 mg); dose única pela manhã
- *Meticorten®* - cp de 5 e 20 mg
- *Prednisona®* cp de 5 e 20 mg
4. Prednisolona: 1 a 2 mg/kg/dia
- *Oralpred solução oral®*: 3 mg/mL
- *Prednisolona®* - solução: 1 mg/mL
- *Prednisolon®* solução oral: 1 mg/mL
- *Predsim solução oral®*: 3 mg/mL; cp de 5 mg, cp de 20 mg, gotas (11 mg/mL)
- *Prelone solução oral®*: 3 mg/mL; cp de 5 mg, de 20 mg
5. Metilprednisolona: ataque 2 mg/kg/dose e manutenção de 1 mg/kg/dose a cada 6 horas; acima de 12 anos 100 mg a cada 6 horas
- *Metilprednisolona®* ampola 40, 125 e 500 mg
- *Solumedrol®* ampola 40, 125, 500 e 1.000 mg
6. Betametasona:
- *Celestone®* 0,5 mg/26 gts = 1 mL; elixir 0,5 mg/5 mL cp de 0,5 e 2 mg; ampola 4 mg/mL
- *Disprospan®* 2 mg e 5mg (IM)
7. Dexametasona: 0,01 a 0,3 mg/kg/dia
- *Decadron®* - cápsulas: 0,5; 0,75 e 4 mg; elixir: 0,5 mg/5 mL; ampola de 2 mg e 4 mg

Figura 15.91. Entre os corticosteroides sistêmicos encontram-se, em ordem crescente da potência anti-inflamatória: hidrocortisona, deflazacort, prednisona, prednisolona, metilprednisolona, betametasona/dexametasona. Quanto ao tempo de duração de efeito, encontram-se os de curta duração ou até 12 horas (hidrocortisona), de duração intermediária ou entre 12/24 e 36 horas (prednisona, prednisolona, metilprednisolona, deflazacort) e de longa duração ou de 36 a 72 horas (betametasona, dexametasona). São efeitos colaterais de corticosteroides sistêmicos utilizados por tempo prolongado: diminuição do crescimento, aumento de peso (aspecto cushingoide), aumento da pressão arterial e da pressão do globo ocular (glaucoma), catarata subcapsular posterior, osteoporose (observada densitometria óssea comparada à estatura), infecções, úlcera gástrica, miopatias, hipopotassemia, retenção ou perda de sódio, alcalose e hiperglicemia. A elevação da pressão arterial costuma ocorrer nos primeiros dias da medicação.

capítulo 15 REAÇÕES IgE-MEDIADAS · **173**

BRONCODILATADORES UTILIZADOS EM CRISES DE ASMA

β-ADRENÉRGICOS DE CURTA DURAÇÃO

1. Fenoterol –
- *Berotec®* Uso inalatório: 1 gt/3 a 5 kg (1 gt = 250 µg)
  0,1 mg/kg/dose até 5 mg (20 gts) ou 10 gts para criança
  e 20 para adultos; Aerossol 100 µg/dose (200 doses);
  Gotas (0,25 mg/gota); xarope pediátrico (10 mL = 2,5 mg);
  xarope adulto (10 mL = 5 mg)
  Abaixo de 1 ano – via oral: 5 mL 2 a 3x/dia
  1 a 6 anos – 5 a 10 mL e 6 a 12 anos – 10 mL 3x/dia
  Acima de 12 anos – 5 a 10 mL 3x/dia
2. Salbutamol – Uso inalatório: 1 gt/3 kg/inalação, máximo de 10 gts
  Via oral: 0,1 a 0,15 mg/kg/dose – 4x/dia
- *Aerolin® spray* 100 µg/dose; solução para nebulização
  5 mg/20 gts = 1 mL;
  solução oral 2 mg/5 mL; *Aero-Ped* xarope 2 mg/5 mL; cápsulas
  de 2 e 4 mg; injetável 500 µg/mL
- *Butovent pulvinal®* - 200 µg/dose (100 doses)
- *Salbutamol® - spray*: 100 a 200 µg/dose; xarope 2 mg/5 mL;
  cápsulas de 2 e 4 mg
3. Terbutalina –
- *Bricanyl®* Solução para nebulização: crianças – 1 gt/5 kg de peso,
  até 8 gts; adultos – 4 a 6 gts, até o máximo de 20 gts (1 gt = 0,5 mg).
  Início de ação após 30 minutos
4. Bambuterol – pró-fármaco da terbutalina, com formação prolongada
  de terbutalina, atuando como ação prolongada, não indicado
  para crise aguda
- *Bambec®* e *Bambair®* Solução oral: 2 a 6 anos – 10 mL (1 mg/mL);
  acima de 6 anos – 10 a 20 mL em caucasianos e metade da dose
  em orientais – uma vez ao dia (à noite)

ANTICOLINÉRGICOS

Brometo de ipratrópio –
- *Atrovent solução para inalação®* – (0,25 mg/20 gotas) (20 mL)
  abaixo de 2 anos: 0,05 a 0,125 mg/dose; acima de 2 anos: 0,125 a
  0,25 mg/dose; acima de 5 anos: 0,125 a 0,250 mg/dose; adultos:
  0,250 a 0,500 mg/dose (até 4x/dia)
- *Atrovent aerossol®* – 0,02 mg/jato (15 mL ou 300 doses)
  acima de 5 anos: 2 jatos até 4x/dia

Figura 15.92. Os broncodilatadores β-adrenérgicos de curta duração e os anticolinérgicos são úteis durante crises agudas de asma. Os anticolinérgicos são antagonistas da acetilcolina, inibindo seus receptores muscarínicos.

BRONCODILATADORES QUE PODEM SER UTILIZADOS EM ASSOCIAÇÃO A CORTICOIDES NA INTERCRISE DE ASMA

β-ADRENÉRGICOS DE AÇÃO PROLONGADA

1. Formoterol – acima de 5 anos: 1 inalação de 1 cápsula
  (12 µg) de 12 em 12 horas
- *Fluir®* cápsulas – 12 µg
- *Foradil cápsulas®* – 12 µg
- *Formocaps®* – cápsulas12 µg
2. Salmeterol – acima de 4 anos: 50 µg/dose de 12 em 12 horas;
  adultos: 50 a 100 µg/dose de 12 em 12 horas
- *Serevent Diskus®* – 50 µg

TEOFILINAS

- Os níveis farmacológicos são individuais
- Níveis séricos farmacológicos: 6 a 8 µg/mL
- Os efeitos colaterais geralmente ocorrem com doses acima de
  10 mg/kg/dia
- *Talofilina®*, *Teolong®*, *Teoston®*: cp de 100, 200 mg e cápsula retard
  de 300 mg (até 2x/dia)

Figura 15.93. Os broncodilatadores β-adrenérgicos de ação prolongada e as teofilinas podem ser utilizados na prevenção de crises de asma, desde que associados a anti-inflamatórios corticosteroides. As doses terapêuticas de teofilina são próximas das doses tóxicas. O metabolismo da teofilina utiliza o citocromo p450 do fígado, havendo interferência com outros fármacos, como macrolídeos; anti-histamínicos aumentam a toxicidade, assim como comprometimentos hepáticos.

174 IMUNOLOGIA DO BÁSICO AO APLICADO

ASSOCIAÇÕES DE CORTICOIDES E BRONCODILATADORES INALADOS

- *Clenil Compositum spray jet®* – beclometasona (50 µg) e salbutamol (100 µg) 100 doses
- *Clenil Compositum A®* – beclometasona (400 µg) e salbutamol (800 µg) 2 mL/flaconete
- *Combivent®* – salbutamol (100 µg) e brometo de ipratrópio (20 µg) 200 doses (acima de 12 anos) 2 a 4x/dia ou mais
- *Duovent spray oral®* – fenoterol (100 µg) e brometo de ipratrópio (40 µg) frascos com 15 mL
  Alenia® – formoterol / budesonida cápsula (6/100 µg, 6/200 µg ou 12/400 µg) (acima de 6 anos)
- *Foraseq®* (acima de 5 anos) – 1ª cápsula de formoterol (12 µg) e 2ª cápsula de budesonida (200 ou 400 µg)
- *Seretide spray®* – salmeterol (25 µg) e fluticasona (50, 125 ou 250 µg) (acima de 5 anos)
- *Seretide Diskus®* – salmeterol (50 µg) e fluticasona (100, 250 ou 500 µg) (acima de 4 anos)
- *Symbicort Turbuhaler®* – formoterol (6 µg) e budesonida (100 ou 200 µg) (acima de 4 anos) ou formoterol (12 µg) e budesonida (400 µg)
- *Vannair®* (acima de 6 anos) formoterol/budesonida aerossol (1/100 µg e 6/200 µg)
- *Zenhale®* (acima de 12 anos) *spray* formoterol 5 µg /mometasona 50, 100 ou 200 µg)
- *Oximax®* – mometasona (acima de 12 anos) cápsulas de 200 e 400 µg

Figura 15.94. Estão descritas as associações de corticosteroides e broncodilatadores inalados orais, por ordem alfabética.

ANTI-HISTAMÍNICOS DE SEGUNDA GERAÇÃO

- Cetirizina: Cetrizin®, Zetalerg®, Zetir®, Zyrtec®, Aletir® (xarope: 1 mL = 1 mg e cp 10 mg)
  2 a 6 anos: 2,5 mL – 2x/dia
  6 a 12 anos: 5 mL – 2x/dia
  adultos: 1 cp (10 mg) por dia

- Levocetirizina:
  Zyxem® gotas (20 gotas = 5 mg) 2 a 5 anos = 5 gotas – 2 x/dia
  Zyxem®, Zina® - acima de 6 anos: 1 cp (5 mg) por dia

- Loratadina: Genérico, Alergaliv®, Claritin®, Loralerg®, Loremix®, Loranil® (xarope: 1 mL = 1 mg e cp 10 mg)
  2 anos até 30 kg: 5 mL por dia
  acima de 30 kg: 10 mL por dia
  acima de 12 anos e adultos: 1 cp (10 mg) por dia

- Desloratadina: Desalex® (xarope: 1 mL = 0,5 mg)
  6 meses a 2 anos: 2 mL – 1x/dia
  2 a 5 anos: 2,5 mL – 1x/dia
  6 a 12 anos: 5 mL – 1x/dia
  acima de 12 anos: 10 mL ou 1 cp (5 mg) por dia

- Fexofenadina: Allegra Pediátrico® (30 mg = 5 mL e cp de 30 mg)
  Allegra® (cp de 60, 120 e 180 mg)
  Fexodane® (cp de 120 e 180 mg)
  Fexofenadina Genérica® (cp de 120 e 180 mg)
  Altiva® (cp de 120 e 180 mg)
  Allexofedrin® (cp de 120 e 180 mg)
  6 meses a 2 anos: 2,5 mL 12/12h
  2 a 6 anos: 5 mL 12/12h
  6 a 12 anos: 1 cp (30 mg 2 x/dia ou 5 mL 12/12h)
  acima de 12 anos: 1 cp (60 mg 2x/dia ou 120/180 mg por dia)

- Ebastina: Ebastel® xarope 1 mg/mL e cp = 10 mg
  2 a 5 anos: 2,5 mL por dia (2,5 mg)
  acima de 6 anos: 5 mL por dia (5 mg)
  acima de 12 anos: 1 cp

- Bilastina: Alektos®
  acima de 12 anos: 1 cp (20 mg) por dia

- Epinastina: Talerc® cp de 10 ou 20 mg, xarope 10 mg/5 mL
  acima de 6 anos: 2,5 a 5 mL por dia
  acima de 12 anos: 1 cp por dia

- Rupatadina: Rupafin®
  acima de 12 anos: 1 cp (10 mg) por dia

Figura 15.95. Estão descritos os anti-histamínicos de segunda geração utilizados em diferentes reações IgE-mediadas.

capítulo 15 REAÇÕES IgE-MEDIADAS **175**

ANTI-HISTAMÍNICOS CLÁSSICOS

- Cetotifeno: Asdron®, Asmax®, Asmalergin®, Asmifen®, Zaditen® Zetitec® (xarope: 1 mL = 0,2 mg ou 5 mL = 1 mg, gotas 1 mg/mL, cp de 1 mg)
  6 meses a 3 anos: (0,5 mg) - 2,5 mL xarope ou 0,5 mL (gotas) 2x/dia
  adultos e crianças acima de 3 anos: (1 mg) - 5 mL ou 1cp (1 mg) ou 1 mL (gotas) - 2x/dia

- Clemastina: Agasten® (xarope: 1 mL = 0,05 mg)
  até 1 ano: 2,5 mL – 2x/dia
  1 a 3 anos: 2,5 a 5 mL - 2x/dia
  3 a 6 anos: 5 mL - 2x/dia
  6 a 12 anos: 7,5 a 10 mL - 2x/dia
  adultos: 1cp (1 mg) - 2x/dia

- Prometazina: Fenergan®
  adultos: (cp = 25 mg)
  solução injetável (mais indicado IM) (ampola 2 mL = 50 mg)

- Dexclorfeniramina: Genérico
  Polaramine® (xarope: 2 mg = 5 mL, cp = 2 mg e 2,8 mg/mL = 28 gotas
  1 gota/2 kg 3x/dia)
  2 a 6 anos: 1,25 mL xarope ou 5 gts - 3x/dia (máximo 3 mg/dia)
  6 a 12 anos: 2,5 mL xarope ou 10 gts - 3x/dia (máximo 6 mg/dia)
  adultos: 1 cp (2 mg) ou 5 mL xarope ou 20 gts - 3 x/dia
  (máximo 12 mg/dia)

- Ciproeptadina:
  Cobactin®, Cobavit®, Cobavital® - ciproeptadina + cobamamida
  2 a 6 anos: ½ a 1 cp - 2 x/dia
  acima de 6 anos: 1 cp - 2 x/dia (máximo de 8 mg/dia)
  adultos: 1 cp (4 mg) - 3 x/dia (máximo de 12 mg/dia)

- Hidroxizina:
  Hixizine® (cp = 25 mg, xarope 1 mL = 2 mg (3 a 4 x/dia),
  Hidroalerg solução oral 2 mg/mL
  crianças: 0,5 a 2 mg/kg/dia
  adultos: máximo 100 mg/dia

Figura 15.96. Os anti-histamínicos clássicos ou de primeira geração são menos utilizados atualmente por causarem sonolência e/ou interferirem nas atividades diárias.

ANTILEUCOTRIENOS

MONTELUCASTE

- Medicamentos: Singulair® cp mastigável de 4 e 5 mg, e cp de 10 mg
  Singulair Baby® sachê 4 mg
  Montelair® sachê 4 mg e cp 10 mg
  Piemonte® cp mastigável de 4 e 5 mg
- Doses: 6 meses a 2 anos: 1 sachê de 4 mg à noite
  2 a 5 anos: 1 cp mastigável de 4 mg à noite
  6 a 14 anos: 1 cp mastigável de 5 mg à noite
  acima de 15 anos: 1 cp revestido de 10 mg à noite
- Ingestão com ou sem alimento

ZAFIRLUCASTE

- Medicamento: Accolate®
- Doses: 6 a 12 anos = 10 mg de 12/12h
  acima de 12 anos = 20 mg de 12/12h
- Ingestão 1 hora antes das refeições

Figura 15.97. Os antileucotrienos podem ser utilizados em reações IgE-mediadas, desde que não associadas a colagenoses.

ANTI-IgE

OMALIZUMABE

Xolair®

- Dose: é baseada no peso corporal e na IgE sérica total antes do tratamento
- Principal indicação: asma moderada ou grave que não responde a outras terapias
- Pacientes acima de 6 anos, com valores séricos de IgE entre 30 e 1.300 U/mL
- É necessário que as parasitoses sejam afastadas previamente

Figura 15.98. Antes do início da terapia com monoclonais anti-IgE, devem ser afastadas as parasitoses, em especial a estrongiloidíase. A administração é mensal ou quinzenal, sendo recomendada aplicação em hospital. A eficácia é descrita depois de 12 semanas. Pode ser utilizada em asma alérgica não controlada com outros medicamentos, a partir de 6 anos, desde que os valores de IgE sérica total estejam dentro da faixa de 30 a 1.300 U/mL.

MEDICAMENTOS NA DERMATITE ATÓPICA

- Hidratação da pele: baseada em ceramidas, óleo de amêndoas doces, ureia 5% até no máximo 10% ou lactato de amônia
  Encontram-se entre os hidratantes/emolientes comerciais, por ordem alfabética: *Cetaphil®, Cold cream®, Dermovance®, Epidrat®, Fisiogel® Hidrapel Plus®, Lactrex®, Lipikar®, Neutrogena®, Nutraderm®, Nutratopic®, Toleriane®, Ureadin 3%®*
- Controle do eczema: corticosteroides tópicos (máximo 30% da área corpórea, nas ocasiões de piora da doença)
  - Apresentação: creme na fase aguda; pomada na crônica
  - Potência: baixa em crianças; média em adultos (tronco e membros) e alta em adultos (mãos e pés)
  - Os corticosteroides sistêmicos são pouco usados por determinarem efeito rebote com frequência, piorando o quadro

CORTICOSTEROIDES TÓPICOS DE PELE CONFORME ORDEM DECRESCENTE DE POTÊNCIA:

- Classe 1: Dipropionato de betametasona 0,05% (creme)
- Classe 2: Fuorato de momeatsona 0,1% unguento; Acetonido de triancinolona 0,5% (pomada)
- Classe 3: Valerato de betametasona 0,01% (pomada); Acetonido de triancinolona 0,1% (pomada) e 0,5% (creme); Propionato de fluticasona 0,005% (pomada)
- Classe 4: Valerato de betametasona 0,01% (loção); Desoximetasona 0,05% (creme e gel); Acetonido de fluocinolona 0,2% (creme) e 0,025% (pomada); Valerato de hidrocortisona 0,2% (pomada); Fuorato de mometasona 0,1% (creme); Acetonido de triancinolona 0,1% (pomada)
- Classe 5: Dipropionato de betametasona 0,05% (loção); Valerato de betametasona 0,01% (creme); Acetonido de fluocinolona 0,025% (creme); Propionato de fluticasona 0,05% (creme); Valerato de hidrocortisona 0,2% (creme); Acetonido de triancinolona 0,1% (loção)
- Classe 6: Valerato de betametasona 0,05% (loção); Desonida 0,05% (creme); Acetato de fluocinolona 0,01% (creme e solução); Acetato de triancinolona 0,1% (creme)
- Classe 7: Dexametasona 0,1% (creme); Hidrocortisona 0,5%, 1% e 2,5% (creme); Metilprednisolona 1% (creme); Preparações tópicas com flumetasona e prednisolona

IMUNOSSUPRESSORES TÓPICOS (inibidores da calcineurina)

- Pimecrolimo: *Elidel®* 1% creme – acima de três meses – 2x/dia
- Tacrolimo: *Protopic®* 0,03% pomada – dois a 15 anos e face – 2x/dia 0,1% pomada – adultos – 2x/dia

Figura 15.99. A terapia farmacológica é útil na dermatite atópica, sempre associadas às orientações gerais. As diferentes classes de corticosteroides tópicos de pele são utilizadas de acordo com os passos de tratamento indicados para a dermatite atópica, assim como imunossupressores tópicos. A unidade de ponta do dedo cobrindo a área correspondente à palma da mão pode ser útil na indicação da quantidade do corticosteroide. Os corticosteroides tópicos devem ser retirados durante vacinações, em especial por microrganismos vivos como BCG. Devem ser evitados em face.

FÓRMULAS SUBSTITUTIVAS NA ALERGIA À PROTEÍNA DO LEITE DE VACA (APLV)

Fórmulas à base de aminoácidos

AminoPed® (ComidaMed)
Neocate® (Support)

Fórmulas extensamente hidrolisadas

Alergomed® (ComidaMed)
Alfaré® (Nestlé)
Althéra® (Nestlé)
Aptamil Pepti® (Danone)
Pregomin Pepti® (Danone)
Progestimil® (Mead Johnson)

Fórmulas à base de proteínas de soja (crianças acima de 6 meses)

Aptamil Soja 2® (Danone)
Enfamil ProSobee® (Mead Johnson)
Isomil Advance 2® (Abbott)
Nansoy® (Nestlé)
Nursoy® (Wyeth)

Suplementação ao serem retirados leite e derivados:
- Vitamina D, cálcio, aporte calórico
- Se necessário: ferro e magnésio

Figura 15.100. A escolha da fórmula substitutiva depende da gravidade do quadro e da idade da criança. Em crianças acima de 6 meses podem ser tentadas fórmulas à base de proteínas de soja, desde que não haja alergia à soja. Há uma série de produtos alimentares que podem dar a impressão de derivados de leite, mas não contêm leite, como: achocolatados (Nescau®; chocolates: chocolate em pó solúvel Nestlé®); cereais matinais (Corn Flakes®, Nescau Cereal®, Nestlé Gold®, Snow Flakes Chocolate®); congelados, sopas e massas Maggi®; sopinhas e papinhas Nestlé Baby®; picolés Nestlé®; massas Buitoni®.

EXEMPLO CLÍNICO

Paciente com 24 anos, do gênero feminino, queixando-se de que há vários anos apresenta obstrução nasal, coriza hialina bilateral e espirros em salva, principalmente quando em contato com pó doméstico. Ao exame, voz anasalada, mucosa nasal pálida, mordida transversa, em uso de aparelho ortodôntico. Sem outras alterações aparentes. Pai com rinite alérgica e mãe com asma pregressa.

Evolução: Exames radiológicos de seios da face e de *cavum* mostraram velamento de seio maxilar direito, sem hipertrofia adenoidiana. Prescrito antibiótico para terapia da rinossinusite. Realizados outros exames durante o acompanhamento.

Diante da história de piora com poeira doméstica, foi orientada a higiene nasal com lavagem nasal com solução fisiológica quatro vezes ao dia e a higiene ambiental, tentando afastar a poeira doméstica ao serem encapados travesseiro e colchão com tecido impermeável, retirados objetos que permitam o acúmulo de pó e indicada a limpeza com pano úmido. Prescritos corticosteroide tópico e anti-histamínico sistêmico. Apresentou acentuada melhora após três meses de tratamento, referindo sono mais profundo, mais disposição durante o dia e contando que várias pessoas haviam notado diferença na voz, deixando de ser anasalada. Foi retirado o anti-histamínico e mantido corticosteroide tópico, por seis meses. Os medicamentos foram reintroduzidos em novas crises, que estão se tornando esparsas. Em cada consulta novamente são reforçadas as condutas de higiene pessoal e ambiental.

Discussão: O quadro clínico descrito apresenta os quatro sinais e sintomas clássicos de rinite alérgica: 1. espirros em salva; 2. prurido, às vezes substituído por tiques e levando à presença de sulco transverso na base do nariz; 3. coriza hialina caracteristicamente bilateral; 4. obstrução nasal com consequente respiração bucal, podendo causar alterações de dentição e de palato, como mordida transversa e palato em ogiva. A sintomatologia restante é consequente a esse quadro básico: respiração ruidosa, roncos noturnos, hipertrofia gengival (geralmente irreversível), voz anasalada, tosse irritativa, edema de pálpebras, cianose infraorbitária dando aspecto de cansaço, cefaleia, mucosas nasais pálidas, epistaxes pela friabilidade das mucosas, hiposmia até anosmia e hipoacusia. É frequente o paciente sentir-se cansado, mesmo ao acordar, com prejuízo do rendimento escolar e do trabalho.

O teste cutâneo de hipersensibilidade imediata positivo para *Dermatophagoides pteronyssinus* e correlacionado à clínica permitiu enfatizar a retirada do alérgeno. Os animais domésticos devem receber banhos semanais, pois podem albergar ácaros. O mofo deve ser evitado por se alimento ao ácaro. Os testes cutâneos são mais sensíveis para a pesquisa de IgE, quando comparados a exames de determinação de IgE *in vitro*.

A presença de eosinofilia com parasitológicos de fezes negativos sugere alergia IgE-mediada. O aumento de IgE sérica total e específica também sugere alergia IgE-mediada, porém tais exames podem estar normais no caso de toda IgE estar unida a mastócitos e podem estar aumentados em indivíduos não alérgicos.

A higiene pessoal e ambiental visa à remoção do alérgeno. Só há resposta da doença alérgica quando o alérgeno é retirado.

Na reação IgE-mediada existe sempre um processo inflamatório que deve ser combatido, o que foi feito por meio de corticosteroide tópico nasal, que também melhora a obstrução nasal. Anti-histamínicos diminuem o prurido, a coriza e os espirros; os de segunda geração habitualmente não causam sonolência, mas devem ser avaliados para cada indivíduo.

A imunoterapia pode estar indicada quando o quadro persiste após a retirada do alérgeno e terapia farmacológica adequada ou não há possibilidade de retirada total do alérgeno, como ácaros em ambiente de trabalho. Está indicada quando há um alérgeno específico relacionado à história clínica, com extratos apropriados e após a exclusão de doenças de base.

Na etiopatogenia do caso em questão, os *Dermatophagoides pteronyssinus* associados a HLA II de célula apresentadora ativam de Th2, Th3 e Th17, em especial diante de uma predisposição genética. Th2 sintetiza citocinas: IL-2, IL-4, IL-5, IL-6, IL-9, IL-10, IL-13, IL-31; Th3 produz IL-4, IL-10, TGF-β; Th17 sintetiza IL-17.

As IL-4 e IL-13 promovem a diferenciação de linfócitos bursa-equivalentes em plasmócitos produtores de IgE. A região Fc da IgE une-se a receptores de alta afinidade para IgE (RFcεI) da superfície de mastócitos – etapa de sensibilização. Numa segunda exposição, a *Dermatophagoides pteronyssinus*, dois monômeros de IgE específica, unidos ao mastócito sensibilizado, ligam-se, por meio da região Fab, ao alérgeno – etapa efetora –, resultando em degranulação de mastócitos, os quais adquirem o aspecto de "saca-bocados", pelos grânulos liberados. Como consequência, há liberação de mediadores pré-formados, principalmente histamina, e de neoformados, PAF e metabólitos do ácido araquidônico (leucotrienos B4, C4, D4, E4 via lipoxigenase, e prostaglandina D2, tromboxana A2 via cicloxigenase).

A IL-5 atrai eosinófilos, promovendo ainda sua maturação, proliferação, ativação e maior sobrevida. Os eosinófilos, liberando proteína básica principal e catiônica eosinofílica, lesam mucosa, sendo responsáveis pela fase tardia da reação (cerca de 4 a 10 horas após o contato), além de deixarem expostas fibras do parassimpático, o qual piora a alergia.

A IL-10 e a IL-13 podem atuar como imunossupressoras locais; a IL-9 e o TGF-β promovem, em longo prazo, o remodelamento da mucosa; a IL-31 é pruridogênica e a IL-17 aparece em rinite grave.

Os corticosteroides tópicos atuam como anti-inflamatórios; os anti-histamínicos são agonistas inversos, modificando a conformação de receptores anti-H1 ativos em inativos, impedindo a ação da histamina. Os anti-histamínicos são utilizados geralmente até a retirada do alérgeno, desde que esta não seja muito prolongada. Não há consenso sobre o tempo de uso de corticosteroides tópicos. Sua utilização requer sempre o acompanhamento do paciente, com observação da mucosa nasal e do crescimento em crianças. Após o controle da doença, corticosteroides tópicos e anti--histamínicos podem ter indicação de demanda, utilizados somente quando necessário e por períodos curtos.

A imunoterapia induz à tolerância periférica por repetidas administrações de pequenas quantidades de antígeno. Resulta em aumento de T regulador adaptativo, diminuição de eosinófilos e, em longo prazo, diminuição de IgE sérica e específica por mudança do perfil Th2 para Th1. É considerada a única terapia que modifica o padrão de citocinas.

O controle da rinite alérgica melhora a qualidade de vida e permite o controle da asma, caso esta coexista, uma vez que a mucosa nasal e a brônquica são contínuas, constituindo uma via aérea única.

QUESTÕES

1ª – Qual a etiopatogenia da hipersensibilidade I?

2ª – As reações localizadas de hipersensibilidades tipo I são sistêmicas?

3ª – Quais os principais aeroalérgenos da hipersensibilidade IgE-mediada?

4ª – Quais as reações de hipersensibilidade que ocorrem na dermatite atópica?

5ª – Quais as citocinas da hipersensibilidade tipo I?

CITOTOXICIDADE CELULAR DEPENDENTE DE ANTICORPO

16

INCOMPATIBILIDADE SANGUÍNEA ABO E Rh

CONCEITO

Citotoxicidade celular dependente de anticorpo (ADCC) ou hipersensibilidade citotóxica é uma reação de hipersensibilidade humoral tipo II, que resulta em lise da célula-alvo mediada por anticorpos contra antígenos da superfície celular, determinada por células líticas (Figura 16.1).

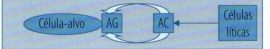

Figura 16.1. Conceito de ADCC: citotoxicidade (de célula-alvo com antígeno na superfície) celular (por meio de células líticas) dependente de anticorpo (AC), sendo assim uma hipersensibilidade humoral.

ETIOPATOGENIA DA ADCC

As células líticas do ser humano são fagócitos (neutrófilos, monócitos/macrófagos, eosinófilos), células *natural killer* (NK), linfócitos T (promotores de lise e/ou apoptose) e Th1 (quando atuam como indutores de apoptose) (Figura 16.2).

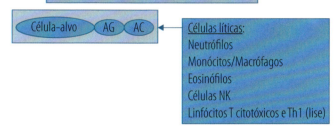

Figura 16.2. Na ADCC a lise é determinada por células líticas do sistema imunológico: fagócitos (neutrofílicos, mononucleares, eosinofílicos), células NK e linfócitos promotores de lise e/ou apoptose (T citotóxicos e T auxiliares tipo 1) – promovem a lise de célula-alvo contendo antígeno de superfície, na dependência da presença de anticorpo.

Antígenos da superfície de células ativam linfócitos B. Os linfócitos B, recebendo a cooperação de T auxiliar, diferenciam-se em plasmócitos, que passam a sintetizar imunoglobulinas, principalmente do isotipo G. O anticorpo formado une-se por meio da porção Fab ao antígeno indutor de sua formação e pela porção Fc livre une-se a receptores em células líticas. Há receptores Fc para IgG (FcγR) em fagócitos (neutrófilos, monócitos/macrófagos, eosinófilos), em células NK, em linfócitos T citotóxicos e Th1. O resultado da união célula-alvo/AC/célula lítica é a lise da célula-alvo (Figura 16.3).

Em casos de antígenos presentes em superfícies maiores, como glomérulos e alvéolos, em vez de lise celular direta, há liberação de grânulos citoplasmáticos de fagócitos no extracelular, resultando em destruição das superfícies atingidas (glomérulos e alvéolos) (Figura 16.4).

A lise pode também ser determinada pelo sistema complemento, sempre mediado por anticorpos contra a superfície da célula-alvo. Em tais condições, IgG ativa a via clássica do complemento, resultando na formação do complexo de ataque à membrana (MAC), pelos componentes C5b, C6, C7, C8 e C9, com alteração funcional da camada fosfolipídica e lise da célula a ser eliminada.

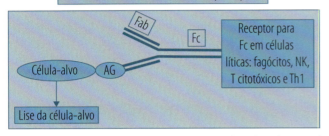

Figura 16.3. Na ADCC, antígeno da superfície da célula-alvo induz à formação de anticorpos por B. A imunoglobulina une-se ao antígeno indutor de sua formação por meio da região variável de Fab (*fragment antigen binding*) e por meio de Fc (*fragment crystalizable*) ao receptor Fc de células líticas.

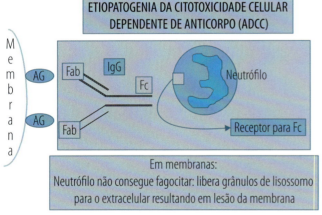

Figura 16.4. Na ADCC, estando o antígeno na superfície da membrana-alvo, a união desse antígeno à IgG (por meio de Fab) e de IgG à célula lítica neutrofílica (por meio de Fc) resulta na liberação de grânulos do neutrófilo para o exterior e lesão da membrana.

FISIOPATOLOGIA DA ADCC

Os mecanismos imunológicos da ADCC são os habituais da resposta imunológica, como nas demais reações de hipersensibilidade. Entretanto, como tais mecanismos ocorrem de forma exacerbada, há acentuada lesão e aparecimento de diferentes quadros clínicos.

A fisiopatologia decorre da destruição de grandes quantidades de células-alvo. A lise de membranas basais de alvéolos leva à diminuição da troca gasosa; a lise de membrana basal de glomérulos determina a diminuição da filtração glomerular.

APRESENTAÇÃO CLÍNICA DA ADCC

A apresentação clínica da citotoxicidade dependente de anticorpo é o resultado da célula-alvo envolvida e do dano tecidual.

As doenças autoimunes podem ter um componente mediado por ADCC contra antígenos presentes em glomérulos, alvéolos, articulações/válvulas cardíacas, células tireoidianas e receptores de acetilcolina, como em nefrites, na síndrome de Goodpasture, na febre reumática, na doença de Graves e na miastenia grave, respectivamente.

Alguns medicamentos podem se unir à superfície de células, em especial a plaquetas e a eritrócitos, passando a atuar como antígenos de superfície, como pode ocorrer com a penicilina, a quinidina e a metildopamina. Em indivíduos predispostos ocorre formação de anticorpos específicos para tais antígenos. Há união antígeno-anticorpo e células líticas, determinando lise e resultando plaquetopenias e anemias hemolíticas por ADCC. As incompatibilidades sanguíneas ABO e Rh são determinadas por ADCC (Figura 16.5).

MANIFESTAÇÕES CLÍNICAS DA CITOTOXICIDADE CELULAR DEPENDENTE DE ANTICORPO (ADCC)

ADCC em doenças autoimunes:
- Nefrites (ADCC em glomérulo)
- Síndrome de Goodpasture (ADCC em alvéolo)
- Febre reumática (ADCC em articulações/válvulas cardíacas)
- Doença de Graves (ADCC de células tireoidianas)
- Miastenia grave (ADCC de receptores de acetilcolina)

ADCC em reações adversas a medicamentos:
- Plaquetopenia
- Anemia hemolítica

Incompatibilidade sanguínea:
- ABO e Rh

Figura 16.5. Estão descritas manifestações clínicas de ADCC: ADCC pode ser causa ou contribuir com doenças autoimunes; ADCC pode ser causa de reações adversas a medicamentos (causa imunológica não IgE-mediada); ADCC é a etiopatogenia da incompatibilidade ABO e Rh.

GRUPOS SANGUÍNEOS ABO E Rh

Landsteiner, em 1901, identificou diferentes tipos sanguíneos, possibilitando transfusões com sucesso e, em 1930, recebeu o Prêmio Nobel. O grupo sanguíneo ABO tem como base a presença dos oligossacarídeos A, B e AB na membrana de eritrócitos, codificados sob controle genético. Tais substâncias foram denominadas antígenos por serem inicialmente descritas como uma barreira às transfusões sanguíneas.

O eritrócito humano apresenta um esfingolipídio, ou seja, um lipídio de membrana contendo a molécula do aminoálcool esfingosina. Na presença de gene H, podem ser acrescentadas ao esfingolipídio da membrana uma galactose e uma fucose, dando origem à substância H, a qual atua como ancoradora para os oligossacarídeos do sistema ABO (Figura 16.6). Ainda, sob o controle genético, são adicionados oligossacarídeos à substância H: uma N-acetil galactosamina resultando na formação do "antígeno A"; ou galactose fazendo parte do "antígeno B"; ou N-acetil galactosamina e galactose compondo o "antígeno AB" (Figura 16.7).

Conforme a presença de A ou B ou AB, o tipo sanguíneo pode ser A, B ou AB e, na ausência, tipo O. Indivíduos A possuem oligossacarídeo A e não formam anticorpos anti-A, tendo em vista a seleção clonal negativa do início de vida, na qual os linfócitos autorreagentes são destruídos; entretanto, podem sintetizar anticorpos anti-B, por não apresentarem antígeno B. Da mesma forma: indivíduos B não sintetizam anti-B, mas podem formar anti-A; indivíduos AB não contêm e não formam anti-A/anti-B; pessoas do grupo O apresentarão anti-A e anti-B, por não terem tais oligossacarídeos para a seleção clonal negativa (Figura 16.8).

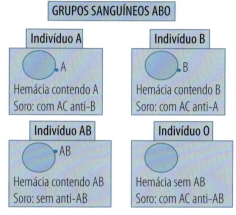

Figura 16.8. Características das hemácias e do soro de indivíduos conforme o grupo sanguíneo ABO.

Figura 16.6. Estão descritas as principais características do sistema ABO do ser humano, em relação à substância H. A substância H é resultante da adição de uma fucose e uma galactose ao esfingolipídio da membrana do eritrócito.

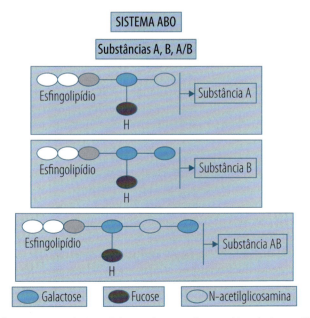

Figura 16.7. A substância H é ancoradora para oligossacarídeos do sistema ABO: N-acetil galactosamina resultando no "antígeno" A; galactose para o B; N-acetil galactosamina e galactose para o AB.

A formação de anti-A e anti-B naturais ocorre como consequência da presença de flora intestinal contendo *Escherichia coli*, a qual apresenta galactosaminas idênticas às de antígenos A e B da superfície de hemácias. Assim, ocorre formação de anticorpos denominados "naturais ou naturalmente adquiridos", após o contato com a flora bacteriana intestinal. Em animais de experimentação que tenham sistema ABO e criados em ambiente estéril, não ocorre formação de anticorpos naturalmente adquiridos, havendo aparecimento deles somente após contato com a flora intestinal comensal. O aumento de anticorpos do sistema ABO no ser humano está diretamente relacionado à presença da flora intestinal: recém-nascidos do grupo A, B e O não apresentam anti-A e anti-B, mas passam a formá-los com o evoluir da idade, existindo tabelas que mostram os diferentes valores conforme o desenvolvimento da criança. Tais anticorpos *naturais* são habitualmente IgM e existem em baixos títulos.

O grupo sanguíneo Rh é codificado por dois *loci*, um chamado D e outro C e E. O *locus* D é responsável pela incompatibilidade. Indivíduos portadores do genótipo DD são rotulados como Rh positivos e a minoria Dd, como Rh negativos. Anticorpos anti-D só são formados após o contato com o antígeno D.

TIPAGEM SANGUÍNEA ABO E Rh

Para a determinação do grupo sanguíneo ABO, são utilizados "testes de lâmina". Colocam-se três gotas de sangue em três lâminas, adicionando-se soluções aquosas de anticorpos anti-A ou anti-B ou anti-AB, homogeneizando-se. Se o indivíduo for do grupo A, ao se adicionar anti-A haverá hemaglutinação da substância A com o anticorpo adicionado anti-A, resultando em aglutinação visível macroscopicamente. Na terceira gota também há hemaglutinação por reatividade cruzada entre A e AB (Figura 16.9).

A tipagem Rh pode ser realizada inicialmente pelo teste de lâmina, conforme o mesmo princípio: estando presente a substância D, haverá hemaglutinação após a adição de anticorpo anti-D (Figura 16.10). Entretanto, nos casos de não visualização de hemaglutinação, não se pode concluir que o sangue seja Rh negativo. A substância D pode estar na parte mais profunda da cripta da membrana eritrocitária ou não aglutinar em soluções salinas. Nesses casos, é necessária a realização do teste de Coombs; tratando-se da pesquisa de "antígeno", fala-se em Coombs direto. Assim, o sangue a ser pesquisado é acrescido in vitro de anticorpo anti-D, que sensibilizará a hemácia, ou seja, há aglutinação de D e anti-D. Em seguida, adiciona-se o soro de Coombs, que é uma solução contendo anti-anti-D. O resultado será a união de anti-D a anti-anti-D, com hemaglutinação agora visível (Figura 16.11).

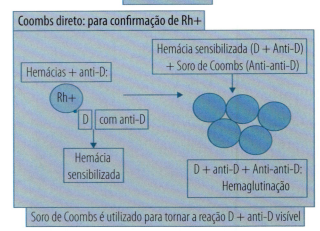

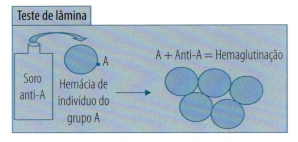

Figura 16.9. O teste de lâmina é útil para tipagem ABO. Coloca-se em uma lâmina uma gota do sangue a ser testado e uma gota de solução salina de anticorpo anti-A, homogeneizando-se. Na presença de substância A no sangue, haverá reação de aglutinação entre A e anti-A: a hemaglutinação resultante é visível macroscopicamente.

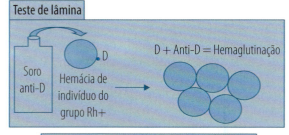

Figura 16.10. O teste de lâmina é útil para tipagem Rh quando o resultado é positivo: D das hemácias une-se a anti-D resultando hemaglutinação. É necessária a confirmação da tipagem para Rh quando não há hemaglutinação pelo teste de lâmina para Rh.

Figura 16.11. Em casos de não visualização de hemaglutinação pelo teste de lâmina, é necessária a realização do teste de Coombs direto (para pesquisa de "antígeno" D). Na presença de D, ao se acrescentar à amostra anti-D, há aglutinação entre D e anti-D, falando-se que a hemácia está sensibilizada. Sequencialmente, acrescenta-se o soro de Coombs (anti-anti-D) à hemácia sensibilizada: há reação entre anti-D e anti-anti-D, resultando em hemaglutinação visível (indivíduo Rh positivo). Na ausência de D (sangue Rh negativo), não há a reação.

INCOMPATIBILIDADE ABO

Na incompatibilidade sanguínea ABO, um paciente do tipo A, ao ser transfundido com sangue tipo B, apresenta anticorpos anti-A que foram naturalmente adquiridos pelo próprio receptor, por reatividade cruzada com a flora bacteriana intestinal.

O receptor sintetiza de forma intensa anti-B contra as hemácias B transfundidas. Esses novos anticorpos anti-B pós-transfusionais são denominados "imunes", sendo os principais responsáveis pelas reações de incompatibilidade. A união de anti-B do receptor com B das hemácias transfundidas, em especial dos anticorpos pós-transfusionais, acarreta lise acentuada dessas hemácias por células líticas – fagócitos, NK e T (Tcit e Th1). Paralelamente, há lise após a união de A do eritrócito do receptor com anti-A recebido do doador, de forma menos importante quando comparada à lise determinada pela grande quantidade de anticorpos pós-transfusionais produzidos (Figura 16.12).

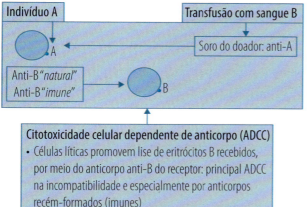

Figura 16.12. A ADCC é a etiopatogenia de incompatibilidades sanguíneas. Na transfusão incompatível de sangue B para indivíduo A, o receptor já tem anticorpos "naturais" anti-B, por reatividade cruzada com oligossacarídeos de flora intestinal, em especial da *Escherichia coli*. Além disso, o indivíduo A, ao receber sangue B, passa a sintetizar grandes quantidades de anti-B, agora denominados "anticorpos imunes", que são os principais responsáveis pela reação de incompatibilidade sanguínea. Esses anticorpos anti-B unem-se a B das hemácias recebidas e atraem células líticas, que destruirão as hemácias-alvo por ADCC. O inverso também ocorre: anti-A recebido une-se a eritrócitos do receptor contendo A e as células líticas destroem os eritrócitos-alvo (ADCC).

A hemólise da incompatibilidade ABO ocorre na circulação periférica por reação de ADCC, podendo levar à insuficiência renal e pulmonar por acometimento glomerular e alveolar. Mecanismos análogos ocorrem nas demais incompatibilidades ABO.

Indivíduos O do tipo Bombay, que constituem uma minoria do tipo O, não apresentam substância H, tendo, por isso, potencial proliferação clonal para a formação de anti-H. Por essa razão, pacientes do tipo Bombay que recebem sangue O de indivíduos não Bombay formam anti-H, havendo união de anti-H de seu plasma com hemácias de doador contendo H, resultando em uma reação de hipersensibilidade citotóxica.

INCOMPATIBILIDADE Rh

A incompatibilidade entre Rh positivo e Rh negativo também ocorre por ADCC. A gestante Rh negativa recebe hemácias fetais, em especial no final da gestação e durante o parto. As hemácias fetais, contendo D, promovem a formação de anti-D pela mãe. Os anticorpos maternos anti-D formados são IgG, em especial IgG3, e depois IgG1. A IgG atravessa a placenta por mecanismo ativo (por meio de receptores Fcγ). No feto, o anti-D recebido se unirá à substância D das hemácias fetais, sensibilizando-as e promovendo ADCC (D/anti-D/células líticas destruindo hemácias-alvo) (Figura 16.13).

Uma reação intensa de ADCC por incompatibilidade Rh materno-fetal resulta em grande destruição de eritrócitos no feto, anemia intensa e até aborto espontâneo. A presença de eritroblastos consequente à anemia originou o nome eritroblastose fetal. A persistência da ADCC no neonato leva à doença hemolítica do recém-nascido. O aumento de bilirrubina indireta, resultante da intensa destruição de hemácias e da imaturidade hepática fetal, pode atingir o sistema nervoso central, provocando danos por sua toxicidade em neurônios.

Na incompatibilidade fetal Rh, na dependência da quantidade de anti-D materno, há indicação de soro de Coombs (anti-anti-D) para a mãe, antes que haja repercussão no feto. O resultado é a destruição de anticorpos maternos pela união de anti-D materno ao anti-anti-D de Coombs. Em outras situações, com menor grau de incompatibilidade, o soro de Coombs é administrado após o parto, prevenindo a permanência de anti-D materno e passagem dessa IgG para um próximo filho Rh positivo.

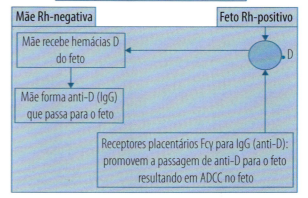

Figura 16.13. ADCC é a etiopatogenia da incompatibilidade Rh materno-fetal: mãe recebe passivamente hemácias fetais contendo D; passa a sintetizar anti-D, que, por ser IgG, atravessa a placenta. As hemácias D do feto, ao se unirem com anti-D, atraem células líticas que destruirão os eritrócitos-alvo contendo substância D.

EXEMPLOS CLÍNICOS

Caso 1: Paciente do gênero feminino, de 47 anos, referia lesões roxas pelo corpo, uma semana após a introdução de anti-hipertensivo (metildopa). Ao exame, foram constatadas lesões puntiformes purpúreas, principalmente em membros inferiores, além de hematomas dispersos, relacionados pela paciente a pequenas contusões. Sem adenoesplenomegalia. Sem outras anormalidades.

Evolução: O hemograma mostrou plaquetopenia, posteriormente considerada autoimune e possivelmente relacionada à metildopa. Exames não mostraram consumo de complemento.

Discussão: Vários medicamentos podem revestir plaquetas ou hemácias, passando a atuar como antígenos de superfície celular. Linfócitos B passam a sintetizar imunoglobulinas contra tais antígenos. Há união desses anticorpos por meio de Fab ao antígeno e de Fc a receptores de células líticas: fagócitos (neutrófilos, monócitos/macrófagos, eosinófilos), células NK e linfócitos T (citotóxicos e Th1). A união antígeno-anticorpo promove ativação dessas células líticas, as quais destroem o antígeno de superfície em conjunto com as células-alvo, resultando em plaquetopenia ou anemia autoimunes.

Caso 2: Realizado teste de lâmina que revelou hemaglutinação com sangue a ser tipado com anticorpo anti-A e anti-AB, na ausência de hemaglutinação com anticorpo anti-D.

Evolução: A tipagem Rh por Coombs revelou ser Rh+.

Discussão: Os oligossacarídeos A, B e AB geralmente estão situados em criptas menos profundas de eritrócitos, podendo facilmente ser revelados pelo teste de lâmina, como apresentado neste caso do tipo A: hemaglutinação do sangue com anticorpo anti-A e com anti-AB, esta decorrente de reatividade cruzada entre A e AB.

Por outro lado, antígenos D situam-se em criptas profundas de eritrócitos, razão pela qual um teste de lâmina com ausência de hemaglutinação para D não indica Rh negativo, devendo ser feito teste em tubo, utilizando-se soro de Coombs.

No teste em tubo, o princípio é o mesmo de hemaglutinação resultante de D com anti-D, mas os eritrócitos são lavados antes, o que permite melhor visualização, especialmente para antígenos que se encontram nas criptas mais profundas. Após lavagem dos eritrócitos, acrescenta-se anti-D às hemácias a serem analisadas. Se houver D, este se une ao anti-D e a hemácia é dita sensibilizada. Para a visualização, adiciona-se o soro de Coombs, o qual contém anti-anti-D. Esse anti-anti-D une-se ao anti-D da hemácia sensibilizada, tornando a reação visível e indicando que o indivíduo é Rh+. Caso contrário, a hemácia não se torna sensibilizada ao se acrescentar anti-D, e o soro de Coombs (anti-anti-D) não leva à hemaglutinação (Rh negativo).

Caso 3: Recém-nascido com sangue de tipagem B Rh positivo, filho de mãe B Rh negativa, apresenta ao nascimento icterícia, dispneia e hipotonia, sem febre.

Evolução: O teste de Coombs mostrou positividade para o sangue do neonato. Foi feito diagnóstico de doença hemolítica do recém-nascido e iniciado tratamento.

Discussão: O teste de Coombs ou teste da antiglobulina detecta anticorpos que sensibilizam eritrócitos do paciente. Se o recém-nascido está sensibilizado, significa que apresenta eritrócitos com D, revestidos por anticorpos anti-D provenientes da mãe. Ao se acrescentar soro de Coombs (anti-anti-D), há hemaglutinação pela ligação anti-D do eritrócito sensibilizado com anti-anti-D do soro de Coombs.

O soro de Coombs é obtido injetando-se hemácias humanas do grupo O Rh positivo em um primeiro coelho, o qual sintetiza imunoglobulina anti-hemácia humana (anti-D). Administrando-se o soro assim obtido a um segundo coelho, obtém-se anti-anti-D ou soro de Coombs, que é útil para pesquisa de eritroblastose fetal e doença hemolítica do recém-nascido, assim como para confirmação de Rh.

QUESTÕES

1ª – Quais as denominações para a hipersensibilidade tipo II?

2ª – Qual o mecanismo básico na ADCC?

3ª – Quais são as células líticas do ser humano?

4ª – Qual o mecanismo imunológico predominante na incompatibilidade Rh, por feto Rh+ filho de mãe Rh negativa?

5ª – Como anticorpo ativa células líticas por ADCC?

REAÇÕES POR IMUNOCOMPLEXOS

DOENÇAS POR IMUNOCOMPLEXOS

CONCEITO

Reações por imunocomplexos ou doenças por imunocomplexos ou doença do soro-símile são reações de hipersensibilidade humoral tipo III decorrentes da formação exacerbada de imunocomplexos circulantes, constituídos por antígeno-anticorpo-complemento, que determinam lesões em diferentes tecidos. Foram inicialmente descritas como reação de Arthus em coelhos e, posteriormente, como doença do soro em humanos (Figura 17.1).

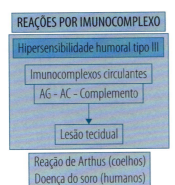

Figura 17.1. Reação por imunocomplexo é uma hipersensibilidade humoral tipo III, em que há formação exacerbada de imunocomplexos circulantes, constituídos por antígeno-anticorpo-complemento, os quais determinam lesão em diferentes tecidos. Inicialmente, foi descrita como reação de Arthus em coelhos e doença do soro em humanos.

TAMANHO DOS IMUNOCOMPLEXOS

Os imunocomplexos de tamanho intermediário são solúveis na circulação sanguínea e formam-se quando há excesso de antígenos em relação aos anticorpos, como ocorre quando há três moléculas de antígenos e duas de anticorpos (AG3/AC2/C) ou cinco de antígenos e três de anticorpos (AG5/AC3/C) ou em proporções semelhantes.

As imunoglobulinas mais envolvidas são IgM, IgG e, com menor frequência, IgA. As três classes podem estar presentes em imunocomplexos de um mesmo paciente. As células que dão origem às imunoglobulinas dos imunocomplexos são linfócitos B diferenciados em plasmócitos e B memória.

Os antígenos e os anticorpos formadores de pequenos complexos, raramente ativam complemento, enquanto complexos grandes são logo reconhecidos pelo sistema imunológico e, então, eliminados, sobretudo por fagocitose. Assim, complexos com tamanho pequeno ou grande não permanecem solúveis na circulação (Figura 17.2).

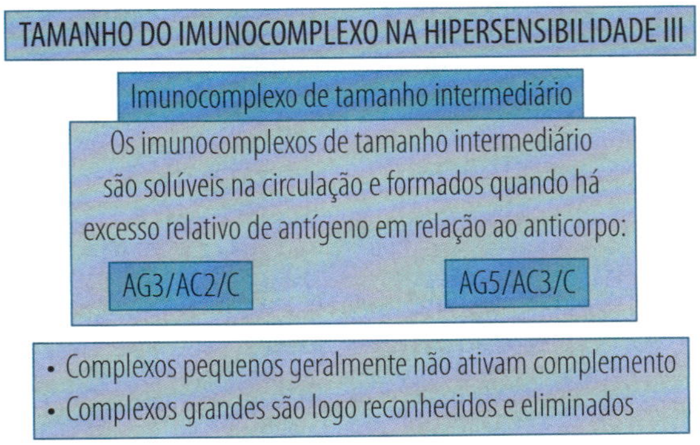

Figura 17.2. Para que ocorra hipersensibilidade tipo III, há necessidade de formação de imunocomplexo de tamanho intermediário, o qual é solúvel na circulação.

Para que haja formação de imunocomplexos de tamanho intermediário, é necessária a persistência do antígeno. Além disso, os antígenos determinantes dessas reações são quase sempre pouco catabolizados. Em consequência, nas reações por imunocomplexo há um período de latência, de cerca de três semanas, após o que começam a aparecer os sinais e sintomas decorrentes da hipersensibilidade III (Figura 17.3).

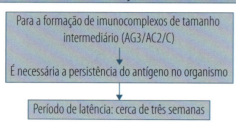

Figura 17.3. Período de latência é o tempo necessário para que haja a formação de imunocomplexos intermediários, que circulam e se depositam. Para tanto, é preciso a permanência do antígeno no organismo. Após o período de latência, aparecem os resultados das lesões teciduais resultantes da deposição de imunocomplexos.

ETIOPATOGENIA DAS REAÇÕES POR IMUNOCOMPLEXOS

Os imunocomplexos de tamanho intermediário são solúveis e livres na circulação, mas, diante de obstáculos como alvéolos ou glomérulos, depositam-se, determinando ativação do sistema complemento. Assim, na etiopatogenia das reações por imunocomplexos, há formação de verdadeiras "barreiras" dadas por imunocomplexos depositados em diferentes locais e o depósito desses imunocomplexos leva à ativação do sistema complemento, resultando em lise (Figura 17.4).

Os principais obstáculos encontrados por imunocomplexos circulantes, e onde estes se depositam, são pele, sinóvia das articulações, vasos sanguíneos, alvéolos e glomérulos. Tais depósitos determinam alterações funcionais, dificultando, por exemplo, a troca gasosa pulmonar ou a filtração glomerular. A ativação do sistema complemento se dá pela via clássica, uma vez que estão presentes imunoglobulinas ativadoras via clássica do complemento – IgM e IgG (Figura 17.5).

O depósito de imunocomplexo em célula leva à ativação do sistema complemento na superfície da célula em que foi depositado. Assim, imunoglobulinas unem-se a antígeno da célula-alvo, por meio da região variável de Fab, e ao primeiro componente do complemento C1q, por meio dos terceiros domínios de Fc. Segue-se a ativação de C1qrs, C4b e C2a, dando origem a C4b2a, que cinde C3, o qual ativa C5. Os componentes C3a e C5a formados, por serem anafilatoxinas, degranulam mastócitos, resultando em aumento da permeabilidade vascular e edema local. A cascata de ativação continua pelo componente C5b. Os componentes terminais C5b6789 formam o complexo de ataque à membrana (MAC), com consequente lise da célula-alvo em que foi depositado (Figura 17.6).

ETIOPATOGENIA DA REAÇÃO POR IMUNOCOMPLEXO

- Imunocomplexos com excesso relativo de antígenos em relação aos anticorpos são solúveis na circulação sanguínea
- Circulam até se depositarem em obstáculos
- O complemento é ativado quando os imunocomplexos são depositados

↓

- Imunocomplexos de tamanho intermediário
- Barreiras físicas por imunocomplexos depositados
- Lise por sistema complemento

Figura 17.4. A formação de imunocomplexo de tamanho intermediário, a deposição deste e a lise por ativação do complemento são responsáveis pela etiopatogenia da hipersensibilidade tipo III.

ETIOPATOGENIA DA REAÇÃO POR IMUNOCOMPLEXO

1ª. Barreira por depósito do imunocomplexo
- Pele
- Sinóvia das articulações
- Vasos sanguíneos
- Alvéolos
- Glomérulos

2ª. Lise por ativação da via clássica do sistema complemento (IgM, IgG)

Figura 17.5. A deposição do imunocomplexo resulta em "barreira" que impede, por exemplo, a troca gasosa em pulmões ou a filtração em glomérulos. A lise é dada pelo sistema complemento.

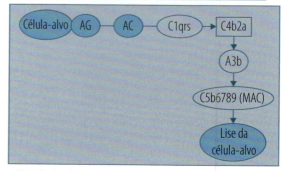

Figura 17.6. Após o depósito do imunocomplexo, IgM ou IgG une-se à célula-alvo e ao componente C1q, resultando na ativação da via clássica do sistema complemento: C1qrs, C4b, C2a, C3b, o qual continua a cascata do complemento, com formação de C5b6789, que determina lise da célula-alvo. A formação das anafilatoxinas C3a e C5a resulta em aumento da permeabilidade vascular e edema local.

O depósito de imunocomplexo pode ocorrer também em membranas como glomerulares ou alveolares. A ativação da via clássica inicia-se pela união de Fab ao antígeno da membrana e de Fc ao primeiro componente do sistema complemento (C1qrs); há formação de C4b2a, C3b e dos componentes terminais C5b6789 (MAC), resultando na destruição da membrana (Figura 17.7).

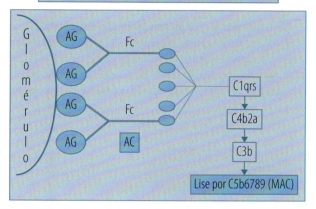

Figura 17.7. Lise da membrana glomerular pelos componentes C5b, C6, C7, C8 e C9 do complemento que formam o MAC, mediada por IgG unida ao antígeno presente na membrana.

QUADRO CLÍNICO DAS DOENÇAS POR IMUNOCOMPLEXOS

O início do quadro clínico das reações por imunocomplexo inicialmente é semelhante, mesmo com diferentes antígenos. Com o passar do tempo, há predomínio do depósito de imunocomplexos em determinados locais, o que dará origem ao quadro clínico sequencial.

Há sempre um período de latência entre o contato antigênico e o aparecimento dos sinais e sintomas, variando de duas a quatro semanas, sendo o mais frequente três semanas, tempo necessário para a formação de imunocomplexos de tamanho intermediário. Em caso de uma segunda reação para o mesmo antígeno, o período de latência pode ser bem menor, como de três a cinco dias.

Após o período de latência, o paciente começa a apresentar febre baixa ou alta, adenomegalia que pode ser generalizada e esplenomegalia de tamanho variável. Com frequência há aparecimento de erupções cutâneas, de diferentes formas, como exantema maculopapular ou urticária (imunocomplexos em pele). Dor articular é frequentemente referida, acompanhada ou não de edema articular (imunocomplexos em sinóvia).

Segue-se o quadro específico, na dependência dos locais de depósito. Existindo depósitos alveolares, há comprometimento pulmonar, com quadro clínico específico, de intensidade dependente do grau do processo, podendo-se manifestar dispneia progressiva. Nos casos em que os depósitos de imunocomplexos ocorrem em membrana glomerular, há alteração variável da função renal, com possibilidade de levar à insuficiência renal, que pode tornar-se crônica. A evolução da doença nesses casos pode ser o óbito, principalmente por insuficiência respiratória ou renal. As consequências da deposição de imunocomplexos com lesões renais e alveolares são irreversíveis.

Assim, apesar de a reação cessar após a retirada do antígeno, os danos determinados pela deposição de imunocomplexos são quase sempre irreversíveis, fazendo-se necessário o diagnóstico precoce de tal reação (Figura 17.8).

QUADRO CLÍNICO DAS REAÇÕES POR IMUNOCOMPLEXOS
- Período de latência
- Febre
- Adenoesplenomegalia
- Erupção cutânea
- Dor articular
- Quadro clínico específico
- Até óbito

Figura 17.8. Sinais e sintomas das reações por imunocomplexos.

DOENÇAS POR IMUNOCOMPLEXOS

As reações por imunocomplexos podem ser agrupadas em doença do soro, algumas doenças autoimunes, certas pneumonites ou alveolites profissionais, vasculites, infecções persistentes, reações a medicamentos e reação de Arthus.

DOENÇA DO SORO

Soros heterólogos, como soro equino antiveneno de cobra, têm alto poder antigênico pelas proteínas que contém. Ocorrendo formação de imunocomplexos de tamanho intermediário, a partir de antígenos proteicos de soro recebido, haverá quadro clínico com início cerca de três semanas após a administração do soro. Na maioria dos casos não há deposição importante de imunocomplexos em órgãos e a evolução é boa, desde que não haja continuidade do antígeno.

DOENÇAS AUTOIMUNES

Diferentes doenças autoimunes podem ter componente de reação por imunocomplexo, com depósitos de imunocomplexos visualizados por imunofluorescência. Na artrite reumatoide há deposição de imunocomplexos em sinóvia, inclusive

IMUNOLOGIA DO BÁSICO AO APLICADO

com consumo local de complemento. Na dermatomiosite os depósitos ocorrem nas membranas endoteliais de pequenos vasos da derme e da musculatura estriada. No lúpus eritematoso sistêmico há imunocomplexos depositados em diferentes locais, como pele, pulmões, articulações e rins. Em doenças autoimunes, a reação por imunocomplexo pode estar associada à hipersensibilidade tipo II, como no lúpus. Durante o período de atividade de doença lúpica, pode ser observada diminuição de componentes do complemento que estão sendo utilizados para a formação do imunocomplexo.

FASE INICIAL DAS PNEUMONITES DE HIPERSENSIBILIDADE

O início das pneumonites de hipersensibilidade ou alveolites alérgicas extrínsecas é resultante de reações por imunocomplexos, enquanto as fases tardias são dadas por hipersensibilidade celular. Assim, imunocomplexos depositam-se em alvéolos e bronquíolos terminais determinando lesões que pioram por uma resposta celular exacerbada. Os antígenos que desencadeiam essas hipersensibilidades são partículas inaladas, geralmente de origem orgânica.

Entre as pneumonites de hipersensibilidade, encontra-se a doença pulmonar do fazendeiro, na qual o antígeno é o mofo do feno, aparecendo em trabalhadores que lidam com feno estocado.

O antígeno da doença pulmonar de criadores de pombos é encontrado em proteínas de fezes dessas aves. Atualmente, a doença não se restringe apenas a criadores dessa espécie, tendo sido observada também em habitantes de cidades em que há muitos pombos, o que leva à exposição antigênica próxima.

Na doença pulmonar de tratadores de ratos, os alérgenos estão principalmente nos pelos, mas também na urina desses animais. A doença deve ainda ser lembrada no caso de distúrbios pulmonares de pessoas que trabalham em laboratórios de pesquisa com esses animais (Figura 17.9).

DOENÇAS POR IMUNOCOMPLEXOS

Doença do soro
- Por soro heterólogo

Doenças autoimunes
- Artrite reumatoide (imunocomplexos em sinóvia)
- Dermatomiosite (imunocomplexos no endotélio de vasos)
- Lúpus eritematoso sistêmico (imunocomplexos em diferentes locais)

Fase inicial das pneumonites de hipersensibilidade
- Doença pulmonar do fazendeiro (alérgeno: mofo do feno)
- Doença pulmonar do criador de pombos (alérgeno: fezes)
- Doença pulmonar do tratador de ratos (alérgenos: pelo e urina)

Figura 17.9. Diferentes doenças podem ter como etiopatogenia reações por imunocomplexo.

PÚRPURA DE HENOCH-SCHÖNLEIN

Entre as vasculites causadas por deposição de imunocomplexos em endotélio de vasos sanguíneos, encontra-se a púrpura de Henoch-Schönlein ou púrpura vascular alérgica (não trombocitopênica), com lesões purpúreas elevadas predominando em membros inferiores, resistentes à vitro-pressão.

INFECÇÕES PERSISTENTES

Pode haver reação por imunocomplexo na hanseníase, malária, dengue e endocardite infecciosa. O organismo, mediante a persistência do antígeno e na tentativa de defesa imunológica, reage com exacerbação da resposta, resultando em um quadro de hipersensibilidade tipo III, prejudicial ao paciente.

REAÇÕES A MEDICAMENTOS

Inúmeros medicamentos, cerca de três semanas após sua administração, podem determinar quadros de exantema, febre, dores articulares e adenoesplenomegalia pela formação de imunocomplexos circulantes. Nesses casos, os antígenos são proteínas do fármaco ou haptenos do medicamento unidos a proteínas do organismo. Como os medicamentos são quase sempre interrompidos com o aparecimento do quadro, em geral não há progressão para comprometimento renal ou pulmonar. Entre os medicamentos, encontram-se sulfonamidas, penicilina e cefalosporinas, e a lista aumenta a cada dia.

REAÇÃO DE ARTHUS

A reação de Arthus foi descrita inicialmente em coelhos, em 1903, quando esses animais pré-imunizados recebiam o mesmo antígeno proteico por via intradérmica, levando à inflamação local. A reação de Arthus do ser humano é rara e pode corresponder a depósitos de imunocomplexos em vasos sanguíneos da derme (Figura 17.10).

DIAGNÓSTICO E TRATAMENTO DAS DOENÇAS POR IMUNOCOMPLEXOS

O diagnóstico é feito basicamente pela história e quadro clínico. Período de latência de duas a quatro semanas após o contato antigênico, febre, adenoesplenomegalia, erupção cutânea e dor articular são muito sugestivos.

DOENÇAS POR IMUNOCOMPLEXOS

Vasculites
- Púrpura de Henoch-Schönlein

Infecções persistentes
- Hanseníase
- Malária
- Dengue
- Endocardite infecciosa

Reações a medicamentos
- Sulfonamidas, penicilina, cefalosporina e vários outros

Reação de Arthus
- Ser humano: em vasos sanguíneos da derme

Figura 17.10. Diferentes doenças podem ter como etiopatogenia reações por imunocomplexo.

Os exames laboratoriais podem mostrar diminuição sérica ou local de componentes do complemento e presença de imunocomplexos circulantes observados pela detecção laboratorial de crioprecipitados séricos formados por IgM, IgG, IgA, C3 e C4. A especificidade antigênica dos crioprecipitados pode ser demonstrada por métodos mais elaborados. Os imunocomplexos depositados podem ser visualizados por biópsia e por imunofluorescência. É importante a avaliação das funções renais e pulmonares.

O tratamento das doenças por imunocomplexos consiste na retirada do antígeno. No caso de soro e fármacos, estes devem ser proscritos para o paciente em questão, mesmo posteriormente. Nas doenças profissionais, é obrigatório o afastamento do paciente do local em que está presente o antígeno, após comprovação do processo. Em casos infecciosos, é necessário o tratamento da infecção. Em doenças autoimunes, pode haver persistência da formação de imunocomplexos com danos específicos. Em casos de persistência da atividade da doença, podem estar indicados corticosteroides, na tentativa de diminuir o processo inflamatório consequente e a formação de imunocomplexos.

É importante o diagnóstico da hipersensibilidade, evitando que o quadro evolua para comprometimento renal e pulmonar. Quando isso acontece, é necessário o tratamento dos distúrbios funcionais.

EXEMPLOS CLÍNICOS

Caso 1: Menina de 4 anos, com febre há três dias e manchas na pele há dois. Os pais negavam contato com doenças exantemáticas. Ao exame, apresentava-se em bom estado geral, brincando, com lesões maculopapulares disseminadas, adenomegalia generalizada, sem lesões em orofaringe. Após a insistência na anamnese em relação a medicamentos, foi referido tratamento para giardíase há 20 dias. Os exames de hemograma, urina tipo 1 e creatinina mostraram-se sem alterações. Foi colhido sangue para pesquisa de crioprecipitado e orientada observação.

Evolução: Ao retorno, encontrava-se bem e sem queixas. O crioprecipitado sérico na coleta inicial foi positivo e não houve formação de crioprecipitado em coleta posterior. Os pais receberam orientação para substituir o medicamento para tratamento de giardíase caso fosse necessária a repetição.

Discussão: Apesar de o tratamento de giardíase ser necessário, a paciente em questão apresentou hipersensibilidade tipo III ao medicamento. É importante a anamnese de medicamentos não se ater apenas aos dias anteriores, mas também às semanas que precederam o processo. O quadro clínico e a presença de imunocomplexo indicam hipersensibilidade III ao medicamento. Assim, na reação por imunocomplexo há um período de latência de duas a quatro semanas, quando se formam imunocomplexos com quantidades maiores de antígeno em relação ao anticorpo, ou seja, imunocomplexos de tamanho intermediário, que são solúveis e, quando depositados, ativam complemento. O depósito dos imunocomplexos e a ativação do complemento resultam em quadro clínico característico de reação por imunocomplexo: período de latência, febre, adenoesplenomegalia, erupção cutânea e dor articular. Em caso de persistência do antígeno com formação de imunocomplexo, este pode se depositar em alvéolos ou glomérulos, determinando lesões irreversíveis.

Caso 2: Menina de 10 anos, apresentava diagnóstico de baixa estatura por insuficiência de hormônio de crescimento (GH). Ao ser tratada com GH recombinante, começou com quadro alérgico e foi aventada a possibilidade de dessensibilização ao GH.

Evolução: A anamnese foi dirigida ao processo alérgico, revelando que a paciente começou com lesões de pele quatro semanas após a introdução do hormônio. Ao exame físico, apresentava lesões maculopapulares com cerca de 3 cm de diâmetro em face e tronco, além de adenomegalia cervical, axilar e inguinal. Queixava-se de dor no joelho direito, sem sinais flogísticos na articulação. Foi então aventada a hipótese diagnóstica de doença por imunocomplexo. Os exames foram dirigidos para confirmação dessa hipótese e descarte de hipersensibilidade I. Testes cutâneos para GH (*prick to prick*) com controle positivo de histamina e negativo de solução fisiológica mostraram-se negativos. Dosagens de IgE sérica revelaram valores dentro da normalidade. A pesquisa de crioprecipitado sérico mostrou positividade. A seguir, foi analisada a especificidade do crioprecipitado, que revelou crioprecipitado específico para GH: foi observada imunodifusão radial em placas com GH diluído em agarose. A dosagem de creatinina foi normal, sem diminuição de componentes do complemento na ocasião da coleta. Substituído GH por *insulin like growth factor 1* (só o princípio do GH).

Discussão: O diagnóstico de reação por imunocomplexo foi feito pela observação do quadro clínico: período de latência de quatro semanas após administração do medicamento, exantema, adenoesplenomegalia e artralgia. Quadro clínico e teste cutâneo para GH (*prick to prick*) afastaram a hipersensibilidade I.

A dessensibilização leva à tolerância periférica transitória. Está indicada para reação alérgica IgE-mediada ao fármaco e quando há necessidade do medicamento, sem possíveis substitutos. Na dessensibilização administra-se o medicamento, inicialmente em baixas doses, com aumento progressivo e rápido, até a dose necessária, sempre em ambiente hospitalar e sob supervisão médica. A dessensibilização é contraindicada para reações tipo III, pois a continuidade das doses do medicamento propicia a formação de novos imunocomplexos, piorando o processo já existente e podendo levar a comprometimento irreversível renal e/ou pulmonar.

QUESTÕES

1ª – O que é uma reação por imunocomplexo?

2ª – Como deve ser o imunocomplexo para que determine reação de hipersensibilidade?

3ª – O quadro clínico da reação por imunocomplexo independe do antígeno desencadeante? Qual o quadro clínico inicial da reação por imunocomplexo?

4ª – Qual a etiopatogenia das reações por imunocomplexos?

5ª – Como o complemento é determinador da etiopatogenia da reação por imunocomplexo?

HIPERSENSIBILIDADE CELULAR

CONCEITO DE HIPERSENSIBILIDADE CELULAR

As reações por hipersensibilidade celular ou tipo IV ou reações tardias são respostas imunológicas que ocorrem de forma exacerbada, mediadas por linfócitos timo-dependentes (T), em especial T citotóxicos (CD8+) e T auxiliares tipo 1 (CD4+), acarretando lesão tecidual (Figura 18.1).

A recirculação de linfócitos é a principal determinante de que os diferentes tipos de hipersensibilidades sejam reações sistêmicas.

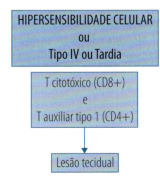

Figura 18.1. Na hipersensibilidade celular há uma reação exacerbada de linfócitos T citotóxicos (CD8+) e de T auxiliares tipo1 (CD4+).

EXEMPLOS DE HIPERSENSIBILIDADE CELULAR

Entre as principais reações de hipersensibilidade celular ou tipo IV encontram-se: dermatite de contato alérgica, fotodermatites alérgicas, dermatite ocular de contato, infecções por microrganismos intracelulares, reações de Mantoux e PPD, rejeição crônica a transplantes e reação enxerto *versus* hospedeiro (Figura 18.2).

REAÇÕES POR HIPERSENSIBILIDADE CELULAR
1. Dermatite de contato alérgica
2. Fotodermatites alérgicas
3. Dermatite ocular de contato
4. Infecções por microrganismos intracelulares
5. Mantoux e PPD
6. Rejeição crônica a transplantes
7. Reação enxerto *versus* hospedeiro

Figura 18.2. Várias manifestações clínicas são exemplos de hipersensibilidade celular.

DERMATITE DE CONTATO ALÉRGICA

Cerca de 20% das dermatites de contato são de causa alérgica. Apresentam quadros mais acentuados do que as não alérgicas.

Os principais desencadeantes da dermatite de contato alérgica são borracha, níquel, cromo, cimento (bicromato de potássio), esmalte (tolueno, formaldeído), cosméticos (formaldeído, metildibromo), antiperspirantes (formaldeído), *henna* (de tatuagens), componentes de fraldas descartáveis, medicamentos (neomicina tópica), timerosal, cloreto de benzalcônio, anestésicos locais do grupo amida (sem reatividade cruzada) e do grupo éster (reatividade cruzada entre si e com os do grupo amida).

Muitas dermatites de contato são de causa irritativa (80%), como aquelas determinadas por sabões, detergentes, componentes da urina e de fezes (Figura 18.3).

A dermatite de contato apresenta-se geralmente sob forma eczematosa, podendo ser útil o uso de corticosteroides tópicos. Em alguns casos, a apresentação clínica é não eczematosa, podendo ser acneiforme, liquenoide, purpúrica, hipercrômica, hipocrômica ou até mesmo com quadro clínico sistêmico.

As fotodermatites alérgicas são causadas principalmente por hipersensibilidade celular. As principais são dadas por anti-histamínicos tópicos, antimicóticos tópicos, protetores solares (ácido para-aminobenzoico – PABA, oxibenzonas, benzofenonas, cinamato) e medicamentos sistêmicos (clorpromazina, hidroclorotiazida, sulfonamidas, anti-inflamatórios não hormonais, quinolonas, anticonvulsivantes).

As fotodermatites tóxicas são desencadeadas por mecanismos aparentemente não imunológicos, tais como as por alimentos (frutas cítricas como limão, laranja, tangerina, abacaxi, caju, figo, cenoura, erva-doce), por medicamentos sistêmicos (anti-inflamatórios não hormonais, sulfas, tetraciclinas, hipoglicemiantes, griseofulvina), por perfumes (conhecidas como berloque) (Figura 18.3).

como níquel, cromo e borracha, atuam como haptenos (abaixo de 500 dáltons), enquanto proteínas da pele desempenham papel de carreadoras. Assim, agentes químicos ou produtos naturais unem-se a proteínas do organismo, dando origem a um imunógeno ou antígeno completo, capaz de determinar uma resposta imunológica (Figura 18.4).

Os imunógenos são fagocitados por células de Langerhans (os macrófagos da epiderme), as quais migram para os linfonodos regionais por via linfática, levando o imunógeno fagocitado. Durante a migração, as células de Langerhans apresentam diferenciação final, passando a apresentar projeções citoplasmáticas em forma de dedos e a expressar HLA I e II,

DERMATITE DE CONTATO

Dermatite de contato
- Alérgica ou tipo IV (20%): borracha, níquel, cromo, cimento, esmalte, cosméticos, antiperspirantes, *henna*, neomicina tópica, anestésicos locais, timerosal, cloreto de benzalcônio, componentes de fraldas descartáveis
- Irritativa (80%): sabões, detergentes, urina, fezes

Fotodermatites
- Fotoalérgicas ou tipo IV: protetores solares, anti-histamínicos tópicos, antimicóticos tópicos, medicamentos sistêmicos (clorpromazina, anti-inflamatórios não hormonais)
- Fototóxicas: (aparentemente não imunológicas) frutas cítricas (limão, laranja, tangerina, abacaxi, caju), perfumes, medicamentos sistêmicos (sulfas, tetraciclinas, hipoglicemiantes, anti-inflamatórios não hormonais)

Figura 18.3. A dermatite de contato alérgica ocorre em menor percentagem de casos quando comparada à dermatite de contato irritativa. Entretanto, a dermatite de contato alérgica é uma reação sistêmica que pode se tornar grave.

ETIOPATOGENIA DA HIPERSENSIBILIDADE CELULAR

DERMATITE DE CONTATO ALÉRGICA

A dermatite de contato alérgica ou eczema de contato alérgico ou eczema alérgico é o exemplo clássico de doença por hipersensibilidade celular, em especial quanto à etiopatogenia.

Na primeira etapa da etiopatogenia da dermatite de contato alérgica, ou etapa de sensibilização, substâncias externas,

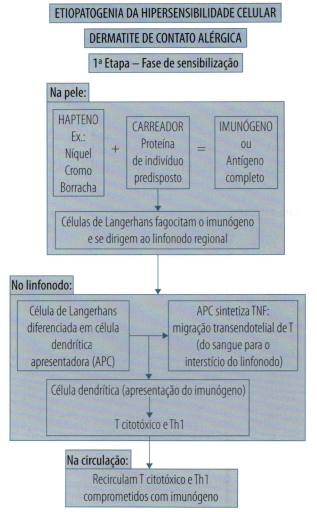

Figura 18.4. Na fase de sensibilização da dermatite de contato alérgica, o imunógeno é fagocitado e processado por células de Langerhans. Essas células dirigem-se ao linfonodo e, durante essa migração, vão se diferenciando em células dendríticas. No linfonodo, essas células dendríticas sintetizam TNF, que, por meio da vasodilatação e do aumento da expressão de moléculas de adesão, promove a migração transendotelial de T para o interstício. As células dendríticas passam, então, a atuar como células apresentadoras, apresentando o imunógeno a T citotóxico e a Th1. Esses linfócitos, retornando à circulação sanguínea, estão aptos a desenvolver resposta em um novo contato com o mesmo alérgeno.

sendo, então, denominadas células dendríticas, que são ótimas células apresentadoras.

As células dendríticas mieloides, tendo a mesma origem que monócitos/macrófagos, são sintetizadoras de Fator de Necrose Tumoral (TNF). Essa citocina promove a liberação de substâncias vasodilatadoras, como o óxido nítrico, resultando em aumento do fluxo sanguíneo nas vênulas pós-capilares do linfonodo, além de promoverem a expressão de moléculas de adesão. O resultado é a saída de linfócitos T de vênulas pós-capilares, os quais saem da circulação para o interstício do linfonodo. As células dendríticas, que já haviam atingido o interstício do linfonodo, a seguir iniciam o processo de apresentação do imunógeno associado ao HLA I e II para T citotóxico e Th1, respectivamente. Esses linfócitos tornam-se comprometidos com o imunógeno, deixam o linfonodo por veia linfática, retornando à circulação sanguínea, e permanecem recirculando (Figura 18.4).

Em uma segunda etapa ou fase de desencadeamento, a presença de novo contato com o alérgeno em qualquer local do organismo, propicia a expressão de moléculas de adesão em células endoteliais de vênulas pós-capilares próximas e em linfócitos. O resultado é a migração transendotelial de linfócitos previamente comprometidos com o alérgeno, através das vênulas para o local onde estão os alérgenos. Assim, linfócitos T citotóxicos e Th1 circulantes, previamente comprometidos, deixam a circulação sanguínea para local do alérgeno. Esses linfócitos sintetizam IL-2, que é o principal fator de crescimento de linfócitos, aumentando a população de T citotóxico e de Th1 no local do alérgeno.

Verifica-se, ainda, ativação de fibrinogênio com formação de fibrina e aumento da expressão de PECAM-1 (molécula-1 de adesão celular endotélio-plaqueta), determinando o afluxo de plaquetas. Tais fatores contribuem para formação de redes de fibrina que retêm linfócitos no local da hipersensibilidade.

Após 48 a 72 horas até uma semana do contato com o antígeno, há um grande infiltrado de T citotóxico e Th1 na derme e na epiderme. Os linfócitos T citotóxicos determinam lise e apoptose de células da derme e da epiderme, enquanto Th1 atuam por apoptose, resultando em inflamação alérgica tipo IV e lesão de derme e da epiderme. Há ainda liberação de citocinas pró-inflamatórias, com processo inflamatório local, com edema intercelular (espongiose), descamação de pele e formação de lesões eczematosas constituindo o quadro clínico da dermatite de contato alérgica (Figura 18.5).

A fase de resolução do processo só ocorre após a retirada do alérgeno. Os linfócitos Th1, atraídos para o local da hipersensibilidade, sintetizam interferon-gama (IFN-γ), um potente imunomodulador, que ativa especialmente macrófagos. Assim, os macrófagos que fagocitaram alérgenos, agora são capazes de digerir esses alérgenos e eliminá-los, culminado com resolução do processo de hipersensibilidade em cerca de 21 dias (Figura 18.6).

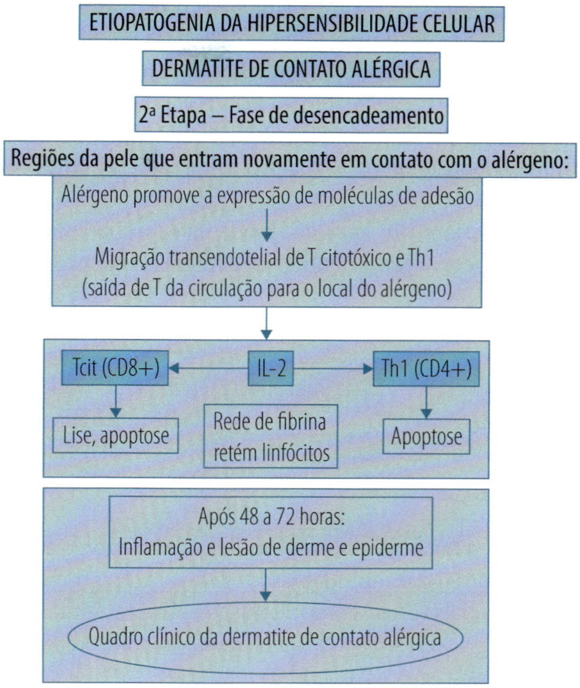

Figura 18.5. Após a sensibilização, o contato com o alérgeno leva à etapa de desencadeamento da doença. Linfócitos T citotóxicos e Th1 previamente comprometidos são atraídos pelo alérgeno e, por meio da migração transendotelial em vênulas pós-capilares próximas, deixam a circulação, atingindo o local do alérgeno. Esses linfócitos T são ativados e determinam lise de células da derme e da epiderme, e o processo inflamatório alérgico é acentuado pela formação de redes de fibrina que retêm os linfócitos no local do alérgeno.

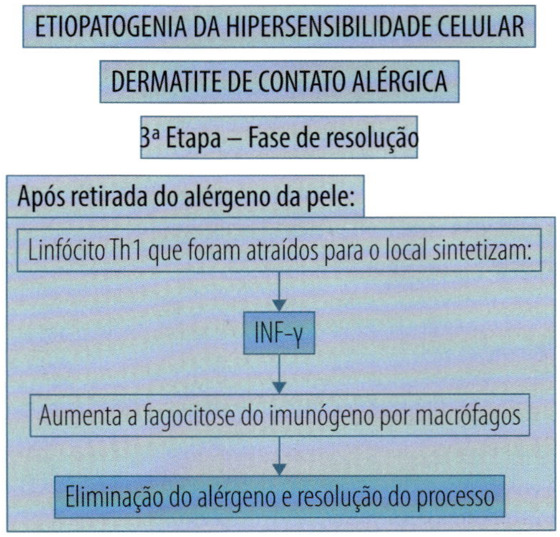

Figura 18.6. Após a retirada do alérgeno, linfócitos Th1 sintetizam IFN-γ, o qual ativa, em especial, a fagocitose por macrófagos. Os macrófagos ativados determinam a erradicação de alérgenos restantes, que haviam penetrado na pele. Assim, é fundamental a retirada do alérgeno para a resolução do processo.

Na dermatite de contato irritativa o processo é bem mais simples, não havendo reação imunológica, com aparecimento rápido do quadro ou até 48 horas. Os agentes irritantes, em grandes concentrações e em pele hiper-reativa, promovem diretamente a ativação e a destruição de queratinócitos, resultando na liberação de citocinas pró-inflamatórias, em especial IL-1 e IL-2, determinantes do processo inflamatório e da lesão de derme e epiderme. Após a retirada da substância irritativa, a resolução ocorre geralmente em 96 horas (Figura 18.7).

celular, ocorre exagero dessa resposta celular, ou seja, há uma reação de hipersensibilidade celular ou tipo IV para melhor defesa (Figura 18.9).

Assim, na tentativa de evitar a disseminação do patógeno intracelular persistente no organismo, há apresentação por monócitos/macrófagos ou por células dendríticas para linfócitos T. O resultado é a ativação exacerbada de T citotóxicos (CD8+) e de Th1 (CD4+), os quais, apresentando alta capacidade de lise e/ou apoptose, promovem a formação de granulomas. É o caso da hipersensibilidade IV que ocorre na hanseníase tuberculoide (Figura 18.10).

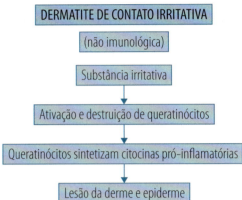

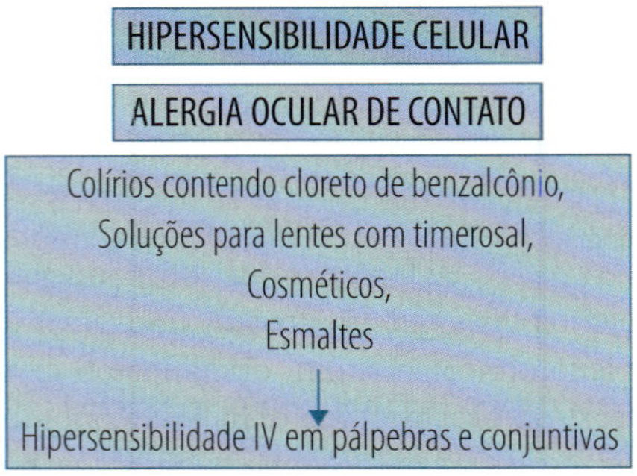

Figura 18.7. A dermatite de contato irritativa não é determinada por reação imunológica. A principal causa é a ativação e a destruição de queratinócitos, que têm consequência imunológica a liberação de citocinas pró-inflamatórias que causam lise de células da derme e da epiderme.

ALERGIA OCULAR DE CONTATO

A pele das pálpebras é fina e sensível, podendo ser acometida por reações de hipersensibilidade tardia. Esmaltes contendo tolueno ou formaldeído podem provocar dermatites de contato em pálpebras e conjuntivas, após contato com unha esmaltada; mais raramente são acometidas em regiões periungueais. Vários cosméticos também podem levar à dermatite de contato em pálpebras e conjuntivas, assim como substâncias voláteis e colírios, pela própria substância ativa do colírio ou por conservantes (timerosol, cloreto de benzalcônio). Pode haver eritema, edema, descamação e eczema palpebral.

Assim, as dermatites oculares de contato de pálpebras e conjuntivas são determinadas por reações exacerbadas de T citotóxicos e Th1 (Figura 18.8).

INFECÇÕES CRÔNICAS POR MICRORGANISMOS INTRACELULARES

Nas infecções por bactérias intracelulares, virais e fúngicas, habitualmente há resposta por mononucleares, seguida de resposta adaptativa celular, com ativação de T citotóxicos, e Th1, resultando em destruição do microrganismo e necrose central. Entretanto, havendo persistência do agente infeccioso intra-

Figura 18.8. A alergia ocular de contato em pálpebras e conjuntivas é uma reação de hipersensibilidade celular.

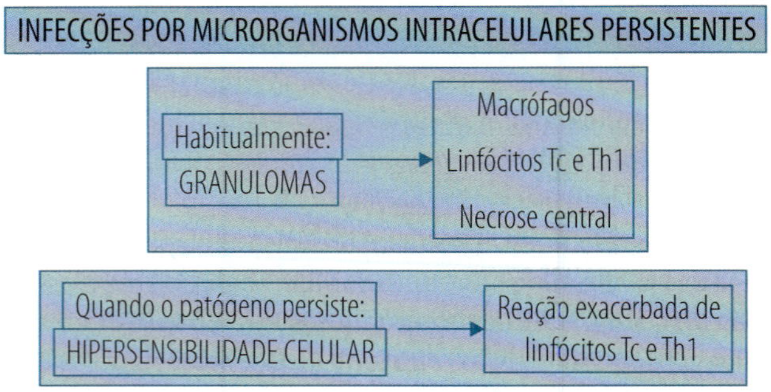

Figura 18.9. Infecções por microrganismos intracelulares determinam a formação de granulomas. Caso tais patógenos persistam no organismo, pode haver hipersensibilidade celular como mecanismo de defesa, apesar da lesão tecidual determinada por toda reação de hipersensibilidade.

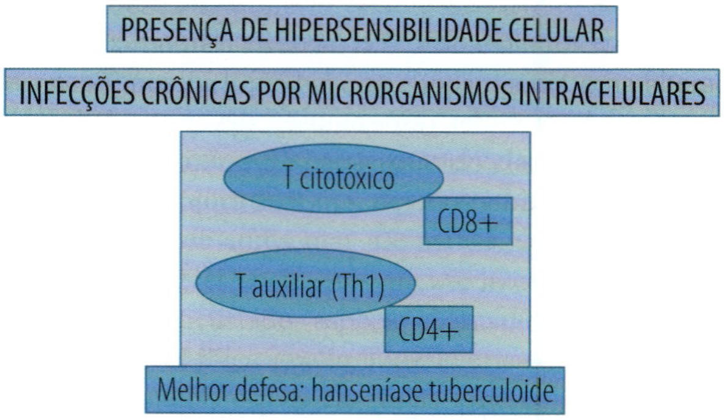

Figura 18.10. A presença de hipersensibilidade celular em infecções crônicas por microrganismos intracelulares, com ativação de T citotóxicos e Th1, determina delimitação do processo: é o caso da hanseníase tuberculoide.

Em certos casos, que podem estar associados a condições genéticas do hospedeiro, a persistência do patógeno intracelular não leva à hipersensibilidade IV. Nesses casos, predominam linfócitos Th2 (CD4+), os quais não têm poder lítico, sem formação de granulomas e resultando na disseminação do patógeno. É o caso da hanseníase virshowiana (Figura 18.11).

A hipersensibilidade celular em infecções por intracelulares persistentes é uma defesa exacerbada necessária ao organismo, com predomínio do perfil T citotóxico e Th1 (hanseníase tuberculoide). Na falta da hipersensibilidade, passa a haver resposta Th2, que não retém o patógeno (hanseníase virshowiana). Esse padrão de resposta, com presença ou ausência de hipersensibilidade celular, é válida não só para o caso de hanseníase, mas para a defesa contra várias infecções crônicas por microrganismos intracelulares (Figura 18.12).

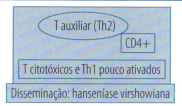

Figura 18.11. Na hanseníase virshowiana há ausência de hipersensibilidade celular, com consequente disseminação do patógeno.

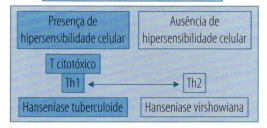

Figura 18.12. Nas infecções crônicas por microrganismos intracelulares, há melhor ou pior defesa, na dependência de estar presente ou não a hipersensibilidade celular.

REAÇÃO DE MANTOUX E PPD

Outros exemplos de hipersensibilidade celular são testes cutâneos intradérmicos de leitura tardia, como a reação de Mantoux e o PPD.

A tuberculina é constituída por um filtrado de culturas do patógeno intracelular *Mycobacterium tuberculosis*, enquanto o PPD é um derivado proteico purificado da tuberculina, ou seja, a tuberculina cujas proteínas foram precipitadas. Assim, o PPD é mais purificado do que a tuberculina. A reação de Mantoux é a injeção intradérmica de tuberculina e o teste de PPD é a injeção intradérmica do derivado proteico purificado de tuberculina, sendo, por isso, o PPD mais sensível do que a reação de Mantoux (Figura 18.13).

Após a administração intradérmica de PPD, começa a proliferação de linfócitos T citotóxicos e Th1. A proliferação dessas células determina um endurecimento local (pápula), que atinge o máximo em 72 horas. A contaminação atual por *Mycobacterium tuberculosis* (T específicos muito ativados) leva à formação de pápula igual ou maior que 10 mm (forte reator). Assim, o excesso de proliferação local de T é uma hipersensibilidade celular, ou seja, exagero de resposta imunológica local por linfócitos T citotóxicos e Th1 específicos para *Mycobacterium tuberculosis* (Figura 18.14).

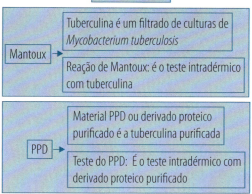

Figura 18.13. O PPD é a tuberculina purificada e a tuberculina é um filtrado de *Mycobacterium tuberculosis*, utilizada para a reação de Mantoux.

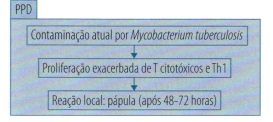

Figura 18.14. Os testes cutâneos de leitura tardia resultam de hipersensibilidade celular ou tipo IV. Havendo sensibilização ao antígeno, a administração deste por via epicutânea determina ativação de T citotóxicos e Th1 previamente comprometidos. O resultado da proliferação exacerbada de linfócitos é a formação de pápula com diâmetro máximo após 72 horas para PPD e 96 horas para a maioria dos alérgenos utilizados em testes epicutâneos de leitura tardia.

TESTES DE LEITURA TARDIA (PATCH TESTS)

Os testes de leitura tardia ou testes epicutâneos de hipersensibilidade IV ou *patch tests* são úteis para a confirmação diagnóstica do agente causal de alergias por hipersensibilidade tipo IV como níquel ou borracha, na dermatite de contato alérgica. Os mecanismos imunológicos desses testes são os mesmos das reações de Mantoux e PPD (Figura 18.14).

Existem várias substâncias padronizadas para testes de leitura tardia. Nesses exames são aplicados antígenos no dorso do paciente em locais distantes entre si. Os antígenos permanecem tamponados por 48 horas, quando é retirado o tamponamento. Após 72 a 96 horas, é feita a leitura (para várias substâncias, o melhor é após 96 horas); necrose e pústulas não devem ser consideradas como respostas positivas. Para alérgenos fotossensibilizantes, há necessidade de exposição ao sol, por cerca de 30 minutos, no terceiro ou quarto dia do teste. Corticosteroides tópicos nos locais ou nas proximidades do exame prejudicam a resposta. Há discordância na literatura quanto à interferência de corticosteroides sistêmicos nesses testes.

REJEIÇÃO CRÔNICA A TRANSPLANTES E REAÇÃO ENXERTO VERSUS HOSPEDEIRO

Na rejeição crônica a transplantes há perda funcional do órgão resultante de uma hipersensibilidade celular. A rejeição crônica ocorre após anos do transplante, com causa desencadeante não determinada. Inicia-se uma resposta exacerbada por linfócitos T citotóxicos e Th1 do receptor, que culmina com a lise de células do órgão transplantado, até perda da função do órgão.

A reação enxerto *versus* hospedeiro também é determinada por hipersensibilidade tipo IV. Nesse caso, linfócitos T citotóxicos e Th1 do enxerto reagem de forma exacerbada contra antígenos do receptor. Essa reação pode ocorrer em transplantes de medula óssea, o qual não pode ser irradiado, pois são necessários linfócitos do doador, e estes podem reagir contra o receptor, especialmente em indivíduos HLA pouco relacionados (Figura 18.15).

A reação enxerto *versus* hospedeiro também pode ocorrer em feto portador de imunodeficiência combinada grave (faltam linfócitos T). Linfócitos T citotóxicos e Th1 recebidos da mãe (via transplacentária) ou de transfusões não irradiadas atuam contra células de diferentes órgãos do feto ou do recém-nascido, determinando hipersensibilidade celular.

ASSOCIAÇÃO ENTRE REAÇÕES DE HIPERSENSIBILIDADE

Diferentes tipos de reações de hipersensibilidade podem causar a mesma doença, falando-se em reações mistas.

A dermatite atópica é considerada hipersensibilidade mista. Na fase aguda da dermatite atópica predominam linfócitos Th2, com síntese de IgE por plasmócitos e união dessa imunoglobulina a mastócitos com receptores de alta afinidade para IgE. Com o passar do tempo, advém a fase crônica: IL-2 produzida por Th2 ativa o próprio Th2, mas também T citotóxicos e Th1. Como essas reações ocorrem de forma exacerbada, na fase aguda há hipersensibilidade IgE-mediada e na crônica, hipersensibilidade celular (Figura 18.16). Da mesma forma, pode existir associação entre hipersensibilidades tipos II e III, fato que, com relativa frequência, se dá em doenças autoimunes.

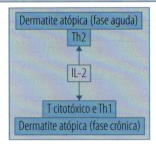

Figura 18.16. A dermatite atópica é uma reação de hipersensibilidade mista: na fase aguda predomina hipersensibilidade IgE-mediada e na crônica, hipersensibilidade celular.

Figura 18.15. A rejeição crônica a enxertos e a reação enxerto *versus* hospedeiro são resultantes de hipersensibilidade celular.

EXEMPLOS CLÍNICOS

Caso 1: Paciente de 18 anos, do gênero feminino, referia lesões de pele no local do uso de relógio de pulseira metálica há um ano. Há seis meses notou lesões semelhantes em regiões cervical e abdominal, coincidindo com local de corrente e botão metálico. Feito o diagnóstico de dermatite de contato alérgica ao níquel, suspenso uso de materiais contendo níquel e prescrito corticoide tópico nas áreas de lesões eczematosas.

Evolução: Teste cutâneo de leitura tardia (*patch test*) mostrou positividade para o níquel, sendo, então, prescrita a suspensão de qualquer material contendo níquel. Houve desaparecimento do quadro, apresentando, entretanto, recidiva ao utilizar níquel.

Discussão: O níquel em associação a proteínas do organismo pode dar origem a imunógeno ou a antígeno completo, provocando hipersensibilidade tipo IV ou celular. O hapteno níquel, associado à proteína do organismo, torna-se um imunógeno que é fagocitado por células de Langerhans da pele. Essas células migram, então, até linfonodos regionais e, durante a migração, diferenciam-se em células dendríticas. Estas, tendo a mesma linhagem que monócitos, são sintetizadoras de TNF, o qual promove vasodilatação e consequente migração transendotelial de linfócitos para o interstício do linfonodo. No interstício, há apresentação do níquel associado ao HLA I e II de células dendríticas para linfócitos T citotóxicos e Th1, respectivamente. Esses linfócitos, agora comprometidos antigenicamente, retornam à circulação, completando a etapa de sensibilização.

Em um segundo contato com níquel, em qualquer local do organismo, esse alérgeno determina a expressão de moléculas de adesão em células endoteliais de vênulas pós-capilares próximas e em linfócitos que estão circulando nessas vênulas. A consequência é a migração transendotelial de linfócitos comprometidos com o alérgeno.

Os linfócitos T citotóxicos e Th1 que deixaram a circulação iniciam a lise e/ou apoptose de células da derme e da epiderme contendo níquel. Em seguida, há formação de rede de fibrina retendo esses linfócitos. Após 48 a 72 horas do segundo contato, ocorre a inflamação resultante da proliferação desses linfócitos e da lise de células.

Para que haja resolução do processo, é necessário que o níquel seja retirado. Além disso, IFN-γ, sintetizado por Th1, ativa a fagocitose por mononucleares, que fagocitam o níquel restante que havia penetrado na pele. É a resolução do processo.

Tal diagnóstico deve ser feito porque, diferentemente da dermatite de contato irritativa, a dermatite de contato alérgica é um processo sistêmico. Nessa condição, linfócitos recirculantes podem determinar reações em qualquer local, inclusive por alimentos em latas contendo níquel.

Caso 2: Paciente de 18 anos, do gênero feminino, apresentava lesões avermelhadas, pruriginosas e descamativas em pálpebras superiores.

Evolução: Foi suspenso uso de esmalte, com melhora progressiva e desaparecimento das lesões.

Discussão: A alergia por esmalte (formaldeído ou tolueno) dá-se por hipersensibilidade celular ou tipo IV e ocorre a distância, geralmente em região periocular e/ou perilabial, por contato direto das mãos com esmalte nessas regiões de pele mais sensível. O tratamento é apenas a suspensão de esmalte, pois não há indicação de corticosteroide tópico em face, uma vez que pode estimular a proliferação de fibroblastos e o aparecimento de estrias. Existem esmaltes livres de formaldeído e tolueno que podem ser utilizados por tais pessoas.

QUESTÕES

1ª – Quais as células que medeiam a hipersensibilidade tipo IV?

2ª – O que está ocorrendo em uma pápula formada após o PPD?

3ª – Qual o principal mecanismo pelo qual a hipersensibilidade a um alérgeno de contato de determinado local da pele pode levar à reação em outro local?

4ª – O que deve ocorrer para que haja resolução do processo de hipersensibilidade celular?

5ª – Qual a etiopatogenia da fase de sensibilização da dermatite de contato alérgica?

REJEIÇÃO A TRANSPLANTES

TRANSPLANTE OU ENXERTO

Fala-se em transplante ou enxerto quando um órgão ou um fragmento de tecido é retirado de um local e colocado em outro local, em um mesmo indivíduo ou em indivíduos diferentes. Na literatura médica, transplante e enxerto são tidos como sinônimos, embora linguisticamente não o sejam.

Data do século XV a primeira referência a transplantes de órgãos, quando foi tentado um transplante renal para o papa Inocêncio, com três doadores. A história conta que o papa e os três indivíduos foram a óbito, e o médico fugiu da cidade, cessando quaisquer tentativas de transplantes durante séculos. Há relatos esparsos na primeira metade do século XX, até que, ao final da década de 1960, os transplantes ressurgiram com o advento de medicamentos imunossupressores e ganharam grande estímulo com a descoberta da ciclosporina.

Atualmente, já foram realizados transplantes praticamente de todos os órgãos, com exceção do sistema nervoso central. Os transplantes mais frequentes são os de córnea e de pele, seguindo-se os de rim, medula óssea, coração, fígado, pulmão e pâncreas. "Doador" e "receptor", por sua vez, são termos bem conhecidos (Figura 19.1).

TIPOS DE TRANSPLANTES

Os transplantes podem ser classificados em autotransplante, transplante isogênico, alogênico e xenotransplante. Autoenxerto é utilizado frequentemente para a pele, que é retirada de um local considerado esteticamente menos nobre e colocado em outro, no mesmo indivíduo. Transplante isogênico refere-se a transplante entre gêmeos univitelinos. Transplante alogênico é aquele entre indivíduos da mesma espécie, sendo o mais realizado. Fala-se em transplante xenogênico para os realizados entre indivíduos de espécies diferentes.

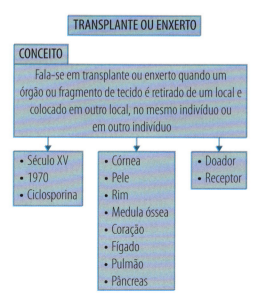

Figura 19.1. Transplante ou enxerto são usados como sinônimos na literatura médica. A primeira referência de transplante data do século XV, mas este foi abandonado por causa do insucesso na ocasião. A partir de 1970, os transplantes são cada vez mais empregados. Já foram realizados transplantes de praticamente todos os órgãos, com exceção do sistema nervoso central.

Os xenotransplantes já foram tentados, mas, além da diferente formação genética entre as espécies, determinantes de rejeições, há o risco de surgimento de novas doenças no ser humano. Agentes não patogênicos para o animal doador podem ser patogênicos para o homem, podendo levar ao surgimento de novas doenças, até então desconhecidas no ser humano. Uma das tentativas para afastar tal risco, apesar de não o eliminar, são as linhagens de animais criados em ambientes isolados, utilizando-se as últimas gerações como doadores. Mesmo assim, a transmissão de doenças não fica excluída, além de ser uma medida temporária pela rejeição que acarreta (Figura 19.2).

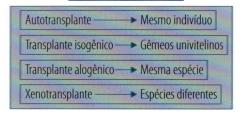

Figura 19.2. Os transplantes alogênicos são os mais utilizados, podendo ser relacionados ou não, conforme haja similaridade ou não entre HLA do doador e do receptor.

REJEIÇÃO A TRANSPLANTES

A rejeição a transplante ocorre quando o receptor não aceita o tecido ou o órgão transplantado, resultando em lesões no enxerto, com distúrbio funcional progressivo até perda total da função do órgão transplantado. A rejeição pode ter causa imunológica ou não (Figura 19.3).

As causas não imunológicas dependem principalmente do ato cirúrgico e da revascularização do órgão ou tecido transplantado. Um fragmento de pele transplantado em um mesmo indivíduo pode ter rejeição não imunológica quando esse retalho continua pálido nos dias posteriores à cirurgia, evoluindo posteriormente para necrose. Pode ser imunológica quando, após o fragmento de pele transplantado para outro indivíduo, deixa de ser pálido, torna-se róseo (houve a "pega"), voltando a ser pálido posteriormente. É rara a rejeição não imunológica, pois atualmente os centros que se dispõem a realizar transplantes são formados por profissionais altamente treinados, tanto para o ato cirúrgico em si como para a prevenção de possíveis complicações de transplantes.

Os antígenos leucocitários humanos (HLA) receberam a denominação de "antígenos", porque foram conhecidos inicialmente como os agentes incompatíveis em transplantes. Só depois é que foram reconhecidos como participantes da apresentação antigênica e importantes na defesa contra microrganismos patogênicos. Atualmente, o HLA permanece como o principal limitante no sucesso do transplante alogênico.

As glicoproteínas de superfície HLA são codificadas pela região genômica de maior polimorfismo do ser humano – o MHC (*major histocompatibility complex*). Os genes MHC classe I (DP, DQ, DR) e os genes MHC classe II (B, C, A) codificam glicoproteínas de superfície HLA classe I em células nucleadas e classe II, principalmente em linfócitos mononucleares e em células endoteliais.

O doador e o receptor são considerados relacionados ou não (aparentados ou não), conforme apresentem HLA semelhantes ou diferentes. Quanto maior for essa semelhança, menor a chance de rejeição.

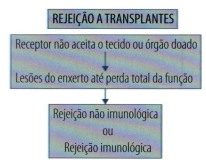

Figura 19.3. Na rejeição a transplante, o receptor não aceita o órgão doado, podendo ser por problemas decorrentes do ato cirúrgico ou por mecanismos imunológicos.

CLASSIFICAÇÃO IMUNOLÓGICA DA REJEIÇÃO A TRANSPLANTES

Existem vários tipos de classificação de rejeição, sendo a imunológica muito útil para a orientação terapêutica. Na classificação imunológica, as rejeições podem ser hiperagudas, agudas ou crônicas, baseadas, em especial, no tempo de aparecimento e no tipo de resposta imunológica envolvida (Figura 19.4).

TIPOS DE REJEIÇÃO IMUNOLÓGICA

Rejeição hiperaguda
Rejeição aguda
Rejeição crônica

Figura 19.4. A classificação de rejeição, conforme tempo de aparecimento e mecanismo imunológico, é útil para orientar o tratamento.

É possível participação de linfócitos T reguladores na tolerância a transplantes, pois foi observado aumento de IL-10 na ausência de rejeição. Sabe-se que T reguladores sintetizam IL-10 e aumentam a tolerância de linfócitos efetores próximos.

A rejeição hiperaguda é dada por resposta imunológica específica humoral, enquanto a aguda pode ocorrer por resposta humoral e/ou celular e a crônica, por resposta imunológica celular. Nem sempre a época de aparecimento da rejeição coincide com o tempo sugerido pela denominação hiperaguda, aguda e crônica.

REJEIÇÃO HIPERAGUDA

A rejeição hiperaguda aparece nas primeiras horas após o transplante, com possibilidade de ser decorrente de anticorpos previamente existentes no receptor, o que pode ser evitado com a realização de prova cruzada.

Anticorpos já existentes no receptor antes do transplante podem determinar microtrombos no órgão transplantado, com consequente isquemia e necrose. Esse tipo de rejeição é grave e muitas vezes resistente ao tratamento. A rejeição por anticorpos previamente existentes pode ser evitada pela prova cruzada (estudada adiante), com a exclusão de doadores que apresentem altos títulos de anticorpos contra células do receptor (Figura 19.5).

Mais difícil é impedir rejeições hiperagudas resultantes de pequenas diferenças entre HLA de receptor e de doador. Havendo diferenças entre HLA classe II do doador e do receptor, mesmo que pequenas, elas fazem com que HLA II de células endoteliais do órgão doado estimulem diretamente T auxiliares (CD4+) do receptor, por meio de TCR (receptor de célula T). Há influxo de cálcio para T auxiliares, ativação de várias enzimas intracelulares, resultando em T auxiliar ativado, que se torna apto para cooperar com linfócitos B ou células CD19+. Os linfócitos B proliferam e apresentam a maturação final para plasmócitos, com síntese de imunoglobulinas. As imunoglobulinas secretadas são dirigidas contra as células endoteliais do enxerto, uma vez que foram essas as causas do estímulo inicial de toda a ativação. Como resultado da agressão desses anticorpos às células endoteliais do órgão transplantado, há formação de microtrombos, seguindo-se de isquemia e necrose, com perda progressiva da função do órgão (Figura 19.6).

Assim, a rejeição hiperaguda é determinada por resposta humoral, por meio de anticorpos já existentes ou neoformados pelo receptor. O resultado é sempre: formação de microtrombos, isquemia e necrose do enxerto (Figura 19.7).

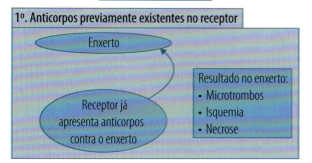

Figura 19.5. A rejeição hiperaguda pode ser determinada por anticorpos existentes no receptor antes do transplante. Esse tipo de rejeição hiperaguda pode ser excluído por meio da prova cruzada.

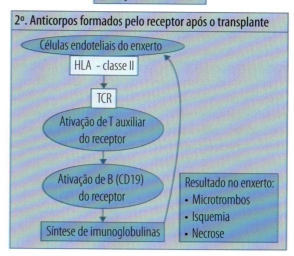

Figura 19.6. A rejeição hiperaguda pode ser determinada por ativação de linfócitos T auxiliares do receptor a partir de HLA II de células endoteliais do enxerto.

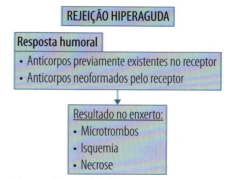

Figura 19.7. A rejeição hiperaguda é dada por resposta humoral que leva à formação de microtrombos, seguindo-se de isquemia e necrose do enxerto.

REJEIÇÃO AGUDA

A rejeição aguda geralmente aparece três a cinco meses após o ato cirúrgico. Muitas vezes há melhor resposta terapêutica da rejeição aguda em relação às demais. Essa rejeição é decorrente de quatro mecanismos imunológicos principais, aqui esquematizados e estudados.

1º – A rejeição aguda por resposta humoral é resultante de anticorpos formados antes do enxerto. HLA classe II de células endoteliais do enxerto, apresentando diferenças com HLA do receptor, pode ativar diretamente TCR de linfócitos T auxiliares. Os linfócitos T auxiliares ativados induzem os linfócitos B a se diferenciarem em plasmócitos (CD19+), com produção de imunoglobulinas. Esses anticorpos atingem as células endoteliais, conduzindo a processo inflamatório local. A vasculite resultante acarreta isquemia e necrose progressiva do órgão (Figura 19.8).

2º – A rejeição aguda por resposta celular é dada por linfócitos T. O HLA classe I não próprio presente em células nucleadas do órgão transplantado, apresentando pequenas diferenças ao HLA I do receptor, ativa diretamente TCR de linfócitos T citotóxicos (CD8+) e Th1 (CD4+) do receptor. Os linfócitos T citotóxicos começam a liberar perfurinas de suas vesículas. Os monômeros de perfurinas, depositados nas células do enxerto, impedem a bomba sódio/potássio, o que leva à lise de células do enxerto. Os T citotóxicos, assim como os Th1, determinam, ainda, apoptose de células do transplante, contribuindo com a perda progressiva do órgão doado. Pode haver predomínio de células CD8+ ou de CD4+, o que direciona o tratamento, por meio de anticorpos monoclonais (anti-CD4 ou anti-CD8) ou anti-CD3, no caso de prevalecerem os dois tipos de linfócitos (Figura 19.9).

3º – A rejeição aguda pode ainda ser decorrente de hipersensibilidade tipo II ou citotoxicidade celular dependente de anticorpo (ADCC), que resulta de uma produção exacerbada de anticorpos contra células do enxerto. A união do anticorpo a antígeno da superfície de células do enxerto leva à ativação de células líticas do receptor: fagócitos (em especial, neutrófilos, monócitos/macrófagos), células NK (*natural killer*), linfócitos T (T citotóxicos e Th1). A lise de células-alvo do enxerto acarreta perda funcional do órgão (Figura 19.10).

4º – A síntese de citocinas por células ativadas do receptor contribui muito para a rejeição aguda. Linfócitos Th1 ativados do receptor sintetizam IL-2, interferon-gama (IFN-γ) e IL-12. A IL-2 ativa linfócitos, no caso T citotóxicos e T auxiliares. O IFN-γ, além de ativar linfócitos, ativa monócitos/macrófagos. As células NK são ativadas principalmente por IL-12 e, por sua vez, NK sintetizam mais IFN-γ. Monócitos/macrófagos (Mø) produzem IL-1 e Fator de Necrose Tumoral (TNF) e IL-12, aumentando a rejeição aguda. Em consequência, mais Th1, T citotóxicos, NK e Mø do receptor serão ativados, acarretando vasculite e lise das células endoteliais do enxerto. O IFN-γ ainda aumenta a expressão de HLA, fazendo com que as diferenças entre HLA do receptor e do transplante tornem-se mais evidentes. Por tais motivos, existem vários estudos sobre tratamento com anticorpos monoclonais anticitocinas na rejeição aguda (Figura 19.11).

Assim, na rejeição aguda podem ocorrer diferentes mecanismos imunológicos: resposta adaptativa humoral (imunoglobulinas), resposta celular (ativação de T citotóxicos e Th1), ADCC (hipersensibilidade humoral), além de síntese de citocinas (IL-2, IFN-γ, IL-12, IL-1, TNF) pelo receptor (Figura 19.12).

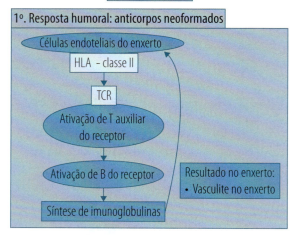

Figura 19.8. A rejeição aguda pode ser determinada por ativação de linfócitos T auxiliares do receptor, que cooperam com B para a síntese de imunoglobulinas, as quais levam à vasculite no enxerto.

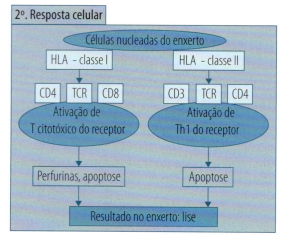

Figura 19.9. A rejeição aguda pode ser determinada por ativação de linfócitos T citotóxicos e Th1, a partir de HLA de células do enxerto.

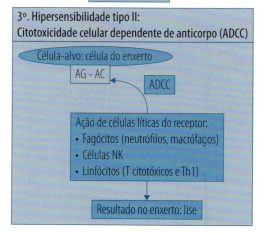

Figura 19.10. A rejeição aguda pode ser determinada por ADCC, na qual células líticas promovem lise de células-alvo do enxerto.

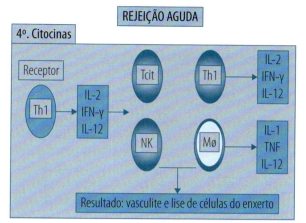

Figura 19.11. A rejeição aguda pode ser determinada por citocinas sintetizadas a partir das células ativadas.

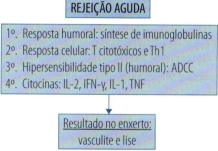

Figura 19.12. Os quatro mecanismos da rejeição aguda são resposta humoral, celular, ADCC e síntese de citocinas por células ativadas do receptor.

REJEIÇÃO CRÔNICA

A rejeição crônica ocorre meses ou anos após o ato cirúrgico e muitas vezes é conhecida como "sobrevida do transplante". O principal mecanismo é uma resposta celular. Linfócitos T citotóxicos do receptor são acionados por HLA classe I de células nucleadas do transplante, assim como Th1 por HLA classe II de células endoteliais do transplante. Esses linfócitos, por meio de lise e/ou apoptose, destroem células do enxerto. A destruição é seguida de proliferação das células endoteliais do enxerto, fibrose, isquemia e perda funcional progressiva do órgão. Pode haver predomínio de células CD8+ ou de CD4+ ou ambas, e essa rejeição geralmente resiste ao tratamento. (Figura 19.13).

Assim, a rejeição crônica é determinada por resposta adaptativa celular, por meio de células CD4+ e CD8+ que causam lise e fibrose no enxerto (Figura 19.14).

REAÇÃO ENXERTO *VERSUS* HOSPEDEIRO

Fala-se em reação enxerto *versus* hospedeiro quando é o enxerto que não aceita o receptor. Ocorre quando são necessárias células imunocompetentes, como é o caso de transplante de medula óssea para tratamento de linfomas.

O principal mecanismo dessa reação é a resposta celular, sendo ativados linfócitos T do enxerto, podendo predominar CD8+ ou CD4+ ou ambos.

Células T citotóxicas e Th1 do receptor são ativadas por HLA classe I e II, respectivamente. Os linfócitos ativados do enxerto vão determinar lise e/ou apoptose em células de determinados locais do hospedeiro: pele, intestino e fígado. Um fato não bem esclarecido é por que a lise na reação enxerto *versus* hospedeiro ocorre sempre nesses mesmos locais.

As manifestações clínicas resultantes constam de exantema, diarreias e alterações advindas de distúrbios hepáticos. Há necessidade de interrupção do processo de reação enxerto *versus* hospedeiro, tentando-se impedir a evolução para insuficiência hepática. São utilizados imunossupressores (Figuras 19.15).

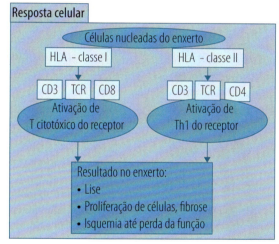

Figura 19.13. A rejeição crônica é determinada por resposta celular, com ativação de T citotóxicos e Th1 do receptor, a partir de HLA do enxerto.

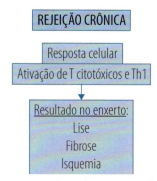

Figura 19.14. A rejeição crônica é causada por resposta celular, tendo como consequência lise e fibrose do enxerto.

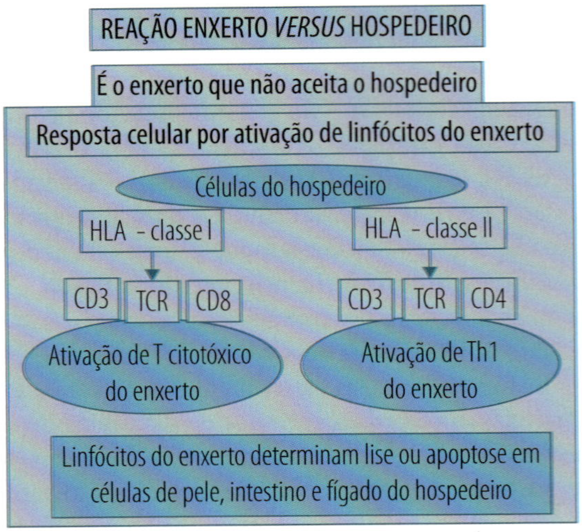

Figura 19.15. Na reação enxerto *versus* hospedeiro é o enxerto que não aceita o hospedeiro, por meio da ativação de T citotóxicos e Th1 do enxerto. A lise resultante ocorre sempre nos mesmos locais: células de pele, intestino e fígado.

A reação enxerto *versus* hospedeiro pode ocorrer após transplantes de medula óssea indicados para diferentes doenças ou para Imunodeficiências Primárias com ausência de linfócitos T (imunodeficiência combinada grave e aplasia tímica). Os portadores de Imunodeficiências Primárias, ao receberem linfócitos maternos por via transplacentária ou transfusões de hemoderivados não irradiadas, também apresentam rejeição enxerto *versus* hospedeiro, com graves lesões de pele (Figura 19.16).

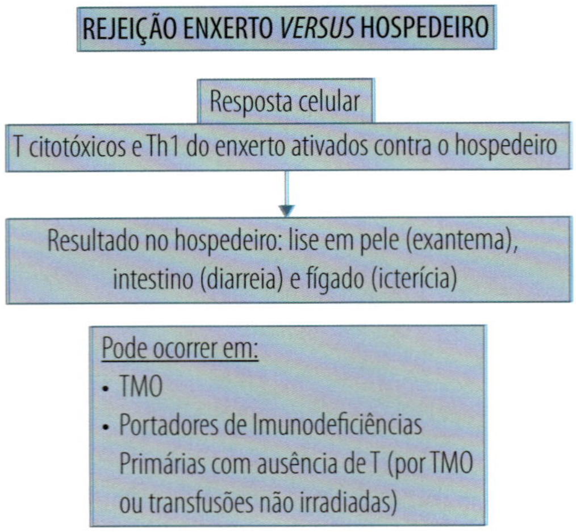

Figura 19.16. A reação enxerto *versus* hospedeiro pode ocorrer quando hospedeiro tem poucos linfócitos T: é o caso de transplantes não irradiados (TMO) ou de passagem de linfócitos maternos por via transplacentária ou hemoderivados não irradiados ou TMO a portadores de imunodeficiência combinada grave e aplasia tímica (sem linfócitos T).

PREVENÇÃO NOS TRANSPLANTES

Na tentativa de que os transplantes sejam bem-sucedidos, são realizados vários exames, geralmente de forma sequencial: sorologia para hepatites, pesquisa de HIV, tipagem ABO e Rh, sorologia para citomegalovírus, prova cruzada, tipagem HLA do doador e do receptor (Figura 19.17).

Citomegalovírus em pacientes transplantados leva a doença pulmonar grave e até a óbito. Assim, em casos de identificação desse vírus em doadores, é necessária terapia prévia. Muitas vezes, é feito ainda o tratamento profilático do receptor.

A prova cruzada avalia a existência de anticorpos contra o doador presentes no receptor antes mesmo do transplante. São utilizados monócitos, uma vez que tais células demonstram bem, na sua superfície, antígenos do organismo de origem. Incubando-se monócitos do doador (mostram antígenos na superfície celular) com soro do receptor (contém imunoglobulinas), haverá microcitotoxicidade dos monócitos caso existam, no receptor, anticorpos específicos às células do doador. Pela prova cruzada, não se identificam quais os anticorpos estão presentes, apenas a existência de anticorpos que poderão levar à lise após o transplante. A percentagem de lise que contraindica um transplante nem sempre é exata, podendo variar de um laboratório para outro (Figura 19.18).

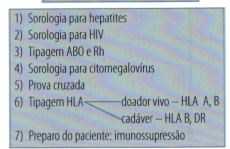

Figura 19.17. Estão descritos os principais exames na prevenção de rejeições a transplantes.

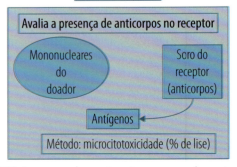

Figura 19.18. A prova cruzada pesquisa anticorpos no soro do receptor que atuem contra antígenos de células do doador, para a exclusão de doadores com anticorpos previamente formados.

Na tipagem HLA de doador e receptor, procura-se sempre a maior similaridade possível entre ambos, uma vez que HLA diferente por si só ativa TCR de linfócitos do receptor, levando à rejeição imunológica.

São ainda realizados outros exames, dependendo de alguma suspeita clínica em prováveis doadores. Sempre que possível, é feito um preparo do paciente, com medicamentos imunossupressores, na busca de diminuição da rejeição imunológica.

No pós-transplante, é importante o acompanhamento imunológico, tanto para orientação de condutas no caso de rejeições quanto para auxílio na identificação de processos infecciosos.

EXEMPLOS CLÍNICOS

Caso 1: Paciente com 21 anos, do gênero masculino, receptor de transplante de medula óssea, indicado por apresentar leucose. Recebeu alta bem e no retorno continuava sentindo-se bem, sem queixas. Ao exame físico, foi notada face discretamente rósea. Ao ser interrogado sobre a coloração de pele, referiu que há um dia havia notado a face mais rosada, principalmente ao se expor ao sol.

Evolução: O paciente foi novamente internado, tendo sido realizada biópsia de pele, que revelou doença enxerto *versus* hospedeiro. Foi feito tratamento imunossupressor pela equipe de transplante, com acompanhamento imunológico. Houve regressão total do quadro, e recebeu alta.

Discussão: As lesões da doença enxerto *versus* hospedeiro são determinadas por resposta celular de T citotóxico e Th1 do enxerto causando lise sempre nos mesmos locais do receptor – pele, intestino e fígado –, como exantema, diarreia e fibrose hepática irreversível. Há diferentes hipóteses para essa localização específica, entre as quais se aventa a maior expressão de HLA nesses locais. Entretanto, há outros órgãos e tecidos que também apresentam pronunciada expressão de HLA e não são atingidos, como os pulmões. A reação enxerto *versus* hospedeiro pode ocorrer após transplante de medula óssea: o tecido doado não é irradiado para retirada de linfócitos, pois o paciente necessita dessas células. O diagnóstico deve ser o mais precoce possível, evitando-se a progressão para insuficiência hepática.

Caso 2: Paciente de 22 anos, do gênero feminino, recebeu transplante renal HLA-relacionado (irmã) há seis meses. Durante a realização dos exames de acompanhamento, foi observado aumento progressivo de creatinina e de ureia. Foi novamente internada para diálise, sendo solicitada fenotipagem linfocitária.

Evolução: Os exames imunológicos mostraram linfócitos B (células CD19+) dentro da normalidade e acentuado aumento de linfócitos T (células CD3+, CD4+ e CD8+), com relação mantida para CD4 e CD8. A paciente recebeu anticorpo monoclonal anti-CD3, com acompanhamento imunológico. A administração do anticorpo monoclonal foi interrompida diante da acentuada diminuição de células CD3+, mas foi possível a regressão do quadro de início de insuficiência renal.

Discussão: É importante a linfofenotipagem em rejeições para identificar qual célula está envolvida. No presente caso, com base no tempo de aparecimento, a rejeição poderia ser aguda, com predomínio de anticorpos neoformados por linfócitos B ativados, por lise por meio da resposta celular (Tcit e Th1), por ADCC e por aumento de citocinas inflamatórias, em especial IL-1, TNF e IFN-γ. A rejeição poderia ainda ser crônica, mediada por Tcit e Th1. O aumento observado de células T (CD3+) indicou resposta celular e foram administrados anticorpos monoclonais anti-CD3. Caso houvesse predomínio de CD4+ ou de CD8+, poderiam ser utilizados anticorpos monoclonais anti-CD4 ou anti--CD8, conforme as células prevalentes. Durante a administração de monoclonais é sempre feito acompanhamento da linfofenotipagem, para que os linfócitos diminuam em limites considerados com menor risco de infecção.

QUESTÕES

1ª – Por que HLA é a principal barreira para transplantes?

2ª – Que tipos de anticorpos monoclonais são utilizados em rejeições agudas?

3ª – Que células são ativadas na reação enxerto *versus* hospedeiro?

4ª – Quais as causas de rejeição aguda?

5ª – Quais as citocinas que se encontram aumentadas na rejeição aguda e o que acarretam?

ETIOPATOGENIA DAS DOENÇAS AUTOIMUNES

CONCEITO

A autoimunidade é um processo fisiológico do organismo, que ocorre principalmente na vida fetal, levando à tolerância, mas que continua acontecendo durante toda a vida, como um dos mecanismos responsáveis por cessar a resposta imunológica. Assim, é fundamental que exista autoimunidade fisiológica, responsável pela regulação da resposta imune.

A autoimunidade deixa de ser normal e passa a ser deletéria se ocorrer de forma anômala ou excessiva, acarretando lesões em tecidos e órgãos, resultando em sinais e sintomas responsáveis pelas doenças autoimunes (Figura 20.1).

A autoimunidade como mecanismo de tolerância já foi estudada no capítulo 12 – Seleção Clonal. Serão estudados a seguir os mecanismos pelos quais a autoimunidade resulta em doenças autoimunes.

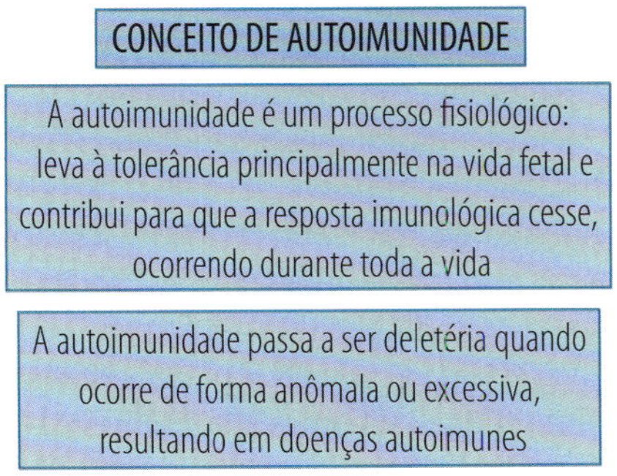

CONCEITO DE AUTOIMUNIDADE

A autoimunidade é um processo fisiológico: leva à tolerância principalmente na vida fetal e contribui para que a resposta imunológica cesse, ocorrendo durante toda a vida

A autoimunidade passa a ser deletéria quando ocorre de forma anômala ou excessiva, resultando em doenças autoimunes

Figura 20.1. A autoimunidade é um processo fisiológico, tornando-se patológico quando em excesso.

FATORES ETIOPATOGÊNICOS DAS DOENÇAS AUTOIMUNES

A etiopatogenia das doenças autoimunes tem como base um tripé formado por fatores genéticos, ambientais e imunológicos. Na maioria das vezes, a associação dos três fatores promove o aparecimento de uma doença autoimune (Figura 20.2).

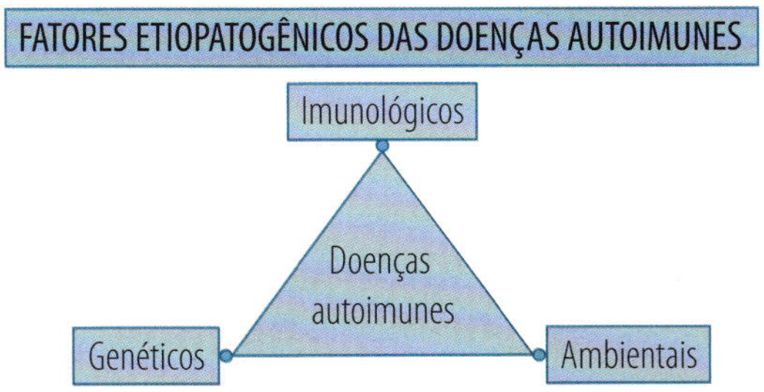

FATORES ETIOPATOGÊNICOS DAS DOENÇAS AUTOIMUNES

Imunológicos

Doenças autoimunes

Genéticos — Ambientais

Figura 20.2. Os três fatores patogênicos básicos das doenças autoimunes, com frequência, encontram-se associados.

A. FATORES GENÉTICOS

Várias observações explicam o componente genético nas doenças autoimunes. Na sinóvia de pacientes com artrite reumatoide, há translocações, inversões cromossômicas e rearranjos dos genes que codificam TCR (receptor de célula T), resultando no aparecimento de novo TCR, com reconhecimento antigênico modificado, ou seja, o novo TCR deixa de reconhecer o "próprio" (Figura 20.3).

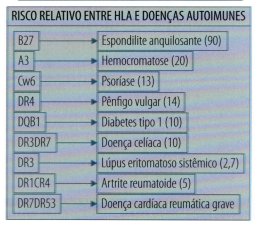

Figura 20.3. Na sinóvia de doentes com artrite reumatoide, há translocações, inversões cromossômicas e rearranjos dos genes que codificam TCR, com aparecimento de novo TCR.

Com frequência, é observada a expressão de determinados alelos de HLA (antígenos leucocitários humanos) associados a certas doenças autoimunes, embora o mecanismo exato dessa relação não esteja totalmente elucidado. Assim, caucasianos portadores do alelo B27 apresentam risco relativo aproximado de 90 para espondilite anquilosante, ou seja, são 90 vezes mais propensos a desenvolver a doença do que os não portadores desse alelo. A visão do número de vezes de maior probabilidade de portadores de certos alelos desenvolverem doenças autoimunes nos dá ideia de quão forte é a associação (Figura 20.4).

Figura 20.4. Determinadas doenças autoimunes apresentam maior probabilidade de aparecimento em indivíduos com determinados alelos de HLA, quando comparados a indivíduos sem os mesmos alelos de HLA. Está colocado o número de vezes maior de chance de esses indivíduos apresentarem as doenças referidas na presença dos alelos descritos, a fim de que se tenha ideia do quão frequente é a associação entre certos alelos de HLA e doenças autoimunes.

Algumas Imunodeficiências Primárias (geneticamente herdadas) podem determinar doenças autoimunes. Na deficiência da proteína FoxP3 de linfócitos T reguladores naturais, não há tolerância central, resultando em doenças autoimunes graves (IPEX – imunodesregulação, poliendocrinopatia e enteropatia ligada ao X). Mutações do gene AIRE (*autoimune regulator gene*) leva à poliendocrinopatia com candidíase e displasia ectodérmica (APECED).

Nas Imunodeficiências Primárias predominantemente de anticorpos, a deficiência de imunoglobulinas leva o sistema imunológico a uma tentativa de síntese destas glicoproteínas, o que muitas vezes leva ao aparecimento de anticorpos autorreagentes resultando em doenças autoimunes.

Deficiências primárias dos componentes iniciais do complemento estão associadas à alta probabilidade do desenvolvimento de doenças autoimunes. Tem sido feita a hipótese de que estariam associadas por causa da posição dos genes codificadores do sistema complemento: genes HLA III, localizados entre os genes HLA classe I e classe II (Figura 20.5).

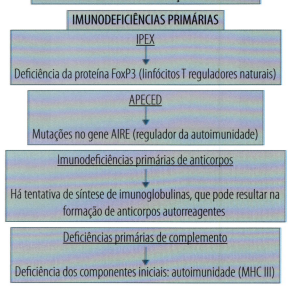

Figura 20.5. Exemplos de outros fatores genéticos implicados na etiopatogenia de doenças autoimunes.

B. FATORES AMBIENTAIS

Cada vez mais, têm-se observado componentes ambientais deflagrando doenças autoimunes em indivíduos geneticamente predispostos.

O aparecimento de lúpus eritematoso sistêmico tem sido, com frequência, observado após estresse crônico em indivíduos predispostos, fato também relatado para outras doenças autoimunes. Vários medicamentos podem desencadear plaquetopenias autoimunes, anemias autoimunes e outras doenças de autoimunidade. O excesso de exposição a radiações ultravioleta (UVA e UVB) tem sido associado ao aparecimento de doenças autoimunes.

Em pacientes com doenças autoimunes, observam-se anticorpos contra certos microrganismos: anticorpos contra *Epstein-Barr virus* na doença reumatoide; contra vírus do sarampo na panencefalite; contra *Streptococcus pyogenes* β hemolítico grupo A na pancardite, na valvulopatia da doença cardíaca reumática e na coreia; contra *Coxsackie B4 virus* e citomegalovírus no diabetes melito; contra *Neisseria* sp. e *Campylobacter jejuni* em Guillain-Barré; contra vírus da hepatite B em vasculites e artrites; contra *Klebsiella* em espondilite anquilosante; anticorpos contra *Mycoplasma pneumoniae, Toxoplasma gondii, Coxsackie virus* e vírus do sarampo têm sido relatados em portadores de várias doenças autoimunes (Figura 20.6).

Há hipóteses sobre púrpura trombocitopênica idiopática após vacina MMR e de esclerose múltipla após vacina contra hepatite B. Foi sugerido, ainda, que algumas doenças infecciosas com curso prolongado, como a endocardite infecciosa, apresentam um componente de autoimunidade.

FATORES AMBIENTAIS NAS DOENÇAS AUTOIMUNES

1º. APARECIMENTO DE DOENÇAS AUTOIMUNES APÓS
- Estresse crônico
- Medicamentos
- Radiações ultravioleta

2º. ANTICORPOS CONTRA MICRORGANISMOS EM DOENÇAS AUTOIMUNES
- Anticorpos contra *Epstein-Barr virus* na doença reumatoide
- Anticorpos contra vírus do sarampo na panencefalite
- Anticorpos contra *Streptococcus pyogenes* β hemolítico grupo A na pancardite ou na valvulopatia da doença cardíaca reumática
- Anticorpos contra *Coxsackie B4 virus* e Citomegalovírus no diabetes melito
- Anticorpos contra *Neisseria* sp. *e Campylobacter jejuni* em Guillain-Barré
- Anticorpos contra vírus da hepatite B em vasculites e artrites
- Anticorpos contra *Klebsiella* em espondilite anquilosante
- *Mycoplasma pneumoniae, Toxoplasma gondii, Coxsackie virus* e vírus do sarampo em diversas doenças autoimunes

Figura 20.6. Dados sobre fatores ambientais que são observados em doenças autoimunes.

C. FATORES IMUNOLÓGICOS

1º – Formação de novos epítopos

A formação de novos epítopos ou determinantes antigênicos, até então não existentes no organismo, pode ser resultante de diversas condições. Assim, medicamentos podem atuar como haptenos, utilizando proteínas próprias do organismo como carreadoras, resultando em imunógenos estranhos ao sistema imunológico.

O excesso de exposição à radiação ultravioleta (UVA e UVB) pode levar à formação de novos determinantes antigênicos em células de tecidos e órgãos, que são desconhecidos ao sistema imune, ativando clones positivos contra componentes próprios do organismo.

É provável que o rearranjo gênico periférico adicional de imunoglobulinas após o encontro com antígeno possa contribuir na etiopatogenia das doenças autoimunes, uma vez que a diversidade de anticorpos pode ser maior pelo rearranjo adicional.

2º – Mimetismo

Observa-se grande semelhança entre determinantes antigênicos e componentes próprios do organismo, que pode explicar uma reatividade cruzada entre anticorpos contra os microrganismos para componentes próprios. O sistema imunológico, ao combater microrganismos, promove a formação de imunoglobulinas similares aos componentes próprios do organismo, com ação de anticorpo contra os componentes próprios: *Epstein-Barr virus* e componentes da sinóvia; vírus do sarampo e mielina; *Streptococcus pyogenes* β hemolítico grupo A e miosina na pancardite ou proteínas derivadas das válvulas cardíacas na doença cardíaca reumática ou gânglios basais do sistema nervoso central na coreia; HIV e vários epítopos humanos; *Coxsackie B4 virus*, citomegalovírus e vírus do sarampo e células pancreáticas; *Neisseria* sp. e *Campylobacter jejuni* e células do sistema nervoso central.

Pesquisadores constataram que não só linfócitos B, mas também T, reconhecem peptídeos M5 do *Streptococcus pyogenes*, produzindo autoanticorpos e citocinas pró-inflamatórias que atuam na progressão e manutenção das lesões valvulares da doença reumática; as células CD4 são aparentemente efetoras nessas lesões (Figura 20.7).

FATORES IMUNOLÓGICOS NAS DOENÇAS AUTOIMUNNES

1º. FORMAÇÃO DE NOVOS EPÍTOPOS
- Medicamentos – haptenos que se unem a carreadores
- Excesso de radiação ultravioleta – formação de novos antígenos

2º. MIMETISMO (REATIVIDADE CRUZADA)
- *Epstein-Barr virus* e componentes da sinóvia
- Vírus do sarampo e mielina
- *Streptococcus pyogenes* β hemolítico grupo A e miosina ou proteínas derivadas das válvulas cardíacas ou gânglios basais do sistema nervoso central
- HIV e vários epítopos humanos
- *Coxsackie B4 virus*, citomegalovírus e vírus do sarampo e células pancreáticas
- *Neisseria* sp. *e Campylobacter jejuni* e células do sistema nervoso central

Figura 20.7. Fatores imunológicos na etiopatogenia das doenças autoimunes.

3º – Ação direta do microrganismo

Vários microrganismos intracelulares, especialmente vírus, ativam monócitos/macrófagos, como defesa imunológica inata. Em consequência, são sintetizados IL-1, TNF (Fator de Necrose Tumoral), citocinas ativadoras de células da resposta inflamatória, incluindo linfócitos, como B e Th1. O resultado é a síntese de imunoglobulinas. A formação de imunoglobulinas eventualmente pode ocorrer de forma desordenada, em especial na persistência do vírus em indivíduos predispostos, resultando em anticorpos autorreagentes. É possível que seja um dos mecanismos pelos quais o uso de anticorpos monoclonais anti-TNF tenha mostrado bons resultados em alguns casos de artrite reumatoide e de psoríase, após a exclusão de processos infecciosos atuais.

4º – Contato com antígenos sequestrados

Praticamente todas as substâncias próprias do organismo entram em contato com o sistema imunológico durante a vida fetal, tendo como consequência a tolerância central e periférica (seleção clonal negativa central e periférica).

Raros componentes do organismo não têm contato com células imunológicas no início de vida, sendo denominados antígenos sequestrados, permanecendo no repertório linfocitário células autorreagentes contra tais substâncias. Caso ocorra contato com antígenos sequestrados em alguma outra época da vida, o resultado pode ser a ativação de clones linfocitários autorreagentes, acarretando doenças autoimunes. São exemplos clássicos de substâncias que não entram em contato com o sistema imunológico no início da vida o cristalino, que pode ocasionar endoftalmia em caso de ruptura e encontro com células imunes competentes, e certos componentes tireoidianos, acarretando tireoidites autoimunes (Figura 20.8).

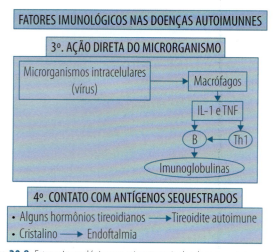

Figura 20.8. Fatores imunológicos na etiopatogenia das doenças autoimunes.

5º – Aumento da síntese de imunoglobulinas

Os anticorpos responsáveis pelas doenças autoimunes são geralmente IgG e mais raramente IgM e IgA. Entretanto, em exceções importantes como lúpus eritematoso sistêmico, as imunoglobulinas são do isótipo M.

O excesso de ativação de linfócitos B, com diferenciação em plasmócitos e aumento da síntese de imunoglobulinas, pode ter como consequência o aparecimento de anticorpos autorreativos e doenças autoimunes. Essa ativação pode ser em células B, em T auxiliares tipo 1 ou 2. O aumento de síntese de imunoglobulinas pode ocorrer em Imunodeficiências Primárias de anticorpos, quando há deficiência de uma classe ou subclasse de imunoglobulinas, como na deficiência de IgA e na deficiência de subclasses de IgG. O sistema imunológico, na tentativa de sintetizar a classe deficiente, o faz à custa de classes que consegue sintetizar, levando a um excesso delas e possível formação de anticorpos autorreagentes.

Teoricamente, uma interrupção na rede idiotípica anti-idiotípica acarreta desequilíbrio imunológico, no qual não cessa a resposta humoral, resultando em formação de excesso de imunoglobulinas, entre as quais pode haver anticorpos autorreativos.

6º – Reações de hipersensibilidade

Várias doenças autoimunes resultam de hipersensibilidades de diferentes tipos, em especial tipos II e III, podendo estar associadas.

A citotoxicidade celular dependente de anticorpo (ADCC), ou hipersensibilidade humoral tipo II, pode ser a causa ou contribuir para doença autoimune, quando dirigida para células-alvo do próprio organismo, que sofrerão lise por fagócitos (principalmente neutrófilos, monócitos/macrófagos), células NK (*natural killer*) e linfócitos (T citotóxicos e Th1).

A deposição de imunocomplexos na membrana de glomérulos, de alvéolos, na sinóvia e na junção derme-epiderme pode ocorrer por hipersensibilidade humoral tipo III, como causa de doença autoimune, tanto pela barreira física que determina quanto pela ativação do complemento e consequente lise local. É possível que haja na etiopatogenia uma alteração na atividade fagocitária de neutrófilos e/ou monócitos/macrófagos, que habitualmente participam do clareamento de imunocomplexos (Figura 20.9).

7º – Distúrbios da tolerância central ou periférica

A tolerância central ou seleção clonal negativa pelos órgãos linfoides centrais é muito importante no início da vida, uma vez que promove a exclusão de clones de células imunológicas autorreagentes. Havendo disfunções de T reguladores naturais (FoxP3+), não há tolerância central, acarretando doenças autoimunes graves em baixa idade. É o que ocorre nas Imunodeficiências Primárias IPEX e APECED.

Durante toda a vida é importante a tolerância periférica, excluindo autoanticorpos, o que é feito, em especial, por linfócitos T reguladores adaptativos, produtores de IL-10 e TGF-β. As alterações dessas citocinas têm sido associadas a doenças autoimunes.

FATORES IMUNOLÓGICOS NAS DOENÇAS AUTOIMUNES

5º. AUMENTO DA SÍNTESE DE IMUNOGLOBULINAS
- Aumento da atividade de B
- Aumento da atividade de Th1 e Th2
- Alterações da rede idiotípica

6º. REAÇÕES DE HIPERSENSIBILIDADE
- Tipo II – ADCC (citotoxicidade celular dependente de anticorpo) Célula-alvo é própria do organismo
- Tipo III – Imunocomplexos depositados em: glomérulos, alvéolos, sinóvia ou junção derme-epiderme

Figura 20.9. Fatores imunológicos na etiopatogenia das doenças autoimunes.

8º – Interrupção da autotolerância

Alterações nas próprias células do organismo ou alterações nos receptores de linfócitos T e B podem ocasionar doenças autoimunes. As células alteradas passam a conter novos epítopos, reconhecidos agora como não próprios. Por outro lado, os receptores alterados, tanto TCR como imunoglobulinas de superfície de linfócitos B, passam a não reconhecer as próprias substâncias do organismo. O resultado é o início de uma resposta imunológica contra componentes do próprio organismo.

9º – Aumento da expressão de HLA

A expressão aumentada de HLA classe II, propiciando a apresentação antigênica e a ativação de T auxiliar, pode ter como resultado imunoglobulinas autorreativas. Uma expressão exacerbada de HLA classe I aumentando a apresentação antigênica para T citotóxico e sua ativação pode piorar ou propiciar a autoimunidade por lise celular.

10º – Associação de desequilíbrios da resposta imunológica

Diferentes desequilíbrios da resposta imunológica têm sido atribuídos como desencadeantes de doenças autoimunes, como os descritos até agora e ainda outros. Assim, no estresse crônico, está descrita associação de diferentes desequilíbrios da imunidade (Figura 20.10).

FATORES IMUNOLÓGICOS NAS DOENÇAS AUTOIMUNNES

7º. DISTÚRBIOS DE TOLERÂNCIA CENTRAL OU PERIFÉRICA
- Alteração de T regulador natural (FoxP3+)
- Diminuição da atividade de T regulador adaptativo (diminuição de IL-10 e TGF-β)

8º. INTERRUPÇÃO DA AUTOTOLERÂNCIA
- Alterações na própria célula do organismo
- Alterações nos receptores de linfócitos

9º. AUMENTO DA EXPRESSÃO DE HLA
- Aumento de HLA classe II ⟶ Imunoglobulinas autorreativas
- Aumento de HLA classe I ⟶ Linfócitos T autorreativos

10º. DISTÚRBIOS ASSOCIADOS DA RESPOSTA IMUNOLÓGICA
Exemplo: no estresse crônico

Figura 20.10. Fatores imunológicos na etiopatogenia das doenças autoimunes.

EXAMES LABORATORIAIS NAS DOENÇAS AUTOIMUNES

Entre os principais exames laboratoriais que podem auxiliar o diagnóstico e o acompanhamento das doenças autoimunes, encontram-se: anticorpos antinucleares, anticorpos antiglobulina humana, anticorpos anti-DNA, anticorpos antimusculatura lisa, depósitos de imunocomplexos e presença de crioprecipitado sérico. Tais exames complementares, como todos, necessitam sempre ser correlacionados à clínica.

1º – Fator reumatoide (FR) ou anticorpo antiglobulina humana: é frequente na artrite reumatoide, embora não patognomônico. Forma-se a partir de uma célula própria danificada, que, ao expor seu DNA, provoca a síntese de anti-DNA do isotipo G. Em resposta, há formação de IgM anti-anti-DNA, que é conhecida como fator reumatoide ou anticorpo antiglobulina humana.

2º – Anticorpos antinucleares: FAN ou fator antinúcleo é observado em várias doenças autoimunes, como na esclerodermia; no lúpus, apresenta padrão periférico. Fator LE ou anticorpo anti-DNA: inicialmente descrito no lúpus eritematoso sistêmico, pode aparecer em diferentes doenças autoimunes. Anticorpo anti-DNA de dupla hélice ou dsDNA: é mais característico do lúpus eritematoso sistêmico.

3º – Anticorpo antiacetilcolina: aparece na miastenia grave.

4° – **Depósitos de imunocomplexos:** são constituídos por epítopo desencadeante, por anticorpo IgG, IgM e/ou IgA e por complemento. Os imunocomplexos depositados podem ser observados por biópsias renais, alveolares, sinoviais e junções derme-epiderme, por meio de imunofluorescência.

5° – Pesquisa de crioprecipitado no soro (<u>imunocomplexos circulantes</u>); formados por antígeno, anticorpo e complemento, podem ser observados *in vitro*, após a separação do soro de sangue periférico.

6°. <u>Valores séricos do complemento:</u> nas doenças autoimunes pode haver diminuição do complemento sérico total (CH50) ou apenas de componentes do complemento, principalmente C3 e C4, sugerindo atividade de doença por imunocomplexos. Entretanto, a diminuição pode ser apenas localizada, como em sinóvia, sem alterações séricas. Os exames sobre complemento total e frações necessitam ser de imediato enviados ao laboratório, uma vez que o sistema complemento é termolábil. Caso isso não ocorra, há risco de falsos resultados de diminuição do complemento.

Os achados laboratoriais de complemento, autoanticorpos, imunocomplexos e crioprecipitados isolados não permitem o diagnóstico de doenças autoimunes (Figura 20.11).

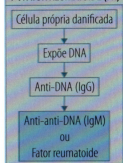

Figura 20.11. Principais exames laboratoriais nas doenças autoimunes.

EXEMPLOS CLÍNICOS

Caso 1: Paciente com 37 anos, do gênero feminino, apresentava lesões de pele há seis meses, que se acentuavam com exposição à luz. Sem outras queixas. Encontrava-se em tratamento de urticária crônica há quatro meses. Relatava estresse emocional há um ano. Referia asma e urticária na infância; falecimento de mãe após anos de tratamento em diálise. Exame físico: lesões eritematosas maculopapulares hiperpigmentadas, disseminadas, algumas em forma discoide, atingindo regiões malar, cervical e dorso.

Evolução: A investigação foi dirigida para doenças autoimunes, mostrando leucopenia, complemento total baixo, positividade para anticorpos anti-DNA de dupla hélice (dsDNA), anti-Sm e FAN com padrão periférico. Sem comprometimento renal. Biópsia de pele revelou presença de imunocomplexos. Feito diagnóstico de lúpus eritematoso sistêmico e iniciada a terapia.

Discussão: É importante a pesquisa de doenças autoimunes entre as causas de urticária crônica, dirigindo-se a investigação conforme o quadro apresentado. A urticária crônica alérgica deve sempre ser considerada como diagnóstico de exclusão. No presente caso, os exames iniciais foram para pesquisa de autoimunidade, por se tratar de mulher, sem suspeita de quadro infeccioso e com lesões de pele sugestivas de autoimunidade. Assim, a hipótese de doença lúpica foi aventada pela presença de lesões eritematosas e hiperpigmentadas atingindo a região malar, embora sem distribuição típica (em asa de borboleta); lesões com forma discoide e fotossensibilidade também falam a favor de doença lúpica. A observação de alterações hematológicas e imunológicas, como a presença de anticorpos anti-DNA de dupla hélice (dsDNA), anti-Sm e FAN padrão periférico no presente caso, em conjunto com o quadro clínico, confirma o diagnóstico. A falta de diagnóstico pode levar a consequências graves, como insuficiência renal e até óbito, como é possível que tenha ocorrido com a mãe da paciente. O antecedente familiar materno de diálise e óbito sugere doença lúpica com comprometimento renal: provável componente genético na etiopatogenia. É possível que o estresse emocional crônico tenha contribuído para o desencadeamento da doença. A presença de anticorpos dsDNA, anti-Sm, FAN periférico e imunocomplexos na pele indica a participação imunológica no processo. Um possível não reconhecimento de DNA próprio tem sido sugerido na patogênese do lúpus, embora não se entenda por que a doença tenha órgãos-alvo, e não seja sempre sistêmica, uma vez que todo o organismo apresenta o mesmo DNA. Depósitos de imunocomplexos indicam a participação de hipersensibilidade tipo III, que também tem sido implicada na etiopatogenia. Assim, no caso exemplificado, parecem estar presentes o fator genético, o fator ambiental (estresse emocional crônico) e desequilíbrio imunológico.

Caso 2: Paciente de 33 anos, do gênero feminino, referia alergia (*sic*) em pele de mãos, pés e pálpebras (*sic*) há três meses, com indisposição geral (*sic*) há um ano. Sem antecedentes de doenças autoimunes na família. Exame físico: edema palpebral mais acentuado à direita, de coloração violácea; pápulas eritematosas em dedos de mãos e pés, de tamanhos variáveis, além de descamação. O restante do exame não mostrava alterações aparentes, exceto a observação de que a paciente teve dificuldade ao subir os degraus para a mesa de exame, queixando-se de fraqueza (*sic*) após o questionamento sobre tal dificuldade. Reflexos neurológicos presentes e simétricos. Solicitados exames direcionados para doença difusa do tecido conjuntivo.

Evolução: Os exames revelaram velocidade de hemossedimentação elevada, ausência de anticorpos antinucleares, de fator LE e de fator reumatoide; complemento normal; elevação de transaminases. Solicitada biópsia muscular, que revelou alterações características de polimiosite.

Discussão: Doenças alérgicas apresentam sinais simétricos na grande maioria dos casos, o que não acontecia com a paciente, havendo edema periorbital mais acentuado à direita. O edema violáceo também ocorre com maior frequência em doenças não alérgicas. O diagnóstico de doença muscular foi baseado na observação de dificuldade ao subir os degraus. O edema purpúreo é característico de polimiosite. Os valores elevados de transaminases contribuíram para a solicitação de biópsia, que é o principal exame para o diagnóstico de polimiosite. Na etiopatogenia de polimiosite estão implicados fatores genéticos e depósitos de imunocomplexos em vasos sanguíneos da musculatura esquelética. Essa doença tem sido associada a componente ambiental, em geral vírus e, especialmente, picornavírus.

QUESTÕES

1ª – A autoimunidade é sempre deletéria?

2ª – Os três fatores básicos da etiopatogenia das doenças autoimunes podem ocorrer isoladamente como causadores da doença?

3ª – Por que portadores de Imunodeficiências Primárias de anticorpos apresentam maior probabilidade de doenças autoimunes?

4ª – Infecções virais prolongadas podem levar ao desencadeamento de doenças autoimunes em indivíduos predispostos?

5ª – Cite tipos de distúrbios de tolerância central que resultam em doenças autoimunes.

IMUNODEFICIÊNCIAS PRIMÁRIAS

21

CONCEITO

Imunodeficiência Primária (IDP) é a deficiência de um ou mais de um setor da resposta imunológica sem causa extrínseca, muitas vezes herdada geneticamente, resultando em menor defesa do organismo, com manifestações clínicas que se iniciam na infância ou na vida adulta. São de fundamental importância o diagnóstico e o tratamento das IDPs para que o portador tenha melhor qualidade de vida ou, em muitos casos, possa sobreviver (Figura 21.1).

A primeira referência à diminuição da defesa foi feita por Bruton, em 1952, ao descrever um menino com infecções de repetição e ausência de anticorpos. Atualmente essa IDP é denominada agamaglobulinemia congênita ligada ao X ou deficiência de tirosina quinase de Bruton (Btk) ou deficiência de Btk ou síndrome de Bruton (Figura 21.2).

No momento, estima-se que as IDPs incidam em 1/2.000 nascidos vivos, ou seja, muitas delas frequentes como doenças já incluídas no "teste do pezinho", como hipotireoidismo (1/5.000) e fenilcetonúria (1/14.000).

CONCEITO DE IMUNODEFICIÊNCIA PRIMÁRIA

Deficiência de um setor ou mais da resposta imunológica, sem causa extrínseca, maioria herdada, com manifestações que se iniciam na infância ou na vida adulta

↓

Menor defesa do organismo

Figura 21.1. As IDPs quase sempre são herdadas, com manifestações que se iniciam na criança ou em adultos ou não apresentam manifestações clínicas.

PRIMEIRA IMUNODEFICIÊNCIA PRIMÁRIA DESCRITA

Bruton (1952):
Menino com infecções de repetição e ausência de anticorpos

↓

Agamaglobulinemia congênita ligada ao X ou Deficiência de tirosina quinase de Bruton (Btk) ou Síndrome de Bruton

Figura 21.2. A primeira IDP foi descrita por Bruton, em 1952.

QUADRO CLÍNICO GERAL DAS IMUNODEFICIÊNCIAS PRIMÁRIAS

O quadro clínico depende do setor imunológico acometido, com maior ou menor gravidade, ou mesmo sem sintomatologia. As manifestações clínicas mais frequentes são infecções de repetição, crônicas ou prolongadas, por bactérias, vírus ou fungos, que podem levar a comprometimento pôndero-estatural. Pode haver doenças autoimunes, neoplasias e história familiar de infecções de repetição.

As doenças autoimunes aparecem em deficiências humorais, quando o sistema imunológico, na tentativa de sintetizar anticorpos, produz anticorpos autorreagentes. Devem ser pesquisadas deficiências humorais em crianças pequenas com autoimunidade.

Microrganismos oportunistas, como *Pneumocystis jiroveciii* (*carinii*) e citomegalovírus, causam infecções com discreta sintomatologia ou sem esta em indivíduos imunocompetentes. Havendo baixa da defesa imunológica, em especial deficiências celulares, tais patógenos oportunistas causam doenças graves (Figura 21.3).

PRINCIPAIS MANIFESTAÇÕES DAS IMUNODEFICIÊNCIAS PRIMÁRIAS

1) Infecções
 • de repetição, crônicas ou prolongadas
 • por bactérias, vírus, fungos
 • microrganismos oportunistas
2) Comprometimento pôndero-estatural
3) Doenças autoimunes
4) Neoplasias
5) História familiar de infecções de repetição

Figura 21.3. As manifestações das IDPs não se restringem às infecções de repetição, podendo apresentar-se como doenças autoimunes.

O Grupo Brasileiro de IDP, baseado na Fundação Jeffrey Modell e na Cruz Vermelha Americana, elaborou os "Dez sinais de alerta para Imunodeficiência Primária na criança", mediante os quais devem ser investigadas as IDPs: 1º – Duas ou mais *pneumonias* no último ano. 2º – Quatro ou mais *otites* no último ano. 3º – *Estomatites* de repetição ou moniliase por mais de dois meses. 4º – *Abscessos* de repetição ou ectima. 5º – Um episódio de *infecção sistêmica grave* (meningite, osteoartrite, septicemia). 6º – Infecções intestinais de repetição ou diarreia crônica; 7º – *Asma grave*, doença do colágeno ou *doença autoimune*. 8º – *Efeito adverso ao BCG* e/ou infecção por *Mycobacterium tuberculosis*. 9º – *Fenótipo* clínico sugestivo de síndrome associada à imunodeficiência. 10º – *História familiar* de imunodeficiência (Figura 21.4).

A Sociedade Europeia de Imunodeficiências Primárias (ESID) indica seis sinais de alerta para as IDPs em adultos: 1º – Quatro ou mais infecções com necessidade de antibiótico em um ano. 2º – *Infecções* com necessidade de antibioticotera-

OS DEZ SINAIS DE ALERTA PARA IMUNODEFICIÊNCIAS PRIMÁRIAS NA CRIANÇA

1. **Pneumonias:** duas ou mais no último ano
2. **Otites:** quatro ou mais no último ano
3. **Estomatites:** de repetição ou *moniliase*: por mais de dois meses
4. **Abscessos:** de repetição ou ectima
5. **Infecções sistêmicas graves:** meningite, osteoartrite, septicemia
6. **Diarreia:** de repetição ou crônica
7. **Doença autoimune** ou **asma grave**
8. **Efeito adverso ao BCG** e/ou infecção por *Mycobacterium tuberculosis*
9. **Fenótipo clínico** sugestivo de síndrome associada à imunodeficiência
10. **História familiar** de imunodeficiência

Imunopediatria.org.br

Figura 21.4. "Os dez sinais de alerta para imunodeficiências primárias na criança" foram orientados pela Fundação Jeffrey Modell e pela Cruz Vermelha Americana e adaptados pelo Grupo Brasileiro de Imunodeficiências Primárias.

pia prolongada. 3º – Duas ou mais *infecções bacterianas graves* (osteomielite, meningite, celulite, sepse). 4º – Quatro ou mais *pneumonias* comprovadas radiologicamente em três anos. 5º – Infecções em locais não usuais por *patógenos oportunistas*. 6º – *História familiar* de IDP.

DIAGNÓSTICO DIFERENCIAL DAS IMUNODEFICIÊNCIAS PRIMÁRIAS

Infecções de repetição podem ter outras causas que não IDP, podendo ser causas ligadas ao patógeno ou ao hospedeiro.

Um elevado número de patógenos no meio ambiente pode levar a doenças, tal como acontece com as chamadas doenças de inverno, quando, por haver aglomerados de pessoas em locais fechados, há grande quantidade de patógenos e maior incidência de doenças. É o caso também de crianças pequenas ou de idosos que passam de um ambiente domiciliar com poucos patógenos para locais com muitos patógenos. Assim, crianças que começam a frequentar creches ou escolas podem ter infecções de repetição, sem serem portadoras de IDPs. Lembrando que o sistema imunológico adaptativo desenvolve-se mediante o contato com antígenos, tal exposição pode ser benéfica. Há indicação de postergar a entrada em creches quando há comprometimento mais acentuado da criança, como perda de peso.

Microrganismos com alta patogenicidade, como HIV, causam infecções graves mesmo em indivíduos inicialmente imunocompetentes, evoluindo para imunodeficiências secundárias aos patógenos.

Entre infecções de repetição por causas ligadas ao hospedeiro, encontram-se as malformações congênitas. É provável que um paciente que apresente pneumonias de repetição sempre no mesmo local do pulmão tenha uma malformação pulmonar, como bronquiectasia, embora estas possam ser secundárias à imunodeficiência. Diferentemente, pacientes com pneumonias de repetição atingindo diferentes lobos pulmonares terão como maior probabilidade um imunocomprometimento. O mesmo com infecções urinárias repetidas, nas quais a hipótese inicial é de malformação, e não de imunodeficiências (Figura 21.5).

A conhecida hipogamaglobulinemia fisiológica do lactente, uma característica normal do lactente, pode levar a infecções de repetição no início da vida. Não se trata de imunodeficiência, mas de diminuição fisiológica de imunoglobulinas, com valores dentro da curva-padrão para a idade. Ao nascimento, recém-nascidos de termo apresentam valores séricos de IgG semelhantes aos maternos (IgG recebida por via transplacentária), mas com o tempo há catabolismo dessa IgG materna. A síntese de imunoglobulinas pelo lactente é dada inicialmente por IgM (primeira imunoglobulina sintetizada), porém em menores quantidades. Por volta dos 3 aos 7 meses, a soma da IgG materna ainda presente com as imunoglobulinas sintetizadas pelo lactente é relativamente baixa, resultando na hipogamaglobulinemia fisiológica do lactente e predisposição às infecções (Figura 21.5).

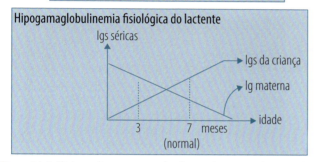

Figura 21.5. Hipóteses de outras causas de infecções de repetição devem ser feitas antes da investigação de IDP. Um dos diagnósticos diferenciais é o aumento do número de patógenos no meio ambiente, como ocorre com crianças que passam a frequentar creches ou escolas. Outro diagnóstico diferencial é a hipogamaglobulinemia fisiológica do lactente, uma condição normal do lactente, que apresenta normalmente dosagens de imunoglobulinas séricas mais baixas entre os 3 e 7 meses: é preciso sempre comparar os valores imunológicos com curvas-padrão para cada faixa etária.

ACOMPANHAMENTO DAS IMUNODEFICIÊNCIAS PRIMÁRIAS

É preciso que os imunologistas estejam sempre atentos às possíveis complicações das IDPs, não permitindo, de forma alguma, que elas passem despercebidas.

A higiene pessoal e ambiental é fundamental para pacientes com IDPs. Tais pacientes devem ter sempre acompanhamento odontológico, sendo as cáries dentárias um foco de infecção. Muitos apresentam pneumonias de repetição, levando a bronquiectasias e a outras alterações pulmonares, sendo importante, por isso, o acompanhamento por pneumologistas, fisiatras e fisioterapeutas. Muitas vezes, as infecções tornam-se resistentes ao tratamento ou de difícil diagnóstico etiológico, necessitando da orientação de infectologistas e microbiologistas. Em algumas IDPs há endocrinopatias que surgem com o passar do tempo, fazendo-se necessário o acompanhamento com endocrinologistas. Pode haver o aparecimento de doenças autoimunes e neoplasias, que também necessitam de acompanhamento especializado. A terapia de eleição da maioria das deficiências de linfócitos T é o transplante de medula óssea (TMO), necessitando do apoio de hemocentros e de grupos de transplante. O paciente portador de IDP e seus familiares podem ser emocionalmente atingidos, necessitando muitas vezes de observação psiquiátrica ou psicológica.

Assim, os portadores de IDPs necessitam de observação constante do imunologista e do acompanhamento multidisciplinar, a fim de que possam sobreviver e viver o melhor possível.

CLASSIFICAÇÃO DAS IMUNODEFICIÊNCIAS PRIMÁRIAS

A Organização Mundial da Saúde (OMS) classifica as IDPs com base no tipo de resposta imunológica comprometida: deficiências predominantemente de anticorpos, imunodeficiências combinadas de células T e B, outras síndromes de imunodeficiências bem definidas, doenças com imunodesregulação, defeitos congênitos de fagócitos, deficiências de complemento, IDPs não classificadas nos grupos anteriores (Figura 21.6).

IMUNODEFICIÊNCIAS PRIMÁRIAS
(OMS)

a) Deficiências predominantemente de anticorpos
b) Imunodeficiências combinadas de células T e B
c) Imunodeficiências com síndromes bem definidas
d) Doenças com imunodesregulação
e) Defeitos congênitos de fagócitos
f) Deficiências de complemento
g) Não classificadas nos grupos anteriores

Figura 21.6. Estão descritas as IDPs segundo a classificação da OMS.

O Grupo Latino-Americano de Imunodeficiências (LAGID) indica como frequência de IDPs: 66,7% humorais, 17,8% celulares, 13,8% fagocitárias e 2,7% para complemento. Na América do Norte, a prevalência foi citada como cerca de 50% humorais, 20% combinadas, 18% fagocitárias, 10% celulares e 2% por complemento. A ESID relata prevalência de 67% para anticorpos, 11% para combinadas, 7% para fagócitos, 2% para as associadas com defeitos maiores, 1% para complemento e 12% para outras imunodeficiências.

A) DEFICIÊNCIAS PREDOMINANTEMENTE DE ANTICORPOS

Entre as principais deficiências predominantemente de anticorpos, encontram-se: deficiência de IgA, deficiência de subclasse de IgG, deficiência de anticorpos antipolissacarídeos

224 IMUNOLOGIA DO BÁSICO AO APLICADO

(deficiência de anticorpos específicos com imunoglobulinas normais e células B normais), imunodeficiência comum variável, deficiência de Btk (síndrome de Bruton) e hipogamaglobulinemia transitória da infância (Figura 21.7).

DEFICIÊNCIAS PREDOMINANTEMENTE DE ANTICORPOS

1ª. Deficiência de IgA
2ª. Deficiência de subclasse de IgG
3ª. Deficiência de anticorpos antipolissacarídeos
4ª. Imunodeficiência comum variável
5ª. Deficiência de Btk (síndrome de Bruton)
6ª. Hipogamaglobulinemia transitória da infância

Figura 21.7. Estão descritas as deficiências predominantemente de anticorpos segundo a classificação da OMS.

1ª – Deficiência de IgA

Fala-se em deficiência de IgA quando esse isotipo apresenta valores inferiores a 7 mg/dL em crianças acima de 4 anos, estando normais as outras classes de imunoglobulinas. Na deficiência parcial de IgA, os valoras são maiores do que 7 mg/dL, porém abaixo de dois desvios-padrão para a idade.

É a IDP mais frequente, com incidência variável, observando-se em nosso meio prevalência de 1/965. Esses dados são ainda mais altos em pacientes com atopias, referindo-se 1:50 a 1:200 entre pacientes com asma grave.

Na maioria das vezes, a deficiência de IgA é assintomática, sendo o diagnóstico ocasional. Nos casos de presença de sintomatologia, há principalmente infecções em mucosas, por ser a IgA a principal imunoglobulina de mucosas. Assim, aparecem infecções de vias aéreas superiores como otites, amigdalites, sinusopatias, faringites; intestinais, em especial giardíase de repetição e de difícil tratamento, infecções prolongadas por enterovírus, com risco de evolução para meningoencefalite viral. Há maior frequência de alergias por causa da maior penetração de alérgenos em mucosas pela menor defesa: rinite e asma alérgicas, alergia ao leite de vaca. Podem ocorrer doenças autoimunes, sendo descritas em ordem de frequência: tireoidites, lúpus, diabetes, artrite reumatoide juvenil e doença inflamatória intestinal.

Um cuidado necessário no caso de portadores de deficiência de IgA é o fato de que essa IDP pode ter evolução ou ser o quadro inicial de imunodeficiência comum variável (estudada adiante), o que torna necessária outra conduta terapêutica. São referidos como fatores de risco para tal evolução: associação à deficiência de anticorpos antipolissacarídeos, infecções de repetição, doenças autoimunes e, possivelmente, presença de linfócitos B de memória imaturos (CD27+IgM+IgD+). Por tais motivos, a deficiência de IgA deve ser acompanhada.

O tratamento consta de: realizar terapia antimicrobiana no início das infecções bacterianas; tratar a giardíase quando presente, repetindo-se exames parasitológicos de fezes periodicamente; reforçar a higiene pessoal e evitar alimentos crus ou lavá-los adequadamente para prevenir contaminações; fazer acompanhamento odontológico à procura de focos infecciosos. Dá-se preferência à vacinação contra poliomielite com vírus mortos, até mesmo para os familiares.

Não há indicação de reposição com imunoglobulina humana, ao contrário, esta não deve ser feita: além de conter baixíssimas quantidades de IgA sérica, pode levar à formação de anticorpos anti-IgA (até anafilaxia) em pacientes com ausência total de IgA, uma vez que eles não apresentaram tolerância na vida fetal ao isotipo ausente (Figura 21.8).

DEFICIÊNCIA DE IgA

Conceito - IgA < 7 mg/dL em crianças acima de 4 anos
Incidência - Imunodeficiência Primária mais frequente
Quadro clínico - Maioria assintomática
Quando sintomática:
• Infecções de repetição em mucosas
  - de vias aéreas superiores: otites, amigdalites, sinusites
  - digestiva: giardíase de repetição, enteroviroses
    (risco de meningoencefalite por enterovírus)
• Alergias: asma, rinite alérgica, alergia ao leite de vaca
• Doenças autoimunes: tireoidites, lúpus, diabetes, artrite
• Pode evoluir para imunodeficiência comum variável
Tratamento
• Realizar tratamento precoce das infecções
• Reforçar a higiene pessoal e evitar alimentos crus

Figura 21.8. Estão descritas as características da deficiência de IgA (deficiência predominantemente de anticorpos).

2ª – Deficiência de subclasse de IgG

É considerada deficiência de subclasse de IgG quando há déficit seletivo de uma ou mais subclasses de IgG. Pode ser assintomática ou apresentar, em especial, pneumonias de repetição, dependendo do isotipo que falte.

Na deficiência de IgG1, há diminuição de síntese de anticorpos proteicos. As manifestações muitas vezes ocorrem no adulto, como infecções pulmonares graves, persistentes e progressivas. Na deficiência de IgG2, a função de opsonização da IgG está diminuída, ou seja, há menor produção de anticorpos antipolissacarídeos, necessários para bactérias encapsuladas, como *Streptococcus pneumoniae* e *Haemophilus influenzae*, principais agentes etiológicos de pneumonias. O quadro clínico da deficiência de IgG2 geralmente aparece na infância. Para a deficiência de IgG3 (menos frequente) sintomática, está descrita a presença de sinusopatias e pneumonias de repetição. A deficiência de IgG4 não está associada à presença de infecções. A deficiência de subclasse pode se apresentar de forma isolada ou em associação à deficiência de IgA, especialmente a deficiência de IgG2.

No quadro laboratorial, há valores inferiores a dois desvios-padrão para dosagem da subclasse deficitária, podendo a IgG total estar diminuída (na deficiência de IgG1) ou normal, subestimando o diagnóstico. A certeza de diagnóstico é após os 4 anos de idade, tendo em vista a imaturidade do sistema adaptativo humoral.

É necessária a reposição de imunoglobulina humana (gamaglobulina EV ou SC), no caso de pneumonias de repetição. Na EV utiliza-se 400 até 800 mg/kg, a cada três ou quatro semanas, dependendo da clínica (principalmente) e valores séricos de IgG acima de 800 mg/dL (valores imediatamente antes de nova administração). Na SC á indicação de 25 mg para crianças e 30 a 40 mg para adultos, por semana. A reposição com imunoglobulina humana previne as pneumonias, tanto quanto ao número como quanto à gravidade. O início precoce da reposição de imunoglobulina evita sequelas pulmonares irreversíveis, como bronquiectasias, resultantes de processos infecciosos pulmonares de repetição. A administração deve ser lenta e cuidadosa por tratar-se de proteínas, portanto com alto poder antigênico. O paciente deve estar normalmente hidratado. Alguns pacientes, após a infusão, apresentam cefaleia, náuseas, vômitos ou meningite asséptica de resolução espontânea. É necessário cuidado especial quando há ausência total de IgA ou de alguma subclasse de IgG, pela possibilidade de síntese de anticorpos contra o isotipo ausente por falta de tolerância central e possibilidade de formação de anticorpos, com risco de anafilaxia. Na SC há menos efeitos sistêmicos e o nível de imunoglobulina sérico é mais constante. A reposição de imunoglobulina é necessária durante toda a vida, permitindo boa qualidade de vida e até a sobrevida do paciente.

Estão indicadas as vacinas contra *Haemophilus influenzae* e *Streptococcus pneumoniae*, na tentativa de aumentar a resposta a tais patógenos (Figura 21.9).

DEFICIÊNCIA DE SUBCLASSE DE IgG

Conceito - Deficiência de uma ou mais subclasses de IgG

Quadro clínico - Pode ser assintomática

Quando sintomática: pneumonias de repetição

Laboratório
- Subclasse de IgG diminuída (abaixo de dois desvios-padrão para a idade)
- IgG diminuída ou normal (normal principalmente na deficiência de IgG1)

Tratamento
- Reposição com imunoglobulina humana (gamaglobulina EV)
- Tratamento das infecções
- Vacinas antipneumocócica e anti-*Haemophilus influenzae* tipo b

Figura 21.9. Estão descritas as características da deficiência de subclasse de IgG (deficiência predominantemente de anticorpos).

3ª – Deficiência de anticorpos antipolissacarídeos

A deficiência de anticorpos antipolissacarídeos é também denominada deficiência de anticorpos específicos com imunoglobulinas e células B normais, uma vez que a única alteração está na produção de anticorpos antipolissacarídeos. Estes estão contidos na subclasse IgG2, que pertence ao isotipo IgG.

Os anticorpos antipolissacarídeos são necessários para a defesa contra bactérias encapsuladas (*Streptococcus pneumoniae* e *Haemophilus influenzae*). Tal deficiência pode ser assintomática ou manifestar-se com pneumonias de repetição, infecções de vias aéreas superiores, impetigo, erisipela e doenças autoimunes.

Os exames mostram imunoglobulinas séricas normais (IgG, IgM, IgA) ou mesmo elevadas. O diagnóstico é feito pelas titulações de anticorpos contra *Streptococcus pneumoniae*. Consideram-se valores adequadamente responsivos quando: 1º – Indivíduos com vacinação prévia contra *S. pneumoniae*: apresentam valores iguais ou superiores a 1,3 µg/mL para cada sorotipo, em um mínimo 50% (crianças abaixo de seis anos) a 70% (acima de seis anos) dos sorotipos polissacarídeos analisados; 2º – Indivíduos sem vacinação prévia contra *S. pneumoniae*: títulos da resposta vacinal duplicam em um mínimo de 50% (abaixo de seis anos) a 70% (acima de seis anos) dos sorotipos antipolissacarídeos analisados, depois de quatro a seis semanas de vacinação, quando comparados aos títulos pré-vacinais do paciente. Até 2 anos há incapacidade fisiológica da resposta a polissacarídeos. O diagnóstico de certeza dessa imunodeficiência é feito após os 4 anos de idade.

No tratamento é imprescindível a reposição de imunoglobulina humana em casos sintomáticos de pneumonias de repetição, além de antibioticoterapia em infecções. As vacinas contra *Haemophilus influenzae* e *Streptococcus pneumoniae* podem ser úteis, pois os títulos de imunização são menores do que os utilizados para a avaliação da imunodeficiência (Figura 21.10).

4ª – Imunodeficiência comum variável (ICV)

Foi inicialmente descrita por Janeway, em 1953. A ICV atualmente é conceituada como diminuição de IgG e IgA e/ou de IgM, deficiência de produção de anticorpos específicos e sempre após a exclusão de outras causas de hipogamaglobulinemia. As manifestações clínicas são mais tardias, ocorrendo em dois picos de idades: 6 a 10 anos e 18 a 35 anos. Em cerca de 20% dos casos há herança autossômica.

O quadro clínico inicial pode ser de deficiência de IgA, com infecções de vias aéreas superiores e intestinais, seguindo-se manifestações da deficiência de IgG, com pneumonias de repetição por bactérias encapsuladas (*Streptococcus pneumoniae* e *Haemophilus influenzae*). Torna-se ainda mais grave quando há comprometimento celular associado, com

DEFICIÊNCIA DE ANTICORPOS ANTIPOLISSACARÍDEOS

Conceito
- Deficiência da produção de anticorpos antipolissacarídeos

Quadro clínico - Pode ser assintomática
- Quando sintomática: pneumonias de repetição

Laboratório - Dosagens normais ou elevadas de IgG, IgM e IgA
- Diagnóstico: deficiente resposta vacinal a *S. pneumoniae*
- Consideram-se valores adequadamente responsivos:
  1º. Com vacinação prévia contra *Streptococcus pneumoniae*:
  Responsivo quando valores ≥ 1,3 μg/mL de anticorpos contra sorotipos polissacarídeos, em um mínimo 50% (crianças abaixo de seis anos) a 70% (crianças acima de seis anos)
  2º. Sem vacinação prévia contra *Streptococcus pneumoniae*:
  Responsivo quando títulos da resposta vacinal após quatro a seis semanas duplicam em um mínimo de 50% (abaixo de seis anos) a 70% (acima de seis anos) dos sorotipos polissacarídeos analisados, quando comparados aos títulos pré-vacinais do paciente
- Diagnóstico de certeza: após os 4 anos de idade

Tratamento
- Reposição com imunoglobulina humana (gamaglobulina EV ou SC)
- Vacinas antipneumocócica e anti-*Haemophilus influenzae* tipo b
- Tratamento das infecções

Figura 21.10. Estão descritas as características da deficiência de anticorpos específicos com imunoglobulinas e linfócitos B normais ou deficiência de anticorpos antipolissacarídeos (deficiência predominantemente de anticorpos).

infecções por microrganismos intracelulares (*Herpes simplex*, *Epstein-Barr virus*) e oportunistas (citomegalovírus, *Pneumocystis jiroveciii*, *Toxoplasma gondii*, *Cryptococcus neoformans*, *Mycoplasma* spp.). A prevalência de doenças autoimunes é alta; podem aparecer doenças linfoproliferativas e, com menor frequência, neoplasias digestivas. É descrita uma forma granulomatosa, com formação de granulomas não caseosos, semelhantes à sarcoidose, de causa não bem elucidada (forma granulomatosa ou sarcoídea da ICV).

Há diferentes hipóteses para a etiopatogenia da ICV: problema intrínseco em B, diminuição da cooperação de T, alteração da produção de citocinas ou da expressão de moléculas de adesão. Pesquisadores apontam linfócitos mais suscetíveis à apoptose, com menor sobrevida de B e T; diminuição da leptina plasmática; alteração na hipermutação somática de imunoglobulinas no interior de B; menor ativação da ZAP-70 em T; diminuição de IL-2, IL-4, IL-5, IL-10, IL-12 e interferon-gama (IFN-γ); alterações em moléculas de adesão necessárias para a cooperação entre T e B – alterações de CD19, TACI ou ICOS-L em B ou de CD40L ou BAFF em T, já estudadas no capítulo 11 – Apresentação Antigênica (Figura 11.12).

Sabe-se que a deficiência de TACI e algumas mutações genéticas podem aparecer tanto em deficiência de IgA como na ICV. Assim, as duas deficiências são cogitadas como doenças polares de um mesmo espectro de imunodeficiência. As duas IDPs apresentam igualmente linfócitos B de memória imaturos aumentados (estudados no capítulo 5 – Órgãos Linfoides e Subpopulações de Linfócitos – Figura 5.19), quando em associação com doenças autoimunes.

Laboratorialmente há deficiência de IgG e IgA e/ou IgM (abaixo de dois desvios-padrão para a idade), diminuição da resposta a antígenos polissacarídeos, diminuição da resposta linfoproliferativa por B, número de linfócitos B normal ou mais raramente diminuídos; cerca de 50% dos portadores apresentam alteração da resposta celular, com inversão da relação CD4/CD8, por diminuição de CD4 e/ou por aumento de CD8 de causa não bem esclarecida. A inversão geralmente coincide com a piora do quadro.

Em casos de acentuada deficiência de IgG, HIV e outras doenças devem ser afastados por meio de carga viral ou da pesquisa direta do antígeno, uma vez que as sorologias podem ter resultados falso-negativos, pela baixa formação de anticorpos.

Na terapia, além do tratamento precoce das infecções, é necessário o início precoce da reposição de imunoglobulina humana, diante de antecedentes de pneumonias de repetição. As considerações sobre administração de gamaglobulina já foram estudadas na deficiência de subclasses de IgG. Na ICV é preciso ainda a pesquisa constante de possíveis doenças autoimunes e, em especial, de linfomas e neoplasias. Há indicação de vacinas contra *Haemophilus influenzae* e conjugada para *Streptococcus pneumoniae* (Figura 21.11).

IMUNODEFICIÊNCIA COMUM VARIÁVEL (ICV)

Conceito
- Deficiência de IgG + IgA e/ou IgM + deficiência de anticorpos específicos, após afastadas outras causas de hipogamaglobulinemia

Quadro clínico
- Manifestações mais tardias: 6 a 10 anos ou 18 a 35 anos
- Infecções de vias aéreas superiores e diarreias (deficiência de IgA)
- Pneumonias de repetição (deficiência de IgG)
- Infecções por microrganismos oportunistas
- Doenças autoimunes
- Doenças linfoproliferativas
- Doença granulomatosa (forma granulomatosa ou sarcoídea)

Laboratório
- Diminuição sérica de IgG + IgA e/ou IgM
- Diminuição da síntese de anticorpos antipolissacarídeos
- Número de B normal (diminuído em alguns casos)
- Cerca de 50% dos casos: inversão da relação CD4/CD8

Tratamento
- Reposição com imunoglobulina humana (gamaglobulina EV ou SC)
- Tratamento das infecções
- Vacinas antipneumocócica e anti-*Haemophilus influenzae* tipo b

Figura 21.11. Estão descritas as características da imunodeficiência comum variável (deficiência predominantemente de anticorpos).

5ª – Agamaglobulinemia congênita ligada ao X ou síndrome de Bruton ou deficiência de Btk

A agamaglobulinemia congênita ligada ao X ou deficiência de Btk ou deficiência de Btk é definida como diminuição acentuada de todas as classes de imunoglobulinas, devida à ausência de linfócitos B. Há mutação (herança recessiva ligada ao X) do gene localizado no braço longo do cromossomo X (gene Btk), que codifica a proteína Btk, responsável pela diferenciação de pré-B em B.

São descritos outros tipos de diminuição acentuada de todos os isótipos de imunoglobulinas com ausência de B não ligada ao X, por distúrbios autossômicos que levam a alterações das cadeias leves λ das imunoglobulinas ou de cadeias pesadas ou deficiência associada à timoma.

A deficiência de Btk é mais frequente em meninos, que se apresentam bem ao nascimento, por terem recebido IgG materna. São frequentes as reações a vacinas com microrganismos vivos. À medida que essa IgG materna sofre catabolismo e pela falta de síntese de imunoglobulinas, aparecem infecções de repetição por deficiência de IgA (infecções de vias aéreas superiores, enteroviroses até meningoencefalite viral), deficiência de IgG (pneumonias por bactérias encapsuladas), deficiência de IgM (bactérias Gram-negativas) e deficiência de IgE (parasitoses). As infecções tornam-se graves e generalizadas. As meningoencefalites podem ser diagnosticadas tardiamente, sendo causa de óbito, assim como as reações vacinais. Podem ocorrer artrites crônicas por *Mycoplasma* spp. ou monoartrites assépticas. Há hipoplasia de órgãos linfoides secundários por ausência de proliferação de linfócitos B. As doenças linfoproliferativas são mais frequentes. Acredita-se não haver associação com autoimunidade, por falta de B.

Nos exames laboratoriais, encontram-se dosagens de imunoglobulinas séricas abaixo de 7 mg/dL para IgA, 20 mg/dL para IgG e 10 mg/dL para IgM ou valores menores do que 100 mg/dL para imunoglobulinas totais. A contagem de linfócitos B (células CD19+ ou CD20+ ou CD21+) é muito diminuída, exame que é essencial para o diagnóstico. A radiografia de Cavum mostra ausência de tonsila palatina, uma vez que os órgãos linfoides secundários estão praticamente ausentes. O encontro da diminuição da atividade de Btk em pacientes com herança ligada ao X completa o diagnóstico.

O tratamento básico é a reposição de imunoglobulina humana, tão logo seja feito o diagnóstico, o que modifica totalmente o prognóstico. É necessário o uso de antibiótico profilático, geralmente só até o início da infusão de gamaglobulina. Há contraindicação de vacinas com microrganismos vivos, fazendo-se a imunização contra poliomielite com vírus mortos, inclusive Salk para os familiares (pela disseminação do vírus nas fezes). Se necessárias transfusões, estas devem ser feitas com hemoderivados irradiados, pela possibilidade de reação enxerto *versus* hospedeiro (Figura 21.12).

AGAMAGLOBULINEMIA CONGÊNITA LIGADA AO X

Sinonímia
- Deficiência de tirosina quinase de Bruton (Btk) ou
- Deficiência de Btk ou Síndrome de Bruton

Conceito
- Diminuição acentuada de todas as classes de imunoglobulinas por ausência de linfócitos B

Patogenia
- Mutação do gene Btk codificador da tirosina quinase de Bruton (Btk), responsável pela diferenciação de B

Quadro clínico
- Principalmente em meninos, bem ao nascimento
- Reações ao BCG
- Infecções graves e de repetição por deficiência de
  - IgA - infecções de vias aéreas superiores, enteroviroses
  - IgG - pneumonias por bactérias encapsuladas
  - IgM - infecções por bactérias Gram-negativas
  - IgE - parasitoses disseminadas
- Hipoplasia de linfonodos, amígdalas, adenoides (ausência de B)
- Doenças linfoproliferativas

Laboratório
- IgA < 7 mg/dL; IgG < 200 mg/dL; IgM < 10 mg/dL ou: imunoglobulinas totais < 100 mg/dL
- Ausência ou acentuada diminuição de linfócitos B (células CD19/20/21+)
- Diminuição da atividade de Btk

Tratamento
- Reposição com imunoglobulina humana (gamaglobulina EV)
- Tratamento das infecções
- Contraindicadas vacinas com microrganismos vivos (Salk também em familiares)

Figura 21.12. Estão descritas as características da deficiência de Btk (deficiência predominantemente de anticorpos).

6ª – Hipogamaglobulinemia transitória da infância

A hipogamaglobulinemia transitória do lactente é uma IDP, diferente da hipogamaglobulinemia fisiológica do lactente, a qual é uma característica normal.

Na hipogamaglobulinemia transitória do lactente há atraso da produção de imunoglobulinas no início da vida, de causa não bem elucidada. A criança permanece bem nos primeiros meses pelos anticorpos recebidos da mãe. Após o terceiro ou quarto mês, começa a apresentar infecções bacterianas agudas de repetição, sendo mais graves aquelas por bactérias encapsuladas, por causa da falta de IgG que está sendo catabolizada.

Os achados laboratoriais são baixas dosagens de imunoglobulinas, com valores normais de linfócitos B, exame necessário para o diagnóstico diferencial com agamaglobulinemia congênita.

A evolução é boa, com normalização das imunoglobulinas séricas até 2 a 5 anos. O tratamento consta de antibioticoterapia em processos infecciosos. Não se administra de rotina imunoglobulina humana para não interferir na retroalimentação negativa das imunoglobulinas plasmáticas (estímulo para a produção de imunoglobulinas). Reserva-se a administração de imunoglobulina para processos infecciosos mais graves, nos quais a antibioticoterapia seja insuficiente (Figura 21.13).

HIPOGAMAGLOBULINEMIA TRANSITÓRIA DA INFÂNCIA

Conceito
Retardo inexplicável da produção de imunoglobulinas
Quadro clínico
• Bem ao nascimento
• Infecções bacterianas agudas de repetição
• Infecções por bactérias encapsuladas
Quadro laboratorial
• ↓ Igs, contagem de B normal
Evolução
• Início mais tardio da produção de imunoglobulinas
Tratamento
• Antibióticos durante as infecções

Figura 21.13. Estão descritas as características da hipogamaglobulinemia transitória do lactente (deficiência predominantemente de anticorpo).

B) IMUNODEFICIÊNCIAS COMBINADAS DE CÉLULAS T E B

Nas imunodeficiências específicas combinadas há comprometimento da resposta celular de forma variável, e os linfócitos B e NK também podem estar envolvidos.

A ausência da função de linfócitos T é conhecida como imunodeficiência combinada grave (IDCG) – *severe combined immunodeficiency* (SCID). A falta de diagnóstico de SCID leva a óbito nos primeiros anos de vida.

O quadro geral da IDCG (SCID) é de reações vacinais a patógenos vivos, como BCG, Sabin, rotavírus, febre amarela; reações enxerto *versus* hospedeiro a hemoderivados e a sangue materno transplacentário; diarreia crônica; infecções por patógenos oportunistas, como citomegalovírus, *Epstein-Barr virus*, vírus varicela-zóster, *Candida albicans*, *Pneumocystis jiroveciii*, *Pseudomonas aeruginosa*.

Os exames complementares de IDCG, de forma geral, refletem a ausência de T. Assim, no leucograma há linfopenia, uma vez que a maioria de linfócitos sanguíneos é T: recém-nascido com número de linfócitos inferior a 2.500 linfócitos/mm³; até 4 anos valores inferiores a 3.000/4.000 linfócitos/mm³; acima de 4 anos número inferior a 1.000 linfócitos/mm³. Pode haver ausência de sombra tímica no exame radiológico de tórax do recém--nascido. Diminuição de células CD3, CD4 e CD8 positivas. Os testes cutâneos de leitura tardia mostram-se negativos (realizados em crianças maiores). A resposta humoral mostra-se altera-

da, por deficiente função de T auxiliar (pode haver diminuição de IgA, IgG). Há ausência ou diminuição da resposta linfoblástica a mitógenos (fito-hemaglutinina, *Pokeweed*) e a antígenos (candidina, toxoide tetânico) para linfócitos T (Figura 21.14).

As IDCG podem ser dos tipos T-B-NK- (disgenesia, deficiência de adenosina deaminase), T-B-NK+ (deficiência de RAG-1 e RAG-2), T-B+NK- (IDCG-X, deficiência de JAK3, deficiência de purino nucleosídeo fosforilase), T-B+NK- (deficiência de receptor de IL-7), síndrome de Omenn, disgenesia reticular). A transmissão é por herança recessiva ligada ao X na IDCG-X e autossômica recessiva nas demais.

As imunodeficiências combinadas (IDC) podem se apresentar ainda com deficiente ação de T, mas sem ausência total da função (T+B+NK+): deficiência de CD40 ligante; deficiências de HLA classe I e II; deficiência de ZAP-70. Os quadros geralmente são menos graves, e nem sempre há reação a vacinas ou reação enxerto *versus* hospedeiro (Figura 21.15).

IMUNODEFICIÊNCIAS COMBINADAS DE CÉLULA T e B (IDCG ou SCID)

QUADRO CLÍNICO GERAL DAS COMBINADAS GRAVES

• Reações a vacinas atenuadas
• Reação enxerto *versus* hospedeiro:
  por linfócitos maternos (pode ser a primeira manifestação)
  por transfusões não irradiadas
  por transplante de medula óssea
• Diarreia crônica
• Candidíase persistente
• Tuberculose
• Infecções graves por microrganismos oportunistas:
  Citomegalovírus, *Epstein-Barr virus*, varicela-zóster,
  Candida albicans, *Pneumocystis jirovecii*,
  Pseudomonas aeruginosa

QUADRO LABORATORIAL GERAL DAS COMBINADAS GRAVES

• Linfopenia: RN - inferior a 2.500 linfócitos/mm³
  até 4 anos - inferior a 3.000/4.000 linfócitos/mm³
  acima de 4 anos - inferior a 1.000 linfócitos/mm³
• Diminuição de células CD3+, CD4+ e CD8+
• Rx de tórax: ausência da sombra tímica no recém–nascido
• Teste cutâneo de resposta tardia: negativo (crianças maiores)
• Alteração da resposta humoral (deficiente função de T auxiliar)
• Ausência ou diminuição da resposta linfoblástica
  mitógenos (fito-hemaglutinina, *Pokeweed*)
  antígenos (candidina, toxoide tetânico)

Figura 21.14. Estão descritas as características gerais das imunodeficiências combinadas de células T e B.

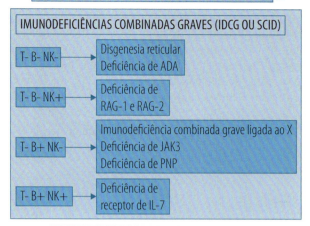

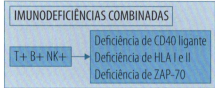

Figura 21.15. Principais imunodeficiências combinadas de células T e B, segundo a classificação da OMS.

1ª – Imunodeficiência combinada grave ligada ao X

A IDCG-X é a forma mais frequente das combinadas, sendo causa de metade dos casos. Há T-B+NK-, ou seja, ausência de T (CD3+), presença de B (CD19+), com imunoglobulinas diminuídas pela falta de T auxiliar (IgA, IgG) e ausência de células NK (CD3-CD16+CD56+). A doença é determinada por mutações no gene codificador da cadeia γ comum de receptores de citocinas (IL-2, IL-7, IL-9, IL-15, IL-21), resultando em deficiente diferenciação de linfócitos.

As infecções de repetição aparecem no lactente ou pré-escolar, sobretudo por, *Pneumocystis jiroveciii*, citomegalovírus, *Mycobacterium tuberculosis*, candidíase, além de pneumonias por *Streptococcus pneumoniae* e *Haemophilus influenzae*. Há necessidade de reposição de imunoglobulina humana, geralmente até o tratamento e de profilaxia para *Pneumocystis jiroveciii*.

O tratamento para a reposição de linfócitos T é o transplante de células-tronco hematopoéticas, uma vez que linfócitos T diferenciados no timo apresentam a peculiaridade de repopularem a medula. O transplante é administrado por via endovenosa e os linfócitos T repopularão a medula, sendo liberados à medida do necessário. Pode haver reação enxerto *versus* hospedeiro após o transplante por linfócitos T imunocompetentes da medula doada. Pela mesma razão, os hemoderivados, quando necessários, só devem ser administrados depois de irradiados (ruptura do DNA de linfócitos). O quadro pode ter início por reação enxerto *versus* hospedeiro resultante de linfócitos maternos recebidos por via transplacentária: erupção maculopapular até eritrodermia esfoliativa, diarreia volumosa e icterícia. Na falta de linfócitos T, são contraindicadas vacinas com microrganismos vivos (Figura 21.16).

Estão sendo propostos testes de triagem neonatal para IDPs com alterações da quantidade de linfócitos T: os números de TRECs (*T cell receptor excision circles*) podem ser marcadores fenotípicos para linfócitos emergentes do timo – extremidades de DNA extraído de linfócitos unem-se e formam pequenos círculos denominados círculos excisados de células T (TRECs). A triagem pode incluir KRECs (*kappa-deleting recombination excision circles*), os quais envolvem a diferenciação de linfócitos B, permitindo a triagem para agamaglobulinemia congênita de Bruton.

IMUNODEFICIÊNCIA COMBINADA GRAVE LIGADA AO X (SCID-X)

Conceito (T- B+ NK-)
- Defeito predominante de células T, com consequente comprometimento de Igs e de NK
- Mutação do gene codificador da cadeia γ comum de receptores de citocinas necessárias para a diferenciação de linfócitos

Quadro clínico
- Reações a vacinas com microrganismos vivos
- Lactente ou pré-escolar
- Infecções por oportunistas: citomegalovírus, candidíase, varicela-zóster, *Pneumocystis jirovecii, Epstein-Barr virus*
- Reação enxerto *versus* hospedeiro por linfócitos recebidos via transplacentária

Laboratório
- Linfopenia persistente (em recém-nascido: abaixo de 2.500 céls/mm³)
- Células CD3+ diminuídas
- Falta de resposta proliferativa a mitógenos

Tratamento
- Transplante de medula óssea (linfócito T repopula a medula) (risco de reação enxerto *versus* hospedeiro)
- Quando persiste a deficiência humoral: reposição de imunoglobulina
- Contraindicadas vacinas com microrganismos vivos
- Profilaxia para *Pneumocystis jirovecii*
- Hemoderivados, quando indicados, devem ser previamente irradiados (risco de reação enxerto *versus* hospedeiro)

Figura 21.16. Estão descritas as características da imunodeficiência combinada grave ligada ao X (SCID-X) (imunodeficiência combinada).

2ª – Deficiência de adenosina deaminase (deficiência de ADA)

Na deficiência da enzima adenosina deaminase (ADA), há alteração no metabolismo da adenosina em quase todas as células do organismo. É a segunda ISCD mais frequente, respondendo por 15% dos casos nos EUA. A falta enzimática impede o metabolismo da adenosina para inosina e, sequencialmente, para hipoxantina, xantina e ácido úrico. Com a falta dessa metabolização, há formação de metabólitos tóxicos para linfócitos, levando a T-B-NK-. A linfopenia é acentuada (abaixo de 500 células/mm^3) e há contraincadicação de vacinas com microrganismos vivos. Há diminuição progressiva da imunidade, infecções por bactérias extracelulares e por patógenos oportunistas, menor defesa contra células neoplásicas.

Em cerca de 20% dos casos, há displasias condro-ósseas, semelhantes ao rosário raquítico. Há diminuição do ácido úrico e, no diagnóstico, encontram-se baixos valores intracelulares de ADA, em especial de leucócitos. Deve ser administrada gamaglobulina quando há deficiência de IgG. Existe a reposição com ADA farmacológica, que leva à recuperação parcial da imunidade. Terapia gênica foi feita para alguns portadores. O tratamento é o TMO, o qual restaura a resposta adaptativa celular, mas nem sempre a humoral e a inata por células NK (Figuras 21.17 e 21.18).

DEFICIÊNCIA DE ADENOSINA DEAMINASE (SCID - ADA)

Conceito (T-B-NK-)
- Depósitos de metabólitos em linfócitos T, B e NK

Quadro clínico
- Crianças maiores
- Infecções por oportunistas: citomegalovírus, candidíase, varicela-zóster, *Pneumocystis jirovecii*, *Epstein-Barr virus*
- Pode haver displasias condro-ósseas semelhantes a rosário raquítico
- Reações a vacinas com microrganismos vivos

Diagnóstico
- Linfopenia acentuada (recém-nascido abaixo de 500 linfócitos/mm^3)
- ↓T, ↓B, ↓NK, ↓Imunoglobulinas
- Diminuição do ácido úrico
- Deficiência de ADA intraleucocitária

Tratamento
- Transplante de medula óssea
- Profilaxia para *Pneumocystis jirovecii*

Figura 21.17. Estão descritas as características da deficiência de adenosina deaminase (imunodeficiência combinada).

3ª – Deficiência de purina nucleosídeo fosforilase (deficiência de PNP)

A purina nucleosídeo fosforilase transforma guanosina em guanina, xantina e ácido úrico. Metaboliza, ainda, a inosina derivada da adenosina em hipoxantina, xantina e ácido úrico (Figura 21.18). Os metabólitos formados são tóxicos para linfócitos e células do sistema nervoso central. Após a evolução completa da alteração imunológica, há T-B+NK-. O quadro é de infecções de repetição com aumento da gravidade, evolução para doenças autoimunes e distúrbios neurológicos progressivos, os quais restringem o prognóstico.

Há diminuição do ácido úrico desde o início e linfopenia progressiva. O diagnóstico é feito pela diminuição de PNP intracelular e o tratamento com TMO. A terapia gênica foi mais bem sucedida do que para deficiência de ADA, mas continua restrita pelos efeitos adversos apresentados.

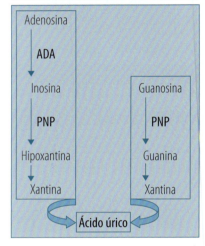

Figura 21.18. A ADA (adenosina deaminase) e a PNP (purino nucleosídeo fosforilase) são enzimas necessárias para o metabolismo de adenosina e de guanina, resultando em ácido úrico. A deficiência dessas enzimas leva à formação de metabólitos, que se depositam em linfócitos, destruindo tais células, resultando em imunodeficiências combinadas.

4ª – Deficiência de receptor α de IL-7

A deficiência de receptor α de IL-7 (CD127) não permite a atuação de IL-7, que se uniria a linfócitos T, promovendo a diferenciação de linfócitos T (T-B+NK+). Há infecções oportunistas, reações a vacinas com microrganismos vivos. É a terceira IDCG mais frequente nos EUA, ocorrendo em 12% dos casos. A terapia é o TMO, pois os linfócitos T doados apresentam receptores para essa citocina (Figura 21.19).

5ª – Deficiência de RAG-1, RAG-2 e síndrome de Omenn

Os genes-1 e 2 ativadores da recombinação – *recombination-activating genes* (RAG-1 e RAG-2) são responsáveis pela geração de diversidade dos receptores de linfócitos, ou seja, necessários para a aquisição de receptores de superfície de linfócitos, tanto para IgM e IgD de superfície de linfócitos B quanto para TCR de linfócitos T. A mutação desses genes leva a T-B-NK+, com infecções graves desde o início de vida. O diagnóstico é por biologia molecular e o tratamento, com TMO.

Na síndrome de Omenn há infecções de pele, fígado, baço e intestino, levando à eritrodermia esfoliativa, adeno-hepatoesplenomegalia, diarreia crônica, linfocitose, eosinofilia, diminuição de imunoglogulinas com IgE elevada. Pode haver broncoespasmo associado. O tratamento é o TMO.

A síndrome de Omenn e a deficiência de RAG-1 e RAG-2 parecem compartilhar da mesma origem como entidades nosológicas.

DEFICIÊNCIA DE RECEPTOR DE IL-7 (SCID – IL-7R)

Conceito (T-B+NK+)
- Defeito na cadeia α do receptor de IL-7
- Não há diferenciação de linfócitos T

Quadro clínico
- Infecções virais, fúngicas, oportunistas
- Reações a vacinas com microrganismos vivos
- Distúrbios do sistema nervoso central

Laboratório
- Linfopenia (abaixo de 2.500 linfócitos/mm³)
- ↓CD3 ↓IL-7R (CD127)

Tratamento
- Transplante de medula óssea

Figura 21.19. Estão descritas as características da deficiência de receptor de IL-7 (imunodeficiência combinada).

6ª – Disgenesia reticular

A disgenesia reticular (T-B-NK-) é muita rara, com poucos casos descritos na literatura. Há um distúrbio nas células progenitoras linfoide e mieloide e infecções graves desde o início da vida, levando ao óbito precocemente. Pode haver surdez. A hipótese diagnóstica é por leucopenia, com ausência de linfócitos e plaquetopenia. Não há formação de corpúsculos de Hassal no timo. O tratamento é o TMO.

7ª – Deficiência de Jak3

Citocinas unidas a receptores ativam enzimas Janus quinases, que permitem a fosforilação de STATs (transdutores de sinal e ativadores de transcrição). Os STATs ativados (diméricos) deslocam-se para o núcleo e modulam a transcrição de genes. Na deficiência de JAK3, está prejudicada a ação de citocinas promotoras da diferenciação de T e NK (T-B+NK-). É uma IDCG, necessitando também de TMO, que é eficaz para T, mas pouco para NK.

8ª – Deficiência de CD40 ligante

Na deficiência de CD40 ligante, anteriormente conhecida como síndrome de hiper-IgM ligada ao X, há defeito da molécula de adesão CD40L (gp39) de linfócitos T auxiliares, sendo a herança dada por mutação no gene Xq27. Mais raramente, a hiper-IgM é dada por herança autossômica recessiva por defeito no gene AID (deaminase citidina indutora da ativação) ou por deficiência de CD40 em linfócitos B, tratando-se neste caso de deficiência humoral.

Normalmente, CD40 de B une-se a CD40L de T auxiliar, resultando na capacidade de células B diferenciadas promoverem mudança de classe de IgM, para as demais imunoglobulinas. Na alteração de CD40L, CD40 e AID, há impossibilidade de mudança de classes de imunoglobulinas, havendo aumento de IgM e diminuição de IgG, IgA e IgE.

Na síndrome de hiper-IgM por deficiência de CD40, o paciente responde a infecções que dependam de IgM, como por bactérias Gram-negativas, porém não apresenta defesa para microrganismos Gram-positivos. Na deficiência de CD40L (combinada), além de infecções por Gram-positivos, há também infecções por microrganismos oportunistas como *Pneumocystis jirovecii* e *Cryptosporidium* spp., já no lactente. Em cerca de metade dos casos há esplenomegalia. Com frequência, há neutropenia, de causa inexplicável, acompanhada de lesões aftosas importantes. É descrito que 15% dos pacientes apresentam comprometimento hepático, que restringe o prognóstico. Há maior incidência de doenças linfoproliferativas, com diagnóstico muitas vezes tardio, pela esplenomegalia apresentada por tais pacientes.

Os exames mostram IgM elevada ou normal, diminuições de IgA, IgG e IgE séricas. Na citometria há deficiência de CD40L ou CD40. As mutações podem ser estudadas.

Devem ser feitos reposição de imunoglobulina humana e tratamento das infecções. Há casos descritos de sucesso com TMO para a deficiência de CD40L (Figura 21.20).

9ª – Deficiências de HLA classes I e II

Vários defeitos resultam da falta de HLA classes I e II em linfócitos, sendo coletivamente chamados "síndromes dos linfócitos não revestidos". Na deficiência de HLA I há falta de atividade de linfócitos T citotóxicos, tendo sido observada deficiência de TAP-1 e 2 (transportadores-1 e 2 associados ao processamento antigênico). Há falta de transporte de MHC para a superfície celular, permanecendo bloqueado entre o retículo endoplasmático e o complexo de Golgi. Os sinais e sintomas restringem-se a infecções respiratórias e cutâneas, sem que esteja bem esclarecido o motivo de tais localizações. Pode haver associação a vasculites. Tratamento com TMO.

DEFICIÊNCIA DE CD40 LIGANTE

Conceito (T+B+NK+)
- Defeito na molécula CD40L de linfócitos T
- Não ocorre mudança de IgM para as demais classes de imunoglobulinas

Quadro clínico
- Início em lactentes
- Infecções bacterianas de repetição por bactérias Gram-positivas
- Infecções oportunistas
- Estomatites de repetição
- Esplenomegalia

Laboratório
- Diminuição sérica de IgG, IgA e IgE
- IgM elevada ou normal
- Baixo CD40L

Tratamento
- Reposição com imunoglobulina humana
- Casos descritos de transplante de medula óssea para deficiência de CD40L

Figura 21.20. Estão descritas as características da deficiência de CD40 ligante e de CD40 (imunodeficiência combinada).

Na deficiência de HLA II, a apresentação antigênica para linfócitos T auxiliares está prejudicada, podendo haver CD4 abaixo de 300 células/mm³. Há mutação nos genes que codificam os fatores de transcrição para MHC II. Os linfócitos B estão normais, enquanto as imunoglobulinas podem estar normais ou diminuídas. O quadro clínico aparece, geralmente, no segundo bimestre de vida, com infecções graves respiratórias e gastrointestinais. Foram descritas infecções virais graves, lesões papilomatosas orais por HPV (papilomavírus humano) e pneumonias por *Pneumocystis jiroveciii*. O tratamento é o TMO.

10ª – Deficiência de ZAP-70

Na deficiência de ZAP-70 não há fosforilação de proteínas, com consequente diminuição da propagação de sinais para o núcleo e depressão da atividade de linfócitos T citotóxicos. Os resultados são infecções de repetição por microrganismos intracelulares, desde o início da vida, tendo como terapia o TMO.

C) OUTRAS SÍNDROMES DE IMUNODEFICIÊNCIAS BEM DEFINIDAS

Outro item na classificação utilizada pela OMS é o de outras síndromes de imunodeficiências bem definidas, entre as quais encontram-se: síndrome de DiGeorge, ataxia telangiectasia, síndrome de Wiskott-Aldrich, síndrome de Nijmegen, candidíase mucocutânea crônica e síndrome de Hiper-IgE (Figura 21.21).

IMUNODEFICIÊNCIAS COM SÍNDROMES BEM DEFINIDAS

1ª. Síndrome de DiGeorge
2ª. Ataxia telangiectasia
3ª. Síndrome de Wiskott-Aldrich
4ª. Síndrome de Nijmegen
5ª. Candidíase mucocutânea crônica
6ª. Síndrome de Hiper-IgE
7ª. Síndrome de Bloom

Figura 21.21. Outras síndromes de imunodeficiências bem definidas, segundo a classificação da OMS.

1ª – Síndrome de DiGeorge

Em 1965, DiGeorge apresentou em congresso científico o caso de criança com aplasia tímica e hipoparatireoidismo. O timo e as paratireoides são provenientes do terceiro e quarto arcos branquiais, motivo pelo qual a falta de timo é acompanhada por falta de paratireoide.

Assim, na síndrome de DiGeorge há falta de paratireoides (exceção para paratireoides ectópicas), aplasia tímica (às vezes hipoplasia), tendo como consequência a falta de maturação de linfócitos T. Há deleção no cromossomo 22 (del 22q11.2), muitas vezes sendo uma nova mutação. Na aplasia tímica há falta de linfócitos T e na hipoplasia tímica há deficiência celular variável, dependendo da quantidade de timo existente. Fala-se em síndrome de DiGeorge completa quando os linfócitos T estiverem abaixo de 50 células/mm³ e incompleta para os demais casos.

Há uma série de síndromes que apresentam deleção 22q11. Entre estas, há a síndrome velocardiofacial: anomalias cardíacas, faciais, insuficiência do fechamento velofaríngeo (válvula funcional que separa a fala da deglutição). A literatura refere pais com síndrome velocardiofacial e filhos com DiGeorge, sugerindo uma manifestação primária única. Há relato, ainda, de possíveis fatores associados, como diabetes e alcoolismo maternos.

As manifestações da síndrome podem ser precoces, por ausência de paratireoides, com tremores nos primeiros dias de vida, tetania ou convulsões, devidos à hipocalcemia. O recém-nascido pode apresentar anomalias, nem sempre todas presentes e às vezes apenas resquícios: lábios pequenos/freio labial superior encurtado (aspecto chamado "boca de peixe"), palato em ogiva, micrognatia, hipertelorismo, baixa inserção de orelhas, malformações cardíacas (anomalia conotruncal, anomalias do arco aórtico, tetralogia de Fallot), renais (agenesia, hidronefrose), fácies alongada, dedos compridos, distúrbios neurológicos e psíquicos.

Em casos de aplasia tímica não tratada, o neonato apresenta <u>reações a vacinas com microrganismos vivos</u>, podendo haver disseminação vacinal. O lactente apresenta infecções graves virais, fúngicas, por bactérias intracelulares e por oportunistas (citomegalovírus, *Epstein-Barr virus,* vírus varicela-zóster, *Candida albicans, Pneumocystis jiroveciii*). As infecções geralmente são a causa de óbito, que ocorre no início da vida, na ausência de diagnóstico. Em transfusões sanguíneas pode ocorrer doença enxerto *versus* hospedeiro. Há maior associação com doenças autoimunes, principalmente quando há deficiência de imunoglobulinas, por falta de T auxiliares. As <u>neoplasias</u> são mais frequentes, diante de diminuição de T citotóxicos.

Os <u>exames laboratoriais</u> mostram linfopenia (abaixo de 50 células/mm³ na síndrome completa), diminuição de células CD3, CD4 e CD8 positivas. O diagnóstico é muito provável quando há linfócitos abaixo de 500 células/mm³ e hipocalcemia. No neonato, a radiologia não mostra imagem tímica. Os linfócitos B são normais, mas as imunoglobulinas podem estar diminuídas, em especial a IgA, por diminuição de Th. Em cerca de 80% a 90% dos casos há deleção no cromossomo 22q11.2: teste de FISH (hibridização com florescência *in situ*) para deleção 22q11.2. A detecção da deleção 22q11.2 já está aprovada para o teste do pezinho.

A síndrome de DiGeorge deve ser lembrada diante de neonatos com hipocalcemia e linfopenia, especialmente se em associação a malformações faciais e/ou cardíacas.

Na aplasia tímica, o tratamento deve ser o mais rápido possível: <u>transplante de timo fetal ou de medula óssea</u> (sem obrigatoriedade de HLA relacionado) ou de células T maduras, tratamento do hipoparatireoidismo e correção das cardiopatias quando presentes. São <u>contraindicadas vacinas com microrganismos vivos</u> (Figura 21.22).

2ª – Ataxia telangiectasia

A síndrome da ataxia telangiectasia é caracterizada pela presença de <u>ataxia cerebelar</u>, telangiectasias e alterações imunológicas diversas. É determinada por herança autossômica recessiva, por mutação no gene da mutação da ataxia-telangiectasia (ATM), localizado no cromossomo 11q22-23, codificador de proteína que controla a divisão e reparação do DNA. Há risco de 25% de ocorrência em cada nova gestação.

A ordem de aparecimento e a progressão na ataxia telangiectasia são muito variáveis. O primeiro sinal pode ser a ataxia, às vezes precoce, observada quando a criança começa a andar, a qual é progressiva e leva à dificuldade de locomoção e à atrofia muscular. Pode haver oftalmoplegia, observada pelo retardo do movimento ocular com a movimentação da cabeça (<u>apraxia ocular</u>). O retardo mental não é uma constante.

As <u>telangiectasias</u> ou dilatações persistentes de pequenos vasos aparecem inicialmente em <u>conjuntiva bulbar</u>, seguindo-se pavilhão auricular e base do nariz. Na síndrome ataxia-símile, a ataxia não é muito pronunciada, não há telangiectasias, e o quadro torna-se mais grave pela radiossensibilidade.

As <u>alterações imunológicas são variáveis</u>, podendo iniciar-se com deficiência de IgA, evoluir para deficiência de subclasses de IgG, imunodeficiência combinada e defeitos de fagócitos. As infecções de repetição dependem do setor comprometido, iniciando-se em muitos casos com infecções de vias aéreas superiores seguidas de pneumonias de repetição, levando a bronquiectasias e outras sequelas pulmonares. O comprometimento imunológico e o neurológico geralmente evoluem de forma diferente.

É possível a ocorrência de retardo da puberdade, disgenesia gonadal, atrofia testicular e diabetes melito. As neoplasias têm incidência elevada, principalmente leucoses e tumores cerebrais.

SÍNDROME DE DIGEORGE

<u>Conceito</u> – aplasia ou hipoplasia tímica

<u>Quadro clínico</u>

a) <u>Por hipotireoidismo:</u>
- Tremores nos primeiros dias de vida, tetania ou convulsões
- Pode não apresentar quando paratireoide ectópica

b) <u>Outras anomalias da síndrome:</u>
- Lábios pequenos, freio labial superior encurtado
- Palato em ogiva, micrognatia
- Baixa inserção de orelhas, hipertelorismo
- Malformações cardíacas e renais
- Distúrbios neurológicos e psíquicos
- As anomalias podem não estar presentes

c) <u>Por falta de timo (na aplasia):</u>
- Reações a vacinas com microrganismos vivos
- Infecções por microrganismos oportunistas: citomegalovírus, candidíase, varicela-zóster, *Pneumocystis jirovecii, Epstein-Barr virus*
- Reação enxerto *versus* hospedeiro (por linfócitos maternos ou pós-transfusões não irradiadas e pós-transplante)
- Doenças autoimunes, neoplasias
- Óbito precoce na falta de diagnóstico

<u>Laboratório</u>
- Linfopenia (na síndrome completa < 50 linfócitos/mm³)
- Diminuição de CD3+, CD4+ e CD8+
- Deleção no cromossomo 22q11 (teste de FISH para del 22q11.2)

<u>Tratamento</u>
- Transplante de timo fetal ou de medula óssea ou de T maduros
- Contraindicadas vacinas com microrganismos vivos

Figura 21.22. Estão descritas as características da síndrome de DiGeorge (imunodeficiência com síndrome bem definida).

Na grande maioria, a α2-fetoproteína está elevada, exame que pode ser de auxílio para o diagnóstico inicial. Há maior sensibilidade a radiações pela fragilidade cromossômica apresentada. A análise citogenética de quebras cromossômicas pode auxiliar o diagnóstico, especialmente no início do quadro.

O tratamento imunológico depende da alteração apresentada. Havendo deficiência de subclasses de IgG e pneumonias de repetição, é necessária a reposição com imunoglobulina humana. A terapia definitiva para as alterações de T é o TMO, que muitas vezes fica restrito pelo comprometimento neurológico apresentado. É importante evitar radiações, pela fragilidade cromossômica apresentada (Figura 21.23).

ATAXIA TELANGIECTASIA

- Vasodilatações persistentes inicialmente em conjuntiva bulbar
- Ataxia progressiva (apraxia ocular)
- Diminuição de imunoglobulinas e/ou de linfócitos T
- Devem ser evitadas radiações (instabilidade cromossômica)

SÍNDROME DE WISKOTT-ALDRICH

- Tríade: Eczema (localizado ou generalizado)
  Plaquetopenia (com plaquetas pequenas)
  Infecções de repetição
- Diminuição de imunoglobulinas e/ou de linfócitos T

Figura 21.23. Estão descritas as características da ataxia telangiectasia e da síndrome de Wiskott-Aldrich (imunodeficiência com síndrome bem definida).

3ª – Síndrome de Wiskott-Aldrich

A síndrome de Wiskott-Aldrich (WAS) é caracterizada pela tríade: eczema, plaquetopenia e infecções de repetição. Há alterações ou ausência da proteína WAS (WASP), por mutações no braço curto do cromossomo X (mais frequente em meninos). A WASP participa de transdução de sinais em células hematopoiéticas: o distúrbio acarreta alterações em fagócitos mononucleares, células NK, B e T.

O eczema pode ser localizado ou abranger grandes áreas, tendo importância no diagnóstico diferencial das dermatoses, principalmente quando a alteração imunológica é acompanhada de valores altos de IgE.

As plaquetas têm diâmetro menor e o baixo número (geralmente abaixo de 70.000 plaquetas/mm³), levando a hemorragias, em especial digestivas.

As alterações imunológicas são variadas. Muitas vezes têm início com a incapacidade de produção de anticorpos antipolissacarídeos, seguidos de deficiência de subclasses de IgG e diminuições progressivas de T, que determinam o tipo de infecções apresentadas. Há maior incidência de neoplasias, principalmente de leucoses e de doenças autoimunes.

O tratamento é o TMO. Após o transplante, ainda pode ser necessária a administração de gamaglobulina para a deficiência de anticorpos antipolissacarídeos. A esplenectomia pode diminuir as hemorragias, evitando o acúmulo de plaquetas no baço de tais pacientes. As transfusões devem ser irradiadas pela possibilidade de reação enxerto *versus* hospedeiro. O óbito é precoce na falta de diagnóstico e tratamento (Figura 21.23).

4ª – Síndrome de Nijmegen

A síndrome de Nijmegen tem herança conhecida, sendo muitas vezes necessária a estimulação *in vitro* com análise do cariótipo para o diagnóstico. O portador apresenta fácies descrita como "de pássaro", com microcefalia, atraso no desenvolvimento pôndero-estatural, estando conservado o desenvolvimento neuropsíquico na maioria dos casos.

Frequentemente, há deficiência de IgA, seguida de deficiência de subclasse de IgG, podendo haver outras imunodeficiências. Os portadores apresentam maior propensão a doenças hematológicas, linfomas, principalmente de células B e são muito suscetíveis a irradiações. O tratamento depende da imunodeficiência apresentada e as radiações devem ser evitadas (Figura 21.24).

SÍNDROME DE NIJMEGEN

Características - hereditária
Quadro clínico
- Microcefalia, com fácies descrita como "de pássaro"
- Atraso no desenvolvimento pôndero-estatural
- Maioria tem desenvolvimento neuropsíquico conservado
- Infecções dependentes da alteração imunológica
Laboratório - variável
- Diminuição de imunoglobulinas (mais frequente deficiência de IgA)
- Diminuição de linfócitos T
Tratamento
- Depende do comprometimento imunológico
- Devem ser evitadas radiações (instabilidade cromossômica)

Figura 21.24. Estão descritas as características da síndrome de Nijmegen (imunodeficiência com síndrome bem definida).

5ª – Candidíase mucocutânea crônica

Nesta IDP há ausência de defesa imunológica específica à *Candida albicans*, estando conservados os demais setores da resposta imune. A causa não está bem elucidada. É mais frequente na etnia judaica.

capítulo 21 IMUNODEFICIÊNCIAS PRIMÁRIAS **235**

O paciente apresenta moniliase restrita a pele, mucosas (oral, esofagiana, anal, vaginal), unhas ou couro cabeludo, podendo atingir toda a pele, mas sem disseminação sistêmica. A gravidade e o grau de comprometimento são muito variáveis. A doença pode ser restrita à candidíase oral resistente ao tratamento, persistente por anos, com evolução para outros locais só na vida adulta. É possível, ainda, que o comprometimento seja mais precoce, com onicomicose e lesões granulares graves na pele e couro cabeludo. É frequente o aparecimento de endocrinopatias durante a evolução, especialmente de paratireoide e suprarrenal, além de doenças linfoproliferativas.

Os únicos exames imunológicos alterados são a ausência de resposta ao teste cutâneo de hipersensibilidade tardia para candidina e de transformação blástica frente à candidina. A ausência de transformação linfoblástica à candidina, em conjunto com o quadro clínico, estabelece o diagnóstico.

Para o tratamento, são usados antifúngicos sistêmicos ou tópicos, dependendo da gravidade. É necessária sempre a pesquisa de alterações endocrinológicas, mesmo em casos menos graves (Figura 21.25).

CANDIDÍASE MUCOCUTÂNEA CRÔNICA

Conceito
- Sem resposta imunológica à *Candida albicans*
- Mais frequente na etnia judaica

Quadro clínico
- Candidíase localizada: pele, mucosas, unhas ou couro cabeludo
- Associação a endocrinopatias

Diagnóstico
- Ausência de resposta ao teste cutâneo de hipersensibilidade tardia para candidina
- Ausência de transformação blástica frente à candidina

Tratamento
- Antifúngico sistêmico ou tópico

Figura 21.25. Estão descritas as características da candidíase mucocutânea crônica (imunodeficiência com síndrome bem definida).

6ª – Síndrome de hiper-IgE

É caracterizada por aumento acentuado de IgE sérica, podendo ter herança autossômica recessiva. A síndrome de hiper-IgE muitas vezes apresenta diminuição da quimiotaxia por neutrófilos (infecções por *Staphylococcus aureus* e *Aspergillus fumigatus*), mas já foi observada diminuição da quimiotaxia por fagócitos mononucleares (infecção por *Candida albicans*), da imunidade humoral e da celular; a descrição de diminuição de Th17 foi associada à falta de erradicação de *Candida albicans*.

Alguns pacientes foram descritos como portadores de "fácies com traços grosseiros", como base alargada do nariz e face assimétrica. Casos semelhantes foram descritos como síndrome de Job.

O portador pode manifestar dermatose pruriginosa, com diferentes lesões, estando entre as principais o eczema liquenificado. O quadro pode ser semelhante ao da dermatite atópica, porém na síndrome de hiper-IgE, a distribuição é diferente, atingindo principalmente face e tronco. Apesar do aumento de IgE, nessa síndrome não há concomitância com doenças alérgicas.

As infecções de repetição dependem do setor imunológico acometido, mas com maior frequência há diminuição da quimiotaxia por neutrófilos, acarretando maior suscetibilidade a infecções por *Staphylococcus aureus*, com impetigo, abscessos e pneumonias com tendência à formação de pneumatoceles, além de infecções por *Aspergillus fumigatus*.

Pode haver hiperextensibilidade de articulações, permanência prolongada da dentição primária, escoliose e osteoporose com fraturas repetidas.

O diagnóstico é feito pelo quadro clínico associado aos valores extremamente elevados de IgE sérica. O tratamento depende da alteração imunológica apresentada, podendo ser necessários antibiótico profilático e reposição com imunoglobulina humana. Anti-histamínicos anti-H1 associados a anti-H2 diminuem o prurido das dermatoses (Figura 21.26).

SÍNDROME DE HIPER-IgE

Características
- Aumento acentuado de IgE sérica
- Muitas vezes há diminuição da quimiotaxia por neutrófilos: infecções principalmente por *Staphylococcus aureus* e *Aspergillus fumigatus*
- Pode haver diminuição da quimiotaxia por fagócitos mononucleares (Infecções fúngicas, especialmente por *Candida albicans*)
- Pode haver diminuição da imunidade humoral e/ou celular

Quadro clínico
- Dermatose pruriginosa em face e tronco
- Hiperextensibilidade de articulações, escoliose e osteoporose
- Impetigo, abscessos de repetição
- Pneumonias de repetição com tendência a pneumatoceles

Tratamento
- Anti-histamínicos para as lesões pruriginosas
- Tratamento das infecções
- Pode necessitar de reposição com imunoglobulina humana

Figura 21.26. Estão descritas as características da síndrome de hiper-IgE (imunodeficiência com síndrome bem definida).

D) DOENÇAS DE IMUNODESREGULAÇÃO

Dentre as doenças de imunodesregulação, destacam-se a síndrome de Chédiak-Higashi, a síndrome linfoproliferativa ligada ao X e a IPEX (imunodesregulação, poliendocrinopatia, enteropatia, ligada ao X) (Figura 21.27).

DOENÇAS COM IMUNODESREGULAÇÃO
(OMS)

1ª. Síndrome de Chédiak-Higashi
2ª. Síndrome linfoproliferativa ligada ao X (*Epstein Barr virus*)
3ª. IPEX - imunodesregulação, poliendocrinopatia e enteropatia ligada ao X

Figura 21.27. Principais doenças com imunodesregulação.

1ª – Síndrome de Chédiak-Higashi

É uma doença autossômica recessiva com deficiência da atividade bactericida por neutrófilos e albinismo parcial. Há disfunção de fagócitos, dada por mutação do gene que codifica a proteína reguladora do tráfego lisossomal. O resultado é a fusão dos grânulos citoplasmáticos, não havendo formação de fagolisossomo. Essa fusão dá origem a grânulos gigantes no citoplasma de várias células, especialmente em neutrófilos, macrófagos e melanócitos. No esfregaço de sangue e mielograma encontram-se grânulos citoplasmáticos gigantes em leucócitos que, diante do quadro de albinismo oculocutâneo, permitem o diagnóstico da síndrome.

Os pacientes apresentam albinismo oculocutâneo, surgindo como faixas no cabelo, na íris e na pele. As infecções são por bactérias piogênicas, com formação frequente de abscessos, gengivite e periodontite. Pode haver sangramentos por diminuição do número e da função das plaquetas, além de comprometimento neurológico. É frequente a evolução com a chamada fase acelerada ou linfo-histiocitose hemofagocítica: invasão de leucócitos defeituosos em diferentes locais, em especial linfonodos, baço, fígado, medula, SNC (adeno-hepatoesplenomegalia, encefalopatia), muitas vezes fatal.

O tratamento é o TMO. Há referências na literatura de melhora da atividade de neutrófilos em Chédiak-Higashi com vitamina C. É importante a lembrança da necessidade de solicitar um esfregaço de lâmina para o diagnóstico (Figura 21.28).

2ª – Síndrome linfoproliferativa ligada ao X (Epstein-Barr virus)

A síndrome linfoproliferativa ligada ao X, anteriormente denominada doença de Duncan, surge após a infecção por *Epstein-Barr virus*. Após a virose, aparecem diferentes alterações imunológicas, que podem ser leves ou graves, transitórias ou permanentes. Estão presentes defeitos em genes codificadores de proteínas que regulam sinais intracelulares, cujas consequências aparecem após a mononucleose, não estando perfeitamente elucidado o motivo desse desencadeamento.

As infecções, principalmente bacterianas, tornam-se repetitivas, com má evolução. Muitas vezes, há hepatite viral de curso crônico. Pode evoluir para aplasia de medula ou linfomas, tor-

nando o quadro ainda mais grave. Os exames imunológicos apresentam valores normais ou diminuídos para B e imunoglobulinas, normalidade para linfócitos T e sorologia positiva para *Epstein-Barr virus*. O tratamento restringe-se ao comprometimento clínico e laboratorial. O prognóstico é variável (Figura 21.29).

SÍNDROME DE CHÉDIAK-HIGASHI

Características - Autossômica recessiva
• Mutação do gene regulador do transporte lisossomal
• Fusão dos grânulos lisossomais resultando em grânulos gigantes no citoplasma de fagócitos

Quadro clínico
• Albinismo oculocutâneo
• Infecções graves, abscessos
• Sangramentos (diminuição de plaquetas)
• Fase acelerada (frequente e grave): leucócitos defeituosos invadem diferentes locais, em especial linfonodos, baço, fígado, medula e sistema nervoso central (encefalopatia progressiva)

Laboratório - É necessário solicitar esfregaço de sangue
• Esfregaço de sangue e mielograma evidenciam grânulos gigantes

Tratamento - Transplante de medula óssea

Figura 21.28. Estão descritas as características da síndrome de Chédiak-Higashi (doença com imunodesregulação).

SÍNDROME LINFOPROLIFERATIVA LIGADA AO X
(*Epstein-Barr virus*)

Características - ligada ao X
• Defeitos em genes codificadores de proteínas reguladoras de sinais intracelulares desencadeados após mononucleose

Quadro clínico
• Inicia-se após infecção pelo *Epstein-Barr virus*
• Infecções graves e de repetição, incluindo hepatite viral crônica
• Pode evoluir para anemia aplástica ou linfomas

Laboratório
• Imunoglobulinas e linfócitos B normais ou diminuídos
• Linfócitos T normais
• Sorologia positiva para *Epstein-Barr virus*

Tratamento
• Tratamento das infecções e dos acometimentos desenvolvidos

Figura 21.29. Estão descritas as características da síndrome linfoproliferativa ligada ao X (doença com imunodesregulação).

3ª – Imunodesregulação, poliendocrinopatia e enteropatia ligada ao X (IPEX)

A imunodesregulação, poliendocrinopatia e enteropatia ligada ao X (IPEX) têm sido estudadas paralelamente à descrição de linfócitos T reguladores.

Nessa imunodesregulação há deficiência de linfócitos T reguladores naturais (CD4+CD25+FoxP3+). O defeito está nos genes codificadores do fator de transcrição, a proteína intracelular FoxP3, a qual auxilia a diferenciação de células CD4+CD25- em CD4+CD25+ reguladoras. A deficiência de linfócitos reguladores naturais determina tolerância para linfócitos autorreativos, ou seja, persistência de clones de linfócitos autorreagentes, levando a doenças autoimunes que podem aparecer em baixa idade.

Além da endocrinopatia generalizada (principalmente de tireoide e diabetes) e da enteropatia perdedora de proteínas, há infecções por *Aspergillus fumigatus* e por outros fungos. O óbito em geral é precoce, pela autoimunidade precoce e grave.

Por laboratório, constatam-se diminuição de células CD4+CD25+, da proteína FoxP3 e presença de autoanticorpos. Os demais exames imunológicos apresentam-se normais ou com aumento de imunoglobulinas, em especial IgA e IgE.

Tratam-se as autoimunidades, não havendo ainda tratamento específico (Figura 21.30).

IMUNODESREGULAÇÃO, POLIENDOCRINOPATIA, E ENTEROPATIA LIGADA AO X (IPEX)

Características
- Defeitos em genes codificadores de fator de transcrição FoxP3, com diminuição de linfócitos T reguladores naturais

Quadro clínico
- Doenças autoimunes graves e em baixa idade:
  Endocrinopatia generalizada (tireoide, diabetes)
  Enteropatia perdedora de proteínas
- Infecções por *Aspergillus fumigatus* e outros fungos

Laboratório
- Diminuição de linfócitos T reguladores naturais (CD4+CD25+FoxP3+)
- Imunoglobulinas normais ou aumentadas (IgA, IgE)

Tratamento
- Tratamento das autoimunidades desenvolvidas e das intercorrências

Figura 21.30. Estão descritas as características da imunodesregulação, poliendocrinopatia e enteropatia ligada ao X (doença com imunodesregulação).

E) DEFEITOS CONGÊNITOS DE FAGÓCITOS

Os defeitos congênitos de fagócitos podem ser em número, função ou em ambos. Entre os distúrbios de fagócitos encontram-se: neutropenia congênita grave/síndrome de Kostmann, neutropenia cíclica, doença granulomatosa crônica, deficiência de G-6PD em neutrófilos e defeito de adesão leucocitária 1 e 2 (LAD-1 e LAD2) (Figura 21.31). Estão descritas, ainda, a deficiência do eixo IL-12 e IFN-γ e a deficiência da etapa de ingestão por fagócitos neutrofílicos e mononucleares, esta não incluída na classificação da OMS.

DEFEITOS CONGÊNITOS DE FAGÓCITOS

1º. Neutropenia congênita grave/Kostmann
2º. Neutropenia cíclica
3º. Doença granulomatosa crônica
4º. Deficiência de G-6PD em neutrófilos
5º. Deficiência de adesão leucocitária (LAD-1 e 2)

Outros defeitos congênitos de fagócitos:
Deficiência do eixo IL-12 e Interferon-γ
Deficiência da etapa de ingestão da fagocitose

Figura 21.31. Defeitos congênitos de fagócitos, segundo a classificação da OMS.

1ª – Neutropenia congênita grave e síndrome de Kostmann

As duas imunodeficiências pertencem ao mesmo grupo de doenças, ocorrendo de forma rara, por diferentes heranças genéticas, com mutações do gene que codifica a enzima elastase neutrofílica (ELA2).

Na neutropenia congênita grave, há parada de maturação da linhagem mieloide na medula óssea, no estágio pró-mielocítico, resultando em neutropenia persistente, geralmente abaixo de 1.000 neutrófilos/mm³. Há baixo número de precursores mieloides neutrofílicos na medula, com quantidade normal para as demais células da série. Foi descrita por Kostmann, em 1956, com número abaixo de 500 neutrófilos/mm³ e herança autossômica recessiva.

As manifestações clínicas de neutropenia relacionam-se com o grau de neutropenia. Na neutropenia grave o quadro pode aparecer desde baixa idade, com estomatites de repetição, periodontites crônicas (levando à perda precoce dos dentes decíduos, comprometimento da dentição permanente, até perda óssea), abscessos cutâneos, diarreia persistente, infecções graves até sepse. Os agentes mais frequentes são *Staphylococcus aureus*, *Escherichia coli*, *Pseudomonas aeruginosa*, *Klebsiella* spp., *Pneumocystis jirovecii*.

Para o diagnóstico, além do quadro clínico e da neutropenia persistente, o aspirado de medula óssea mostra hipoplasia de células granulocíticas e pode afastar leucemias.

Na terapia é utilizado o fator estimulador de colônias de granulócitos (G-CSF), na dosagem de 3 a 30 μg/kg/dia, diariamente ou em dias alternados, por períodos prolongados, associando-se ao uso de antibióticos de forma intermitente ou contínua, dependendo do caso. O tratamento definitivo é o TMO (Figura 21.32).

2ª – Neutropenia cíclica

Na neutropenia cíclica há interrupção temporária da maturação da linhagem pró-mieloide. Resulta em diminuição periódica de neutrófilos, com duração em torno de três a cinco dias, até 14 dias, geralmente coincidentes com aumento reacional de monócitos, com periodicidade de duas a cinco semanas, mais comumente de três semanas. Esses períodos apresentam a mesma periodicidade para cada paciente. Há herança autossômica dominante de expressão variável, com mutações no gene ELA2.

NEUTROPENIA CONGÊNITA GRAVE

Quadro clínico
• Estomatites de repetição
• Periodontites crônicas
• Perda precoce da dentição decídua e permanente
• Pneumonias de repetição
Tratamento
• G-CSF até TMO

Figura 21.32. Estão descritas as características da neutropenia congênita grave (defeito congênito de fagócitos).

A sintomatologia é grave quando o número de neutrófilos é inferior a 500; moderada para 500 e 1.000; mais branda entre 1.000 e 1.500 células/mm³. Para o diagnóstico de neutropenia, é necessária a consideração dos valores de normalidade para a faixa etária, em especial no recém-nascido. Os sintomas assemelham-se aos da neutropenia congênita grave, em geral predominando estomatites de repetição. Pode-se manifestar em lactentes.

Para a detecção de neutropenia cíclica, são necessários leucogramas seriados. Em períodos de manifestações da doença, podem ser realizados leucogramas colhidos em dias alternados, durante 10 a 15 dias. Nos casos em que só há antecedente para hipótese de neutropenia cíclica, esta pode ser diagnosticada repetindo-se os leucogramas três vezes/semana durante três semanas ou uma vez/semana durante seis semanas. Em períodos de neutropenia, o mielograma mostra hiperplasia de pró-mielócitos e hipoplasia de granulócitos.

No tratamento, deve ser incentivada a higiene oral constante com soluções salinas ou antissépticas. Antibióticos devem ser prescritos ao início das infecções. O G-CSF pode ser necessário em casos de infecções graves, de forma esporádica (Figura 21.33).

NEUTROPENIA CÍCLICA

Quadro clínico
• Estomatites de repetição
Diagnóstico
• Leucogramas seriados
Tratamento
• Antibióticos durante infecções
• G-CSF quando necessário

Figura 21.33. Estão descritas as características da neutropenia cíclica (defeito congênito de fagócitos).

3ª – Doença granulomatosa crônica

O primeiro caso foi descrito por Bridges e cols., em 1959, em meninos com pneumonias, linfadenites e abscessos, e que, naquela ocasião evoluíam a óbito.

Na doença granulomatosa crônica (DGC) há mutação genética que determina alterações das enzimas oxidases fagocitárias (phox), resultando em deficiência da etapa de digestão da fagocitose por fagócitos (neutrófilos, mononucleares, eosinófilos). A falta de citocromo b558 ou de mieloperoxidase leva à disfunção do metabolismo oxidativo das pentoses, com incapacidade de geração de espécies reativas de oxigênio (EROs), como ânion superóxido, peróxido de hidrogênio, radical hidroxil (microbicidas) e incapacidade de destruir patógenos no interior do fagolisossomo.

A maioria da DGC é determinada por herança recessiva ligada ao X: mutações do gene codificador da subunidade 91kD do citocromo b558 – phox-91. Um menor número é decorrente de herança autossômica recessiva: outras mutações do complexo das enzimas oxidases fagocitárias (phox-47), com falha da formação de mieloperoxidase. O resultado do complexo enzimático, responsável pela explosão do metabolismo oxidativo das pentoses, leva à deficiente capacidade bactericida.

Microrganismos catalase-positivos, como Staphylococcus aureus, Aspergillus fumigatus e enterobactérias Gram-negativas, apresentam a enzima hidroxiperoxidase intracelular, uma catalase que cataboliza milhares de moléculas de peróxido de hidrogênio. Em consequência, a pequena quantidade desse radical livre, quando formada pelo neutrófilo deficiente, é logo catabolizada, restando tais patógenos. O resultado é o acúmulo de neutrófilos continuamente atraídos para combater os patógenos remanescentes. Os fagócitos neutrofílicos deficientes são, então, circundados por monócitos e linfócitos, tentando uma resposta compensatória, formando-se granulomas. Assim, os agentes infecciosos mais frequentes na DGC são microrganismos catalase-positivos: Staphylococcus aureus, Aspergillus fumigatus, bactérias Gram-negativas – Pseudomonas aeruginosa, Burkholderia cepacia (anterior Pseudomonas cepacia), Serratia marcescens, além de Mycobacterium tuberculosis e Pneumocystis jiroveciii.

Os granulomas e as linfadenites manifestam-se como tumorações e frequentemente evoluem para abscessos. Os abscessos geralmente são em pele e linfonodos, mas podem ser sistêmicos, como em pulmões, fígado, SNC, de difícil diagnóstico, em especial sem o diagnóstico prévio da IDP. Pneumonias e estomatites de repetição também podem ocorrer. Frequentemente, há hepatomegalia e esplenomegalia. As infecções são graves, podendo evoluir rapidamente para septicemia. Na maioria dos casos, o início das manifestações ocorre até 5 anos de idade, mas pode começar em adultos jovens.

Para diagnóstico, são utilizados teste do nitroblue tetrazolium (NBT) mostrando a falta de redução do corante (NBT zero) e/ou teste da di-hidro-rodamina (DHR), com diminuição da oxidação. Podem ser feitas determinações quantitativas da atividade da NADPH oxidase, por meio da análise da produção de ânion superóxido. Os estudos genéticos com alterações de genes *phox* confirmam o diagnóstico.

O BCG é contraindicado pela possibilidade de disseminação. Como tratamento, há indicação de antibioticoterapia profilática – sulfametoxazol/trimetropim geralmente em dose plena –, pela gravidade e rapidez das infecções. A profilaxia antifúngica (itraconazol) pode ser necessária, pela alta mortalidade de infecções fúngicas. O TMO tem indicação relativa, pois a maioria dos pacientes responde bem à antibioticoterapia profilática. Há estudos com IFN-γ recombinante, o qual aumenta a transcrição do gene codificador de *phox-91*, aumentando o citocromo b558 e a formação de peróxido de hidrogênio, o que seria útil na forma ligada ao X, para diminuir os granulomas e melhorar os processos infecciosos. A transfusão de neutrófilos pode levar a sequestramento pulmonar de neutrófilos, por razões não bem elucidadas (Figura 21.34).

O primeiro caso clínico do capítulo 3 – Fagócitos – é de um portador de DGC.

4ª – Deficiência de G-6PD em neutrófilos

Além da anemia hemolítica por deficiência de G-6PD em hemácias, a deficiência de G-6PD em neutrófilos e monócitos determina diminuição da etapa de digestão por fagócitos. A herança é ligada ao X.

O quadro clínico infeccioso é semelhante ao da doença granulomatosa crônica, com abscessos de repetição, principalmente por *Staphylococcus aureus*.

O diagnóstico é feito pela quantificação de G-6PD intracelular. Em casos de infecções repetitivas graves estão indicados antibióticos profiláticos (Figura 21.35).

DOENÇA GRANULOMATOSA CRÔNICA

Características
- Alterações das enzimas oxidases fagocitárias (*phox*): disfunção do metabolismo oxidativo das pentoses (falta NADPH oxidase), levando à incapacidade de geração de espécies reativas de oxigênio (EROs)
- Maioria ligada ao X: alteração no citocromo b558 (*phox-91*)
- Minoria autossômica recessiva: alteração na mieloperoxidase (*phox-47*)

Quadro clínico
- Massas tumorais (granulomas e linfadenites) que evoluem para abscessos
- Infecções por microrganismos catalase-positivos:
  - 1º. *Staphylococcus aureus, Aspergillus fumigatus,*
  - 2º. Enterobactérias Gram-negativas: *Pseudomonas aeruginosa, Serratia marcescens*
- Infecções por *Mycobacterium tuberculosis, Pneumocystis jirovecii*

Patógenos
- Microrganismos catalase-positivos: *Staphylococcus aureus, Aspergillus fumigatus,* Enterobactérias Gram-negativas (*Pseudomonas* spp., *Serratia marcescens*)
- *Mycobacterium tuberculosis, Pneumocystis jirovecii*

Laboratório
- Não há redução do NBT (NBT zero) ou baixa oxidação da DHR
- Estudo genético pode confirmar

Tratamento
- Antibiótico profilático (sulfametoxazol-trimetropim)
- Muitas vezes há necessidade de antifúngico profilático
- Transplante de medula óssea tem indicação relativa: indicado quando não há controle das infecções com profilaxia
- Contraindicada a vacina BCG

Figura 21.34. Estão descritas as características da doença granulomatosa crônica (defeito congênito de fagócitos).

DEFICIÊNCIA DE G-6PD EM NEUTRÓFILOS

Características - ligada ao X (mais frequente)
- Falha no metabolismo oxidativo de fagócitos

Quadro clínico
- Anemia hemolítica
- Abscessos disseminados, infecções principalmente por *Staphylococcus aureus*

Laboratório
- Diminuição de G-6PD intracelular

Tratamento
- Antibiótico profilático em casos graves

Figura 21.35. Estão descritas as características da deficiência de G-6PD em neutrófilos (defeito congênito de fagócitos).

5ª – Defeito de adesão leucocitária 1 e 2 (LAD-1 e LAD2)

A LAD-1 é determinada por deficiência da molécula de adesão CD18 (uma β2-integrina) de superfície de leucócitos, importantes para adesão leucocitária ao endotélio. Há diminuição da migração transendotelial de leucócitos, em especial neutrófilos, para o local do agente infeccioso.

Há queda tardia do coto umbilical, resultante da não afluência de neutrófilos para o coto do cordão umbilical, e falta de lise por liberação dos grânulos neutrofílicos. Aparecem infecções de repetição por bactérias piogênicas, levando a quadros de estomatite, periodontite, proliferação gengival, perda dos dentes decíduos e permanentes, furunculose e abscessos frios de repetição, e infecções fúngicas. A febre geralmente é baixa e as infecções evoluem rapidamente para sepse.

240 IMUNOLOGIA DO BÁSICO AO APLICADO

O leucograma mostra leucocitose com neutrofilia persistente. Os exames para quimiotaxia são normais, uma vez que esses ensaios avaliam a migração dirigida de fagócitos, e não a migração transendotelial. Para confirmação diagnóstica, é necessária a quantificação de moléculas CD11a e CD18.

Em casos mais acentuados da deficiência, pode haver prejuízo da migração transendotelial de linfócitos T, com ausência da resposta por hipersensibilidade tardia. Nesses casos, a deficiência é também combinada.

O tratamento é dirigido para os processos infecciosos, sendo muitas vezes indicada a antibioticoterapia profilática. A terapia gênica seria uma forma de tratamento. O óbito é precoce, sendo necessário TMO (Figura 21.36).

No defeito de adesão leucocitária 2 (LAD-2/CD15), há deficiente fucolização (daí a reposição da fucose) de sialil-Lewis (receptor para selectina), resultando igualmente em migração transendotelial diminuída e menor afluxo de neutrófilos para o local de infecção. É mais rara e foi descrita inicialmente em crianças palestinas, sendo a herança autossômica recessiva. O quadro infeccioso é semelhante ao da LAD-1, porém mais tardio. Na LAD-2, geralmente há atraso no desenvolvimento pôndero-estatural e retardo mental.

descrito em pacientes com micobacterioses, ou seja, infecções disseminadas por micobactérias não tuberculosas (dispersas na natureza, ao contrário da *Mycobacterium tuberculosis*).

7ª – Deficiência da etapa de ingestão da fagocitose por neutrófilos e fagócitos mononucleares

Esta imunodeficiência não faz parte da classificação da OMS.

Na deficiência da etapa de ingestão por fagócitos neutrofílicos, os neutrófilos podem apresentar metabolismo oxidativo normal, porém pode haver diminuição da ingestão de patógenos. O quadro clínico é muito semelhante ao da doença granulomatosa crônica, porém mais atenuado. Pode haver infecções por *Staphylococcus aureus*, como abscessos, celulites e pneumonias.

Os exames laboratoriais mostram valores normais para NBT, DHR e para determinações quantitativas da atividade da NADPH oxidase, havendo diminuição da etapa de ingestão por neutrófilos nos ensaios com soro homólogo e com soro autólogo, na presença de complemento normal, indicando um comprometimento intrínseco de neutrófilos (Figura 21.37).

Na deficiência da etapa de ingestão por fagócitos mononucleares, os pacientes descritos apresentam infecções fúngicas persistentes, de difícil tratamento e de repetição. As infecções

---

DEFICIÊNCIA DE ADESÃO LEUCOCITÁRIA (LAD)

LAD-1

Patogenia
- Deficiência de CD18 (β2 integrina LFA-1) em neutrófilos determinando defeito na migração transendotelial

Quadro clínico
- Queda tardia do coto umbilical
- Estomatites, periodontites graves, abscessos de repetição

Laboratório
- Neutrofilia persistente
- Diminuição da quantificação de CD11a/CD18 em neutrófilos

Tratamento
- Antibióticos
- Transplante de medula óssea
- Terapia gênica

LAD-2
- Semelhante à LAD-1, porém na LAD-2 há deficiência de sialil-Lewis em neutrófilos
- Pode haver retardo mental
- Mais frequente em crianças palestinas

Figura 21.36. Estão descritas as características das deficiências de adesão leucocitária tipo 1 e 2 (defeitos congênitos de fagócitos).

6ª – Defeito no eixo IL-12 e IFN-γ

O eixo IL-12 e IFN-γ é importante na ativação da fagocitose por mononucleares. O defeito no eixo IL-12 e IFN-γ foi

---

DEFICIÊNCIAS DA ETAPA DE INGESTÃO POR FAGÓCITOS

(Não fazem parte da classificação da OMS)

Neutrófilos

Quadro clínico
- Abscessos disseminados e celulites principalmente por *Staphylococcus aureus*

Laboratório
- NBT normal
- Diminuição da etapa da ingestão por neutrófilos

Fagócitos mononucleares

Quadro clínico
- Infecções fúngicas persistentes principalmente por *Candida* spp., *Microsporum gypseum, Tricophyton tonsurans* e *Cryptococcus neoformans*

Laboratório: diminuição da etapa da ingestão por fagócitos mononucleares

Tratamento: antifúngicos sistêmicos ou tópicos durante as infecções e xampus antifúngicos como profilaxia

Figura 21.37. Estão descritas as características da deficiência da etapa de ingestão por fagócitos neutrofílicos e mononucleares. Não fazem parte da classificação da OMS.

podem ser generalizadas, em unhas, pele, mucosas, cabelo, levando até a alopecia com pelos tonsurados. É possível ocorrer meningite fúngica, identificando-se a presença de fungos no líquor, sendo ainda frequentes as infecções virais de repetição. A hipótese diagnóstica deve ser lembrada diante de processos fúngicos graves e em pacientes com dermatite atópica que apresentem maior suscetibilidade a infecções fúngicas.

Os exames micológicos revelam *Candida* spp., *Microsporum gypseum*, *Trichophyton tonsurans* e *Cryptococcus neoformans*. A investigação imunológica mostra exames normais, com exceção da deficiência da etapa de ingestão fagocitária por monócitos nos ensaios com soro homólogo e com soro autólogo e complemento normal.

Diante de infecções fúngicas são necessários antifúngicos, em geral sistêmicos, com acompanhamento da função hepática, ou antifúngicos tópicos. O uso de xampus antifúngicos tem bom resultado nos casos de infecções fúngicas de repetição, com aplicação de duas a três vezes por semana, no couro cabeludo e corpo, durante cerca de 20 minutos antes do banho (Figura 21.37).

F) DEFICIÊNCIAS DE COMPLEMENTO

Deficiências de componentes do complemento e de reguladores do sistema complemento determinam diferentes quadros clínicos de imunodeficiências. As deficiências dos componentes iniciais cursam com doenças autoimunes, enquanto os componentes terminais levam a infecções meningocócicas (Figura 21.38).

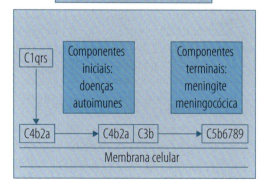

Figura 21.38. As deficiências dos componentes iniciais do complemento determinam doenças autoimunes, enquanto as deficiências dos componentes terminais do complemento resultam em infecções meningocócicas graves ou de repetição. Na deficiência do componente central C3 pode haver doença autoimune ou infecção meningocócica.

1ª – Deficiência de C1 ou C2 ou C4

A deficiência dos componentes C1 ou C2 ou C4 cursa com quadros de autoimunidade, os quais podem aparecer em crianças pequenas. Assim, pode haver quadros que se assemelham ao lúpus, sendo conhecidos como lúpus eritematoso símile, com quase toda a sintomatologia lúpica, embora não apresente exames laboratoriais da doença lúpica. Artrite reumatoide idiopática também pode ocorrer, sem os achados laboratoriais habituais. Nefrites podem manifestar-se isoladamente. As infecções são menos frequentes nessas deficiências e, quando ocorrem, são dadas por *Streptococcus pneumoniae* e *Haemophilus influenzae*.

2ª – Deficiência de C3

A deficiência do fator central das vias do complemento determina infecções bacterianas de repetição, em especial por *Neisseria meningitidis*, *Neisseria gonorrhoeae*, podendo haver também infecções por bactérias encapsuladas, que necessitam de opsonização (*Streptococcus pneumoniae* e *Haemophilus influenzae*). Na deficiência de C3 são descritas, ainda, doenças autoimunes, em especial vasculites.

Diante de casos de meningite meningocócica resistente ao tratamento, é necessária a lembrança de possível deficiência do complemento, não só de C3, mas também dos componentes terminais e de MBL. Nessas condições, após a coleta laboratorial com envio imediato para o laboratório (complemento é termolábil), a administração de plasma fresco congelado é importante, uma vez que fornece componentes do complemento necessários à defesa contra *Neisseria*. Nos casos da deficiência de C3 ou dos componentes terminais, são indicadas vacinações antimeningocócica, antipneumocócica e anti-*Haemophilus influenzae* tipo b.

3ª – Deficiência de C5 ou C6 ou C7 ou C8 ou C9

Na deficiência de C5 ou C6 ou C7 ou C8 ou C9 há infecções bacterianas de repetição principalmente por bactérias do gênero Neisseria (meningococos). Nesses casos são válidas as considerações feitas para deficiência de C3 em relação às infecções meningocócicas. O caso clínico do capítulo 4 – Sistema Complemento refere-se à deficiência do complemento.

Em recém-nascidos foram descritos quadros de sepse por bactérias Gram-negativas com CH50 indetectável, com melhora após administração de plasma. Tais septicemias têm sido associadas à deficiência fisiológica de C9, uma vez que o neonato sintetiza precocemente os componentes do complemento, com exceção de C9, o qual é encontrado com apenas 20% dos valores séricos de adultos (Figura 21.39).

DEFICIÊNCIAS DO COMPLEMENTO

Quadro clínico

Deficiência de C1, C4, C2 (componentes iniciais)
- Doenças autoimunes: lúpus eritematoso símile, artrite idiopática juvenil símile, nefrites

Deficiência de C3 (componente central)
- Infecções por bactérias do gênero *Neisseria* (meningococos)
- Vasculites

Deficiência de C5, C6, C7, C8 ou C9 (componentes terminais)
- Infecções por *Neisseria* (meningococos)
- Em recém-nascidos: sepse por bactérias Gram-negativas (diminuição fisiológica de C9)

Quadro laboratorial
- Complemento total (CH50)
- Componentes do complemento:
  Inicialmente C3, C4
  Depois, se necessário, componentes terminais
- O complemento é termolábil, sendo importante o envio imediato do exame ao laboratório

Tratamento das deficiências de C3 e dos componentes terminais do complemento

Durante as infecções:
- Antibióticos
- Administração de plasma fresco congelado (contém componentes do complemento)

Durante o acompanhamento:
- Vacinas antimeningocócica, antipneumocócica e anti-*Haemophilus influenzae*

Figura 21.39. Quadro clínico das principais deficiências de complemento, segundo a classificação da OMS.

4ª – Deficiência da lectina ligante de manose (MBL – Mannose-Binding Lectin)

A proteína plasmática MBL, além de fazer parte do sistema complemento, pode unir-se a microrganismos com carboidratos terminais, em especial a manose, resultando na opsonização desses patógenos (bactérias, vírus, fungos e parasitas). A deficiência de MBL tem sido associada à maior suscetibilidade a infecções bacterianas, em especial por *Neisseria meningitidis*, e virais, além de aterosclerose, leucemias e até abortos espontâneos.

5ª – Angioedema Hereditário

O Angioedema Hereditário (AEH) é dado por mutação genética que leva à deficiência ou função inadequada do inibidor da C1 esterase (ou inibidor de C1). A deficiência foi descrita em 1963 por Donaldson e Evans, e em 1888 Osler descreveu o padrão hereditário da doença.

Normalmente, o inibidor de C1 esterase (C1-INH – *C1 esterase inhibitor*) impede que o componente C1q se una a C1r e C1s, além de inibir a calicreína, a qual transforma o cininogênio em bradicinina. Assim, o C1-INH tem importante papel na regulação da via clássica do complemento e da cascata das cininas (Figura 4.15).

A deficiência do inibidor de C1 resulta em aumento da ativação do complemento e da formação de bradicinina. A união da bradicinina ao receptor B2 presente no endotélio vascular aumenta a permeabilidade vascular, levando a angioedema não mediado por histamina, por isso não pruriginoso.

O AEH apresenta-se em crises de edema de pele e de mucosas, iniciando-se na infância, aumentando na puberdade e geralmente persistindo por toda a vida. Estima-se uma prevalência de 1/10.000 a 1/100.000 na população geral.

São descritos três tipos de AEH: tipo I – por diminuição quantitativa e qualitativa do inibidor de C1 esterase (80% dos casos); tipo II – só alteração qualitativa do inibidor (15% dos casos); tipo III – não apresenta alterações laboratoriais, relacionado a estrógenos exógenos e a mutações do fator de Hageman da coagulação, por herança ligada ao X, sendo frequente a história familiar.

Nos tipo I e II há mutações nos genes do cromossomo 11, codificadores de C1-INH, transmitidas de forma autossômica dominante, com variância incompleta. As mutações muitas vezes são recentes, sem história familiar. O AEH tipo III aparece em mulheres por ocasião de aumento estrogênico, como gestação, uso de anticoncepcionais orais ou em reposição hormonal. Já foi descrito em homens.

Entre o diagnóstico diferencial encontra-se o angioedema adquirido, por consumo do C1q: ativação excessiva de C1 (em doenças linfoproliferativas) ou decorrente da formação de autoanticorpos anti-C1-INH (em doenças autoimunes). No adquirido há diminuição secundária de C1q, enquanto no hereditário há diminuição primária do inibidor de C1. É necessário o diagnóstico das doenças de base no angioedema adquirido (Figura 21.40).

No AEH, estímulos físicos ou emocionais levam a crises de edema por aumento local da bradicinina. O edema de pele não é pruriginoso e não é do tipo urticária. Pode haver eritema serpiginoso. O edema é migratório e muito doloroso em mucosas. Acomete extremidades, face, genitália, orofaringe, podendo levar a óbito por edema de glote. A mucosa predominantemente acometida é a do digestivo, que, pela dor intensa, pode confundir com abdome agudo.

As crises podem ser graves ou não, com resolução em 48 a 72 horas. Em caso de edema de laringe, a mortalidade é alta e estimada em 30% desses casos. O caso clínico do capítulo 4 – Sistema Complemento – é de AEH I.

> ## ANGIOEDEMA HEREDITÁRIO
> ### (Deficiência do complemento)
>
> Tipos de Angioedema Hereditário
> - Tipo I: Deficiência quantitativa/qualitativa do inibidor do C1
> - Tipo II: Deficiência qualitativa do inibidor do C1
> - Tipo III: relacionado a estrógenos exógenos e a mutações do fator de Hageman (XII) da coagulação
>
> Diagnóstico diferencial de Angioedema Hereditário:
> Angioedema adquirido
> - Consumo de C1 (doenças linfoproliferativas)
> - Formação de anticorpos anti-C1-INH (doenças autoimunes)

Figura 21.40. São descritos três tipos de angioedema hereditário, que devem ser diferenciados de angioedema adquirido, no qual devem ser pesquisadas doenças linfoproliferativas e autoimunes (fazem parte do diagnóstico diferencial do angioedema hereditário).

Entre os principais <u>fatores desencadeantes</u> encontram-se: traumas físicos (até pequenas batidas ou movimentos de impacto, dependendo do grau da deficiência), infecções, hormonais (aumento de estrógenos) e estresse emocional. Há fatores que pioram o angioedema, como álcool, canela, mudanças de temperatura, inibidores da enzima conversora da angiotensina (IECA diminui a degradação da bradicinina) e estimulantes ou depressores do SNC.

O <u>diagnóstico do AEH</u> é feito por diminuição do inibidor de C1 esterase (menor do que 50% do esperado no tipo I) ou só alterações funcionais de C1-INH (II). O C4 sérico está diminuído na quase totalidade dos casos de AEH I e II, mesmo fora de crises, o que pode auxiliar o início da investigação laboratorial.

Para o <u>tratamento</u> das crises, pode ser administrado plasma fresco congelado, de forma lenta, para que não haja maior ativação do complemento. O plasma deve ser fresco, uma vez que o inibidor da C1 esterase é termolábil, como os demais componentes do complemento. Em muitos casos, o plasma encerra a crise. Têm sido descritos bons resultados para tratamento de crises com o uso do antagonista do receptor da bradicinina – icatibanto (Firasyr®): apresenta alta afinidade ao receptor B2 da bradicinina presente no endotélio, atuando por competição. A administração é por via SC, na dose de 20 U/kg ou 30 mg/dose, podendo repetir uma segunda dose na mesma crise. Há também concentrado humano de inibidor de C1 esterase (Berinert®), para crises (20 U/kg EV). A dificuldade desses medicamentos é o custo muito elevado.

Além do tratamento da urgência, geralmente é necessário um tratamento de manutenção. Na intercrise são utilizados andrógenos atenuados, como Danazol®, Ladogal®, Stanazolol® (este menos virilizante), na menor dose necessária para o controle das crises, iniciando por 50 mg/dia até doses altas como 600 mg/dia. Estes devem ser reavaliados em casos de diminuição do crescimento, hipertensão, hiperglicemia, dislipidemia, obesidade, alterações de humor e na fase de puberdade das meninas; são contraindicados em gestantes e lactantes. Atuam aumentando a síntese hepática do C1-INH. Os antifibrinolíticos, ácido ε amino caproico e ácido tranexâmico, por inibirem a plasmina, podem ser empregados em condições em que os andrógenos não possam ser utilizados ou quando não há controle das crises na vigência de doses máximas de andrógenos; são menos potentes e necessitam de controle rigoroso com provas de coagulação, pois podem causar embolias. O tipo III apresenta boa resposta à progesterona, desde que possa ser usada (Figura 21.41).

G) IMUNODEFICIÊNCIAS PRIMÁRIAS NÃO CLASSIFICADAS NOS GRUPOS ANTERIORES

Ainda, seguindo-se a atual classificação proposta pela OMS, encontram-se outros grupos de IDPs não classificados nos grupos anteriores: defeitos da resposta inata (displasias ectodérmicas com imunodeficiências, epidermodisplasia verruculosa), desordens autoinflamatórias (febre familiar do Mediterrâneo, síndrome hiper-IgD), os quais constituem grupos mais raros, sendo mais estudados por dermatologistas e por reumatologistas.

Ao final do presente capítulo, encontram-se as figuras com as principais características das diferentes Imunodeficiências Primárias (Figuras 21.42, 21.43, 21.44, 21.45, 21.46 e 21.47).

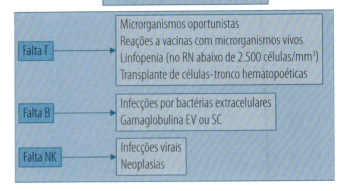

Figura 21.43. Estão descritas as principais características clínicas e terapêuticas das imunodeficiências primárias combinadas.

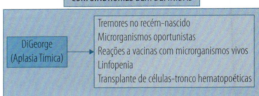

Figura 21.44. Estão descritas as principais características clínicas e terapêuticas das IDPs com síndromes bem definidas – síndrome de DiGeorge.

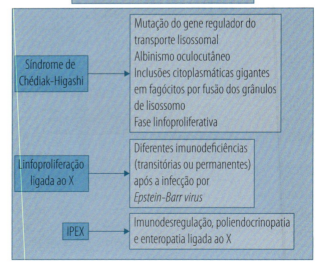

Figura 21.45. Estão descritas as principais características clínicas e terapêuticas das doenças com imunodesregulação.

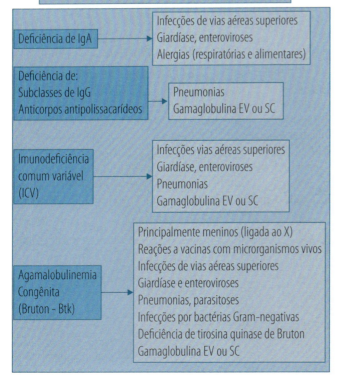

Figura 21.41. Estão descritas as características do angioedema hereditário tipo 1 (faz parte da deficiência de complemento).

Figura 21.42. Estão descritas as principais características clínicas e terapêuticas das imunodeficiências primárias por deficiências predominantemente de anticorpos.

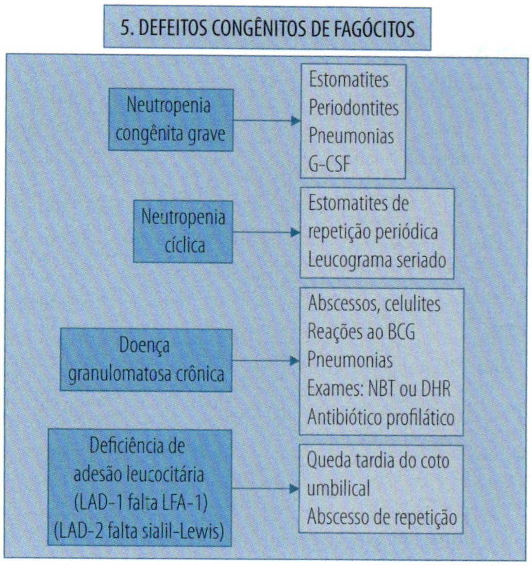

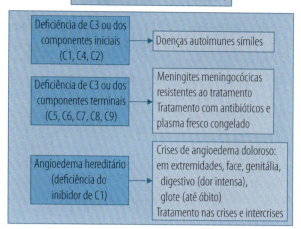

Figura 21.46. Estão descritas as principais características clínicas e terapêuticas das imunodeficiências primárias por defeitos congênitos de fagócitos.

Figura 21.47. Estão descritas as principais características clínicas e terapêuticas das imunodeficiências primárias por deficiência de complemento.

EXEMPLOS CLÍNICOS

Caso 1: Paciente de 36 anos, masculino, casado, com curso superior completo, natural da Bahia e procedente de São Paulo. Tosse produtiva e febre há cinco dias. Fraqueza e perda de 15 kg de peso corpóreo nos últimos dez anos, com piora há quatro anos, impossibilitando-o de trabalhar. Apresentou sete pneumonias, sendo seis nos últimos dez anos, com necessidade de internação por três vezes. Diarreia há 20 anos, com evacuações três vezes ao dia (fezes semilíquidas, sem muco, sem sangue). Referia amigdalites, otites, rinite e giardíase desde criança. Ao exame, 41 kg, 1,67 m, estertores crepitantes, roncos e sibilos esparsos. Imagem radiológica de tórax: condensações. Sorologia negativa para HIV. Internado com diagnóstico de broncopneumonia e doença de base a esclarecer.

Evolução: Parasitológico de fezes – *Giardia lamblia*; PCR qualitativo para HIV – negativo. Houve melhora do estado geral após o tratamento da pneumonia e da giardíase, cessando a diarreia e a perda de peso. Os exames imunológicos mostraram: IgA < 7 mg/dL, IgM diminuída, IgG diminuída, IgG2 diminuída, falta de resposta à vacina antipneumocócica; linfócitos CD19, CD3 e CD4 normais; inversão da relação CD4/CD8 por aumento de CD8. Apresentou ótima evolução após a reposição mensal de imunoglobulina humana. Retornou ao trabalho e às suas atividades diárias.

Discussão: As hipóteses iniciais foram dirigidas para infecção por HIV, neoplasias e perdas proteicas intestinais. Foi afastado HIV por PCR; as evacuações tornaram-se normais após o tratamento da giardíase e não apresentou exames complementares sugestivos de neoplasias. A hipótese foi dirigida então para IDP do tipo humoral.

Os exames complementares confirmaram o diagnóstico de imunodeficiência comum variável (ICV): falta de duas ou mais classes de imunoglobulinas, sendo uma delas IgG, ausência de resposta a anticorpos específicos, após afastadas outras causas de hipogamaglobulinemia. Na ICV pode haver inversão da relação CD4/CD8, por aumento de causa não bem esclarecida de CD8, o que confunde ainda mais com infecção por HIV. Em especial em crianças pequenas, deve ser excluída agamaglobulinemia congênita de Bruton: deficiência de todas as classes de imunoglobulinas por falta de linfócitos B, com hipoplasia de órgãos linfoides secundários.

A ICV manifesta-se com frequência na adolescência, mas também no adulto jovem, como ocorreu no presente caso (pneumonias aos 26 anos). A história de amigdalites e otites de repetição e de giardíase persistente sugere deficiência de IgA (mucosas). As pneumonias de repetição fazem pensar em deficiência de anticorpos antipolissacarídeos, pois são responsáveis pela defesa contra bactérias encapsuladas, principais agentes etiológicos de pneumonias. A deficiência de IgA pode evoluir para ICV, como parece ter ocorrido no presente caso. Assim, há necessidade de acompanhamento da deficiência de IgA, com avaliações clínicas e laboratoriais, na tentativa de um diagnóstico precoce de ICV.

No presente caso poderia ter ocorrido perda proteica intestinal pela diarreia crônica. As perdas proteicas intestinais ou urinárias podem levar à diminuição de IgG (maior concentração plasmática), mas não de outras imunoglobulinas de baixa concentração no plasma, como IgA e IgM, que o paciente apresentava. Em perdas proteicas não está indicada a reposição com imunoglobulina, pela rapidez com que é perdida, exceto diante de infecções por patógenos dependentes de anticorpos antipolissacarídeos, como *Streptococcus pneumoniae* e *Haemophilus influenzae*.

Após o diagnóstico de ICV, foi indicada a reposição com imunoglobulina humana (endovenosa). As duas primeiras administrações de gamaglobulina foram feitas com condições de possível atendimento para anafilaxia, uma vez que os resultados de IgA, apresentando os menores valores laboratoriais detectados, não excluíam a falta total desta imunoglobulina. No caso de ausência, deixa de haver a seleção clonal negativa do início da vida, ou seja, pode haver formação de anticorpos contra substâncias ausentes no organismo. A gamaglobulina comercial contém IgA, embora em pequenas quantidades. A união a anticorpos específicos formados após a infusão pode levar à anafilaxia, necessitando de tratamento de urgência. Não foi o caso em questão, em que o paciente pôde receber gamaglobulina rotineiramente, como ocorre na quase totalidade dos casos de ICV.

A reposição de imunoglobulina humana previne o aparecimento de pneumonias. Para melhorar o quadro clínico da deficiência de IgA deve ser reforçada a higiene pessoal, evitada a ingestão de alimentos crus, ser repetidos parasitológicos de fezes e usar antibióticos ao início de infecções.

O caso em questão mostra que a falta de diagnóstico de uma IDP compromete totalmente a qualidade de vida do portador e, muitas vezes, a sua sobrevida. Mostra, ainda, que as IDPs, em especial a ICV, podem se manifestar na vida adulta.

QUESTÕES

1ª – Qual o quadro clínico da IDP mais frequente?

2ª – Qual o quadro clínico e o tratamento da IDP grave mais frequente?

3ª – a) Qual o achado laboratorial mais fácil de ser observado em um recém-nascido com suspeita de imunodeficiência combinada grave? b) O que deve ser solicitado em paciente com meningite meningocócica grave ou de repetição?

4ª – Quais os principais tipos de agentes etiológicos das infecções em IDP por: a) deficiência de linfócitos T? b) deficiência de neutrófilos?

5ª – Quais as consequências clínicas da deficiência dos componentes do complemento?

IMUNODEFICIÊNCIAS ADQUIRIDAS

CONCEITO

Fala-se em imunodeficiência adquirida ou secundária quando, ao nascimento, o sistema imunológico apresenta perfeita funcionalidade, mas, com o decorrer do tempo, passa a manifestar comprometimento de um ou mais de um setor da resposta imunológica, consequente a diferentes causas.

CAUSAS

Entre as principais causas de imunodeficiências secundárias encontram-se: síndrome de imunodeficiência adquirida (AIDS ou SIDA), desnutrição, deficiência de zinco, alcoolismo, esplenectomia, doenças metabólicas, infecções bacterianas, virais, fúngicas e parasitárias, uso de imunossupressores, neoplasias, doenças de base de causas diversas e estresse crônico (Figura 22.1).

Na AIDS há inicialmente depressão da imunidade celular e, progressivamente, da humoral e da inespecífica. Portadores de desnutrição apresentam comprometimento de fagócitos e da imunidade celular. As neoplasias podem ter como causa consequência a diminuição de células NK (*natural killers*) e de linfócitos T citotóxicos. O estresse crônico pode determinar diminuição em especial da imunidade adaptativa. Além disso, diferentes doenças de base levam a diferentes comprometimentos imunológicos.

CAUSAS DE IMUNODEFICIÊNCIAS ADQUIRIDAS

- Infecção por HIV/AIDS
- Desnutrição
- Deficiência de zinco
- Alcoolismo
- Esplenectomia
- Doenças metabólicas
- Deficiências secundárias de anticorpos
- Infecções
- Imunossupressores
- Neoplasias
- Outras doenças de base
- Estresse crônico

Figura 22.1. Estão descritas as principais causas de imunodeficiências adquiridas ou secundárias.

INFECÇÃO PELO VÍRUS HIV E AIDS

ETIOLOGIA

A AIDS é causada pelos vírus da imunodeficiência humana (HIV). O HIV é um retrovírus (formado por RNA) – do gênero *Lentivirinae* (*Retroviridae humano*), sendo o tipo 1 mais frequente nas Américas e na Europa, enquanto o tipo 2 predomina na África Ocidental e em alguns países da Europa, principalmente os de língua portuguesa. A coinfecção com

IMUNOLOGIA DO BÁSICO AO APLICADO

outro retrovírus, o vírus linfotrópico-T humano dos tipos 1 e 2 (HTLV-1 e 2), torna essa imunodeficiência ainda mais grave e com progressão mais rápida (Figura 22.2).

O vírus HIV foi descoberto em 1983, dois anos após a descrição do primeiro caso de AIDS, em São Francisco, e relatado ao CDC (*Centers for Diseases Control*, Atlanta, USA). Em 1991, a AIDS era a principal causa de morte em homens entre 25 e 44 anos, nos Estados Unidos da América. Atualmente, estudos com soros armazenados desde as décadas de 1950 e 1960 de indivíduos africanos revelaram positividade ao HIV, sugerindo que o início da infecção tenha sido na África.

O HIV é encontrado em maiores quantidades no sangue e no sêmen. Em menores quantidades, porém nada desprezíveis, encontra-se na placenta e no leite, daí a indicação de antecipar o parto e estar proscrito o aleitamento por mães portadoras de HIV. As manifestações da AIDS são determinadas pela citotropismo do HIV em relação ao sistema imunológico e ao sistema nervoso central (Figura 22.3).

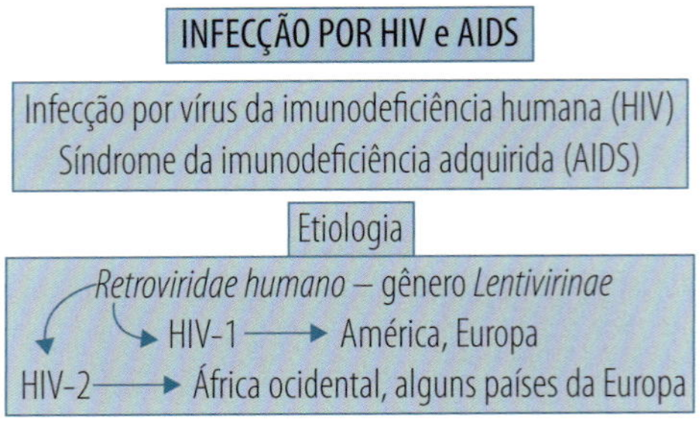

Figura 22.2. O HIV é um retrovírus causador da AIDS. Pode haver infecção associada pcr vírus linfotrópico-T humano (HTLV), o que piora a infecção por HIV e a AIDS.

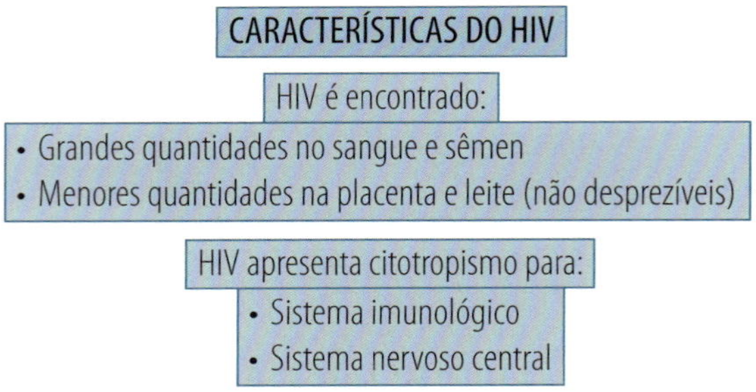

Figura 22.3. O HIV é encontrado em grandes quantidades no sangue e no sêmen e, em menores quantidades, mas nunca desprezíveis, na placenta e no leite.

Existe maior incidência em usuários de drogas injetáveis, homossexuais com vários parceiros, filhos de mães com HIV e receptores de transfusões sanguíneas. Continua havendo aumento progressivo da incidência da doença nesses indivíduos, com exceção de receptores de transfusões, por causa de melhores condições diagnósticas do vírus. Por outro lado, nos últimos anos ocorreu aumento acentuado no gênero feminino.

FASES CLÍNICAS DA INFECÇÃO PELO HIV

A infecção por HIV apresenta três fases: aguda assintomática, sintomática inicial e AIDS.

A fase aguda ou primária da infecção por HIV é apresentada por cerca de 50% a 90% dos pacientes, cerca de um mês após o contágio. Entretanto, nem sempre é diagnosticada, por ser semelhante a um quadro gripal. Há referência de febre, mal-estar, fadiga, exantema maculopapular, cefaleia, mialgia, artrite, náuseas, vômitos, diarreia e adenomegalia. É autolimitada, durando cerca de 14 dias.

Na fase assintomática, não há manifestações clínicas, por isso se falando em latência clínica, mas há proliferação viral. Em alguns pacientes há adenomegalia generalizada.

Na fase sintomática inicial há sudorese noturna, fadiga, emagrecimento, diarreia, sinusopatias, candidíase oral e vaginal de repetição, leucoplasia pilosa oral (lesões esbranquiçadas na borda da língua, mucosa ou palato), estomatites (aftas), herpes simples, herpes-zóster e pequenos sangramentos por plaquetopenia.

Fala-se em AIDS quando há doenças oportunistas associadas. Entre as doenças oportunistas no HIV encontram-se infecções por vírus (citomegalovírus, herpes simples, herpes-zóster), bactérias (tuberculose, bacilo de Kochsalmonelose), fungos (pneumocistose, candidíase, histoplasmose), protozoários (toxoplasmose) e neoplasias (sarcoma de Kaposi – neoplasia de células endoteliais, apresentando lesões violáceas, ou linfomas) e/ou doenças neurológicas.

Em crianças a sintomatologia é inespecífica, não havendo as fases observadas em adultos. Uma característica que sugere o diagnóstico em crianças é o aumento persistente da parótida (Figura 22.4).

ALTERAÇÕES IMUNOLÓGICAS DETERMINADAS PELO HIV

1) Tropismo para células CD4+ (Th1)

As glicoproteínas 120 e 41 kilodáltons (gp120 e gp41) do HIV acoplam-se às moléculas de superfície CCR5 (receptor-5 β-quimiocina) e CXCR4 (receptor-4 β-quimiocina) de células CD4+ do hospedeiro, as quais participam como verdadeiros receptores virais, resultando na entrada de HIV nessas células. Após a entrada do vírus em CD4+, o RNA do HIV é transcrito em DNA, por meio da enzima transcriptase reversa: o RNA viral é convertido em DNA, dando origem ao DNA pró-viral. Sequencialmente, a integrase do HIV forma um complexo com o DNA pró-viral. O complexo é transportado ao núcleo, através da membrana nuclear. A integrase completa sua ação, cortando o DNA do hospedeiro e ligando covalentemente a terminação do DNA pró-viral à dupla hélice do DNA de células CD4+ do hospedeiro. A integrase dissocia-se do DNA formado e há ati-

FASES CLÍNICAS DA INFECÇÃO PELO HIV

1ª. Fase aguda ou primária da infecção pelo HIV
- Aparece em 50% a 90% dos indivíduos, um mês após o contágio
- Febre, mal-estar, fadiga, exantema, cefaleia, faringite, mialgia, artralgia, náuseas, vômitos, diarreia e adenomegalia
- Dura cerca de 14 dias

2ª. Fase assintomática da infecção pelo HIV
- Estado de latência clínica (não há sintomas), apesar da proliferação viral
- Pode haver adenomegalia generalizada

3ª. Fase sintomática inicial da infecção pelo HIV
- Sudorese noturna, fadiga, emagrecimento, diarreia
- Sinusopatias
- Candidíase oral e vaginal de repetição
- Leucoplasia oral, estomatites
- Herpes simples, herpes-zóster
- Pequenos sangramentos

4ª. AIDS – Doenças oportunistas
- Vírus: citomegalovírus, herpes simples, herpes-zóster
- Bactérias: tuberculose, salmonelose
- Fungos: pneumocistose, candidíase, histoplasmose
- Protozoários: toxoplasmose
- Neoplasias: sarcoma de Kaposi, linfomas
- Doenças neurológicas

Criança: Quadro clínico inespecífico
Pode haver aumento de parótida

Figura 22.4. As fases clínicas da infecção por HIV são geralmente sequenciais: aguda, assintomática, sintomática inicial e AIDS (quando há doenças oportunistas). As doenças neurológicas com frequência ocorrem na fase mais avançada.

vação de polimerases endógenas do hospedeiro, formando o DNA pró-viral maduro. Vários grupos de pesquisa trabalham no desenvolvimento de inibidores da integrase viral e na diminuição das moléculas de superfície CCR5 e CXCR4, na tentativa de melhora ou de cura da infecção por HIV (Figura 22.5).

Havendo necessidade de divisão de CD4+, essa célula não pode se dividir por não mais apresentar DNA. Entretanto, o vírus multiplica-se, utilizando inclusive a membrana citoplasmática de CD4+ para refazer seu envoltório, sobrevivendo até atingir outra célula. Com o decorrer do processo, há decréscimo progressivo de células CD4+, em especial em ocasiões que o organismo necessite da defesa por Th1. Durante todas as fases da doença há constante replicação do vírus em células CD4+. A imunodeficiência inicial por depleção de células CD4+ (Th1) acarreta infecções por bactérias altamente patogênicas, pela falta de cooperação de Th, além de infecções por oportunistas pela menor ação de Th para apoptose (Figura 22.6).

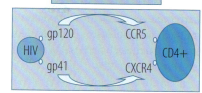

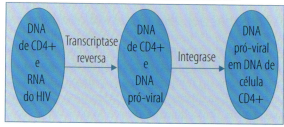

Figura 22.5. Os linfócitos T auxiliares (CD4+) apresentam moléculas de adesão de superfície (CCR5 e CXCR4) que funcionam como receptores para as glicoproteínas gp120 e gp41 do HIV, permitindo a entrada do vírus. A seguir, o HIV transforma seu RNA em DNA, por meio de sua enzima transcriptase reversa, seguido de integração ao DNA do hospedeiro, por meio da enzima integrase, com papel fundamental na integração do DNA pró-vírus ao DNA do hospedeiro.

ALTERAÇÕES IMUNOLÓGICAS DETERMINADAS PELO HIV

1ª. Tropismo por células CD4+ (Th1)
- HIV apresenta glicoproteína gp120 e gp41
- Linfócitos CD4+ apresentam receptores CCR5 e CXCR4
- gp120 e gp41 do HIV acoplam-se ao CCR5 e CXCR4
- Há entrada e replicação do HIV em células CD4+
- Células CD4+ não conseguem se dividir quando solicitadas

↓

Diminuição das células CD4+ (Th1)

↓

Infecções por bactérias altamente patogênicas

Figura 22.6. Alterações imunológicas determinadas pelo HIV em células CD4+: sequência no tropismo.

No decorrer da infecção por HIV, há diminuição das citocinas sintetizadas por Th1, como interferon-gama (IFN-γ). A diminuição não tão acentuada da produção de IFN-γ em indivíduos assintomáticos infectados sugere que tais portadores apresentem melhor defesa ao HIV.

2) Tropismo para monócitos/macrófagos

Atingindo os monócitos/macrófagos, com contínua replicação em células dendríticas, o HIV leva a uma diminuição da resposta inespecífica, com consequente menor defesa para microrganismos intracelulares.

3) Tropismo para células dendríticas

O HIV atinge células dendríticas, resultando em menor apresentação antigênica a linfócitos T citotóxicos e T auxiliares, que passam a ser menos eficientes.

4) Tropismo para células CD8+ (T citotóxicos) e NK

O tropismo de HIV para CD8+ (T citotóxicos) agrava ainda mais a suscetibilidade a infecções por intracelulares. Os T citotóxicos são afetados em número e função, porém de forma menos intensa do que T auxiliares, podendo até mesmo haver aumento nas fases iniciais. Os T citotóxicos têm sido associados a controle inicial da viremia, sendo provável que o número dessas células circulantes esteja associado ao prognóstico da infecção. Uma consequência da maior queda de células CD4+ em relação a CD8+ é a inversão da relação CD4/CD8, característica de pacientes infectados pelo HIV, inclusive em estádios muito avançados da doença. O número total de células T (CD3+) permanece constante no início da infecção, à custa do desequilíbrio entre CD4+ e CD8+. Com o progredir da doença, há diminuição das duas subpopulações e de T total, principalmente nas fases adiantadas.

A diminuição de células NK propicia o aparecimento de neoplasias e o crescimento não habitual de neoplasias benignas, comportando-se de forma maligna pelo processo invasivo que determinam, como é o caso do sarcoma de Kaposi. A atividade de células NK encontra-se diminuída nas fases mais avançadas da doença, sendo poupada no início do quadro, provavelmente por fatores virais, como o gene do core viral (gag), de forma ainda não perfeitamente elucidada.

5) Tropismo para linfócitos B

Há ativação anormal de linfócitos B, traduzida por ativação policlonal, com perda progressiva da síntese de anticorpos a novos antígenos. Pode haver hipergamaglobulinemia inicial seguida de hipogamaglobulinemia, síntese de autoanticorpos e formação de imunocomplexos circulantes.

A resposta humoral, que já está prejudicada desde o início por alterações de Th1, torna-se mais comprometida, acarretando infecções por bactérias extracelulares, além do aparecimento de doenças autoimunes (Figura 22.7).

6) Desvio para a subpopulação Th2

Com o evoluir do quadro, o paciente começa a apresentar sinais e sintomas de hipersensibilidade IgE-mediada, tornando-se alérgico até mesmo a medicamentos, com urticárias agudas frequentes, pelo desvio para o perfil Th2.

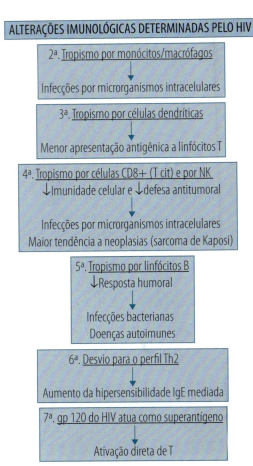

Figura 22.7. Tropismo sequencial pelo HIV, após o tropismo para Th1: monócitos/macrófagos, células dendríticas, T citotóxicos, células NK, linfócitos B, desvio para o perfil Th2, além de a gp120 do HIV ser superantígeno (ativa T sem necessidade de apresentação por HLA, porém de forma ineficaz).

7) gp 120 do HIV

Atua como superantígeno, ou seja, não necessita de HLA para ativar linfócitos T citotóxicos e T auxiliares, promovendo proliferação intensa e desordenada dessas células, sem defesa eficaz.

EXAMES IMUNOLÓGICOS EM PORTADORES DE HIV

Nos exames imunológicos em portadores de HIV, devem ser analisados leucograma, relação CD4/CD8, teste imunoenzimático indireto, Western blot, teste imunoenzimático direto, identificação ou quantificação do RNA viral por PCR (reação da polimerase em cadeia) para RNA viral (PCR qualitativo ou qualitativo) e gp120 viral (carga viral) (Figura 22.8).

O leucograma mostra linfopenia, pois há diminuição de linfócitos T, especialmente de CD4+. A diminuição de células CD4+ está relacionada ao aparecimento das manifestações clínicas. Há inversão da relação CD4/CD8, considerando a progressão da doença.

A positividade do teste imunoenzimático indireto ou ELISA indireto indica a presença de anticorpos. São utilizadas placas de poliestireno unidas à célula infectada por HIV. Havendo anticorpos no soro do indivíduo, estes se unirão à célula infectada e, acrescentando-se anti-imunoglobulina (anti-anti-HIV) conjugada à enzima, a reação torna-se visível. O uso de célula, e não apenas do vírus por esse método, pode acarretar resultado falso-positivo, quando o paciente apresenta algum anticorpo contra a célula utilizada. Esse fato determinou a obrigatoriedade de outro método em casos de positividade. Pode haver ainda falso-negativo quando o contágio foi recente e não houve tempo para a formação de anticorpos suficientes para a detecção (janela imunológica) (Figura 22.9).

O teste Western blot ou Western blotting também é imunoenzimático indireto, com a mesma técnica do anterior. A diferença está na utilização de HIV, em vez de célula infectada. Com isso, é retirada, quase totalmente, a falsa-positividade do método, persistindo ainda o falso-negativo (Figura 22.10).

O Instituto de Tecnologia em Imunobiológicos Fiocruz desenvolveu o teste rápido Western blot, que "pula etapas" do método clássico, permitindo o resultado em 20 minutos. Bandas com proteínas recombinantes de HIV e bandas sem HIV são previamente transferidas para uma membrana de nitrocelulose. O sangue do indivíduo é colocado diretamente nessas tiras de nylon: caso existam anticorpos, estes se unem às proteínas do HIV, tornando o resultado positivo. Em caso de positividade, o teste é repetido ou realizado o Western blot clássico, uma vez que este pode apresentar maior especificidade (Figura 22.11).

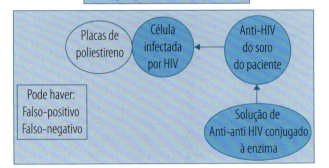

Figura 22.8. Exames imunológicos para o diagnóstico de portador de HIV e de AIDS.

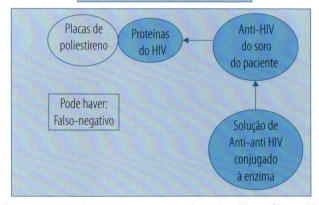

Figura 22.10. Visualização do teste imunoenzimático indireto Western Blot para HIV. Após esse exame restam os falso-negativos (janela imunológica).

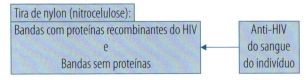

Figura 22.9. Visualização do teste imunoenzimático indireto para HIV. Com a realização apenas desse exame pode haver falso-positivo (anticorpos contra a célula utilizada, e não contra HIV) e falso-negativo (janela imunológica – não houve tempo de formação de anticorpos). Quando positivo, há obrigatoriedade da realização de outros exames.

Figura 22.11. O Instituto de Tecnologia em Imunobiológicos Fiocruz desenvolveu o método Western-blot por teste rápido: anticorpos anti-HIV do sangue testado unem-se às proteínas do HIV colocadas em tiras de nitrocelulose.

O teste imunoenzimático direto ou ELISA direto detecta a presença do vírus, uma vez que utiliza soluções contendo anticorpos anti-HIV, dessa forma afastando o falso-negativo (Figura 22.12).

O teste da reação em cadeia da polimerase (PCR) para HIV qualitativo é um método molecular que identifica a sequência de ácido nucleico do vírus, utilizando *primers* de RNA do HIV. Pode, ainda, ser realizado de forma quantitativa. O gp120 determina a quantidade da glicoproteína 120 do envelope viral, refletindo a carga viral do portador (Figura 22.8).

Foram estudados vários marcadores, entretanto a quantificação do RNA do HIV plasmático mostrou-se fortemente associada à queda da contagem de células CD4+ e ao desenvolvimento de AIDS, com acentuada queda de CD4+ para níveis de RNA do HIV acima de 10.000 Eq/mL. Observou-se, ainda, elevada concentração intracelular da gp 120 durante o processo de montagem do virion na célula infectada pelo HIV. A depleção de células CD4+ é também marcadora importante da infecção pelo HIV.

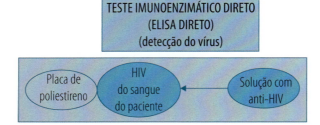

Figura 22.12. Visualização do teste imunoenzimático direto para HIV.

DISTROFIAS

Distrofias são alterações nutricionais crônicas de um ou mais componentes da alimentação, podendo ser por carência ou por excesso de alimentos. Podem causar imunocomprometimentos, como ocorre na desnutrição, obesidade, deficiências de zinco, ferro e vitaminas.

DESNUTRIÇÃO

Desnutrição ou má nutrição calórico-proteica ou desnutrição energético-proteica é um tipo de distrofia, em que há deficiência nutricional crônica proteica ou calórico-proteica do organismo como um todo ou das células em particular. Fala-se que a desnutrição é primária quando resulta da falta de ingestão de alimentos. É a desnutrição primária que será estudada a seguir, por ser a imunodeficiência mais frequente de países em desenvolvimento.

Em várias regiões de nosso meio pode estar presente a desnutrição, resultante de hábitos alimentares muitas vezes necessários. Assim, em regiões cuja alimentação é quase exclusivamente a mandioca, o resultado é a deficiência de proteínas de forma geral; o milho é pobre em lisina, triptofano e histidina; o arroz apresenta carência de lisina e treonina. A baixa ingestão de proteínas leva ao fato de o catabolismo predominar sobre o anabolismo.

Uma das primeiras alterações que ocorre na desnutrição é a diminuição da produção de adenosina trifosfato (ATP), acarretando falta de energia para manter a bomba sódio/potássio. Em consequência, há aumento do sódio intracelular, entrada de água e edema celular, presentes já nos estágios iniciais da desnutrição. O edema celular leva à diminuição relativa das enzimas intracelulares.

A persistência de falta de ingestão proteica leva à hipoproteinemia, com diminuição da síntese de novos aminoácidos, o que acarreta diminuição absoluta de enzimas intracelulares e depressão da formação de citoplasma, com consequente hipotrofia. Tais alterações funcionais ocorrem em todos os órgãos e sistemas do organismo, incluindo o sistema imunológico.

Na desnutrição, há hipotrofia dos órgãos linfoides: timo, linfonodos, baço, tonsilas palatinas e adenoideanas. Assim, na presença de processos infecciosos, não se observa adenomegalia ou esplenomegalia.

A resposta celular está comprometida já na desnutrição moderada. Adultos desnutridos são frequentemente não reatores a testes cutâneos de leitura tardia. Há diminuição do número total de linfócitos T, responsável pela linfopenia por vezes apresentada. Há depressão da atividade proliferativa de T, diminuição dos valores de células CD4+ e, em menor proporção, de células CD8+, acarretando tendência à inversão da relação CD4/CD8. Esse imunocomprometimento faz com que o paciente apresente maior suscetibilidade e maior gravidade a infecções por bactérias altamente patogênicas e a microrganismos intracelulares. São mais frequentes infecções virais, fúngicas e por bactérias intracelulares em pacientes com desnutrição, como gripes, sarampo, varicela, dermatofitoses fúngicas, tuberculose (Figura 22.13).

A resposta humoral encontra-se preservada para IgG, IgM e IgA séricas, mesmo na desnutrição grave, podendo estar até aumentada em desnutridos com infecções de repetição. A quantidade de linfócitos B está quase sempre conservada. A imunidade humoral, estando conservada, e a maior suscetibilidade a infecções justificam e indicam a prioridade às imunizações. Um paciente com desnutrição primária consegue responder a microrganismos atenuados ou a toxoides, mas nem sempre supera tais agentes *in natura*. Pode ser postergada a vacinação para desnutridos graves, pelo comprometimento da resposta celular, e indicada imediatamente após a melhora do paciente. Na imunidade humoral, há ainda diminuição da IgA secretora e da IgE sérica, dados coerentes com o grande número de diarreias infecciosas e a maior incidência de broncoespasmo reacional em relação à asma alérgica (Figura 22.14).

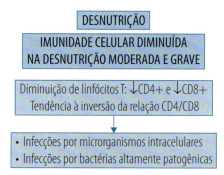

Figura 22.13. A desnutrição, mesmo moderada, apresenta alterações da imunidade celular.

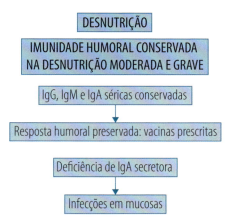

Figura 22.14. A imunidade humoral está conservada até na desnutrição grave.

Verifica-se comprometimento da atividade de fagócitos desde a desnutrição moderada. Os polimorfonucleares neutrofílicos apresentam depressão da atividade quimiotática e da etapa de ingestão e digestão fagocitária, com diminuição do metabolismo oxidativo. A consequência clínica é a acentuação da suscetibilidade por patógenos catalase-positivos, em especial *Staphylococcus aureus* (impetigo, abscessos, pneumonias com pneumatoceles) e *Aspergillus fumigatus* (pneumonias). Os fagócitos mononucleares também apresentam decréscimo da atividade quimiotática e da resposta fagocítica, contribuindo para a maior incidência de infecções por intracelulares. Foi ainda observada diminuição da atividade de células NK, que é mais uma causa das infecções por agentes intracelulares (Figura 22.15).

O sistema complemento apresenta valores normais de complemento total e dos componentes C3 e C4 em desnutridos graves do tipo marasmo, estando tais componentes diminuídos em desnutrição tipo kwashiorkor, provavelmente por diminuição da síntese dos componentes do complemento devido ao comprometimento hepático do kwashiorkor, o que não ocorre no marasmo.

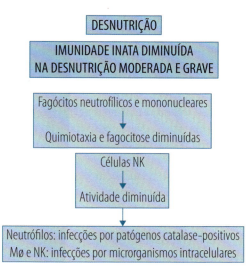

Figura 22.15. A desnutrição, mesmo moderada, apresenta alterações da resposta inespecífica por diminuição da atividade por fagócitos neutrofílicos e mononucleares, além da diminuição de células NK.

Na desnutrição primária ocorre diminuição do Fator de Necrose Tumoral (TNF), o que poderia explicar em parte a pequena sintomatologia de desnutridos diante infecções, uma vez que o TNF é um importante pirógeno endógeno e responsável por vários sinais e sintomas dos quadros infecciosos.

A desnutrição e as infecções continuam sendo a principal causa de mortalidade infantil nos países em desenvolvimento. Assim, a desnutrição, quando associada à infecção, é a principal causa de óbito de crianças nesses países. É necessário conhecer as alterações imunológicas de desnutrição para melhor combater os processos infecciosos, tentando-se, com isso, diminuir a mortalidade e a morbidade desses pacientes.

OBESIDADE

Entre as complicações da obesidade encontram-se a síndrome metabólica (hipertensão arterial, dislipidemia, resistência à insulina, predisposição a doenças cardiovasculares, disfunção renal), as infecções respiratórias e sistêmicas de repetição, especialmente pós-cirúrgicas, por dificuldades de procedimentos devidas à obesidade ou por alterações imunológicas não bem esclarecidas.

O tecido adiposo é considerado um órgão ativo capaz de secretar uma variedade de moléculas bioativas, as adipocitocinas, dentre as quais se destacam: adiponectina, leptina, TNF-α, IL-6 e IL-10.

A adiponectina tem propriedades anti-inflamatórias e se relaciona negativamente com a obesidade.

A proteína leptina tem papel no controle do apetite, atuando no hipotálamo e indicando ao organismo diminuir a ingestão de alimentos e aumentar o gasto energético. Está aumentada em sobrepeso, além da possibilidade de resistência à leptina ou de defeito no transporte para o hipotálamo. Além da ação no apetite, a leptina tem ações relacionadas à defesa imunológica: aumenta receptores de fagócitos mononucleares, de linfócitos T e de NK. Ainda piora a asma, sabendo-se que induz à produção de óxido nítrico.

Os valores de receptores solúveis de TNF-α têm sido correlacionados ao índice de massa corporal e ao perímetro abdominal, com valores até duas vezes mais elevados em obesos. Além disso, o TNF-α é produzido em maior quantidade pelo tecido adiposo visceral, quando em comparação ao adiposo subcutâneo. É uma citocina pró-inflamatória, além de atuar na regulação do metabolismo lipídico e na resistência à insulina.

A IL-6, outra citocina pró-inflamatória, também secretada em maiores quantidade pelo tecido adiposo visceral, apresenta concentrações plasmáticas preditivas do desenvolvimento de diabetes melito tipo 2.

Estudos observaram aumento da IL-10 em indivíduos obesos sem complicações e diminuição quando a obesidade está associada à síndrome metabólica. Há trabalhos sugerindo que o aumento da IL-10 teria uma ação protetora nas complicações da obesidade, como resistência à insulina, aterosclerose e disfunção endotelial.

A obesidade nos adultos pode estar relacionada à leucocitose de causa inexplicável, com normalização da contagem de leucócitos após a perda de peso. Pesquisadores encontraram correlação entre o aumento de neutrófilos e a adiposidade abdominal.

Dessa forma, há um estado inflamatório na obesidade, e a inflamação associada ao tecido adiposo parece contribuir de forma crucial para o desenvolvimento da síndrome metabólica. A literatura sugere que a adiponectina e a IL-10, com ações anti-inflamatórias e inibidoras da sinalização de NF-κB, possam ser estratégias para o combate do estado inflamatório da obesidade (Figura 22.16).

OBESIDADE

TECIDO ADIPOSO É METABOLICAMENTE ATIVO

Tecido adiposo
↓
Moléculas bioativas: leptina, TNF, IL-6

- Leptina ⟶ induz formação de óxido nítrico (asma)
- TNF e IL-6 ⟶ citocinas pró-inflamatórias
- Neutrofilia ⟶ inflamação

Estado inflamatório da obesidade

Figura 22.16. O tecido adiposo é considerado um órgão metabolicamente ativo, com síntese de moléculas que propiciam o estado inflamatório da obesidade e relacionadas ao aparecimento da síndrome metabólica.

ALCOOLISMO

O etanol é rapidamente absorvido pelo trato digestivo para a circulação sanguínea. É então metabolizado pela álcool-desidrogenase em aldeído acético, que é transformado em ácido acético, pela aldeído-desidrogenase. O ácido acético é incorporado ao ciclo de Krebs, resultando na formação de água, CO_2 e liberação de ATP. A energia assim obtida é denominada "energia vazia", uma vez que não há formação de substâncias constituintes de citosol. A "energia vazia" e a anorexia são as principais causas da desnutrição secundária ao alcoolismo.

As alterações imunológicas observadas no alcoolismo são exatamente as mesmas que as da desnutrição. Na verificação dos estudos a esse respeito, observa-se que a quase totalidade deles é realizada em alcoolistas desnutridos. É possível que a desnutrição contribua para o comprometimento imunológico apresentado por tais pacientes (Figura 22.17).

ALCOOLISMO

ALCOOLISMO, DEFICIÊNCIA DE ZINCO E DESNUTRIÇÃO APRESENTAM AS MESMAS ALTERAÇÕES IMUNOLÓGICAS

- Resposta humoral conservada ⟶ vacinas indicadas
- Resposta celular diminuída ⟶ infecções por intracelulares
- Fagócitos neutrofílicos com atividade diminuída ⟶ infecções por patógenos catalase-positivos
- Fagócitos mononucleares com atividade diminuída ⟶ infecções por intracelulares
- Células NK diminuídas ⟶ infecções virais

Figura 22.17. Estão descritas as alterações imunológicas encontradas no alcoolismo e na deficiência de zinco, as quais são semelhantes às da desnutrição.

ZINCO

Na falta de zinco, pode haver infecções de repetição, atraso no desenvolvimento pôndero-estatural, alopecia, dermatite, lesões orais, diarreia associada à diminuição das vilosidades intestinais, anorexia, retardo na cicatrização, oligospermia e alterações emocionais. A deficiência está ainda associada ao baixo peso ao nascimento. O quadro clínico de deficiência de zinco é mais evidente em fases de crescimento. Na acrodermia enteropática, doença autossômica recessiva em que ocorre deficiência de zinco por má absorção, há deficiente crescimento pôndero-estatural, dermatites, diarreias e infecções.

O zinco encontra-se distribuído por todo o organismo, principalmente nos eritrócitos, mas também em leucócitos, fígado, pâncreas, rins, ossos, músculos, olhos, pele, fâneros e espermatozoides. Faz parte ainda de várias enzimas e participa do metabolismo dos ácidos nucleicos, dando estabilidade à configuração molecular do RNA.

Alimentos ricos em fitatos diminuem a absorção de zinco, como pode ocorrer em dietas exclusivas de leguminosas, pães integrais, soja e outros grãos. A cafeína também interfere na absorção do zinco. Entre os alimentos ricos em zinco estão: ostras, camarões, vitela, cordeiro, chocolate, gergelim, amendoim, castanha de caju, amêndoas.

O zinco é promotor da proliferação de linfócitos e cofator de hormônios tímicos, que estimulam a maturação de células T. Na deficiência de zinco, há linfopenia, diminuição da imunidade celular, hipotrofia até atrofia de timo e linfonodos, hiporresponsividade aos testes cutâneos de hipersensibilidade tardia e diminuição da atividade de células NK. O zinco catalisa a conversão de ânion superóxido e peróxido de hidrogênio no fagossomo, havendo diminuição da fagocitose por neutrófilos e por mononucleares. A deficiência de zinco não altera a resposta humoral. Assim, as alterações da deficiência de zinco são semelhantes às da desnutrição (Figura 22.17).

O excesso de zinco leva à azoospermia, razão pela qual a suplementação de zinco necessita de supervisão médica.

VITAMINAS

A deficiência de vitamina A tem sido associada à maior gravidade das infecções, principalmente respiratórias e digestivas, não se conhecendo, entretanto, o mecanismo exato. Em animais de experimentação a deficiência induzida de vitamina A leva à diminuição da imunidade celular, da resposta à imunização e à depleção linfocitária. Pesquisadores relatam diminuição da mortalidade e da morbidade em até 50% após a suplementação com vitamina A, em crianças hospitalizadas por complicações de sarampo. Outros autores referem aumento dos títulos de anticorpos antitetânicos em crianças com desnutrição pré-tratadas com vitamina A. São necessárias novas pesquisas, pois até o momento não há substrato à indicação da suplementação com vitamina A.

Também não estão precisamente estabelecidas as ações do complexo B no sistema imunológico, acreditando-se que possa atuar nas funções enzimáticas intracelulares. Entre as vitaminas do complexo B, a deficiência de piridoxina (B6) é a mais estudada. Os achados clínicos da deficiência de vitamina B6 são: dermatite em face, pescoço e extremidades, lesões orais como a glossite, estomatite e queilite. Tais lesões são frequentemente infectadas secundariamente. Trabalhos em animais mostram diminuição da imunidade celular diante da carência de B6. A deficiência de vitamina B6 está associada a alterações imunológicas em idosos, portadores de HIV, artrite reumatoide e uremia, embora altas doses dessa vitamina não tenham restabelecido essas funções. Há indicações de que o ácido fólico, o ácido pantotênico e a biotina levem a alterações da resposta humoral.

As alterações imunológicas por deficiência de vitamina C também não são bem determinadas, existindo trabalhos mostrando *in vitro* aumento da atividade de células T após a adição de vitamina C. O uso de altas doses de vitamina C em pacientes portadores da síndrome de Chédiak-Higashi pode levar ao aumento da atividade quimiotática e bactericida por neutrófilos. Entretanto, são necessários mais estudos para uma conclusão definitiva sobre suplementação com vitamina C.

Os mesmos cuidados são válidos para a suplementação com vitamina E, apesar de que em modelos animais de experimentação a administração de vitamina E aumentou a resposta à imunização e potencializou a fagocitose e a linfoproliferação.

FERRO

Há estudos controversos a respeito da deficiência de ferro na imunidade: sabe-se que bactérias necessitam de ferro livre como nutriente, mas, por outro lado, a falta de ferro tem sido associada à diminuição da imunidade humoral, celular, fagocitária neutrofílica e síntese de citocinas.

ESPLENECTOMIA

A esplenectomia cirúrgica ou funcional leva a alterações imunológicas, pois o baço é o maior produtor de IgG. Após esplenectomia, há diminuição da síntese de anticorpos antipolissacarídeos (contidos em IgG2), os quais atuam como opsoninas revestindo bactérias encapsuladas, como *Streptococcus pneumoniae* e *Haemophilus influenzae*. As pneumonias são mais frequentes em indivíduos esplenectomizados, podendo levar a septicemias. Tais alterações são mais evidentes nos dois anos seguintes à esplenectomia, desconhecendo-se a real causa desse fato (Figura 22.18).

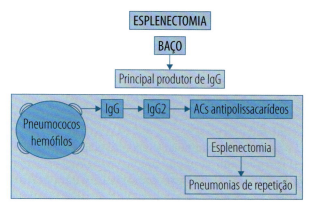

Figura 22.18. O baço é o principal produtor de IgG, havendo diminuição dessa imunoglobulina em indivíduos esplenectomizados.

A imunização antipneumocócica 23 e contra *Haemophilus influenzae b* está indicada 15 dias antes de esplenectomia eletiva, com manutenção posterior. Havendo possível contato com *Neisseria meningitidis*, há indicação de vacina antimeningocócica. Há indicação de reposição com imunoglobulina humana apenas para quadros infecciosos graves por bactérias encapsuladas em pacientes esplenectomizados – somente durante tais infecções, para não ser retirado o estímulo de síntese (Figura 22.19).

Portadores de anemia falciforme, com o progredir da doença, apresentam esplenectomia funcional, com as mesmas consequências da anatômica.

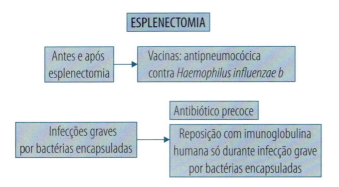

Figura 22.19. Vacinas antipneumocócica 23 e contra *Haemophilus influenzae b* devem ser prescritas cerca de 15 dias antes de esplenectomia eletiva, com manutenção posterior. Há indicação de reposição com imunoglobulina humana somente durante infecções graves por bactérias encapsuladas, para não ser retirada a retroalimentação negativa, que atua como estímulo para a síntese de imunoglobulinas.

DOENÇAS METABÓLICAS

Foram descritas diferentes alterações imunológicas no diabetes melito, sendo a mais frequente a deficiência da atividade quimiotática e fagocitária por neutrófilos; daí uma maior preocupação com foliculites, furunculoses e abscessos nesses pacientes (Figura 22.20).

Enteropatias e nefropatias perdedoras de proteínas causam perda de IgG, existente em maior quantidade no plasma, habitualmente sem diminuição de IgA ou de IgM. A consequência é a maior suscetibilidade a infecções, sobretudo pneumonias de repetição. Não há indicação da reposição com imunoglobulina humana em perdas proteicas intestinais e urinárias, uma vez que a gamaglobulina administrada é logo perdida, excetuando-se a indicação para casos de infecções graves por bactérias encapsuladas.

Na uremia há predominantemente alterações da imunidade celular, podendo haver diminuição da resposta para imunizações a anticorpos específicos, como para hepatite por vírus B. Há, ainda, maior incidência de hepatite por vírus C em pacientes urêmicos submetidos à diálise. Está descrita a presença de crioglobulinas em portadores de uremia.

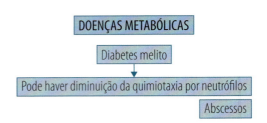

Figura 22.20. Diferentes doenças metabólicas podem determinar imunodeficiências secundárias, como o diabetes melito.

DEFICIÊNCIAS SECUNDÁRIAS DE ANTICORPOS

DEFICIÊNCIA ADQUIRIDA DE IgA

A deficiência de IgA pode ocorrer após o uso de medicamentos, como anti-hipertensivos (captopril), anticonvulsivantes (ácido valproico, hidantoína, carbamazepina), anti-inflamatórios não hormonais (ácido salicílico, ibuprofeno), redutores da inflamação (penicilamina, sais de ouro), antimicrobianos (sulfassalazina), antiparasitários (cloroquina, levamizole), imunossupressores (ciclosporina – pode levar à deficiência permanente), hormônios (tiroxina) e outros.

Pode, ainda, ser secundária a infecções virais como rubéola, toxoplasmose, mononucleose, citomegalovirose.

A deficiência secundária de IgA pode ser assintomática, fato sugestivo de que o número real seja maior do que o conhecido. Não está descartada a possibilidade de predisposição individual (Figura 22.21).

DEFICIÊNCIA SECUNDÁRIA DE IgA

Medicamentos:
- Anti-hipertensivos (captopril)
- Anticonvusivantes (ácido valproico, hidantoína, carbamazepina)
- Anti-inflamatórios não hormonais (ácido salicílico, ibuprofeno)
- Redutores da inflamação (penicilamina, sais de ouro)
- Antimicrobianos (sulfassalazina)
- Antiparasitários (cloroquina, levamizole)
- Imunossupressores (ciclosporina)
- Hormônios (tiroxina)

Infecções virais:
- Rubéola, toxoplasmose, mononucleose, citomegalovirose

Figura 22.21. Estão descritas as principais causas que determinam deficiência secundária de IgA.

HIPOGAMAGLOBULINEMIA SECUNDÁRIA

Várias situações podem causar hipogamaglobulinemia, como doenças hematológicas (aplasia de medula, linfomas, leucemia linfocítica crônica), medicamentos (imunossupressores, anticonvulsivantes), enteropatias e nefropatias perdedoras de proteínas, incluindo queimaduras, infecções virais como rubéola congênita, mononucleose, citomegalovirose, exantema infeccioso (parpovírus) e infecção por HIV.

Em enteropatias e nefropatias perdedoras de proteínas, há indicação de reposição de imunoglobulina humana somente em infecções graves causadas por bactérias encapsuladas, pois como rotina haveria perda rápida da imunoglobulina reposta e não há indicação para outros patógenos (Figura 22.22).

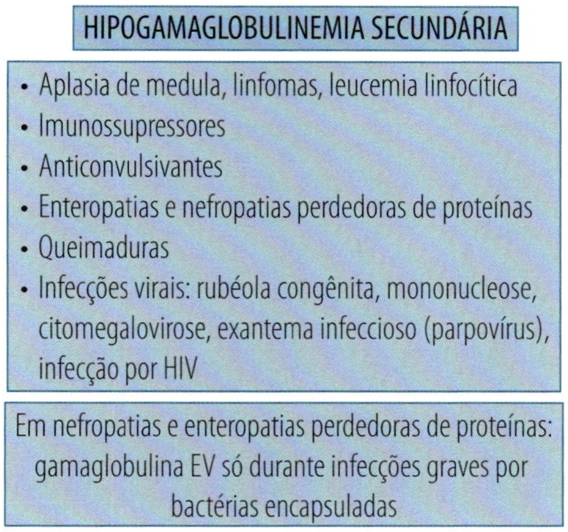

HIPOGAMAGLOBULINEMIA SECUNDÁRIA

- Aplasia de medula, linfomas, leucemia linfocítica
- Imunossupressores
- Anticonvulsivantes
- Enteropatias e nefropatias perdedoras de proteínas
- Queimaduras
- Infecções virais: rubéola congênita, mononucleose, citomegalovirose, exantema infeccioso (parpovírus), infecção por HIV

Em nefropatias e enteropatias perdedoras de proteínas: gamaglobulina EV só durante infecções graves por bactérias encapsuladas

Figura 22.22. Estão descritas as principais causas que determinam hipogamaglobulinemia secundária.

INFECÇÕES

Além do HIV, várias doenças infecciosas podem determinar uma imunodeficiência secundária, piorando a própria doença e aumentando a suscetibilidade a outras.

A mononucleose ou infecção por *Epstein-Barr virus* pode desencadear uma imunodeficiência primária de imunodesregulação, em indivíduos predispostos: a síndrome linfoproliferativa ligada ao X. Nessa IDP podem aparecer diferentes distúrbios da imunidade: deficiência de IgA, de subclasses de IgG, de classes de IgA, IgG e IgM; alterações da imunidade celular; diminuição de células NK. Tais distúrbios podem ser transitórios ou persistentes, leves ou graves. Em casos graves de mononucleose, a terapia antiviral pode auxiliar. São necessários o acompanhamento dos distúrbios imunológicos e a pesquisa das alterações hematológicas, como linfomas.

O vírus do sarampo pode ser a causa de imunodeficiência secundária, em especial celular, mas também podendo ser humoral ou fagocitária. Geralmente é transitória, mas com consequências graves, principalmente em pacientes com desnutrição, por já apresentarem imunocomprometimento prévio. Foi ainda descrito que o vírus do sarampo diminui a síntese de IL-12, importante para atividade de células NK. A infecção tuberculosa, assim como a esquistossomose e a leishmaniose visceral, pode

ser causa de importante depressão da imunidade celular. A consequência dessas infecções é a maior suscetibilidade a processos infecciosos por microrganismos intracelulares e oportunistas.

Na quase totalidade dos casos relatados, a infecção por vírus da varicela-zóster (herpes-zóster) está associada ao imunocomprometimento, havendo hipóteses de o vírus ser causador ou consequência da imunodeficiência observada. De qualquer forma, é necessária a pesquisa de causas de imunodeficiências diante de herpes-zóster, incluindo a pesquisa de HIV e de neoplasias (Figura 22.23).

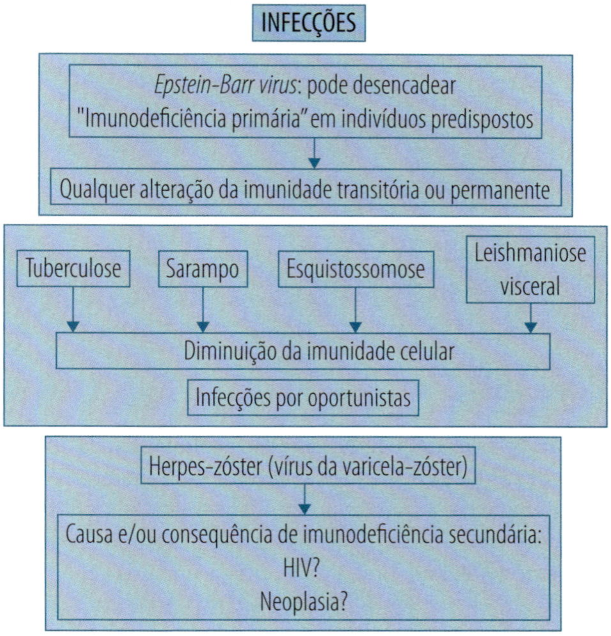

INFECÇÕES

Epstein-Barr virus: pode desencadear "Imunodeficiência primária" em indivíduos predispostos

Qualquer alteração da imunidade transitória ou permanente

Tuberculose | Sarampo | Esquistossomose | Leishmaniose visceral

Diminuição da imunidade celular

Infecções por oportunistas

Herpes-zóster (vírus da varicela-zóster)

Causa e/ou consequência de imunodeficiência secundária: HIV? Neoplasia?

Figura 22.23. Diferentes infecções causam deficiências imunológicas.

IMUNOSSUPRESSORES

Os diferentes imunossupressores utilizados têm ações conhecidas, sendo indicados por profissionais especializados. Ciclosporina, tacrolimus e pimecrolimus diminuem linfócitos T, em especial células CD4+.

Corticosteroides por uso prolongado e em altas doses podem acarretar, com maior frequência: linfopenia por apoptose de linfócitos T, com diminuição da imunidade celular; diminuição da síntese de citocinas, em especial de Th1; diminuição da migração transendotelial (saída de células da circulação) de neutrófilos, levando à neutrofilia e menor afluxo de neutrófilos para os locais de patógenos; diminuição da migração transendotelial de leucócitos, diminuindo o afluxo dessas células para os locais de inflamação; diminuição da diferenciação e da atividade de monócitos/macrófagos; mais raramente ação moduladora direta e indireta em linfócitos B, diminuindo a síntese de anticorpos (deficiência humoral) (Figura 22.24).

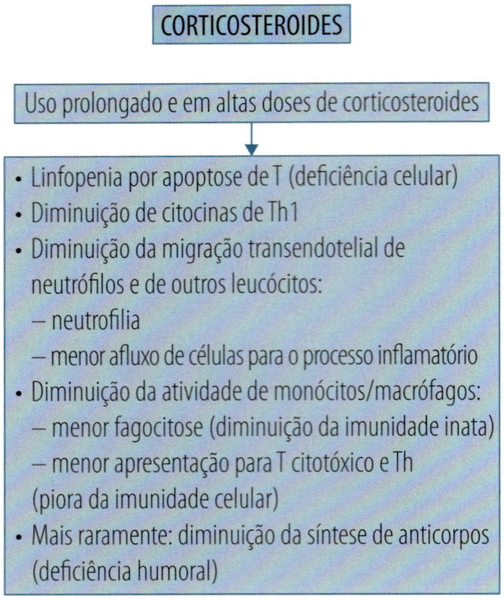

IMUNOLOGIA DO BÁSICO AO APLICADO

CORTICOSTEROIDES

Uso prolongado e em altas doses de corticosteroides

- Linfopenia por apoptose de T (deficiência celular)
- Diminuição de citocinas de Th1
- Diminuição da migração transendotelial de neutrófilos e de outros leucócitos:
  – neutrofilia
  – menor afluxo de células para o processo inflamatório
- Diminuição da atividade de monócitos/macrófagos:
  – menor fagocitose (diminuição da imunidade inata)
  – menor apresentação para T citotóxico e Th
  (piora da imunidade celular)
- Mais raramente: diminuição da síntese de anticorpos (deficiência humoral)

Figura 22.24. O uso prolongado e em altas doses de corticosteroides leva ao imunocomprometimento, principalmente celular, propiciando infecções por microrganismos intracelulares.

NEOPLASIAS

As neoplasias frequentemente são acompanhadas de diminuição de <u>células NK</u>, não se sabendo se essa alteração é causa ou consequência, acarretando também maior suscetibilidade a infecções virais. Geralmente há ainda outros imunocomprometimentos, dependentes da neoplasia em questão (Figura 22.25).

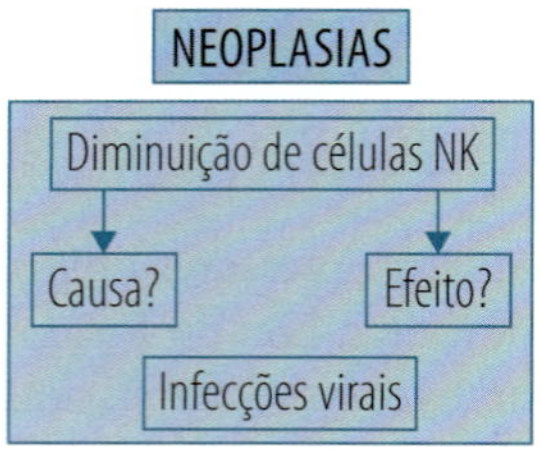

NEOPLASIAS

Diminuição de células NK

Causa?   Efeito?

Infecções virais

Figura 22.25. Não se sabe se a diminuição de células NK pode contribuir para o desenvolvimento de neoplasias ou se é consequente ao consumo durante a defesa de um processo neoplásico.

ESTRESSE CRÔNICO

Várias doenças são observadas após ou durante o estresse crônico: infecções como herpes simples, herpes-zóster, processos gripais, micoses, além de piora de alergias, aparecimento de doenças autoimunes e de neoplasias.

Os estudos sobre estresse crônico sugerem uma ação no hipotálamo, levando ao aumento do ACTH e ao consequente aumento de glicocorticosteroides, que seriam a principal causa da imunodeficiência desses casos. É possível ainda uma ação de mediadores neuroquímicos (Figura 22.26).

ESTRESSE CRÔNICO

- Herpes simples, herpes-zóster, gripes, micoses
- Alergias
- Doenças autoimunes
- Neoplasias

Por aumento de corticosteroides?
Por ação de mediadores neuroquímicos?

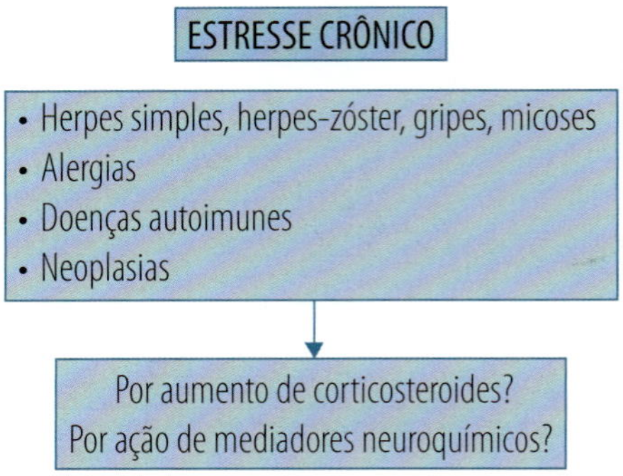

Figura 22.26. O estresse crônico com frequência cursa com infecções, doenças imunológicas e neoplasias, por causas não perfeitamente esclarecidas.

EXEMPLOS CLÍNICOS

Caso 1: Paciente de 48 anos, do gênero feminino, alcoolista, moradora de rua, com tosse produtiva há vários meses. Há anos apresentava desnutrição por falta de ingestão. Ao exame, desnutrida, afebril, eupneica, agitada, desconexa, estertores subcrepitantes em base pulmonar, roncos e sibilos esparsos, pápulas com exsudato purulento em membros inferiores. RX: infiltrado intersticial.

Evolução: Positividade de BK no escarro. Tratamento para tuberculose e impetigo. Boa evolução após o tratamento.

Discussão: A paciente apresentava duas causas de deficiências adquiridas ou secundárias: desnutrição e alcoolismo, ambas determinantes dos mesmos distúrbios imunológicos. A desnutrição primária e o alcoolismo explicam as lesões de pele de impetigo por diminuição da atividade por fagócitos neutrofílicos, responsáveis pela defesa contra bactérias piogênicas catalase-positivas, como *Staphylococcus aureus*. Na desnutrição há diminuição de TNF, um dos pirógenos endógenos e um dos promotores de sinais e sintomas de infecções, juntamente com IL-1 e IL-6. A diminuição da resposta celular, característica da desnutrição e do alcoolismo, com menor número de T citotóxicos, aumenta à suscetibilidade a infecções por patógenos intracelulares, como *Mycobacterium tuberculosis*, apresentado pela paciente em questão.

Casos de portadores de HIV:

1. Gênero feminino, 44 anos, relação sexual com único parceiro há 22 anos, apresentando diarreia há oito meses.

2. Gênero feminino, 38 anos, com urticária crônica há dois anos e emagrecimento há um ano.

3. Menina de 13 anos, com pneumonia por *Pneumocystis jiroveciii*.

4. Gênero masculino, 55 anos, casado, dois filhos, com febre baixa e adenopatia há seis meses.

5. Gênero feminino, 22 anos, apresentando paresia em membro inferior direito.

6. Gênero feminino, 37 anos, apresentando mancha violácea (*sic*) em face há três meses.

7. Gênero masculino, 40 anos, com queixa única de diarreia há cinco meses.

8. Adolescente de 15 anos, gestante, com quadro de febre baixa há quatro meses de etiologia indeterminada.

9. Gênero feminino, 23 anos de idade, casada, apresentando quadro de meningotuberculose.

10. Criança de 5 anos com história de caxumba (*sic*), persistindo há quatro meses.

Discussão: É necessária a hipótese diagnóstica de HIV no caso de diarreia persistente, febre de origem indeterminada, sarcoma de Kaposi, infecções por microrganismos oportunistas, infecções graves não usuais em indivíduos hígidos, quadros neurológicos, comprometimento persistente de cadeias ganglionares, aumento persistente de parótida em criança. A infecção por HIV tem aumentado significativamente em mulheres, por falta de proteção em relações sexuais.

QUESTÕES

1ª – a) Quais os imunocomprometimentos observados na desnutrição primária? b) Vacinas são contraindicadas na desnutrição primária?

2ª – Qual o principal imunocomprometimento em paciente usando corticosteroides em altas doses e por tempo prolongado?

3ª – Que vacinas são indicadas em esplenectomia?

4ª – Quais as principais moléculas bioativas responsáveis pelo estado inflamatório na obesidade?

5ª – Qual o mecanismo de incorporação de HIV ao linfócito CD4+?

INVESTIGAÇÃO DAS IMUNODEFICIÊNCIAS PRIMÁRIAS

23

DIAGNÓSTICO DIFERENCIAL DE INFECÇÕES DE REPETIÇÃO

Antes do início da investigação de imunodeficiências primárias (IDPs), é necessário que sejam afastadas outras causas de infecções de repetição.

Entre as possíveis causas de infecções de repetição está a exposição a maior número de patógenos. É o que pode acontecer com crianças que ingressam em creches e escolas ou com idosos ao passarem para casas de repouso. É frequente infecções de repetição nessas mudanças de hábitos de vida, sem que haja obrigatoriamente uma IDP.

A hipogamaglobulinemia fisiológica do lactente é uma característica normal, que se dá em torno dos 3 aos 7 meses, em que as imunoglobulinas séricas têm valores fisiológicos mais baixos. Esses valores mostram-se normais quando comparados aos de crianças da mesma faixa etária, o que deve ser feito diante de qualquer avaliação de resultados de exames imunológicos.

Os exames iniciais para infecções de repetição que ocorrem sempre no mesmo local devem ser dirigidos à pesquisa de malformações congênitas. É o caso de infecções urinárias ou pneumonias sempre no mesmo lobo pulmonar.

Processos infecciosos também devem ser lembrados como causadores de imunodeficiências secundárias e de forma especial a infecção por HIV.

A desnutrição pode ser causa de imunodeficiência secundária ou consequência de uma IDP. Doenças hematológicas podem levar a deficiências como hipogamaglobulinemia. Diferentes situações podem causar imunodeficiências, como perdas proteicas e esplenectomia (Figura 23.1).

DIAGNÓSTICO DIFERENCIAL DAS IMUNODEFICIÊNCIAS PRIMÁRIAS

Infecções de repetição

1º. Exposição a maior número de patógenos ⟶ Ingresso em creche ou escola?

2º. Hipogamaglobulinemia fisiológica do lactente ⟶ Comparar sempre os valores dos exames com curvas de normalidade para a faixa etária

3º. Infecções no mesmo local ⟶ Malformações congênitas?

4º. Imunodeficiências secundárias a infecções ⟶ HIV?

5º. Desnutrição primária?

6º. Doenças hematológicas ⟶ hipogamaglobulinemia

7º. Imunodeficiências por diferentes situações ⟶ perdas proteicas, esplenectomia

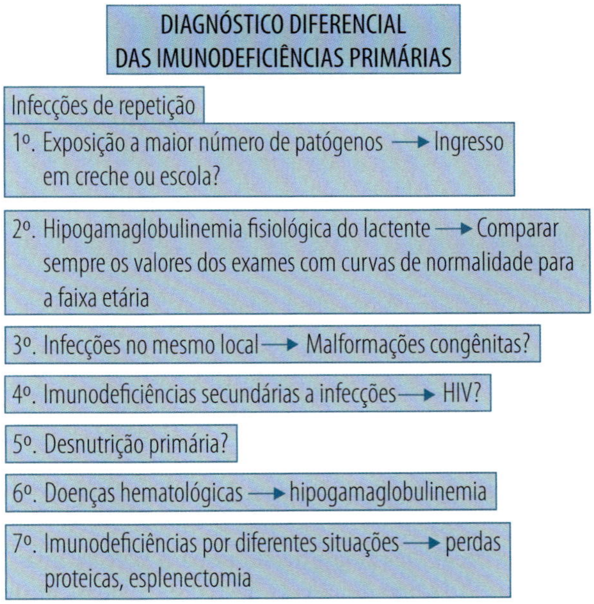

Figura 23.1. Algumas questões devem ser consideradas antes do início da investigação para IDPs.

De forma mais rara, pode haver história de infecções de repetição, mas não serem realmente infecções. Exame físico e alguns exames complementares podem auxiliar, como aumento das proteínas da fase aguda na vigência de infecção. É pouco provável a presença de infecções estando a proteína C reativa (PCR) persistentemente normal. Também distúrbios metabólicos, em especial em neonatos, podem apresentar manifestações semelhantes às de infecções, mas com normalidade de exames indicativos de processos infecciosos.

IMUNOLOGIA DO BÁSICO AO APLICADO

Mesmo grandes centros hospitalares, após o encaminhamento de diversos serviços para setor de investigação de IDPs, apresentam na maioria outros diagnósticos que não IDP, como refere Stiehm: 50% são indivíduos saudáveis, sem doenças diagnosticadas, 10% atópicos, 10% portadores de doenças autoimunes, 20% com outras doenças e somente 10% portadores de IDPs.

IMPORTÂNCIA DO DIAGNÓSTICO DE IMUNODEFICIÊNCIAS PRIMÁRIAS

A investigação de IDP só é feita diante da lembrança da existência de tais distúrbios. Pode-se ter uma ideia da necessidade de investigação das IDPs observando-se o fato de que estas, quando consideradas em sua totalidade, são mais frequentes do que doenças avaliadas pelo "teste do pezinho".

O tratamento de IDP é de fundamental importância, uma vez que permite a melhor qualidade de vida e muitas vezes a sobrevivência do paciente. Assim, é necessária sua investigação na possibilidade de se estar diante de um portador de IDP (Figura 23.2).

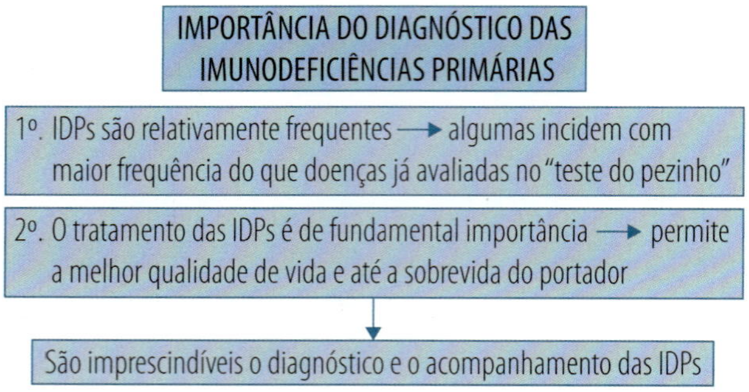

Figura 23.2. A investigação, o diagnóstico e o tratamento de IDPs são de fundamental importância ao portador, e estas só são investigadas quando lembradas que existem.

DEZ SINAIS DE ALERTA PARA IMUNODEFICIÊNCIA PRIMÁRIA NA CRIANÇA

São descritos "Dez sinais de alerta para IDP na criança", adaptados pelo Grupo Brasileiro de IDPs: 1. Duas ou mais pneumonias no último ano; 2. Quatro ou mais otites no último ano; 3. Estomatites de repetição ou moníliase por mais de dois meses; 4. Abscessos de repetição ou ectima; 5. Um episódio de infecção sistêmica grave (meningite, osteomielite, septicemia); 6. Infecções intestinais de repetição ou diarreia crônica; 7. Asma grave, doença do colágeno ou doença autoimune; 8. Efeito adverso ao BCG e/ou infecção por *Mycobacterium*; 9. Fenótipo clínico sugestivo de síndrome associada à imunodeficiência; 10. História familiar de imunodeficiência. Esses sinais encontram-se também na Figura 21.3 do capítulo 21 – Imunodeficiências Primárias.

Cada um desses sinais sugere a possibilidade de um ou mais de um tipo de IDP. Entre os tipos mais sugestivos de IDP associados aos referidos sinais encontram-se: 1º – Pneumonias de repetição em deficiência de anticorpos antipolissacarídeos, contidos em IgG2. 2º – Otites em deficiência de IgA. 3º – Estomatites em alterações especialmente de número de fagócitos neutrofílicos. 4º – Abscessos em defeitos principalmente funcionais de fagócitos neutrofílicos, como na doença granulomatosa crônica. 5º – Infecção sistêmica grave pode aparecer em qualquer IDP; meningite meningocócica sugere deficiência do componente central (C3) ou dos componentes terminais (C5, C6, C7, C8 ou C9) do complemento. 6º – Infecções intestinais ou diarreia crônica com mais frequência aparecem em deficiência de IgA e de linfócitos T. 7º – Doenças autoimunes desenvolvem-se em deficiências humorais ou deficiências dos componentes iniciais do complemento. 8º – Efeitos adversos ao BCG com frequência ocorrem em doença granulomatosa crônica e defeitos de T ou ausência de B. 9º – Fenótipos sugerem síndromes com IDPs. 10º – História familiar mostrando herança genética pode aparecer em várias IDPs.

Apesar da incidência dos dez sinais ser muito maior nas IDPs relacionadas acima, teoricamente esses sinais podem se manifestar em qualquer IDP (Figura 23.3).

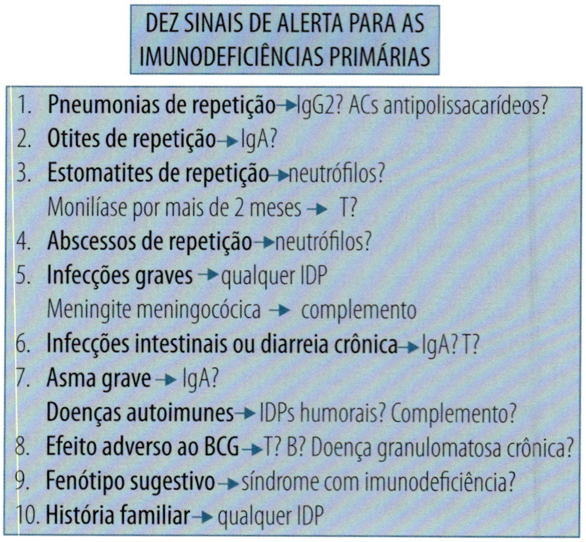

Figura 23.3. Os "Dez sinais de alerta para Imunodeficiência Primária na criança" norteiam para a investigação de IDP.

AGENTES ETIOLÓGICOS MAIS FREQUENTES DAS IMUNODEFICIÊNCIAS PRIMÁRIAS

O agente etiológico mais frequente detectado ou suspeito das infecções apresentadas pelo paciente pode auxiliar como investigar uma imunodeficiência. Assim, nas imunodeficiências humorais as infecções são determinadas principalmente por bactérias extracelulares, como *Streptococcus pneumoniae*,

Haemophilus influenzae, enterobactérias, por enterovírus, *Giardia lamblia* e *Pneumocystis jirovecii*.

Nas imunodeficiências celulares são mais frequentes microrganismos intracelulares, como *Mycobacterium tuberculosis*, herpes simples, varicela-zóster, citomegalovírus, *Candida albicans* e *Pneumocystis jirovecii*.

Em deficiências fagocitárias por polimorfonucleares neutrofílicos, observam-se infecções por microrganismos catalase--positivos como *Staphylococcus aureus*, *Aspergillus fumigatus* e enterobactérias, além de serem mais frequentes *Mycobacterium tuberculosis* e *Pneumocystis jirovecii*.

Nas deficiências por fagócitos mononucleares há maior incidência de infecções por microrganismos intracelulares, como vírus, *Mycobacterium tuberculosis* e vários fungos.

Nas imunodeficiências por complemento, as infecções são devidas principalmente a bactérias do gênero *Neisseria* (*N.meningitidis* e *N. Gonorrhoeae*), mas também pode haver pneumonias por bactérias encapsuladas (*Streptococcus pneumoniae* e *Haemophilus influenzae*) (Figura 23.4).

A investigação com base nos agentes etiológicos mais frequentes nas infecções de repetição auxilia em muito o diagnóstico de IDP. Entretanto, nem sempre são conhecidas as etiologias das infecções; nesses casos, a investigação pode ser dirigida para as IDPs mais prevalentes, analisando-se os diferentes setores da resposta imunológica.

AGENTES ETIOLÓGICOS MAIS FREQUENTES DAS IMUNODEFICIÊNCIAS PRIMÁRIAS

Deficiências humorais
- *Streptococcus pneumoniae*
- *Haemophilus influenzae*
- *Staphylococcus aureus*
- Enterobactérias
- Enterovírus
- *Giardia lamblia*
- *Pneumocystis jirovecii*

Deficiências celulares
- *Mycobacterium tuberculosis*
- *Herpes simples*
- Varicela-zóster
- *Citomegalovirus*
- *Candida albicans*
- *Pneumocystis jirovecii*

Fagócitos neutrofílicos
- *Staphylococcus aureus*
- *Aspergillus fumigatus*
- Enterobactérias
- *Mycobacterium tuberculosis*
- *Pneumocystis jirovecii*

Fagócitos mononucleares
- Vírus
- *Mycobacterium tuberculosis*
- Fungos

Sistema complemento
- *Neisseria meningitidis*
- *Neisseria gonorrhoeae*
- *Streptococcus pneumoniae*
- *Haemophilus influenzae*

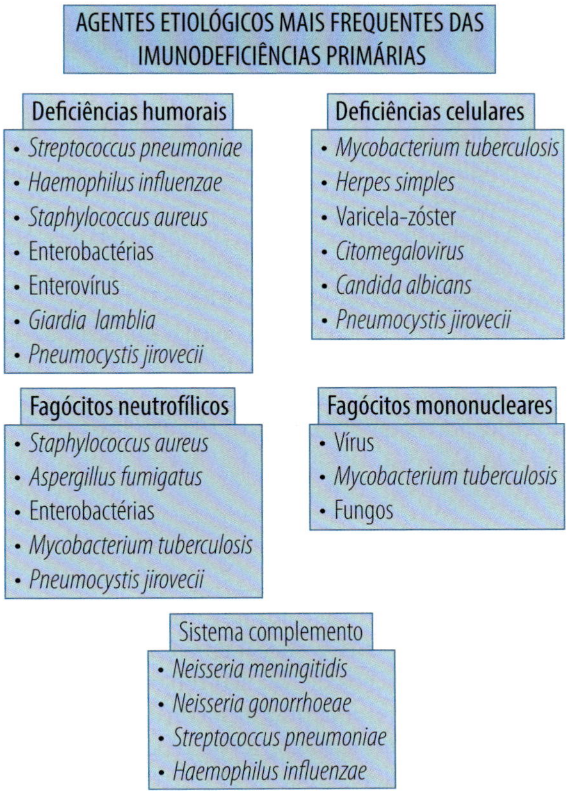

Figura 23.4. Estão descritos os principais agentes etiológicos segundo os diferentes setores comprometidos da resposta imunológica.

AVALIAÇÃO DA IMUNIDADE HUMORAL

As deficiências predominantemente de anticorpos são as mais prevalentes entre as IDPs, sendo, por isso, a avaliação da imunidade humoral eleita para o início da investigação de IDP em que não se tem ideia do setor comprometido, partindo-se dos exames mais simples para os mais complexos.

1º – Dosagens séricas das classes de imunoglobulinas (IgM, IgG, IgA, IgE), muito valiosa, permitindo o diagnóstico das IDPs mais frequentes, como deficiência de IgA. O diagnóstico de deficiência de IgA é estabelecido quando os valores séricos de IgA estão abaixo de 7 mg/dL em crianças acima de 4 anos de idade. Mesmo assim, em várias crianças há normalização da IgA acima dessa idade, por imaturidade do sistema adaptativo.

A comparação dos resultados de exames imunológicos necessita que seja feita com curvas-padrão para a faixa etária analisada, incluindo as dosagens de imunoglobulinas, evitando-se diagnósticos errôneos de IDPs. As dosagens de imunoglobulinas podem ser realizadas por turbidimetria ou nefelometria, sendo obrigatória a comparação com curvas de normalidade para o método realizado.

2º – Para a avaliação da imunidade humoral, seguem-se as dosagens de subclasses de IgG. A deficiência de subclasse de IgG1 compartilha com baixos valores de IgG total, por ser a classe de maior concentração. A diminuição da subclasse IgG2 pode apresentar IgG normal ou discretamente diminuída. As diminuições de IgG3 e IgG4 apresentam IgG normal. Assim, valores normais de IgG não afastam deficiências de subclasses de IgG.

3º – As titulações de anticorpos vacinais contra pneumococos são muito úteis para esclarecer o diagnóstico de deficiência de anticorpos antipolissacarídeos em pneumonias de repetição. Tais anticorpos estão contidos na subclasse IgG2 e suas titulações refletem com mais precisão a deficiência, ou seja, valores normais de IgG2 não excluem diminuição de títulos vacinais. Entretanto, as titulações de anticorpos vacinais são onerosas, nem sempre disponíveis, além de implicar titulações antes e após imunização. Em tais casos, um procedimento razoável é o de serem quantificadas as subclasses de IgG e, não mostrando diminuição, realizadas as titulações de anticorpos antipolissacarídeos. Espera-se que esses exames estejam logo disponíveis, quando terão preferência.

Consideram-se respostas vacinais contra *S. Pneumoniae* adequadas quando: 1º – Indivíduos com vacinação prévia apresentam valores iguais ou superiores a 1,3 µg/dL para cada sorotipo, em um mínimo 50% (abaixo de seis anos) e 70% (acima de seis anos) dos sorotipos polissacarídeos analisados; 2º – Indivíduos sem vacinação prévia com títulos da resposta pós-vacinal que duplicam em relação aos títulos pré-vacinais em um mínimo de 50% a 70% (abaixo ou acima de seis anos) dos sorotipos polissacarídeos analisados, após quatro a seis semanas da vacinação.

4º – A <u>contagem de linfócitos B</u> por anticorpos monoclonais anti-CD19 ou anti-CD20 ou anti-CD21 é importante para o diagnóstico de agamaglobulinemia congênita ligada ao X, em que há deficiência de todas as classes de imunoglobulinas por falta de B.

5º – A <u>resposta blástica</u> avalia a função de linfócitos B frente ao mitógeno *pokeweed* (uma lecitina vegetal) para B dependente de T e ao antígeno proteína A do *Staphylococcus aureus* (Figura 23.5).

Outros exames também podem refletir a resposta humoral, sendo bem menos usados. As dosagens de isohemaglutininas e a antiestreptolisina O (ASLO) só são realizadas como métodos iniciais, na falta de outros. Existem curvas-padrão para a idade, inexistindo isohemaglutininas em recém-nascidos e em indivíduos do tipo AB. As isohemaglutininas naturalmente adquiridas, ou seja, de pessoas que não receberam transfusões sanguíneas, são principalmente IgM, podendo mostrar o comportamento dessa imunoglobulina no paciente. A ASLO reflete IgG e deve estar aumentada durante processos infecciosos por *Streptococcus* spp., sendo necessário que o estudo seja feito na certeza da presença de infecção estreptocócica, o que muitas vezes dificulta a interpretação do exame.

A presença de hipertrofia de adenoide ao RX de cavum afasta agamaglobulinemia congênita ligada ao X, a qual não apresenta aumento de órgãos linfoides secundários em decorrência da falta de linfócitos B.

A função das células B também pode ser analisada por outros títulos pós-vacinais, como para anticorpos contra *Haemophilus influenzae* tipo b, hepatite, difteria, tétano, sarampo, rubéola, vírus da poliomielite, entendendo-se que essas titulações incluem também anticorpos proteicos.

AVALIAÇÃO DA IMUNIDADE HUMORAL

1º. <u>Dosagens séricas de classes de imunoglobulinas</u> (IgM, IgG, IgA, IgE)

2º. <u>Dosagens séricas de subclasses de IgG</u> (IgG1, IgG2, IgG3, IgG4)

3º. <u>Títulos de anticorpos antipolissacarídeos</u>
Responsivos quando em 50% (em crianças abaixo de seis anos) a 70% (acima de seis anos) dos sorotipos polissacarídeos testados apresentam:
- valores $\geq$ 1,3 μg/mL ou
- valores duplicam 4 a 6 semanas após a vacinação

4º. <u>Contagem de populações de linfócitos B:</u>
- Células CD19+ ou CD20+ ou CD21+

5º. <u>Resposta blástica a antígenos e mitógenos:</u>
- Proteína A do *Staphylococcus aureus*
- Antígeno *pokeweed* (B dependente de T)

Figura 23.5. Está descrita a investigação para imunodeficiências humorais, seguindo-se a possibilidade de realização dos exames.

AVALIAÇÃO DA IMUNIDADE CELULAR

1º – A avaliação inicial da imunidade celular é feita por meio de <u>leucograma</u>, pois a maioria dos linfócitos periféricos é timo-dependente. A linfopenia acentuada em um leucograma pode sugerir deficiência celular: abaixo de 2.500 linfócitos/mm³ em recém-nascidos, abaixo de 3.000/4.000 linfócitos/mm³ até 4 anos e abaixo de 1.000 linfócitos/mm³ após os 4 anos.

2º – A ausência da <u>sombra tímica</u> em exames radiológicos em recém-nascidos e crianças pequenas sugere imunocomprometimento celular.

3º – <u>Testes cutâneos de leitura tardia</u> avaliam a proliferação de linfócitos T em indivíduos sensibilizados. A maioria dos adultos apresenta sensibilização a antígenos comuns, como PPD, candidina, tricofitina, varidase (estreptodornase/estreptoquinase), caxumba, toxoides tetânico e diftérico. A aplicação de tais antígenos habitualmente leva à formação de pápulas, após 48 a 72 horas da aplicação. Ausência de resposta em três de quatro testes realizados sugere deficiência de imunidade celular. É necessário que sejam consideradas a imaturidade da resposta inflamatória em crianças pequenas e a possível falta de sensibilização, podendo haver testes negativos por tais motivos e não por distúrbio imunológico.

4º – A <u>quantificação de subpopulações de linfócitos T</u>: diminuição de linfócitos T totais por monoclonais anti-CD3 e de subpopulações CD4 e CD8 por anti-CD4 e anti-CD8 são úteis para confirmar imunodeficiências celulares. Os exames são realizados principalmente por citometria de fluxo.

5º – A <u>linfoproliferação</u> frente a mitógenos (fito-hemaglutinina, concanavalina A) e a antígenos (PPD, candidina) mostra a função linfocítica T. A ausência de transformação blástica para a candidina completa o diagnóstico da candidíase mucocutânea crônica.

6º – As deficiências enzimáticas de adenosina deaminase (ADA) e de purina-nucleosídeo-fosforilase (PNP) levam à <u>diminuição de ácido úrico</u> por alterações do metabolismo da adenosina e da guanosina, motivo pelo qual a dosagem de ácido úrico sérico pode ser realizada como triagem para tais doenças.

7º – A confirmação das <u>deficiências enzimáticas</u> para ADA e PNP é feita por ensaios enzimáticos (Figura 23.6).

AVALIAÇÃO DOS FAGÓCITOS

1º – A avaliação dos fagócitos neutrofílicos inicia-se pelo <u>leucograma</u>. Na neutropenia congênita grave ou síndrome de Kostmann existem menos de 500 neutrófilos/mm³; a neutropenia congênita grave pode incluir valores abaixo de 1.000 neutrófilos/mm³. O mielograma revela hipoplasia de células granulocíticas. Os valores podem ser diferentes em crianças pequenas, em especial lactentes, que apresentam valores fisiológicos maiores.

capítulo 23 INVESTIGAÇÃO DAS IMUNODEFICIÊNCIAS PRIMÁRIAS

AVALIAÇÃO DA IMUNIDADE CELULAR

1º. Leucograma: linfopenia (principalmente linfócitos T)
2º. Raio X de tórax em recém-nascido: sombra tímica
3º. Testes cutâneos de leitura tardia (crianças maiores)
- PPD, candidina, tricofitina, varidase, caxumba
4º. Contagem de populações e subpopulações de linfócitos T:
- CD3+ (T total), CD4+ (T auxiliar), CD8+ (T citotóxico)
- Relação CD4/CD8
5º. Linfoproliferação
- Mitógenos: fito-hemaglutinina, concanavalina A
- Antígenos: PPD, candidina
6º. Ácido úrico
7º. Ensaios enzimáticos: ADA, PNP

Figura 23.6. Está descrita a investigação para imunodeficiências celulares, seguindo-se a possibilidade de realização dos exames.

Na neutropenia cíclica, são necessários leucogramas seriados. Em vigência de infecções, podem ser realizados leucogramas em dias alternados, durante 10 a 15 dias. Em períodos sem manifestações clínicas, são indicados leucogramas três vezes/semana durante três semanas ou uma vez/semana, durante seis semanas. Em ciclos de neutropenia, há hipoplasia granulocítica e hiperplasia pró-mielocítica ao mielograma.

2º – A morfologia de neutrófilos com características muito diferentes não é sempre referida em leucogramas feitos em série, sendo necessária a solicitação do exame por meio de esfregaço de sangue. Assim, a síndrome de Chédiak-Higashi tem diagnóstico por quadro clínico de albinismo parcial, infecções de repetição e presença de grânulos citoplasmáticos gigantes em várias células, incluindo neutrófilos, também vistos ao mielograma; nessa síndrome, o mielograma também é útil para o diagnóstico da fase linfoproliferativa da doença (Figura 23.7).

AVALIAÇÃO DOS FAGÓCITOS NEUTROFÍLICOS

1º. Número
Neutropenia congênita grave: abaixo de 1.000 neutrófilos/mm³
Kostmann: abaixo de 500 neutrófilos/mm³
Neutropenia cíclica: leucogramas seriados

2º. Morfologia
Grânulos gigantes em neutrófilos
Síndrome de Chédiak-Higashi (albinismo parcial)

Figura 23.7. Investigação das deficiências congênitas de fagócitos.

3º – Após a análise da quantidade e da morfologia de fagócitos e diante da suspeita de deficiência de fagócitos, torna-se necessária a avaliação da atividade neutrofílica, como a fagocitose, mediante a avaliação da ingestão, digestão e atividade bactericida fagocitária.

O distúrbio de atividade fagocitária mais frequente é dado por deficiente digestão por fagócitos. O exame utilizado para a avaliação da etapa de digestão por neutrófilos é teste do *nitroblue-tetrazolium* (NBT). A ausência de redução do NBT é patognomônica de doença granulomatosa crônica. Equivalente ao NBT, porém com maior sensibilidade e maior complexidade de execução, é o teste da di-hidro-rodamina (DHR), a qual sofre oxidação durante a etapa da digestão da fagocitose (Figura 23.8).

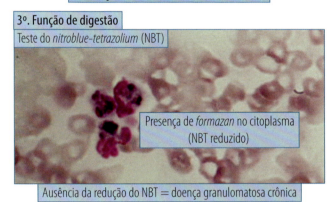

AVALIAÇÃO DOS FAGÓCITOS NEUTROFÍLICOS

3º. Função de digestão
Teste do *nitroblue-tetrazolium* (NBT)

Presença de *formazan* no citoplasma (NBT reduzido)

Ausência da redução do NBT = doença granulomatosa crônica

Figura 23.8. Teste do *nitroblue-tetrazolium* (NBT) mostrando citoplasma neutrofílico contendo grânulos azuis escuros de *formazan* (NBT reduzido), indicativos de presença de metabolismo oxidativo na etapa de digestão por neutrófilos.

Ensaios ainda mais trabalhosos são os de atividade fagocitária e quimiotática por fagócitos neutrofílicos e mononucleares, que podem estar alterados independentemente do NBT. Assim, mesmo na presença de NBT normal, havendo quadro sugestivo de imunocomprometimento fagocitário, a investigação deve continuar, verificando-se a etapa de ingestão por neutrófilos (Figura 23.9) ou por mononucleares (Figura 23.10), assim como a função quimiotática ou migração dirigida desses fagócitos (Figura 23.11). Existem curvas-padrão dependentes da idade para a etapa de ingestão e para a quimiotaxia por fagócitos. Os princípios metodológicos desses exames já foram descritos no capítulo 14 – Princípios dos Métodos de Avaliação Laboratorial em Imunologia.

Os exames sobre a atividade bactericida mostram a funcionalidade de neutrófilos na lise intracelular de bactérias, necessitando de acompanhamento concomitante de exames microbiológicos para verificação da viabilidade das bactérias utilizadas, sendo menos realizados.

AVALIAÇÃO DOS FAGÓCITOS NEUTROFÍLICOS

4º. Função de ingestão
Avaliação da etapa de ingestão por neutrófilos

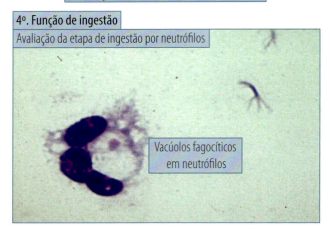

Figura 23.9. Avaliação da etapa de ingestão de partículas de zimosan por neutrófilos mostrando núcleo lobulado e vários vacúolos fagocíticos no citoplasma da célula.

AVALIAÇÃO DOS FAGÓCITOS MONONUCLEARES

4º. Função de ingestão
Avaliação da etapa de ingestão por monócitos

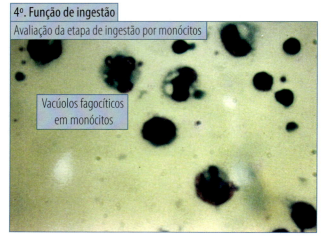

Figura 23.10. Avaliação da etapa de ingestão de partículas de zimosan por fagócitos mononucleares mostrando núcleo grande e vários vacúolos fagocíticos no citoplasma da célula.

AVALIAÇÃO DA QUIMIOTAXIA POR FAGÓCITOS

5º. Função quimiotática
Avaliação da etapa de migração dirigida

Fagócitos + Complemento + Meios de cultura

Fagócitos migram em direção ao fator quimiotático: distância de migração através de filtro de *millipore*

Fator quimiotático

Figura 23.11. A quimiotaxia é determinada pela distância de migração de fagócitos em direção ao fator quimiotático, geralmente lipopolissacarídeo (LPS) bacteriano.

AVALIAÇÃO DO SISTEMA COMPLEMENTO

A avaliação do sistema complemento deve ser feita diante de quadros suspeitos de deficiência do complemento, de forma especial para infecções meningocócicas e doenças autoimunes em baixa idade. É necessário o envio dos exames para complemento ao laboratório logo após a coleta, uma vez que as proteínas do sistema complemento são termolábeis, podendo haver consumo espontâneo em temperatura ambiental.

A quantificação inicia-se pelo complemento total: <u>CH50 (complemento hemolítico total)</u>, que avalia a via clássica (com deficiência mais frequente do que a alternativa), ou <u>AP50</u>, analisando a via alternativa. O complemento total pode estar normal mesmo na presença de alguns componentes diminuídos. Os <u>componentes</u> mais estudados são C3 e C4, seguidos de C2 e dos componentes terminais C5, C6, C7, C8 e C9.

Diante da suspeita de Angioedema Hereditário, pode ser feita uma triagem pela dosagem do componente C4, o qual está diminuído mesmo na intercrise. O diagnóstico dessa IDP é feito por <u>avaliação quantitativa e qualitativa do inibidor da C1 esterase</u>. A maioria dos casos é dada por alteração quantitativa (tipo I), podendo-se iniciar por essa avaliação e passando-se, a seguir, para a qualitativa (tipo II). Em casos sugestivos de Angioedema Hereditário com inibidor de C1 normal, deveria ser feita a quantificação do fator de Hageman ou XII (tipo III); entretanto esse exame é pouco realizado pelos diferentes laboratórios. O angioedema adquirido pode fazer parte de doenças linfoproliferativas (ativação excessiva de C1) ou de doenças autoimunes (anticorpos anti-inibidor de C1), tornando-se necessária a investigação de tais doenças (Figura 23.12).

AVALIAÇÃO DO SISTEMA COMPLEMENTO

Deficiência dos componentes do complemento
- Complemento total: CH50 (via clássica)
  AP50 (via alternativa)
- Componentes do complemento: C3 e C4
- Outros componentes do complemento

Angioedema Hereditário:
- Diminuição de C4 mesmo fora de crise
- Análise quantitativa do inibidor da C1 esterase (tipo I)
- Análise qualitativa do inibidor da C1 esterase (tipo II)

Angioedema adquirido:
- Doenças linfoproliferativas
- Doenças autoimunes

Figura 23.12. Está descrita a investigação para deficiências do complemento, seguindo-se a possibilidade de realização dos exames.

SÍNDROMES COM IMUNODEFICIÊNCIAS PRIMÁRIAS

Várias vezes a identificação de uma síndrome sugere o setor imunológico comprometido. Entretanto, nem sempre as síndromes apresentam as características completas.

A síndrome de DiGeorge pode apresentar poucas alterações anatômicas, podendo se manifestar inicialmente por hipocalcemia no recém-nascido, pela falta concomitante da paratireoide e timo. Na ataxia telangiectasia, a imunodeficiência mais frequente é a humoral, principalmente a deficiência de IgA, seguida de deficiência de anticorpos antipolissacarídeos. Na síndrome de Wiskott-Aldrich há plaquetopenia e plaquetas pequenas, o que pode ser visto pelo hemograma.

Na síndrome de Nijmegen, a criança é muito pequena para a idade e pode apresentar deficiência de IgA, deficiência de subclasses de IgG e/ou diminuição de linfócitos T. Na candidíase mucocutânea crônica, o teste cutâneo de hipersensibilidade tardia para candidina é negativo e não há transformação blástica frente à candidina.

A síndrome de hiper-IgE pode lembrar a dermatite atópica grave, embora a dermatose pruriginosa atinja mais face e tronco. Há aumento acentuado de IgE e pode ocorrer diminuição da quimiotaxia por neutrófilos e por monócitos, acarretando o mesmo tipo de infecções da dermatite atópica.

SUGESTÃO PARA TRIAGEM DAS IMUNODEFICIÊNCIAS

Em casos de hipótese de IDP, o melhor seria a investigação dirigida para o setor da resposta imunológica sugerido pelo quadro clínico e/ou etiológico. Entretanto, nem sempre isso é possível, por falta de detalhes ou por características que não indicam o setor comprometido.

A sequência de exames a seguir é uma sugestão para os casos com setores alterados não bem definidos, tendo-se em vista as IDPs mais prevalentes e os exames com maior possibilidade de realização, lembrando-se ainda de afastar imunodeficiência por HIV.

1º – Excluir HIV

2º – Hemograma: é muito útil na investigação imunológica. Mostra plaquetopenia na síndrome de Wiskott-Aldrich e grânulos citoplasmáticos gigantes em granulócitos de pacientes com síndrome de Chédiak-Higashi, quando deve ser solicitado esfregaço de lâmina, seguido de mielograma.

Há neutropenia abaixo de 1.000 neutrófilos/mm³ na neutropenia congênita grave e neutrófilos acentuadamente diminuídos nos ciclos da neutropenia cíclica, em comparação com os padrões fora dos ciclos de cada paciente. A neutrofilia persistente em recém-nascidos sugere deficiências de adesão leucocitária (LAD).

Em deficiências celulares, há linfopenia permanente: abaixo de 2.500 linfócitos/mm³ no recém-nascido; abaixo de 3.000/4.000 até 4 anos; abaixo de 1.000 depois dessa idade.

3º – RX de tórax: presença de sombra tímica afasta imunodeficiências combinadas graves.

4º – RX de Cavum: aumento de adenoide afasta agamaglobulinemia congênita ligada ao X.

5º – Dosagens séricas de classes de imunoglobulinas: podem mostrar as IDPs mais frequentes.

6º – Dosagens séricas de subclasses de IgG: IgG1, IgG2, IgG3 e IgG4 (a deficiência de IgG4 não está associada a infecções). Essas dosagens podem ser substituídas pelo exame seguinte em casos de pneumonias de repetição (suspeita de deficiência de IgG2), desde que haja condições de realização do próximo exame.

7º – Titulações de anticorpos antipolissacarídeos: demandam vacinação prévia ou nova imunização.

8º – NBT ou teste do *nitroblue-tetrazolium*: a falta de redução do corante indica doença granulomatosa crônica.

9º – Dosagens do complemento total (CH50): a análise do sistema complemento pode iniciar-se pela quantificação sérica total.

10º – Dosagens dos componentes do complemento (Figura 23.13).

SUGESTÃO DE TRIAGEM PARA AS IMUNODEFICIÊNCIAS PRIMÁRIAS

1º. Excluir HIV
2º. Hemograma (linfopenia - linfócitos T)
3º. Raio X de tórax (timo - linfócitos T)
4º. Raio X de Cavum (adenoide - linfócitos B)
5º. Dosagens séricas de classes de imunoglobulinas (IgM, IgG, IgA)
6º. Dosagens séricas de subclasses de IgG (IgG1, IgG2, IgG3, IgG4)
7º. Titulação de anticorpos antipolissacarídeos para resposta vacinal
8º. NBT (Teste do *nitroblue-tetrazolium*)
9º. Dosagem do complemento total (CH50)
10º. Dosagens dos componentes do complemento

Figura 23.13. Está descrita uma sugestão de triagem para as IDPs, tendo como base a prevalência dessas deficiências e a possibilidade de realização de exames.

EXEMPLOS CLÍNICOS

Caso 1: Criança de 5 anos de idade, do gênero feminino, filha de pais com curso superior completo, encaminhada para setor especializado com diagnóstico de "hipogamaglobulinemia" para receber gamaglobulina (*sic*). Apresentava história de gripes e amigdalites há um ano, e de pneumonia há três meses. Após a pneumonia, pais referiam realização de dois exames repetidos, mostrando diminuição de IgG, quando recebeu o diagnóstico da IDP. Nessa ocasião, os pais receberam orientação de afastamento da escola. A criança permanecia em casa há dois meses, sem contato com outras crianças ou com parentes. A anamnese revelou que a criança frequentou creche dos 2 aos 4 anos, quando passou para escola maior. Ao exame apresentava-se bem, eutrófica, sem processo infeccioso. Diante do quadro, foram solicitados hemograma, classes de imunoglobulinas e titulações de anticorpos antipneumocócicos. Foi solicitado aos pais que, ao retorno, além dos exames solicitados, trouxessem os exames anteriores.

Evolução: Os exames solicitados de imunoglobulinas séricas apresentaram-se normais e houve resposta vacinal adequada. Os exames anteriores mostravam diminuição de IgG, entretanto as curvas de normalidade liberadas pelo laboratório eram curvas de adultos, o que foi observado pela falta de valores para diferentes idades (só havia uma curva de normalidade). O contato com o laboratório revelou que os padrões eram realmente para adultos.

Discussão: As curvas de normalidade dos exames imunológicos devem sempre ser comparadas com curvas de normalidade para a faixa etária do paciente, quesito que deixou de ser feito anteriormente, levando a um diagnóstico errôneo de IDP.

As infecções no presente caso apareceram após o ingresso em escola maior, com maior número de patógenos, o que propiciou o aparecimento de infecções. Há indicação de postergar o ingresso em escola quando a frequência ou a gravidade das infecções prejudique o desenvolvimento pôndero-estatural da criança.

Assim, a criança voltou para a escola para que, além do desenvolvimento psicológico e educacional, tivesse amadurecimento natural da resposta imunológica adaptativa, a qual se desenvolve com o contato com antígenos.

Caso 2: Criança de 6 anos de idade, do gênero masculino, apresentando amigdalites, otites e pneumonias de repetição, desde os 4 meses de vida. A frequência das pneumonias era de cerca de duas a três por ano. Pai, mãe e irmã saudáveis. Solicitados exames para investigação de imunodeficiência dirigida para comprometimento humoral e sorologia para HIV.

Evolução: Os exames mostraram valores de IgA abaixo de 7 mg/dL e valores de IgG e IgM séricos dentro do normal para a idade, estando a dosagem de IgG próxima do limite inferior de normalidade. Foram solicitadas, então, dosagens de subclasses de IgG e titulação de anticorpos específicos, que revelaram diminuição de IgG2 para a idade e ausência de resposta à vacina antipneumocócica. A tomografia computadorizada dos pulmões afastou comprometimento pulmonar. O paciente passou a receber imunoglobulina humana endovenosa, o que evitou o aparecimento de novas pneumonias e a criança passou a ganhar peso.

Discussão: A desnutrição não explica o quadro, pois na desnutrição há comprometimento celular e fagocítico, estando a resposta humoral conservada. Sinusites e otites resultam da deficiência de IgA. As pneumonias repetidas são consequência da deficiência de anticorpos antipolissacarídeos, contidos em IgG2, os quais atuam como opsoninas, revestindo *Streptococcus pneumoniae* e *Haemophilus influenzae*, possibilitando a fagocitose desses agentes etiológicos de pneumonias. Nas deficiências de IgG2 e/ou de anticorpos antipolissacarídeos, os valores de IgG total geralmente são normais. A tomografia foi solicitada procurando-se bronquiectasias secundárias às frequentes pneumonias. Quadros de pneumonias de repetição em diferentes lobos pulmonares devem ser investigados sob o ponto de vista imunológico.

QUESTÕES

1ª – Quais os principais diagnósticos diferenciais que devem ser feitos antes da investigação de IDPs?

2ª – Quais os grupamentos de diferenciação (*cluster of differentiation*) que identificam as principais subpopulações de linfócitos?

3ª – Cite os exames que avaliam a resposta adaptativa humoral.

4ª – Cite os exames que avaliam a resposta adaptativa celular.

5ª – Por que é importante a solicitação de esfregaço de lâmina para a observação da morfologia de fagócitos em pacientes com albinismo parcial?

DEFESA IMUNOLÓGICA CONTRA AGENTES INFECCIOSOS

24

CONSIDERAÇÕES

Diante de um mesmo patógeno infeccioso, um indivíduo pode apresentar a doença infecciosa, enquanto outro pode apenas ser portador. Fala-se em doença quando o patógeno consegue estabelecer um foco infeccioso, ou seja, permanece em um local resistindo a fluidos sanguíneos e aéreos; nesse caso, o paciente apresenta sinais e sintomas de doença infecciosa. No estado de portador, não há sinais ou sintomas de doença, ou seja, há eliminação do patógeno por meio de defesa imunológica. A manifestação de doença ou o estado de portador depende da relação entre o sistema imunológico do hospedeiro e virulência e quantidade do patógeno (Figura 24.1).

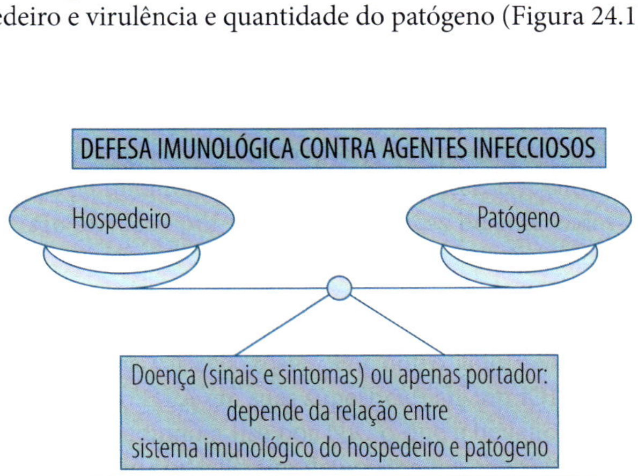

O patógeno infeccioso provoca diferentes processos inflamatórios, com envolvimento dos diversos setores da resposta imunológica. Assim, o presente tema será abordado visando ao processo de defesa contra agentes infecciosos e aos tipos de patógenos promotores de diferentes respostas imunológicas. Muitos dos conceitos já foram estudados nos capítulos anteriores, porém de forma seletiva e não associados, como será feito agora, juntando os conhecimentos como um todo.

RESPOSTA INFLAMATÓRIA CONTRA AGENTES INFECCIOSOS

A resposta inflamatória a um agente infeccioso é o processo pelo qual o sistema imunológico tenta eliminar o patógeno mediante diferentes mecanismos, na tentativa de restabelecer a homeostasia do organismo.

No início de um processo infeccioso, predomina a resposta imunológica inata. A primeira defesa que um patógeno encontra é a barreira físico-química (Figura 24.2). Esta, quando íntegra e perfeitamente funcionante, não permite a entrada de agentes patogênicos. Assim, a pele, com suas glândulas sudoríparas contendo ácidos lático, úrico e caproico, e glândulas sebáceas produtoras de triglicérides e ácidos graxos, determina a lise de microrganismos que perdem a capacidade de penetração no organismo. As mucosas digestiva, respiratória e genitunária apresentam grande superfície total e, quando estão fisiologicamente conservadas, impedem a penetração de patógenos nos tecidos. Seu sistema mucociliar, em plena integrida-

Figura 24.1. A defesa contra uma infecção depende do equilíbrio entre hospedeiro e patógeno.

de e funcionalidade, elimina o agente agressor, não permitindo que atinja os pulmões ou os seios da face. As secreções das mucosas, ricas em substâncias microbicidas, como lisozima e lactoferrina, completam a defesa. A descamação natural da pele e das mucosas age na eliminação de patógenos, levando junto microrganismos patogênicos eventualmente presentes.

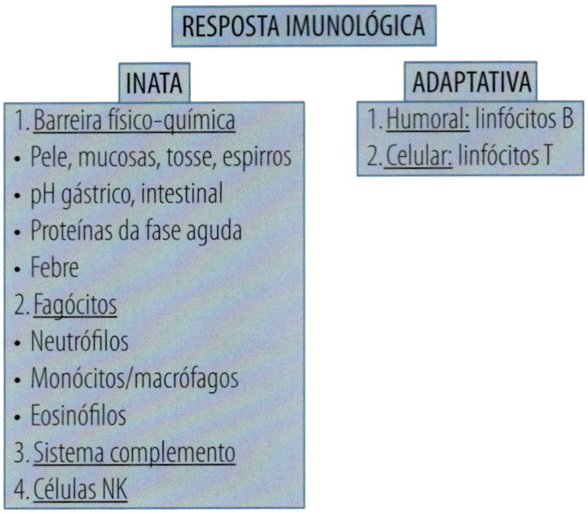

RESPOSTA IMUNOLÓGICA

INATA
1. Barreira físico-química
• Pele, mucosas, tosse, espirros
• pH gástrico, intestinal
• Proteínas da fase aguda
• Febre
2. Fagócitos
• Neutrófilos
• Monócitos/macrófagos
• Eosinófilos
3. Sistema complemento
4. Células NK

ADAPTATIVA
1. Humoral: linfócitos B
2. Celular: linfócitos T

Figura 24.2. A defesa inicial contra agentes infecciosos é dada pela resposta inata, seguindo-se a adaptativa.

O pH ácido do estômago atua como microbicida; o pH alcalino do intestino delgado e da secreção vaginal (este dado por lactobacilos) inibe a replicação bacteriana. O peristaltismo intestinal é benéfico para a eliminação de patógenos e um aumento deste, quando na presença de microrganismos patogênicos beneficia o hospedeiro.

As proteínas plasmáticas da fase aguda da inflamação aparecem desde o início de um processo infeccioso, sendo muitas vezes a principal barreira contra a disseminação do agente agressor. A proteína C reativa é uma potente opsonina, com receptores em fagócitos; a α1-antitripsina e a α2-macroglobulina são proteases inibitórias, que preservam o colágeno e as proteínas plasmáticas, respectivamente; a ceruplasmina protege a matriz proteica; a substância amiloide-A é quimiotática, promovendo inflamação local e impedindo a disseminação do processo.

Pacientes portadores de neuropatias apresentam muitas vezes diminuição do reflexo da tosse, o que contribui para aumento de secreções em vias aéreas e tendência a infecções nesses locais.

Os pirógenos endógenos interleucina (IL-1), Fator de Necrose Tumoral (TNF) e IL-6 elevam a temperatura basal corpórea, com consequente aumento do metabolismo, necessário para a defesa contra o agente agressor.

Diante de um agente agressor, há uma resposta do tecido agredido, com aumento do fluxo sanguíneo no local atingido por meio de vasodilatadores, como prostaglandinas e citocinas como TNF-α e interferon-gama (IFN-γ). Há aumento da permeabilidade capilar, retração de células endoteliais e expressão de moléculas de adesão em células endoteliais e leucócitos, com consequente passagem de mediadores solúveis e migração transendotelial: saída de leucócitos da circulação para defesa do tecido agredido.

Entre os mediadores solúveis, encontram-se as proteínas da fase aguda da inflamação, os leucotrienos, o fator ativador de plaquetas, a bradicinina, os componentes do complemento e as citocinas, incluindo as quimiotáticas, que atraem as diferentes células do processo inflamatório.

Os neutrófilos são as primeiras células atraídas. Segue-se o afluxo de fagócitos mononucleares e de eosinófilos. Após o afluxo de fagócitos é que são acionados os linfócitos, responsáveis pela resposta imunológica adaptativa e principais células da infecção crônica. A ativação de linfócitos leva cerca de três a cinco dias após o início do processo infeccioso ou até mais, em um primeiro contato. O resultado desses mecanismos, quando ocorrem de forma localizada, é a clássica tétrade da inflamação: dor, calor, rubor e edema. Pode haver, concomitantemente à inflamação, febre, ativação de osteoclastos, adipócitos, fibroblastos, distúrbios do metabolismo, incluindo aumento da glicemia, variações hormonais, assim como várias outras alterações generalizadas, resultantes principalmente das atividades biológicas das citocinas, sintetizadas desde o início do processo infeccioso.

LEUCÓCITOS NA INFLAMAÇÃO

Os leucócitos fazem parte ativa do desenvolvimento da inflamação. Originam-se de células hematopoiéticas primordiais (*stem cells*), a partir de células progenitoras mieloides (neutrófilos, monócitos/macrófagos, eosinófilos, mastócitos/basófilos) e de progenitoras linfoides (linfócitos).

O número de leucócitos totais varia com a idade. No recém-nascido, é de cerca de 20.000 leucócitos/mm³, diminuindo depois e mantendo-se em torno de 5.000 a 10.000 a partir de 12 anos. Geralmente, considera-se leucopenia para contagens abaixo de 2.000 e leucocitose, acima de 10.000 leucócitos/mm³. Em leucoses, esse número pode ser muito maior.

A denominação dos diferentes tipos de leucócitos granulocíticos baseia-se na coloração dos grânulos citoplasmáticos com hematoxilina-eosina, corante básico e ácido. Os leucócitos com afinidade pelo corante básico hematoxilina são denominados basófilos; os eosinófilos têm afinidade pela eosina. Os polimorfonucleares neutrófilos necessitam de corantes neutros para coloração de seus grânulos. Os linfócitos são agranulócitos e suas subpopulações são indistinguíveis à microscopia ótica comum.

As inflamações podem ser agudas e crônicas, sob a influência do tempo de permanência/virulência do agente agressor e da defesa do hospedeiro. Em processos inflamatórios agudos predominam os fagócitos: neutrófilos e, sequencialmente, eosinófilos e monócitos; os linfócitos promovem a defesa na inflamação crônica (Figura 24.3).

CÉLULAS DA RESPOSTA INFLAMATÓRIA

Resposta inflamatória aguda
1. Neutrófilos
2. Monócitos/macrófagos
3. Eosinófilos
4. Células NK

Resposta inflamatória crônica
1. Linfócitos B
2. Linfócitos T

Figura 24.3. Os neutrófilos são as primeiras células a chegarem aos locais de infecção. Os linfócitos tornam-se ativados três a cinco dias depois do contato inicial, podendo demorar mais tempo.

NEUTRÓFILOS

A diferenciação ontogênica dos neutrófilos ocorre na medula óssea, necessitando de IL-3, G-CSF (fator estimulador de colônias de granulócitos) e GM-CSF (fator estimulador de colônias de granulócitos-macrófagos). Os neutrófilos originados na medula óssea tornam-se maduros, sendo, então, liberados na circulação periférica. Na neutropenia congênita grave, pode ser utilizado o G-CSF, assim como em infecções graves dos períodos de crise da neutropenia cíclica. Os fagócitos neutrofílicos apresentam meia-vida curta, em torno de 7 horas após liberados pela medula.

Os neutrófilos contêm uma série de grânulos, como hidrolases: colagenases e outras proteinases, fosfatase alcalina, fosfatase ácida, lisozima; apresentam, ainda, mieloperoxidase, lactoferrina e glicosamina sulfatada. Grânulos contidos no lisossomo encontram-se sob a forma inativa devido ao alto pH: o baixo pH do fagolisossomo permite sua atuação; a mieloperoxidase participa do metabolismo oxidativo da etapa da digestão da fagocitose. As proteinases hidrolisam proteínas da matriz extracelular e, quando essa hidrólise ocorre de forma desordenada, pode haver lesão tecidual intensa; colagenases degradam colágeno tecidual, participando da formação de abscessos. A lisozima destrói a parede bacteriana, principalmente de bactérias Gram-positivas e a lactoferrina une-se ao ferro, diminuindo esse nutriente bacteriano.

Quando os neutrófilos são destruídos, há ruptura da membrana citoplasmática e consequente liberação de enzimas lisossômicas para o interstício, determinando necrose tecidual. O pus é formado principalmente por neutrófilos destruídos e por bactérias mortas, restos teciduais e sangue. Os grânulos neutrofílicos não são refeitos após a fagocitose, o que impede nova defesa por essas células.

Os fagócitos iniciam a resposta inata ao reconhecerem resíduos repetitivos de carboidratos com espaçamento de bactérias e certos vírus, por meio de receptores para padrões regulares. Apresentam, ainda, receptores *Toll-like*, que, unidos a PAMPs (padrões moleculares associados a patógenos) de bactérias e vírus, ativam o fator de transcrição nuclear NFκB, o qual se desloca para o núcleo ativando genes promotores da síntese de glicoproteínas que iniciam a resposta inata e a adaptativa (Figura 24.4).

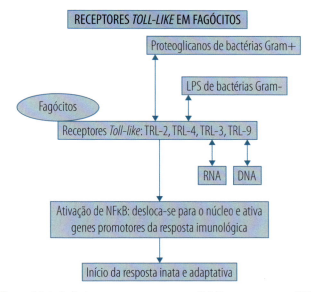

Figura 24.4. Os fagócitos apresentam receptores *Toll-like* que se unem a PAMPs (padrões moleculares associados a patógenos). O resultado é a ativação do fator de transcrição NFκB (fator nuclear de cadeias *kappa* de células B), que se desloca para o núcleo, promovendo o início da resposta inata e adaptativa.

Uma característica dos neutrófilos é sua alta velocidade durante a migração, atingindo os locais afetados rapidamente, constituindo a linha inicial de defesa e participando da etapa inicial da reação inflamatória aguda.

EOSINÓFILOS

Os eosinófilos são diferentes nas espécies animais, sendo úteis na identificação da espécie animal.

A unidade eosinofílica da célula primordial necessita de IL-3, IL-5, G-CSF e GM-CSF para a diferenciação ontogênica. Eosinófilos maduros são lançados na circulação periférica, e a maior parte deles dirige-se a tecidos e mucosas. A meia-vida dos eosinófilos é cerca de meia hora na circulação e de 12 dias nos tecidos.

As ações dos eosinófilos também são quimiotaxia e fagocitose. A fagocitose ocorre por exocitose: eosinófilos lançam os grânulos para o extracelular, em helmintos ou locais de processos alérgicos. Os principais grânulos são proteína básica principal e proteína catiônica eosinofílica, que lesam tecidos e helmintos da luz intestinal. Os eosinófilos aparecem na etapa tardia da inflamação aguda.

MONÓCITOS/MACRÓFAGOS

Originam-se da unidade formadora de mononucleares da célula hematopoiética primordial, com maturação dependente de IL-3 e GM-CSF. Pequena parte desses mononucleares permanece na circulação periférica, e a maioria dirige-se a diferentes locais do organismo, recebendo diferentes denominações.

São considerados fagócitos profissionais, por serem células grandes, contendo grânulos citoplasmáticos (hidrolases ácidas, lisozima) que podem ser refeitos após 12 horas de um processo fagocítico. Além de quimiotaxia e fagocitose, os fagócitos mononucleares produzem as citocinas inflamatórias da resposta inata: IL-1, TNF, IFN-α, IL-8 e IL-12.

Aparecem na etapa de resolução do processo (monocitose pode ser indício de melhora), e no caso de persistência do patógeno, fagócitos mononucleares e células dendríticas promovem a apresentação antigênica para linfócitos T.

CÉLULAS NK

As células *natural killer* (NK) fazem parte da resposta inata. São ativadas quando células perdem antígeno leucocitário humano (HLA) de suas superfícies, o que acontece com células tumorais e infectadas por vírus, promovendo, assim, a defesa antitumoral e antiviral. Para a ativação, células NK necessitam ainda de IL-12, a qual é produzida por Th1. NK, assim como Th1, sintetizam IFN-γ, um potente imunomodulador que ativa de forma especial a fagocitose por mononucleares, os quais poderão destruir patógenos intracelulares latentes no seu interior.

LINFÓCITOS

Os linfócitos provêm da unidade formadora linfoide da célula hematopoiética primordial, na presença de IL-3 e IL-7. A maior parte deles dirige-se para o timo, sofrendo diferenciação em linfócitos T, responsáveis pela imunidade adaptativa celular. Um menor número de linfócitos diferencia-se na medula óssea em linfócitos B promotores da imunidade humoral. Esses linfócitos T e B atingem, então, órgãos linfoides secundários (linfonodos, baço e tecido linfoide associado às mucosas – MALT),

onde, em contato com antígenos, sofrem diferenciação final e apresentam a proliferação necessária para a defesa. Os linfócitos T citotóxicos e T auxiliares para serem ativados necessitam que os antígenos estejam respectivamente associados a HLA I e II de células apresentadoras. T citotóxicos (CD8+) destroem células infectadas e T auxiliares (CD4+) cooperam com B na mudança de classe de IgM para IgG, IgA e IgE, uma vez que linfócitos B, sem a cooperação de Th, só sintetizam IgM.

Os linfócitos são ativados após três a cinco dias do contato antigênico, na dependência de ser uma resposta primária ou secundária. São as células responsáveis da fase crônica da resposta inflamatória.

DEFESA IMUNOLÓGICA CONTRA AGENTES INFECCIOSOS

Os diferentes setores da resposta imunológica são acionados em processos infecciosos na dependência dos agentes etiológicos.

A seguir, a defesa imunológica será estudada conforme o tipo de patógeno a ser combatido, com o intuito de melhor compreensão.

DEFESA CONTRA MICRORGANISMOS CATALASE-POSITIVOS

Os neutrófilos são as principais células de defesa contra microrganismos catalase-positivos – *Staphylococcus aureus*, *Aspergillus fumigatus*, enterobactérias Gram-negativas (*Pseudomonas* spp., *Serratia marcescens*), além de *Mycobacterium tuberculosis* e *Pneumocystis jirovecii* (Figura 24.5).

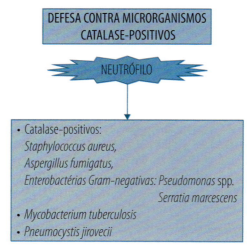

Figura 24.5. Os neutrófilos são as principais células de defesa contra bactérias e fungos catalase-positivos.

Na presença de lipopolissacarídeos da parede bacteriana, ocorre aumento da expressão de moléculas de adesão. Neutrófilos passam a expressar sialil-Lewis, LFA-1 (antígeno-1 associado à função leucocitária), VLA-4 (antígeno-4 de ativação muito tardia); células endoteliais expressam as moléculas de adesão: selectina-E, selectina-P, ICAM-1, ICAM-2 (moléculas-1 e 2 de adesão intercelular), VCAM (molécula de adesão da célula vascular), as quais se unem, respectivamente, às moléculas apresentadas por neutrófilos. A ligação entre essas moléculas é aumentada por TNF e possibilita a saída de neutrófilos de vasos sanguíneos por migração transendotelial para o interstício em que se encontra o patógeno (Figura 24.6).

Após essa migração, o neutrófilo começa uma quimiotaxia ou migração dirigida, com o que pode atingir de forma mais rápida o foco lesado. São fatores quimiotáticos para neutrófilos as próprias substâncias bacterianas, como lipopolissacarídeos, além de componentes C5a e C3a do complemento, IL-8, IL-1 e TNF, leucotrieno-B4 e fator ativador de plaquetas (PAF) (Figura 24.7).

A defesa seguinte é a fagocitose, com suas etapas de adesão, ingestão, digestão e eliminação. O principal mecanismo da digestão é o metabolismo oxidativo das pentoses, que, na presença de oxigênio, origina radicais livres microbicidas. A fagocitose por neutrófilos é facilitada por opsoninas C3b e C5b do complemento e estimulada por IL-1 e TNF. O resultado da fagocitose para microrganismos catalase-positivos é que são eliminados restos não patogênicos para o organismo (Figura 24.8).

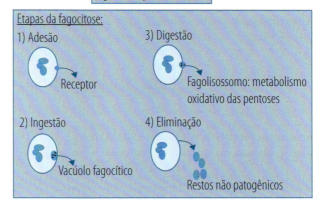

Figura 24.8. A fagocitose por neutrófilos resulta na eliminação de restos bacterianos não mais patogênicos.

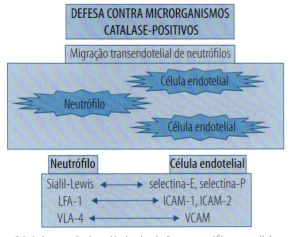

Figura 24.6. A expressão de moléculas de adesão em neutrófilos e em células endoteliais permite a migração transendotelial de neutrófilos.

DEFESA CONTRA BACTÉRIAS DO GÊNERO *NEISSERIA*

Neisseria meningitidis e *Neisseria gonorrhoeae* necessitam da defesa mediada por sistema complemento, sendo opsonizadas por C3b e C5b e, principalmente, sofrendo lise pelos componentes C5bC6C7C8C9 constituintes do complexo de ataque à membrana (MAC). É necessário que o sistema complemento esteja em perfeita funcionalidade para que essas bactérias sejam eliminadas (Figura 24.9).

DEFESA CONTRA BACTÉRIAS GRAM-NEGATIVAS

Bactérias Gram-negativas, como *Escherichia coli*, *Salmonella typhi*, *Shigella flexneri* e *Pseudomonas aeruginosa*, necessitam de linfócitos B que se diferenciam em plasmócitos produtores de IgM. A IgM atua por meio de ativação do complemento, aglutinação e neutralização de toxinas (Figura 24.10).

Figura 24.7. Fatores quimiotáticos atraem neutrófilos para o local onde se encontra o patógeno; neutrófilos possuem receptores para os fatores quimiotáticos.

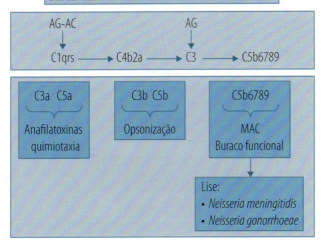

Figura 24.9. Bactérias do gênero *Neisseria* necessitam da perfeita integridade e funcionalidade do sistema complemento para que sejam eliminadas.

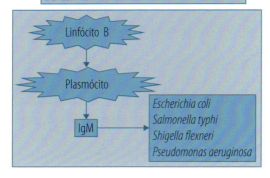

Figura 24.10. A IgM tem ação eficaz contra bactérias Gram-negativas.

DEFESA CONTRA BACTÉRIAS ENCAPSULADAS

Bactérias encapsuladas como *Streptococcus pneumoniae* e *Haemophilus influenzae*, para serem fagocitadas, necessitam de uma resposta humoral com produção de IgG anti o polissacarídeo existente na cápsula bacteriana.

A primeira imunoglobulina sintetizada é a IgM, a qual não tem atividade biológica de opsonização. Para a mudança de classe para IgG, há necessidade da ativação de Th1, sintetizador de IFN-γ. A cooperação entre Th1 e B ocorre mediante a união de moléculas de adesão de Th1 e B, respectivamente: CD40L/CD40, ICOS/ICOSL (*inducible co-stimulatory molecule*), BAFF/TACI (*B-cell activating factor receptor/transmembrane activator and calcium modulator and cyclophilin ligand interactor*).

Os anticorpos antipolissacarídeos, contidos na subclasse IgG2, são opsoninas que revestem esses microrganismos encapsulados, facilitando a fagocitose. Para *Haemophilus influenzae*, são necessários também anticorpos proteicos, especialmente da classe IgG1 (Figura 24.11).

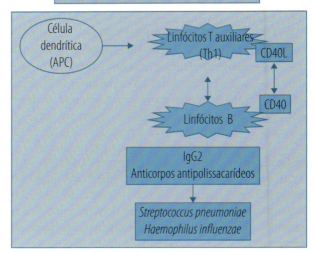

Figura 24.11. Anticorpos antipolissacarídeos, contidos em IgG2, permitem a opsonização de bactérias encapsuladas (*Streptococcus pneumoniae* e *Haemophilus influenzae*), sendo necessária a cooperação de Th1 com B.

DEFESA CONTRA AGENTES INFECCIOSOS EM MUCOSAS

Vários microrganismos necessitam da defesa em mucosas, para impedir sua penetração na circulação e até a disseminação. Assim ocorre com enterobactérias, enterovírus (incluindo o vírus da poliomielite) e *Giardia lamblia*. Da mesma forma, a defesa em mucosas impede a penetração de alérgenos.

A defesa inicial contra agentes infecciosos em mucosas é feita pela resposta inespecífica, principalmente por meio da barreira física, completando-se com a resposta adaptativa com a dimerização de IgA. A mudança de classe de IgM para IgA necessita de ativação de Th2 e da síntese de IL-5, IL-10 e TGF-β.

A transformação de IgA monomérica em dimérica é estimulada pela presença de patógenos nas mucosas, não ocorrendo ao acaso. Plasmócitos secretam IgA e cadeia J, que une os dois monômeros de IgA. O complexo das duas IgA e cadeia J, ao atravessar células epiteliais, recebe componente secretor, sintetizado por essas células. O componente secretor torna o dímero de IgA estável a enzimas proteolíticas das secreções (Figura 24.12).

A IgA dimérica combate as bactérias, atuando como antitoxinas, agindo no pili bacteriano, tanto globular como filamentoso, aglomerando patógenos e impedindo sua penetração na mucosa. Havendo mutação bacteriana, como modificações no pili, os plasmócitos iniciam a síntese de nova IgA específica para a bactéria mutante.

A defesa contra a microflora intestinal, constituinte da resposta inata, é feita por IgA, exigindo então a ativação da resposta adaptativa. Assim, a microflora intestinal é tida como promotora da interligação entre a resposta inata e a adaptativa.

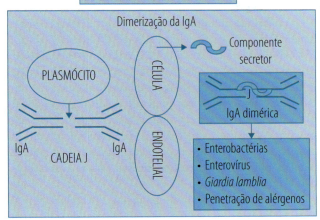

Figura 24.12. A dimerização da IgA permite a defesa adaptativa em mucosas, impedindo a penetração de patógenos, assim como de elementos potencialmente alergênicos.

DEFESA CONTRA BACTÉRIAS PRODUTORAS DE TOXINAS

As bactérias toxigênicas exigem uma resposta mais elaborada, não bastando a inespecífica. Na maioria dos casos, faz-se necessária a cooperação de T auxiliares, pois são necessários diferentes isotipos de imunoglobulinas.

Assim, há apresentação antigênica de epítopo associado ao HLA classe II de célula apresentadora a T auxiliares. São expressas moléculas de adesão: TCR/CD3/CD4, CD28, LFA-1 e LFA-2 em Th, que se unem a epítopo/HLA-II, B7, ICAM-1 e LFA-3 da célula apresentadora, respectivamente. Após o primeiro sinal de ativação por tais moléculas, há um segundo sinal por meio de citocinas, em especial IL-2 e IFN-γ, completando a ativação de T auxiliar.

Linfócitos T auxiliares, agora ativados, passam a cooperar com B, após a união entre as moléculas CD40L a CD40, ICOS a ICOSL, BAFF a TACI, de T auxiliar e B, respectivamente. O resultado é que linfócitos B conseguem se diferenciar em plasmócitos produtores de outras classes de imunoglobulinas, uma vez que sem essa cooperação só sintetizam IgM. Assim, Th1 sintetizando IFN-γ, promove a diferenciação de B em plasmócito produtor de IgG; Th2 ao sintetizar IL-4 e IL-13, coopera com B para a produção de IgE; Th2 sintetizador de IL-4, IL-10 e TGF-β, auxilia B na diferenciação para plasmócito produtor de IgA (Figura 24.13).

O mecanismo de ação das antitoxinas é por união do determinante antigênico da toxina à porção Fab da antitoxina, união essa que pode atuar diretamente na neutralização da toxina ou aumentar o seu clareamento. Tanto a neutralização como o clareamento inibem os efeitos deletérios da toxina. A IgM e a IgG atuam principalmente em exotoxinas, enquanto a IgA tem sua atuação em endotoxinas (Figura 24.14).

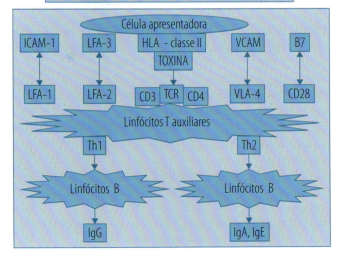

Figura 24.13. Bactérias produtoras de toxinas necessitam de defesa mediada por linfócitos B independentes de T (IgM) e dependentes de Th1 (IgG) e Th2 (IgA ou IgE).

Figura 24.14. A principal defesa contra toxinas (exotoxinas e endotoxinas) é dada por antitoxinas.

Entre os principais agentes produtores de exotoxinas encontram-se *Staphylococcus aureus*, *Streptococcus pyogenes*, *Corynebacterium diphtheriae*, *Clostridium tetani* e *Vibrio cholerae*. As endotoxinas são integrantes da parede celular de bactérias Gram-negativas, como *Escherichia coli*, *Salmonella typhi*, *Shigella flexneri* e *Pseudomonas aeruginosa* (Figura 24.14).

DEFESA CONTRA OUTRAS BACTÉRIAS EXTRACELULARES

As bactérias Gram-positivas e Gram-negativas contendo respectivamente peptídeos e lipopolissacarídeos nas paredes citoplasmáticas, após atravessarem pele e mucosas, ativam diretamente a via alternativa do sistema complemento, tornando-se revestidas por opsoninas do complemento, os componentes C3b e C5b, os quais se unem a receptores de fagócitos, sendo as bactérias opsonizadas e, dessa forma, destruídas (opsonização). O resultado pode ser lise mediada pelos componentes terminais C5bC6C7C8C9 (MAC) do complemento.

A resposta imunológica continua por meio da imunidade humoral. São sintetizados anticorpos principalmente contra a parede bacteriana. Esses anticorpos podem ativar a via clássica do complemento (IgM, IgG1, IgG3) e atuar como opsoninas (IgG, IgA). Anticorpos do isótipo IgM podem promover a destruição de bactérias por ativação do complemento ou por ADCC. Pode haver produção de diferentes classes de imunoglobulinas em resposta às citocinas geradas por linfócitos: Th1, sintetizando IFN-γ, auxilia B na mudança de classe para IgG; Th2, por meio de IL-4 e IL-13, permite a mudança para IgE e de IL-5, IL-10 e TGF-β para IgA (Figura 24.15).

vírus, determinando a síntese de proteína antiviral que modifica o RNA mensageiro do vírus e inibe sua replicação.

A união antígeno-anticorpo inicia a via clássica do sistema complemento, ativando sequencialmente: C1qrs, C4b2a, C3 e C5b6789. A via alternativa ativa diretamente o componente C3, seguindo-se a cascata pela via comum. Os componentes terminais C5b6789 formam o complexo de ataque à membrana (MAC), responsável por uma alteração funcional dos fosfolipídios da membrana da célula infectada, acarretando intumescimento e lise celular com destruição dos microrganismos intracelulares. A defesa por complemento parece ser maior em crianças, por causa da imaturidade da resposta adaptativa celular (Figura 24.16).

Havendo permanência do patógeno intracelular em Mø, essas células passam a expressar características de células apresentadoras, com maior expressão de HLA. Ativam então linfócitos T citotóxicos, que, por meio de perforinas e apoptose, destroem células infectadas. Ativam, ainda, T auxiliares tipo 1, que, atuando por apoptose, também destroem células infectadas (Figura 14.17).

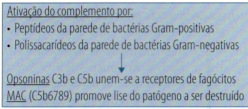

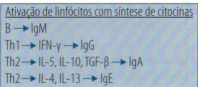

Figura 24.15. Defesas contra bactérias extracelulares não descritas anteriormente.

DEFESA CONTRA MICRORGANISMOS INTRACELULARES

Os monócitos/macrófagos (Mø) e células NK são células importantes na defesa contra microrganismos intracelulares, como vírus, certas bactérias (*Mycobacterium tuberculosis* e *Mycobacterium lepra*) e fungos patogênicos. O sistema complemento também atua contra células infectadas (Figura 24.16).

Os Mø são produtores de IL-1 e TNF, responsáveis por grande parte da sintomatologia: mal-estar, anorexia, sonolência, emagrecimento, osteoporose, fraturas pós-infecções prolongadas, além de ativarem todas as células da resposta inflamatória. Ainda, IL-1, TNF e IL-6 (esta sintetizada por Th1) são pirógenos endógenos, atuando em hipotálamo por meio de prostaglandinas. A IL-1, assim como a IL-6, promove o aumento da glicemia, sendo ambas muitas vezes responsáveis pelo diagnóstico do diabetes durante infecções. O interferon-α sintetizado por Mø atua em outra célula infectada por

Figura 24.16. A defesa inicial contra microrganismos intracelulares é dada pela imunidade inata.

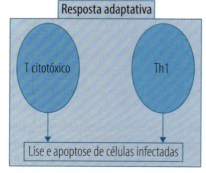

Figura 24.17. Sendo a imunidade inata insuficiente contra microrganismos intracelulares, é acionada a imunidade adaptativa.

A contínua persistência do patógeno intracelular, que pode ter caráter genético do hospedeiro, leva à hipersensibilidade celular, benéfica no sentido de defesa contra tais patógenos. Assim, a exacerbação da resposta por T citotóxico e Th1, ou seja, a hipersensibilidade tipo IV ou celular, permite melhor defesa contra *Mycobacterium leprae*. Na forma tuberculoide, há presença de hipersensibilidade celular (CD8+ e CD4+), com formação de granulomas que retêm os patógenos. A falta da hipersensibilidade IV leva à disseminação do patógeno, como acontece na hanseníase virshowiana. A hipersensibilidade celular decresce sequencialmente nas formas: tuberculoide, *borderline* tuberculoide, *borderline borderline*, *borderline* virshowiana, até estar totalmente ausente na virshowiana, na qual é substituída por Th2, sem poder de defesa para tais patógenos. Na fase de cancro da lues, também predominam CD8+, com diminuição progressiva nas fases latente, secundária e terciária. Fato semelhante ocorre em muitas infecções por intracelulares: a defesa é favorável quando a resposta é por T citotóxicos e Th1 (Figura 24.18).

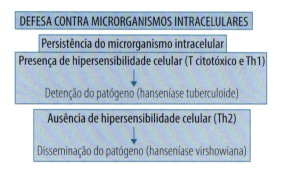

Figura 24.18. No caso de persistência do patógeno intracelular, há necessidade de defesa por hipersensibilidade tipo IV.

A eliminação de microrganismos intracelulares necessita, ainda, da síntese de IFN-γ por Th1 e por células NK. A IL-12 (sintetizada principalmente por Mø) ativa células NK, que, da mesma forma que Th1, sintetizam IFN-γ. Este, sendo potente imunomodulador, aumenta em especial a fagocitose por Mø, culminando na erradicação de patógenos intracelulares remanescentes nesses fagócitos. Distúrbios no eixo IL-12/IFN-γ resultam em infecções por micobactérias (Figura 24.19).

Assim, Mø, linfócitos T citotóxicos, Th1 e células NK são importantes na defesa contra microrganismos intracelulares, tendo, ainda, a participação do sistema complemento.

Várias células do ser humano apresentam moléculas de superfície que funcionam como receptores para vírus. Assim, células CD4+ apresentam receptores utilizados por HIV que permitem a entrada do vírus. O CR2, receptor para complemento em leucócitos, é também utilizado por *Epstein-Barr virus* para infectar leucócitos. Os *Rhinovirus* têm a capacidade de união à ICAM-1 da superfície de várias células, principalmente endoteliais. Receptores em neurônios são utilizados como porta de entrada pelo vírus da poliomielite. Os vírus da gastroenterite utilizam vários receptores de enterócitos para atingir essas células. Tais receptores, na verdade, facilitam a infecção por tais vírus (Figura 24.20).

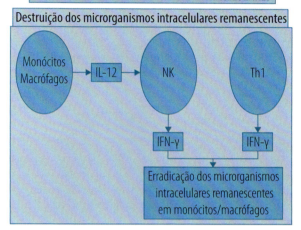

Figura 24.19. O IFN-γ é necessário para a ativação da fagocitose por macrófagos com erradicação final do patógeno intracelular.

Figura 24.20. Diferentes vírus utilizam receptores da própria célula humana para a penetração na célula.

DEFESA CONTRA PROTOZOÁRIOS

Vários protozoários determinam doenças, como *Trypanosoma cruzi* (doença de Chagas), *Plasmodium falciparum* (malária), *Toxoplasma gondii* (toxoplasmose) e *Leishmania donovani* (leishmaniose).

A maioria dos protozoários encontra-se de forma intracelular, necessitando da fagocitose por macrófagos e da presença de IFN-γ.

Os PAMPs de protozoários unem-se a receptores *Toll-like* de fagócitos, iniciando a ativação dessas células. Macrófagos fagocitam protozoários e sintetizam citocinas (IL-1, TNF, IL-12). São ativados linfócitos Th1 (por IL-1, TNF) e células NK (por IL-12), as quais produzem IFN-γ. O imunomodulador IFN-γ leva ao estímulo da fagocitose por macrófagos, que passam então a erradicar o protozoário. Os linfócitos T citotóxicos também contribuem na defesa.

A resposta humoral é mais evidente na fase extracelular de protozoários, por meio de anticorpos neutralizantes ou por ADCC, impedindo a entrada do protozoário na célula (Figura 24.21).

A diminuição da ativação de Th1 acarreta a persistência do protozoário em macrófagos, como na leishmaniose disseminada. Por outro lado, o excesso de produção de TNF e IFN-γ leva à lesão tecidual, como na malária cerebral, na cardiopatia chagásica. A reação de hipersensibilidade por imunocomplexo (excesso de antígenos em relação aos anticorpos) pode ocorrer quando merozoítos do *Plasmodium* são liberados de eritrócitos (Figura 24.21).

DEFESA CONTRA PROTOZOÁRIOS

Protozoários intracelulares:
- Macrófagos ⟶ fagocitose e citocinas (IL-1, TNF, IL-12)
- Th1 e NK ⟶ IFN-γ ⟶ fagocitose por macrófagos ⟶ erradicação
- T citotóxicos

Protozoários quando extracelulares:
- Neutralização por anticorpos
- ADCC
- Anticorpos impedem a entrada do protozoário na célula

↓Th1↓IFN-γ ⟶ persistência do protozoário em macrófagos: Leishmaniose disseminada

Excesso de TNF e IFN-γ ⟶ lesão tecidual intensa: Malária cerebral, cardiopatia chagásica

Hipersensibilidade por imunocomplexos (excesso de antígeno): Paroxismos da malária

Figura 24.21. A defesa contra protozoários (intracelulares) é realizada por macrófagos, Th1, células NK e, de forma especial, por IFN-γ. No estágio de extracelular, anticorpos impedem a penetração na célula.

Assim, na leishmaniose cutânea há predomínio da resposta Th1, havendo pouco número de parasitas ou até desaparecimento; na leishmaniose cutânea difusa e, principalmente, na disseminada, há pouca ativação de Th1 e pouca síntese de IFN-γ, resultando na proliferação e sobrevida de grande número de parasitas.

A criança, em uma primeira exposição ao *Plasmodium falciparum*, desenvolve uma síntese moderada de IFN-γ e TNF, que levam à destruição do protozoário. Em casos de baixa produção de IFN-γ e TNF, há multiplicação do *P. falciparum*, podendo culminar com o óbito por malária. Em uma segunda exposição, por meio de T memória, pode haver uma resposta exacerbada de Th1, e a excessiva de síntese de IFN-γ e TNF leva a lesões teciduais, com comprometimento cerebral e choque. A resposta do adulto no caso de malária pode ser semelhante à da criança ou, já numa primeira exposição, pode haver malária cerebral e choque, determinados por resposta exacerbada de Th1, em consequência de provável reatividade cruzada a epítopos semelhantes existentes em outros patógenos.

Frente a protozoários, pode ainda haver reação de hipersensibilidade por imunocomplexo. Na malária, os linfócitos T citotóxicos são ativados por epítopos de esporozoítos do *Plasmodium falciparum*, associados ao HLA I do hepatócito infectado, resultando em lise do hepatócito. Quando há liberação de merozoítos do hepatócito, estes infectam eritrócitos, determinando anemia. Durante os paroxismos da malária, os merozoítos são liberados de eritrócitos e, por excesso de antígenos em relação aos anticorpos, formam-se imunocomplexos que se depositam, ocasionando nefrites, vasculites, além do aumento da síntese de TNF associado à febre e mal-estar.

Pode haver evasão de protozoários ao sistema imunológico por diversos mecanismos: exclusão anatômica como *Plasmodium falciparum* dentro de eritrócitos, *Leishmania donovani* e *Tripanosoma cruzi* no citoplasma de macrófagos em vez dos vacúolos fagocíticos; apresentarem diferentes epítopos nos diferentes estágios do ciclo de vida; alterações da resposta imunológica como *Leishmania* diminuindo a expressão de HLA, com consequente diminuição da apresentação a Th1 e da síntese de IFN-γ.

DEFESA CONTRA HELMINTOS

Helmintos com frequência causam infecções no ser humano como *Ascaris lumbricoides* (ascaridíase), *Necator americanus* (ancilostomose), *Trichuris trichiura* (tricuríase), *Schistosoma mansoni* (esquistossomose) e *Wuchereria bancrofti* (filariose linfática).

A defesa contra helmintos é dada por Th2, por meio de IgE e de eosinófilos. Linfócitos Th2 ativados e específicos sintetizam IL-4, IL-5 e IL-13. As IL-4 e IL-13 promovem a mudança de classe para IgE, enquanto a IL-5 ativa e atrai eosinófilos. A IgE específica une-se ao helminto por meio da porção Fab e ao eosinófilo por Fc. Os eosinófilos apresentam fagocitose por meio de exocitose de seus grânulos citoplasmáticos para o interior do helminto. As proteínas básica principal e catiônica eosinofílica exocitadas por eosinófilos são eficazes na lise de helmintos da luz intestinal.

Contra alguns helmintos, é ainda necessária a defesa por Th2, por meio de IgE e de mastócitos. A IgE une-se ao helminto (Fab) e ao mastócito (Fc). Os mastócitos ativados liberam mediadores que promovem hipermotilidade intestinal, aumento do muco intestinal, descamação do epitélio e, às vezes, broncoespasmo. O resultado é a expulsão dos helmintos da luz intestinal (Figura 24.22).

Condições que desencadeiem menor síntese de IL-4, IL-5 e IL-13, menor produção de IgE, menor ativação de eosinófilos e de mastócitos aumentam o risco de estrongiloidíase disseminada. Os ovos de *Schistosoma mansoni*, quando no fígado, acarretam hipersensibilidade celular, com células CD4+ e CD8+; a consequente fibrose leva à hipertensão portal e à cirrose (Figura 24.22).

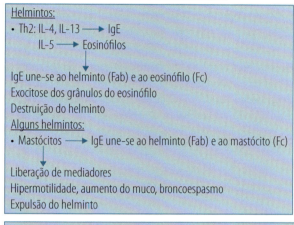

Figura 24.22. A defesa contra helmintos é determinada por IgE unida a eosinófilos (Th2), podendo haver participação de mastócitos unidos à IgE (Th2), com liberação de mediadores.

INTERAÇÃO PATÓGENO-HOSPEDEIRO

Quando o sistema imunológico não elimina os patógenos, ou o faz lentamente, estes prevalecem e o indivíduo apresenta sinais e sintomas da doença. Existem diferentes fenômenos pelos quais os microrganismos tentam evadir-se da defesa do hospedeiro, destacando-se entre eles a mudança de epítopos antigênicos, após o que as células imunológicas não mais reconhecem o patógeno, sendo necessário iniciar novamente toda a resposta imunológica. É o caso de alterações do pili de bactérias enteropatogênicas, como a *Escherichia coli*, e de modificações do lipopolissacarídeo da parede de *Haemophilus influenzae*, determinadas pela própria bactéria. O ácido siálico, contido em certas cápsulas de bactérias Gram-negativas e positivas, atua como inibidor da via alternativa do sistema complemento.

Entretanto, diante dos diversos mecanismos de defesa contra patógenos, estando o sistema imunológico íntegro e em perfeita funcionalidade, o organismo é capaz de um combate eficiente, impedindo que o agente agressor estabeleça um foco infeccioso e possibilitando que o indivíduo seja saudável (Figura 24.23).

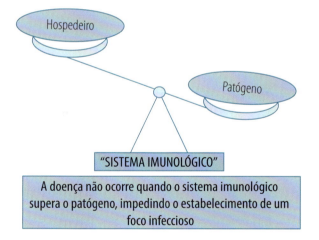

Figura 24.23. Agentes infecciosos não estabelecem foco infeccioso quando o hospedeiro apresenta sistema imunológico íntegro e funcionante.

EXEMPLO CLÍNICO

Caso 1: Paciente do gênero feminino, de 21 anos, referia febre há quatro dias e dor de garganta, sem coriza ou tosse. Referia anorexia e mal-estar nos dois primeiros dias. Nega contato com gripe. Ao exame físico: bom estado geral, adenomegalia generalizada (gânglios com cerca de 1 a 2 cm) e hepatoesplenomegalia (fígado a 1 cm e baço a 2 cm dos rebordos costais direito e esquerdo). Sem outros achados. Hemograma com linfócitos atípicos. Solicitados sorologias para mononucleose e citomegalovírus, e retorno após resultados, com possível solicitação de outros exames.

Evolução: Retornou com desaparecimento total do quadro, três dias depois da primeira consulta. Ao exame, sem hepatoesplenomegalia; adenomegalia presente. Sorologia negativa para *Epstein-Barr virus* e positiva para citomegalovírus, com aumentos de IgM e de IgG específicas.

Discussão: A boa evolução da paciente indica boa resposta imunológica. Citomegalovírus, como os demais microrganismos intracelulares, dependem da resposta inata, em especial de macrófagos, e da resposta adaptativa celular mediada por T citotóxicos e Th1. A IgM específica indica presença de infecção atual. A IgG também está aumentada nas fases agudas, mas pode manter-se alta após o quadro infeccioso, sendo considerada uma imunoglobulina de memória.

Inicialmente, os monócitos/macrófagos (Mø ou fagócitos profissionais) fagocitam células infectadas por microrganismos intracelulares. Mø ativados sintetizam citocinas pró-inflamatórias: IL-1, TNF, IFN-α, IL-12, IL-15 e IL-18, já na resposta inata.

O sistema complemento é ativado diante de células infectadas, promovendo lise por meio dos componentes C5b6789 (MAC). O complemento tem maior importância na defesa contra vírus quando a resposta adaptativa não está totalmente desenvolvida, como em crianças.

Células NK são ativadas quando as células-alvo perdem HLA de superfície, como ocorre com células infectadas por vírus e em células neoplásicas.

As citocinas sintetizadas por Mø têm importância na defesa. A célula infectada por vírus produz IFN-α, o qual induz a síntese de proteína antiviral em outra célula também infectada por vírus. Essa proteína atua no RNA mensageiro do vírus dessa segunda célula, impedindo sua replicação.

IL-1, TNF (por Mø) e IL-6 (por Th1) são pirógenos endógenos e, por meio de proteoglicanos, atuam no hipotálamo. A febre é um mecanismo de defesa, pois permite ao organismo maior metabolismo. Essas citocinas promovem mal-estar e anorexia, apresentados pela paciente no início do quadro. Outras manifestações dessas citocinas são emagrecimento (ativação de adipócitos), tendência a fraturas (ativação de osteoclastos) e aumento da glicemia (por IL-1 e IL-6). As citocinas IL-1 e TNF ativam células da resposta inflamatória, como linfócitos Th1 e T citotóxicos. As IL-12, IL-15 e IL-18 ativam NK, sendo a IL-12 o principal fator de crescimento de NK.

À medida que Mø não conseguem eliminar patógenos, passam a expressá-los em sua superfície, associados a HLA I e II, tornando-se células apresentadoras de antígenos (APCs), em especial, células dendríticas, que são APCs profissionais, ativando T citotóxicos e Th1, respectivamente. Na ativação, há um primeiro sinal dado por moléculas de adesão: TCR/CD3/CD8, LFA-1, LFA-2 (CD2) e CD28 de T citotóxicos, as quais se unem respectivamente a epítopos associado a HLA I, ICAM-1, LFA-3 e B7 da célula apresentadora. O resultado da união é a fosforilação de grupos ITAMs (motivos de ativação de tirosinas de imunorreceptor) existentes no complexo TCR, com formação de fosfotirosinas. Estas permitem a ativação enzimática e o aumento do cálcio intracelular de linfócitos. É ainda necessário um segundo sinal para a ativação, dado por citocinas: IL-2 e IFN-γ.

Linfócitos B podem ser ativados diretamente por antígenos, sintetizando IgM, que é a primeira imunoglobulina sintetizada. Os Th ativados cooperam com B para a síntese de outras classes de imunoglobulinas (IgG, IgA ou IgE). Os anticorpos aparentemente não têm tanta função contra vírus, mas a literatura sugere maior envolvimento dessa defesa, possivelmente diminuindo a entrada do vírus nas células.

Th1 e NK ativados produzem IFN-γ, o qual aumenta a atividade de todas as células inflamatórias, em especial a fagocitose por Mø, culminando com a erradicação dos patógenos intracelulares remanescentes nesses fagócitos. É o que deve ter acontecido com a paciente do presente caso.

QUESTÕES

1ª – Que células defendem contra bactérias piogênicas?

2ª – Qual a principal defesa contra *Neisseria meningitidis*?

3ª – Contra quais patógenos a IgM é eficaz?

4ª – Quais as principais defesas contra microrganismos intracelulares?

5ª – A hipersensibilidade celular pode atuar como defesa? Quando?

ANEXO

RESPOSTAS

Capítulo 1

1ª – As vacinas atenuadas contêm microrganismos vivos, sendo contraindicadas em portadores de determinadas Imunodeficiências Primárias: ausência total de anticorpos, deficiências de linfócitos T e Doença Granulomatosa Crônica. Tais portadores podem desenvolver infecções por agentes vacinais, até disseminação do microrganismo atenuado. Por tal razão é necessária uma triagem inicial de Imunodeficiências Primárias, procurando-se saber no mínimo se a criança a ser vacinada ou se seus familiares apresentam infecções de repetição.

2ª – Durante a imunização ocorre uma resposta ativa, pois são administradas substâncias que promovem a resposta imunológica. Na grande maioria dos casos, é na vacinação que ocorre o primeiro contato do organismo com o patógeno, havendo uma resposta primária. Em contatos posteriores, com patógenos *in natura*, haverá uma resposta secundária, mais rápida e mais intensa, auxiliando o hospedeiro a uma melhor defesa.

3ª – A resposta imunológica adaptativa ou adquirida ou específica apresenta memória, por meio de linfócitos T e B de memória. Em uma resposta secundária, há rápida proliferação e ativação desses linfócitos de memória.

4ª – Diante de uma substância estranha, inicialmente ocorre a resposta inata, dada por barreira físico-química, fagócitos (neutrófilos, monócitos/macrófagos, eosinófilos), sistema complemento e células *natural killer* (NK). Sequencialmente, é acionada a resposta adaptativa humoral (linfócitos B) e celular (linfócitos T). A intensidade e o predomínio dessas respostas dependem do tipo de patógeno e da tendência do hospedeiro.

5ª – Imunopatologia é o estudo das alterações da imunidade, portanto abrange alergias, doenças autoimunes e imunodeficiências, sendo redundância falar alergia e imunopatologia.

Capítulo 2

1ª – Antibióticos administrados por via oral destroem a flora bacteriana normal do intestino, a qual é importante na competição com bactérias patogênicas por nutrientes e por ligantes do muco intestinal. Assim, torna-se útil a reposição da flora normal do intestino.

2ª – A proteína C reativa (PCR) é sintetizada por hepatócitos durante processos infecciosos, podendo aumentar até mil vezes na circulação. Tem ação direta como opsonina, facilitando a fagocitose, ou pode se unir a patógenos, permitindo que estes se unam aos componentes C3b e C5b do complemento, os quais também são opsoninas. Valores persistentes normais de PCR têm alto valor preditivo em relação à infecção, ou seja, afastam com grande probabilidade a presença de infecção.

3ª – As glândulas sudoríparas secretam ácidos lático, úrico e caproico, que são microbicidas. Impedir a secreção de glândulas sudoríparas, com o uso constante de desodorantes antiperspirantes que impeçam totalmente a sudorese, pode ter como consequência a falta de eliminação de bactérias que causam furúnculos em regiões axilares. É uma situação bem diferente da que ocorre em uma Imunodeficiência Primária, a Doença Granulomatosa Crônica, na qual aparecem abscessos de repetição em diferentes locais, consequentes à deficiente atividade por fagócitos.

4ª – É necessária a lembrança de que o aumento da temperatura corpórea é um mecanismo de defesa do organismo, assim como o excesso desse aumento pode levar a convulsões febris, que podem acarretar danos irreparáveis ao sistema nervoso central. Assim, é necessário que prescrições de antitérmicos em uso contínuo sejam analisadas diante de cada caso.

5ª – A tosse é um mecanismo da defesa inata, que permite a eliminação de patógenos unidos ao muco. É necessária tal consideração antes de serem prescritos antitussígenos em início de quadros gripais em indivíduos imunocompetentes.

Capítulo 3

1ª – O G-CSF atua na diferenciação de leucócitos polimorfonucleares neutrofílicos na medula óssea, aumentando o número de neutrófilos em neutropenia congênita grave. A IL-5 atua na diferenciação de polimorfonucleares eosinofílicos na medula óssea, na proliferação, ativação e aumento da meia-vida dessas células. Os eosinófilos são benéficos na defesa contra parasitas, mas têm ação deletéria ao participar das alergias IgE-mediadas, sendo benéfica a diminuição da eosinofilia nas alergias. Tendo em vista as ações de eosinófilos, em nosso meio é necessário afastar parasitoses antes da prescrição medicamentos que diminuam o número de eosinófilos.

2ª – Logo após a penetração de patógenos, fagócitos mononucleares (monócitos/macrófagos) sintetizam: IL-1 e TNF (Fator de Necrose Tumoral), com ação pró-inflamatória, além de serem pirógenos endógenos (IL-6, sintetizada por Th1, também com pirógeno endógeno); IFN-α (interferon-α) é antiviral; CXCL8 (IL-8) atrai neutrófilos; IL-12 é a principal ativadora de células NK.

3ª – Neutrófilos são eficientes contra microrganismos catalase-positivos *Staphylococcus aureus*, *Aspergillus fumigatus*, enterobactérias Gram-negativas. Eosinófilos combatem helmintos. Fagócitos mononucleares combatem microrganismos intracelulares (vírus, bactérias intracelulares e vários fungos patogênicos); além disso, fagócitos mononucleares, em especial diferenciados em células dendríticas mieloides, apresentam patógenos a linfócitos.

4ª – A fagocitose realizada por eosinófilos é diferente: em vez da emissão de pseudópodes, há liberação de substâncias tóxicas como proteína básica principal e proteína catiônica eosinofílica, que são tóxicas para helmintos e lesam mucosas.

5ª – A união de patógenos a receptores *Toll-like* faz com que o fator de transcrição NF-κB (fator nuclear de cadeias *kappa* de células B) torne-se livre no citoplasma. Esse fator transloca-se, então, para o núcleo, ativando genes promotores da codificação de proteínas, resultando na formação de proteínas da fase aguda, moléculas de adesão (permitem saída de leucócitos da circulação) e citocinas. Tais proteínas aumentam a resposta inata e iniciam a adaptativa.

Capítulo 4

1ª – Iniciais: C1qrs, C4b2a; central: C3b; terminais: C5b6789, que formam o complexo de ataque à membrana (MAC).

2ª – A via alternativa é ativada mais rapidamente, uma vez que a via clássica necessita da formação de imunoglobulinas para ser ativada.

3ª – A ativação dos componentes terminais promove a alteração funcional dos fosfolipídios da membrana da célula ou do patógeno a serem destruídos, resultando na formação de um canal, internamente hidrofílico, havendo entrada de água para o interior da célula. Há intumescimento celular até culminar com lise da célula.

4ª – Os componentes C3b e C5b (opsoninas) formados revestem patógenos, o que facilita a fagocitose (opsonização) por células fagocíticas.

5ª – Os ácaros podem ativar diretamente a via alternativa do complemento. Durante ativação do sistema complemento, há formação dos componentes C5a e C3a, que atuam como anafilatoxinas, degranulando mastócitos. Na degranulação de mastócitos, há liberação de mediadores, como leucotrienos, que promovem broncoconstrição. A causa básica da broncoconstrição por ácaros é por reação IgE-mediada.

Capítulo 5

1ª – Primários – timo e medula óssea: diferenciação de T (imunidade adaptativa celular) e de B (humoral). Secundários – linfonodos, baço e MALT (tecido linfoide associado às mucosas): proliferação (adenomegalia, esplenomegalia e aumento dos folículos linfoides do MALT).

2ª – Antígenos penetram facilmente nos capilares linfáticos, uma vez que estes capilares não possuem membrana basal; continuam por vasos linfáticos aferentes, atingindo então o interstício do linfonodo local. Linfócitos já diferenciados em T e B entram no linfonodo através de artéria linfática, arteríola, capilares, saindo do linfonodo por vênula pós-capilar e veia linfática. A presença de antígenos no interstício faz com que os linfócitos, em vez de saírem do linfonodo, atinjam seu interstício. Assim, antígenos no interstício promovem a expressão de moléculas de adesão em linfócitos que estejam passando no linfonodo pela circulação sanguínea, em células endoteliais de vênulas pós-capilares. Há união das moléculas de adesão dos linfócitos e de células endoteliais, possibilitando a saída de linfócitos da circulação através dessas vênulas pós-capilares, também denominadas vênulas de endotélio altamente especializado. Esses fatos permitem o encontro de antígenos e linfócitos em linfonodos.

3ª – As grandes subpopulações de linfócitos da resposta adaptativa são: B (bursa-equivalentes) e T (timo-dependentes). Entre os B encontram-se: plasmócitos, B apresentador e B de memória. Entre os T: T citotóxico, T auxiliar (Th1, Th2, Th7, Th9), T regulador (natural e adaptativo – Tr1 e Th3), T produtor de citocinas, T de memória e NKT (linfócitos não B e não T, diferenciados no timo).

Os linfócitos podem ser reconhecidos conforme o grupo de diferenciação que apresentem: B (CD19+ ou CD20+ ou CD21+) e T (CD3+); B de memória (CD27+IgM±IgD-); T citotóxicos (CD8+); T auxiliares (CD4+); T reguladores naturais (CD4+CD25+FoxP3+) ou T reguladores adaptativos (CD4+CD25±FoxP3±); T produtor de citocinas (principalmente CD4+), T de memória (CD127+CD45RO) e NKT (CD1d+).

4ª – Plasmócitos são linfócitos B extremamente diferenciados e secretores de imunoglobulinas.

5ª – Células NK são linfócitos não T e não B, pertencentes à resposta inata. Podem ser: NK CD56*dim* (citotóxicas – com alta expressão de CD56) e NK CD56*bright* (produtoras de citocinas – com alta expressão de CD16).

As NK citotóxicas têm papel na defesa e na autoimunidade: apresentam a família de receptores KIR (*killer cell immunoglobulin-like receptor*), que podem ser ativadores ou inibidores. No contexto de defesa, NK citotóxicas são ativadas por células neoplásicas ou infectadas por vírus que perderam seu HLA (antígenos leucocitários humanos), promovendo o acionamento de KIR ativadores, com consequente lise dessas células por NK, como ocorre na varicela-zóster. Por outro lado, células apresentando HLA em suas superfícies ativam KIR inibidores, impedindo a lise por NK, o que é benéfico no caso de células normais. Em determinados padrões de genes codificadores de KIR e de classes de HLA, há alterações do reconhecimento entre o *próprio* e o *não próprio*, com maior acionamento de receptores ativadores, resultando em lise indiscriminada de células: é o caso de certos tipos de KIR associados a doenças autoimunes como artrite reumatoide e psoríase, além de associações de tipos de KIR a maior progressão da doença infecciosa por HIV.

Capítulo 6

1ª – Fragmento Fab (porção hipervariável) – primeiros domínios.

2ª – a) IgG, b) IgM, c) IgA, d) IgG, em especial IgG4 (importante em imunoterapia), e) IgA (maior incidência de alergias em deficiência de IgA).

3ª – Não: IgA existe em pequenas quantidades no plasma e seria insuficiente para a reposição com imunoglobulina humana, que é obtida de um *pool* de plasma humano. Além disso, na ausência total de IgA, não ocorre o mecanismo de tolerância pelo sistema imunológico e a IgA pode ser considerada como substância estranha ao organismo que não a apresente, com grande chance de anafilaxia.

4ª – IgG2: deve ser feita a reposição com imunoglobulina humana para prevenir novas pneumonias.

5ª – Trocar a atividade biológica. Mudança da parte constante (para troca de atividade), permanecendo a parte variável que é específica para o antígeno.

Capítulo 7

1ª – Parte do antígeno que promove a resposta imunológica.

2ª – É o que se une ao hapteno resultando em imunógeno. Utilizado em vacinas para aumentar o poder antigênico.

3ª – Indica que o antígeno já penetrou na circulação e atingiu o baço.

4ª – Entre 5 e 70 kDa.

5ª – Tolerância imunológica periférica: aumento de T regulador e desvio de Th2 para Th1.

Capítulo 8

1ª – Epítopo ou determinante antigênico e determinante de complementariedade (região hipervariável da porção variável de Fab).

2ª – Geralmente apresenta maior número de diferentes epítopos.

3ª – Bivalente (união a dois epítopos); tetravalente; pentavalente, embora nem sempre se una a dez epítopos por questão de tamanho do antígeno.

IMUNOLOGIA DO BÁSICO AO APLICADO

4ª – Não. Existem vários anticorpos para um mesmo epítopo, prevalecendo os que apresentam maior afinidade.

5ª – Recombinações gênicas por meio de enzimas codificados por genes reguladores RAG-1 e RAG-2 e hipermutação central nos órgãos linfoides centrais, seguida de hipermutação periférica nos linfoides secundários.

Capítulo 9

1ª – São fundamentais, pois possibilitam a ativação ou inibição do sistema imunológico.

2ª – Peptídeos antigênicos associados a HLA (antígenos leucocitários humanos).

3ª – Não há ativação de B.

4ª – Não há ligação de selectinas e por consequência não há saída de leucócitos da circulação, em especial neutrófilos, levando à neutrofilia e à falta de defesa por essas células, pois não atingem os órgãos e tecidos que necessitam de defesa.

5ª – A β2-integrina LFA, com função de migração de leucócitos e ativação de T.

Capítulo 10

1ª – Para que leucócitos saiam da circulação e atinjam os locais onde se encontram os patógenos, promovendo a defesa. Para que linfócitos T e B *naïves* populem órgãos linfoides secundários.

2ª – São fenômenos diferentes: 1. Saída de leucócitos da circulação. 2. Migração dirigida, que ocorre após a saída da circulação.

3ª – Selectina-L/grupamento sialil; LFA-1/ICAM-1; LFA-1/ICAM-2; VLA-1,2,3,4,5,6/VCAM.

4ª – Sialil-Lewis/selectina-E e P; LFA-1/ICAM-1; LFA-1/ICAM-2; VLA-4/VCAM.

5ª – Aumentam a força de união entre as moléculas de adesão, que, com base nessa síntese, não mais retornam à circulação.

Capítulo 11

1ª – Porque necessitam da apresentação de antígenos associados ao HLA.

2ª – Em células apresentadoras de antígeno (APCs), sendo as dendríticas consideradas profissionais. HLA I e HLA II, respectivamente.

3ª – TCR/CD3/CD8//AG/HLA classe I; LFA-1/ICAM-1; LFA2/LFA3; VLA-4/VCAM; CD28/B7.

4ª – Primeiro: moléculas de adesão com formação de fosfotirosinas, levando a ativação intracelular de enzimas, formação de inositol, diacilglicerol e aumento de cálcio intracelular. Segundo: citocinas (IL-2, IL-1, TNF e IFN-γ). Resultado: lise da célula infectada.

5ª – Direta: AG/BCR (IgM, Igα, Igβ), IgD, CD19, CD21, CD81, com formação de fosfotirosinas, resultando na produção de IgM. Por Th: os dois sinais para ativação de Th; depois, união de CD40L/CD40, ICOS/ICOS-L, BAFF/APRIL//TACI, em Th e B , respectivamente, e síntese de citocinas (IFN-γ, IL-4, IL-13, IL-5, IL-10 e TGF-β). Resultado: produção de IgG ou IgE ou IgA.

Capítulo 12

1ª – Conjunto de genes codificadores de glicoproteínas de superfície celular; glicoproteínas de superfície celular.

2ª – Dendríticas, monócitos/macrófagos, linfócitos, células endoteliais; células nucleadas.

3ª – Apoptose por alta afinidade. Apoptose por alta afinidade e anergia (CTLA-4).

4ª – Edição do receptor com posterior apoptose ou funcionalmente incompetente. Anergia funcional e apoptose por T auxiliar.

5ª – Quando linfócitos, em condições habituais não mais autorreativos, respondem com proliferação diante de peptídeos associados ao HLA I ou II (linfócitos T), antígenos não proteicos (B independente de T) ou proteicos (B dependente de T).

Capítulo 13

1ª – Aumento da hematopoiese, da resposta inata, adaptativa, pirógeno endógeno, ativadora de adipócitos, osteoclastos, fibroblastos e hiperglicemiante.

2ª – a) IL-2; b) IL-12; c) IFN-γ; d) IL-4, IL-13; e) IL-1, TNF, IL-6.

3ª – IL-1, TNF, IFN-α, IL-12, IL-15, IL-18, IL-20, IL-2, IFN-γ, IL-6, IL-16, IL-21.

4ª – Imunorreguladora: diminui atividade de macrófagos e Th1; ativa B (IgA e IgG4) e NK e mantém a flora intestinal normal.

5ª – Citocinas unidas a receptores ativam enzima Janus quinase (JAK), os quais promovem a fosforilação de STATs (transdutores de sinais e ativadores de transcrição). STATs diméricos ativados dirigem-se ao núcleo, onde ativam genes moduladores, que codificam a síntese de proteínas, as quais ativam ou inibem células da resposta imunológica, regulando a resposta imunológica.

Capítulo 14

1ª – Teoria pela qual se formam complexos grandes, quando há a mesma quantidade de antígenos e de anticorpos, constituindo a zona de equivalência.

2ª – Avaliam antígeno; avaliam anticorpos.

3ª – Reação imunoenzimática em que se analisa o anticorpo (acrescenta-se um anticorpo conhecido conjugado à enzima que muda de cor após a reação AG-AC)

4ª – Dispersão do feixe de luz determinada por nefelômetro.

5ª – Curvas de adulto podem levar a interpretações errôneas de exames em crianças, uma vez que a resposta adaptativa é desenvolvida com o evoluir da idade.

Capítulo 15

1ª – Alérgenos promovem ativação de Th2 produtor de citocinas, fazendo com que B se diferencie em plasmócito secretor de IgE. Esta se une a mastócitos, tornando-os sensibilizados. Em novo contato, há união de mastócitos sensibilizados a alérgenos, com degranulação de mediadores: pré-formados (histamina) e neoformados (leucotrienos, tromboxanos e prostaglandina). O afluxo e a ativação de eosinófilos leva à liberação de proteínas básica principal e catiônica eosinofílica, lesando mucosas, resultando em parassimpático exposto, que se torna mais ativado.

2ª – Sim.

3ª – Ácaros (*Dermatophagoides pteronyssinus*, *Dermatophagoides farinae*, *Blomia tropicalis*), seguidos por pelos de animais (cães, gatos e outros) e por restos de baratas (*Blatella germanica*, *Periplaneta americana*).

4ª – Tipo I na fase aguda e I associada à IV na fase crônica.

5ª – IL-4, IL-13 (IgE); IL-5 (eosinófilos); IL-6 (Th2 e neutrófilos); IL-10 e IL-13 (imunossupressão local); IL-9 e TGF-β (remodelamento); IL-25 (sinergismo com IL-5 e IL-13); IL-31 (prurido); IL-17 (neutrófilos, gravidade).

Capítulo 16

1ª – Citotoxicidade celular dependente de anticorpo (ADCC) ou hipersensibilidade citotóxica.

2ª – Lise da célula-alvo por células líticas, na dependência de anticorpo.

3ª – Fagócitos (neutrófilos, monócitos/macrófagos, eosinófilos), células NK e linfócitos T (T citotóxicos e Th1).

4ª – ADCC, por união de anti-D (IgG) recebida da mãe por via transplacentária ao antígeno D de seu eritrócito.

5ª – Ao se unir pela região variável de Fab ao antígeno de superfície e por Fc ao receptor de célula lítica.

Capítulo 17

1ª – É uma hipersensibilidade humoral tipo III, resultante da formação exacerbada de imunocomplexos circulantes, culminando com lesão tecidual.

2ª – De tamanho intermediário, o que ocorre quando há excesso de antígeno em relação ao anticorpo (AG3/AC2), que é solúvel e circula pela circulação sanguínea.

3ª – Sim. Período de latência, febre, adenoesplenomegalia, erupção cutânea e dor articular.

4ª – Deposição do imunocomplexo e lise por ativação do complemento.

5ª – IgM ou IgG une-se por Fab ao antígeno da célula ou da membrana em que o imunocomplexo foi depositado, e por Fc ao complemento, ativando sequencialmente C1qrs, C4b2a, C3b e C5b6789 (MAC), determinando lise da célula ou membrana em que o imunocomplexo foi depositado.

Capítulo 18

1ª – T citotóxicos (CD8+) e Th1 (CD4+).

2ª – Proliferação de T citotóxicos e Th1 comprometidos com *Mycobacterium tuberculosis*.

3ª – Recirculação de linfócitos.

4ª – Retirada do alérgeno, síntese de IFN-γ, eliminação do alérgeno por meio de fagocitose por macrófagos.

5ª – Sensibilização: células de Langerhans fagocitam o imunógeno e se dirigem para os linfonodos regionais. Durante a migração diferenciam-se em células dendríticas, que são APCs e sintetizam TNF. O TNF promove a expressão de moléculas de adesão, que permitem a migração transendotelial de linfócitos. As células dendríticas apresentam imunógeno para T citotóxicos e Th1 no linfonodo, após o que esses linfócitos, agora comprometidos com o alérgeno, deixam o linfonodo e recirculam. Fase de desencadeamento: os alérgenos promovem a expressão de moléculas de adesão que permitem a saída de T citotóxico e Th1 para o local do alérgeno. Há proliferação de linfócitos, formação de rede de fibrina, que retém mais linfócitos. Linfócitos CD8+ e CD4+ (Th1) determinam lise e

IMUNOLOGIA DO BÁSICO AO APLICADO

apoptose de células da derme e da epiderme, resultando em inflamação e lesão de derme e epiderme.

Capítulo 19

1ª – Diferente HLA do enxerto pode ativar diretamente linfócitos do doador.

2ª – Anti-CD4 (predomínio de Th1), anti-CD8 (predomínio de T citotóxico) ou anti-CD3 (aumento de ambos).

3ª – Linfócitos T citotóxicos e Th1 do enxerto.

4ª – 1ª. humoral, 2ª. celular, 3ª. ADCC, 4ª. síntese de citocinas.

5ª – IL-2 (ativa linfócitos), IFN-γ (imunomodulador), IL-12 (ativa NK), IL-1 (pró-inflamatória), TNF (pró-inflamatória).

Capítulo 20

1ª – Não. A grande maioria é fisiológica, para cessar a resposta imunológica.

2ª – Podem, porém geralmente ocorrem em associação.

3ª – Na tentativa de compensação, há aumento da síntese de imunoglobulinas dos isotipos que apresentam, o que pode resultar na formação de anticorpos autorreagentes.

4ª – Sim, especialmente por meio das citocinas produzidas, que ativam B a se diferenciarem em plasmócitos produtores de imunoglobulinas.

5ª – Deficiência de FoxP3 (IPEX) e deficiência de ARIA (síndrome da APECED).

Capítulo 21

1ª – Deficiência de IgA: infecções em mucosas, alergias, doenças autoimunes, podendo evoluir para outra IDP (imunodeficiência comum variável).

2ª – ICV: pneumonias de repetição; reposição com imunoglobulina humana.

3ª – a) Linfopenia, b) Componentes do complemento, com envio rápido ao laboratório.

4ª – a) Intracelulares e oportunistas, b) Microrganismos catalase-positivos: *Staphylococcus aureus*, *Aspergillus fumigatus*, enterobactérias Gram-negativas.

5ª – Iniciais: doenças autoimunes; terminais: infecções meningocócicas.

Capítulo 22

1ª – a) Celular, diminuição da fagocitose por neutrófilos e fagócitos mononucleares. b) São indicadas.

2ª – Celular, seguido de diminuição da fagocitose por mononucleares.

3ª – Antipneumocócica 23 e contra *Haemophilus influenzae* (15 dias antes de esplenectomia eletiva e manutenção depois)

4ª – Leptina, TNF e IL-6.

5ª – Entrada pela união gp120/CCR5 e gp41/CXCR4; transcrição em DNA pró-viral pela transcriptase reversa; incorporação ao DNA do hospedeiro por integrase viral, completada por polimerases endógenas.

Capítulo 23

1ª – Aumento de patógenos, hipogamaglobulinemia fisiológica do lactente (comparação com curvas para a idade), malformações congênitas, IDs secundárias como HIV.

2ª – CD4 para Th, CD8 para T citotóxico, CD3 para T total, CD19 ou CD20 ou CD21 para B.

3ª – Dosagens de classes de Ig, subclasses, anticorpos antipolissacarídeos, CD19, resposta blástica para proteína A e para *pokeweed*.

4ª – Leucograma, RX de tórax em recém-nascido, testes cutâneos de leitura tardia, CD3, CD4, CD8, resposta blástica para fito-hemaglutinina ou para PPD, ácido úrico.

5ª – Chédiak-Higashi apresenta grânulos citoplasmáticos gigantes.

Capítulo 24

1ª – Neutrófilos.

2ª – Sistema complemento.

3ª – Enterobactérias Gram-negativas.

4ª – Monócitos/macrófagos, células NK, complemento, T citotóxicos e Th1.

5ª – Sim, a IV. Na persistência de microrganismos intracelulares.

REFERÊNCIAS

CAPÍTULO 1 – IMUNIDADE E TIPOS DE RESPOSTA IMUNOLÓGICA

Adkinson NF Jr, Bochner BS, Burks AW, et al. Middleton's allergy: principles and practice. 8th ed. Philadelphia: Elsevier Saunders; 2013. 1896p.

Akashi K, Kondo M, Cheshier S, et al. Lymphoid development from stem cells and the common lymphocyte progenitors. Cold Spring Harbor Symp Quant Biol. 1999; 64:1-12.

Allon R, Feigelson S. From rolling to arrest on blood vessels: leukocyte tap dancing on endothelial integrin ligands and chemokines at sub-second contacts. Semin Immunol. 2002;14(2):93-104.

Carvalho BTC, Solé D. Bases imunológicas. In: Farhat CK, Carvalho ES, Weckx LY, et al. Imunizações: fundamentos e prática. 4ª ed. São Paulo: Atheneu; 2000. p. 19-36.

Chaplin DD. Overview of the immune response. J Allergy Clin Immunol. 2010;125(2):3-23.

Chen H, Jiang Z. The essential adaptors of innate immune signaling. Protein Cell. 2013;4:27-39.

Cox RJ, Brokstad KA, Ogra P. Influenza virus: immunity and vaccination strategies. Comparison of the immune response to inactivated and live, attenuated influenza vaccines. Scand J Immunol. 2004;59(1):1-15.

Degen WG, Jansen T, Schijns VE. Vaccine adjuvant technology: from mechanistic concepts to practical applications. Expert Rev Vaccines. 2003;2(2):327-35.

Diniz EMA, Albiero AL, Ceccon MEJ, et al. Uso de sangue, hemocomponentes e hemoderivados no recém-nascido. J Pediatr (Rio J). 2001;77(Suppl 1):S104-14.

Esser MT, Marchese RD, Kierstead LS, et al. Memory T cells and vaccines. Vaccine. 2003;21(5-6):419-30.

Fearon DT, Locksley RM. The instructive role of innate immunity in the acquired immune response. Science. 1996;272(5258):50-3.

Funk PE, Kincade PW, Witte PL. Native associations of early hematopoietic stem cells and stromal cells isolated in bone marrow cell aggregates. Blood. 1994;83(2):361-9.

Furman L, Taylor G, Minich N, et al. The effect of maternal milk on neonatal morbidity of very low-birth-weight infants. Arch Pediatr Adolesc Med. 2003;157(1):66-71.

Goldman L, Schafer AI. Goldman's Cecil Medicine. 24th ed. Philadelphia: Saunders Elsevier; 2011. 3744p..

Golin V, Salles MJC, Sprovieri SRS, et al. As defesas do pulmão contra as infecções. Rev Bras Med. 2001;58:750-5.

Janeway Jr CA, Medzhitov R. Innate response recognition. Annu Rev Immunol. 2002;20:197-216.

Kunkel D, Kirchhoff D, Nishikawa S, et al. Visualization of peptide presentation following oral application of antigen in normal and Peyer's patches-deficient mice. Eur J Immunol. 2003;33(5):1292-301.

Male D, Brostoff J, Roth BR, Roitt IM. Immunology. 8th ed. Philadelphia: Saunders Elsevier; 2012. 488p.

Medzhitov R, Janeway CA Jr. Innate immunity: impact on the adaptive immune response. Curr Opin Immunol. 1997;9(1):4-9.

Murphy K, Travers P, Walport M. Janeway's Immunobiology – Immunobiology: The Immune System (Janeway). 8th ed. New York: Garland Science; 2011. 888p.

Ren JM, Zou QM, Wang FK, et al. PELA microspheres loaded H. pylori lysates and their mucosal immune response. World J Gastroenterol. 2002;8(6):1098-102.

Silverstein AM. Cellular versus humoral immunology: a century-long dispute. Nat Immunol. 2003;4(5):425-8.

Smith C, Vyas H. Early infantile pertussis: increasingly prevalent and potentially fatal. Eur J Pediatr. 2000;159(12):898-900.

Stiehm ER, Ochs HD, Winklestein JA, et al. Immunologic disorders in infants and children. 5th ed. Philadelphia: Saunders Elsevier; 2004. 1.512 p.

Succi RCM. Tuberculose (BCG). In: Farhat CK, Carvalho ES, Weckx LY, et al. Imunizações: fundamentos e prática. 4ª ed. São Paulo: Atheneu; 2000. p. 291-302.

Tavares EC, Ribeiro JG, Oliveira LA. Imunização ativa e passiva no prematuro extremo. J Pediatr (Rio J). 2005;81(1):89-94.

CAPÍTULO 2 – BARREIRA FÍSICO-QUÍMICA

Adkinson NF Jr, Bochner BS, Burks AW, et al. Middleton's allergy: principles and practice. 8th ed. Philadelphia: Saunders; 2013. 1.896p.

Almeida-Oliveira A, Diamond HR. A relevância das células natural killer (NK) e killer immunoglobulin-like receptores (KIR) no transplante de células-tronco hematopoéticas (TCTH). Rev Bras Hematol Hemoter. 2008;30(4):320-9.

Almeida-Oliveira A, Smith-Carvalho M, Porto LC, et al. Age-related changes in natural killer cell receptors from childhood through old age. Hum Immunol. 2011;72(4):319-29.

Aragão Filho WC. O papel do fator nuclear kappa B (NF-kB) e do eixo IL-12/23-IFN-γ na ativação do sistema NADPH oxidase [dissertação]. São Paulo: Universidade de São Paulo; 2009.

Bolduc GR, Madoff LC. The group B streptococcal alpha C protein binds alpha1beta1-integrin through a novel KTD motif that promotes internalization of GBS within human epithelial cells. Microbiology. 2007;153(Pt 12):4039-49.

Bonilha JL, Costa AM, Fazzio CSJ, et al. Matriz extracelular: fibronectina. HB Cient. 1997;4(3):271-7.

Breit SN, Wakefield D, Robinson JP, et al. The role of alpha 1-antitrypsin deficiency in the pathogenesis of immune disorders. Clin Immunol Immunopathol. 1985;35(3):363-80.

Bretan O. Tosse, uma visão do otorrinolaringologista. Rev Assoc Med Bras. 1993;39(3):151-4.

Caldas JPS, Marba STM, Blotta MHSL, et al. Accuracy of white blood cell count, C-reactive protein, interleukin-6 and tumor necrosis factor alpha for diagnosing late neonatal sepsis. J Pediatr (Rio J). 2008;84(6):536-42.

Ceciliani F, Giordano A, Spagnolo V. The systemic reaction during inflammation: the acute-phase proteins. Protein Pept Lett. 2002;9(3):211-23.

Corrêa CR, Burini RC. Proteínas plasmáticas reativas positivas à fase aguda. J Bras Patol. 2000;36(1):26-34.

Davies J, Turner M, Klein N. The role of the collectin system in pulmonary defence. Paed Resp Rev. 2001;2:70-5.

Douglas CR. Tratado de fisiologia aplicada às ciências médicas. 6ª ed. Rio de Janeiro: Guanabara Koogan; 2006. 1.404p.

Elias PM. The skin barrier as an innate immune element. Semin Immunopathol. 2007;29(1):3-14.

Fernandes AT, Ribeiro Filho N. Infecção hospitalar: desequilíbrio ecológico na interação do homem com sua microbiota. In: Fernandes AT, Fernandes MOV, Ribeiro Filho N, et al. Infecção hospitalar e suas interfaces na área da saúde. São Paulo: Atheneu; 2000. p. 163-214.

Ferreira S, Souza RB, Sant'Anna CC. Saúde pulmonar e tabagismo passivo em amostra de escolares na cidade do Rio de Janeiro: estudo piloto. Arq Bras Med. 1993;67(3):202-7.

Fiss E, Palombini BC, Irwin R. Tosse crônica. Rev Bras Med. 1998;55(4):185-92.

Galkina EV, Nazarov PG, Polevschikov AV, et al. Interactions of C-reactive protein and serum amyloid P component with interleukin-8 and their role in regulation of neutrophil functions. Russ J Immunol. 2000;5(4):363-74.

Gomes JA, Dua HS, Rizzo LV, et al. Ocular surface epithelium induces expression of human mucosal lymphocyte antigen (HML-1) on peripheral blood lymphocytes. Br J Ophthalmol. 2004;88(2):280-5.

Gregório LC. Tosse: uma observação em adultos. Acta AWHO. 1992;11(2):100.

Goldman L, Schafer AI. Goldman's – Cecil Medicine. 24th ed. Philadelphia: Saunders Elsevier; 2011. v 2.

Goto Y, Kiyono H. Epithelial barrier: an interface for the cross-communication between gut flora and immune system. Immunol Rev. 2012;245(1):147-63.

Gould JM, Weiser JN. Expression of C-reactive protein in the human respiratory tract. Infect Immun. 2001;69(3):1747-54.

Heegaard PM, Godson DL, Toussaint MJ, et al. The acute phase response of haptoglobin and serum amyloid A (SAA) in cattle undergoing experimental infection with bovine respiratory syncytial virus. Vet Immunol Immunopathol. 2000(1-2);77:9-15.

II Diretrizes brasileiras no manejo da tosse crônica. Sociedade Brasileira de Pneumologia e Tisiologia. J Bras Pneumol. 2006;32(6):403-46.

Irwin RS, Baumann MH, Bolser DC, et al. Diagnosis and management of cough executive summary: ACCP evidence-based clinical practice Guidelines. Chest. 2006;129(1):1-23.

Jacomelli M, Souza R, Pedreira Jr WL. Abordagem diagnóstica da tosse crônica em pacientes não tabagistas. J Pneumol. 2003;29(6):413-20.

Jain S, Gautam V, Naseem S. Acute-phase proteins: as diagnostic tool. J Pharma Bioallied Sci. 2011;3(1):118-27.

Kliegman RM, Stanton BF, St Geme JW, et al. Nelson – Tratado de Pediatria. 19ª ed. Rio de Janeiro: Elsevier; 2014. 4.992p.

Lazzarotto C, Ronsoni MF, Fayad L, et al. Acute phase proteins for the diagnosis of bacterial infection and prediction of mortality in acute complications of cirrhosis. Ann Hepatol. 2013;12(4):599-607.

Lee SJ, Evers S, Roeder D, et al. Mannose receptor-mediated regulation of serum glycoprotein homeostasis. Science. 2002;295(5561):1898-901.

Legrand D, Elass E, Carpentier M, et al. Interactions of lactoferrin with cells involved in immune function. Biochem Cell Biol. 2006;84(3):282-90.

Lima FPS, Lemle A. Sinais e sintomas de enfermidade respiratória. J Bras Med. 1993;64(1/2):75-81.

Morés N, Barioni Jr W, Sobestansky J, et al. Estimativa dos índices de pneumonia, pela tosse, e de rinite atrófica, por espirros, em suínos. Arq Bras Med Vet Zootec. 2001;53(3):284-9.

Mori JC, Botelho FP, Castro FM. Tosse. Rev Bras Med. 1996;53(3):104-14.

Murphy K, Travers P, Walport M. Janeway's Immunobiology – Immunobiology: The Immune System (Janeway). 8th ed. New York: Garland Science; 2011. 888p.

Nagler-Anderson C. Man the barrier. Strategic defences in the intestinal mucosa. Nat Rev Immunol. 2001;1(1):59-67.

Naz N, Moriconi F, Ahmad S, et al. Ferritin L is the sole serum ferritin constituent and a positive hepatic acute-phase protein. Shock. 2013;39(6):520-6.

Nishino T, Isono S, Tanaka UM, et al. Laryngeal inputs in defensive airway reflexes in humans. Pulm Pharmacol Ther. 2004;17(6):377-81.

Nuhoglu C, Gurul M, Nuhoglu Y, et al. Effects of passive smoking on lung function in children. Pediatr Int. 2003;45(4):426-8.

Pannaraj PS, Kelly JK, Rench MA, et al. Alpha C protein-specific immunity in humans with group B streptococcal colonization and invasive disease. Vaccine. 2008;26(4):502-8.

Perdigón G, Fuller R, Raya R. Lactic acid bacteria and their effect on the immune system. Curr Issues Intest Microbiol. 2001;2(1):27-42.

Pinto RMC. Tosse – outras causas. Rev Bras Med. 1998;55(4):248-50.

Reiche EMV, Capobiango J, Oliveira GA, et al. Avaliação da dosagem de proteína C reativa no soro e liquor cefalorraquidiano para o diagnóstico diferencial das meningites bacterianas e meningites de etiologia presumivelmente viral. Rev Bras Anal Clin. 2000;32(1):43-7.

Ribeiro FAS. Fibronectina e regeneração hepática: estudo comparativo em ratos hepatectomizados com ou sem esplenectomia associada [tese]. Rio de Janeiro: Universidade Federal do Rio de Janeiro; 2002.

Salgueiro MICP, Costa MOR, Vaz FAC. Estado imunológico e mecanismos de defesa anti-infecciosa do recém-nascido pré-termo. Pediatria (São Paulo). 2000;22(1):68-77.

Shaw AC, Joshi S, Greenwood H, et al. Aging of the innate immune system. Cur Opin Immunol. 2010;22(4):507-13.

Sheth K, Bankey P. The liver as an immune organ. Curr Opin Crit Care. 2001;7:99-104.

Shibata M. Hypothalamic neuronal responses to cytokines. Yale J Biol Med. 1990;63(2):147-56.

Trowsdale J, Barten R, Haude A, et al. The genomic context of natural killer receptor extended gene families. Immunol Rev. 2001;181:20-38.

Tsiakalos A, Karatzaferis A, Ziakas P, et al. Acute-phase proteins as indicators of bacterial infection in patients with cirrhosis. Liver Int. 2009;29(10):1538-42.

Vaz FAC, Ceccon MEJ, Diniz EMA, et al. Indicadores imunológicos (IgM e proteína C-reativa) nas infecções neonatais. Rev Assoc Med Bras. 1998;44(3):185-95.

Vieira JD. Tosse. Arq Catarin Med. 1992;21(4):246.

Yigit O, Akgul G, Alkan S, et al. Changes occurring in the nasal mucociliary transport in patients with one-sided septum deviation. Rhinology. 2005;43(4):257-60.

Zasloff M. Trypsin, for the defense. Nat Immunol. 2002;3(6):508-10.

Zhu H, Hart CA, Sales D, et al. Bacterial killing in gastric juice-effect of pH and pepsin on Escherichia coli and Helicobacter pylori. J Med Microbiol. 2006;55(Pt 9):1265-70.

CAPÍTULO 3 – FAGÓCITOS

Abbas AK, Lichtmann AH. Pillai S. Cellular and molecular immunology. 7th ed. Philadelphia: Saunders Elsevier; 2010. 560p.

Aderem A, Underhill DM. Mechanisms of phagocytosis in macrophage. Ann Rev Immunol. 1999;17:593-623.

Akira S, Takeda K, Kaisho T. Toll-like receptors: critical proteins linking innate and acquired immunity. Nat Immunol. 2001;2(8):675-80.

Babior BM. Phagocytes and oxidative stress. Am J Med. 2000;109(1):33-44.

Barton GM, Medzhitov R. Toll-like and their ligands. Curr Top Microbiol Immunol. 2002;270:81-92.

Biondo-Simões MLP, Pante ML, Liberato CCG, et al. Capacidade fagocitária de ratos esplenectomizados. Acta Cir Bras. 2000;15(3):17-20.

Blasius AL, Beutler B. Intracellular toll-like receptors. Immunity. 2010;32:305-15.

Booth JW, Trimble WS, Grinstein S. Membrane dynamics in phagocytosis. Sem Immunol. 2001;13(6):357-64.

Burritt JB, Foubert TR, Baniulis D, et al. Functional epitope on human neutrophil flavocytochrome b558. J Immunol. 2003;170(12):6082-9.

Capron M, Capron A. Effector functions of eosinophils in schistosomiasis. Mem Inst Oswaldo Cruz. 1992;87(4):167-70.

Dahlgren C, Karlsson A, Bylund J. Measurement of respiratory burst products generated by professional phagocytes. Methods Mol Biol. 2007;412:349-63.

Dale DC, Boxer L, Liles WC. The phagocytes: neutrophils and monocytes. Blood. 2008;112(4):935-45.

Delves PJ, Martin SJ, Burton DR, et al. Roitt's essential immunology. 12th ed. Oxford: Wiley-Blackwell; 2011. 546p.

Dory D, Echchannaoui H, Letiembre M, et al. Generation and functional characterization of a clonal murine periportal Kupffer cell line from H-2Kb -tsA58 mice. J Leukoc Biol. 2003;74(1):49-59.

Feizi T. Carbohidrate-mediated recognition systems in innate immunity. Immunol Rev. 2000;173:79-88.

Fenhalls G, Squires GR, Stevens-Muller L, et al. Associations between toll-like receptors and interleukin-4 in the lungs of patients with tuberculosis. Am J Respir Cell Mol Biol. 2003;29(11):28-38.

Foster N, Hulme SD, Barrow PA. Induction of antimicrobial pathways during early-phase immune response to Salmonella spp in murine macrophages: gamma interferon (IFN-gamma) and upregulation of IFN-gamma receptor alpha expression are required for NADPH phagocytic oxidase gp91-stimulated oxidative burst and control of virulent Salmonella spp. Infect Immun. 2003;71(8):4733-41.

Futosi K, Fodor S, Mócsai A.Reprint of Neutrophil cell surface receptors and their intracellular signal transduction pathways. Int Immunopharmacol. 2013;17(4):1185-97.

Gilmore TD. Introduction to NF-κB: players, pathways, perspectives. Oncogene. 2006;25(51):6680-4.

Gompertz S, Stockley RA. Inflammation-role of the neutrophil and the eosinophil. Semin Respir Infect. 2000;15(1):14-23.

Hallett MB, Cole C, Dewitt S. Detection and visualization of oxidase activity in phagocytes. Methods Mol Biol. 2003;225:61-7.

Harison RE, Grinstein S. Phagocytosis and microtubule cytoskeleton. Biochem Cell Biol. 2002;80(5):509-15.

Hayden MS, West AP, Ghosh S. NF-κB and the immune response. Oncogene. 2006;25(51):6758-80.

Heine H, Lien E. Toll-like receptors and their function in innate and adaptive immunity. Int Arch Allergy Immunol. 2003;130(3):180-92.

Henriques LS, Forte WCN. Alterações imunológicas pós-circulação extracorpórea. Rev Bras Alerg Imunopatol. 2000;23:143-50.

Hume DA. The mononuclear phagocyte system. Curr Opin Immunol. 2006;18(1):49-53.

Hume DA, Ross IL, Himes SR, et al. The mononuclear phagocyte system revisited. J Leukoc Biol. 2002;72(4):621-7.

Hurt M, Proy V, Niederkorn JY, et al. The interaction of Acanthamoeba castellanii cysts with macrophages and neutrophils. J Parasitol. 2003;89(3):565-72.

Jeremy AH, Holland DB, Roberts SG, et al. Inflammatory events are involved in acne lesion initiation. J Invest Dermatol. 2003;121(1):20-7.

Karapawa WW, Sutton A, Schneerson R, et al. Capsular antibodies induce type-specific phagocytosis of capsulated Staphylococcus aureus by human polymorphonuclear leucocytes. Infect Immunol. 1986;56(5):1090-5.

Kliegman RM, Stanton BF, St Geme JW, et al. Nelson – tratado de pediatria. 19ª ed. Rio de Janeiro: Elsevier; 2014. 4.992p.

Male D, Brostoff J, Roth BR, Roitt IM. Immunology. 8th ed. Philadelphia: Saunders Elsevier; 2012. 488p.

Marçal LE, Rehder J, Condino-Neto A. Atividade da NADPH oxidase em granulócitos e células mononucleares de adolescentes e crianças asmáticos segundo a gravidade da doença. Rev Bras Alerg Imunopatol. 2000;23(2):58-65.

Matyja E, Kroh H, Taraszewska A, et al. Expression of macrophage/histiocytic antigens in pleomorphic xanthoastrocytomas. Folia Neuropathol. 2003;41(2):89-95.

Medzhitov R, Janeway Jr CA. The Toll receptor family and microbial recognition. Trends Microbiol. 2000;8(10):452-6.

Murphy K, Travers P, Walport M. Janeway's Immunobiology - Immunobiology: The Immune System (Janeway). 8th ed. New York: Garland Science. 2011. 888p.

Nordenfelt P, Tapper H. Phagosome dynamics during phagocytosis by neutrophils. J Leukoc Biol. 2011;90(2):271-84.

Segal AW, Abo A. The biochemical basis of the NADPH oxidase of phagocytes. Trends Biochem Sci. 1993;18(2):43-7.

Silva MHC, Queluz THAT. Macrófagos pulmonares. J Pneumol. 1996;22(1):45-8.

Stiehm ER, Ochs HD, Winklestein JA, et al. Immunologic disorders in infants and children. 5th ed. Philadelphia: Saunders Elsevier; 2004. 1.512p.

Stuart LM, Ezekowitz RA. Phagocytosis: elegant complexity. Immunity. 2005;22(5):539-50.

Suttmann H, Lehan N, Bohle A, et al. Stimulation of neutrophil granulocytes with Mycobacterium bovis bacillus Calmette-Guerin induces changes in phenotype and gene expression and inhibits spontaneous apoptosis. Infect Immun. 2003;71(8):4647-56.

Takeda K, Akira S. Toll-like receptors in Innate Immunity. Intern Immunol. 2013;17(1):1-14.

Underhill DM, Ozinsky A. Phagocytosis of microbes: complexity in action. Ann Rev Immunol. 2002;20:825-52.

Wang X, Smith C, Yin H. Targeting Toll-like receptors with small molecule agents. Chem Soc Rev. 2013;42:4859-66.

Watts C, Amigorena S. Phagocytosis and antigen presentation. Semin Immunol. 2001;13:373-9.

CAPÍTULO 4 – SISTEMA COMPLEMENTO

Adkinson NF Jr, Bochner BS, Burks AW, et al. Middleton's allergy: principles and practice. 8th ed. Philadelphia: Saunders; 2013. 1.896p.

Amara U, Rittirsch D, Flierl M, et al. Interaction between the coagulation and complement system. Adv Exp Med Biol. 2008;632:71-9.

Barnes MG, Weiss AA. Activation of the complement cascade by Bordetella pertussis. FEMS Microbiol Lett. 2003;220(2):271-5.

Barrio MB, Rainard P, Poutrel B. Milk complement and the opsonophagocytosis and killing of Staphylococcus aureus mastitis isolates by bovine neutrophils. Microb Pathol. 2003;34(1):1-9.

Bene L, Fust G, Fekete B, et al. High normal serum levels of C3 and C1 inhibitor, two acute-phase proteins belonging to the complement system, occur more frequently in patients with Crohn's disease than ulcerative colitis. Dig Dis Sci. 2003;48(6):1186-92.

Bhakdi S, Tranum-Jensen J. Complement lysis: a hole is a hole. Immunol Today. 1991;12(9):318-20.

Casarsa C, De Luigi A, Pausa M, et al. Intracerebroventricular injection of the terminal complement complex causes inflammatory reaction in the rat brain. Eur J Immunol. 2003;33(5):1260-70.

Charchaflieh J, Wei J, Labaze G, et al. The role of complement system in septic shock. Clin Dev Immunol. 2012;2012:1-8.

Ceccon MEJ, Diniz EMA, Sampaio MMC, et al. Comportamento imunológico (IgG, IgM, IgA) e complemento total (CH50) de recém-nascidos com fatores de risco para sepse precoce: análise comparativa entre recém-nascidos com e sem infecção. Rev Hosp Clin Fac Med Univ São Paulo. 1998;53(6):303-10.

Ceccon MEJR, Leite KSF, Diniz EMA, et al. Deficiência de complemento (CH50) e sepse no recém-nascidos. Pediatria (São Paulo). 2001;23(1):83-7.

Cooper NK. The classical complement pathway: activation and regulation of the first complement component. Adv Immunol. 1985;37:151-216.

Delves PJ, Martin SJ, Burton DR, et al. Roitt's – essential immunology. 12th ed. Oxford: Wiley-Blackwell; 2011. 546p.

Dunkelberger JR, Song WC. Complement and its role in innate and adaptive immune responses. Cell Research. 2010;20:34–50.

Endo Y, Nonaka M, Saiga H, et al. Origin of mannose-binding lectin-associated serine protease (MASP)-1 and MASP-3 involved in the lectin complement pathway traced back to the invertebrate, amphioxus. J Immunol. 2003;170(9):4701-7.

Ferriani VP, Barbosa JE, de Carvalho IF. Serum haemolytic classical and alternative pathways of complement in infancy: age-related changes. Acta Paediatr Scand. 1990;79(3):322-7.

Fujita T, Endo Y, Nonaka M. Primitive complement system-recognition and activation. Mol Immunol. 2004;41(2-3):103-11.

Gal P, Ambrus G. Structure and function of complement activating enzyme complexes: C1 and MBL-MASPs. Curr Protein Pept Sci. 2001;2(1):43-59.

Iturry-Yamamoto GR, Portinho CP. Sistema complemento: ativação, regulação e deficiências congênitas e adquiridas. Rev Assoc Med Bras. 2001;47(1):41-51.

Jauneau AC, Ischenko A, Chan P, et al. Complement component anaphylatoxins upregulate chemokine expression by human astrocytes. FEBS Lett. 2003;537(1-3):17-22.

Juul-Madsen HR, Munch M, Handberg KJ, et al. Serum levels of mannan-binding lectin in chickens prior to and during experimental infection with avian infectious bronchitis virus. Poult Sci. 2003;82(2):235-41.

Kidmose RT, Laursen NS, Dobó J, et al. Structural basis for activation of the complement system by component C4 cleavage. Proc Natl Acad Sci USA. 2012;109(38):15425-30.

Kirschfink M. Controlling the complement system. Immunopharmacology. 1997;38(1-2):51-62.

Kohl L. Anaphylatoxins and infectious and noninfectious inflammatory diseases. Mol Immunol. 2001;38(2-3):175-87.

Lassiter HA Watson SW, Seifring ML, et al. Complement factor deficiency in serum of human neonates. J Infect Dis. 1992;166(1):53-7.

Lewis LA, Ram S. Meningococcal disease and the complement system. Virulence. 2014;5(1):98-126.

Male D, Brostoff J, Roth BR, Roitt IM. Immunology. 8th ed. Philadelphia: Saunders Elsevier; 2012. 488p.

Nonaka M. Evolution of the complement system. Subcell Biochem. 2014;80:31-43.

Nonaka M, Yoshizaki F. Evolution of the complement system. Mol Immunol. 2004;40(12):897-902.

Resener TD, Rosário Filho NA, Messias T, et al. Avaliação do sistema complemento e da imunoglobulina G no sangue do cordão umbilical de recém-nascidos: relação com idade gestacional e adequação do crescimento intrauterino. J Pediatr (Rio J). 1997;73(2):88-94.

Ribeiro MA, Fava Netto C, Santos MC. Determinação do complemento hemolítico total e do componente C3 em pacientes de meningite meningocócica. Rev Inst Med Trop São Paulo. 1981;23(5):185-7.

Rizzo MC. Avaliação da imunidade. Pediatr Mod. 1993;29(3):343-9.

Rus H, Cudrici C, Niculescu F. The role of the complement system in innate immunity. Immunol Res. 2005;33(2):103-12.

Sarma JV, Ward PA. The complement system. Cell Tissue Res. 2011;343(1):227-35.

Sayah S, Jauneau AC, Patte C, et al. Two different transduction pathways are activated by C3a and C5a anaphylatoxins on astrocytes. Brain Res Mol Brain Res. 2003;112(1-2):53-60.

Sim RB, Laich A. Serine proteases of the complement system. Biochem Soc Trans. 2000;28(5):545-50.

Sim RB, Tsiftsoglou SA. Proteases of the complement system. Biochem Soc Trans. 2004;32(Pt 1):21-7.

Tomlinson S. Complement defense mechanisms. Curr Opin Immunol. 1993;5(1):83-9.

Triebel T, Grillhosl B, Kacani L, et al. Importance of the terminal complement components for immune defence against Candida. Int J Med Microbiol. 2003;292(7-8):527-36.

Varga L, Szilagyi K, Lorincz Z, et al. Studies on the mechanisms of allergen-induced activation of the classical and lectin pathways of complement. Mol Immunol. 2003;39(14):839-46.

Zuberbier T, Aberer W, Asero R, et al. Hereditary angioedema (bradykinin-mediated angioedema). Allergy 2014;69:868-87.

CAPÍTULO 5 – ÓRGÃOS LINFOIDES E SUBPOPULAÇÕES DE LINFÓCITOS

Abbas AK, Lichtmann AH, Pillai S. Cellular and molecular immunology. 7th ed. Philadelphia: Saunders Elsevier; 2010. 560p.

Agondi RC, Rizzo LV, Kalil J, et al. Imunossenescência. Rev Bras Alerg Imunopatol. 2012;35(5):169-76.

Akdis M, Klunker S, Schliz M, et al. Expression of cutaneous lymphocyte-associated antigen on human CD4+ and CD8+ T cells. Eur J Immunol. 2000;30(12):3533-41.

Belkaid Y, Piccirillo CA, Mendez S, et al. CD4+ CD25+ regulatory T cells control Leishmania major persistence and immunity. Nature. 2002;420(6915):502-7.

Bonfigli S, Doro MG, Fozza C, et al. T-cell receptor repertoire in healthy Sardinian subjects. Hum Immunol. 2003;64(7):689-95.

Borowski C, Martin C, Gounari F, et al. On the brink of becoming a T cell. Curr Opin Immunol. 2002;14(2):200-6.

Campbell DJ, Koch MA. Phenotypic and functional specialization of FoxP3+ regulatory T cells. Nat Rev Immunol. 2011;11(2):119-30.

Cassis L, Aiello S. Noris M. Natural versus adaptive regulatory T cells. Contrib Nephrol. 2005;146:121-31.

Chang X, Zheng P, Liu Y. FoxP3: a genetic link between immunodeficiency and autoimmune diseases. Autoimmun Rev. 2006;5(6):399-402.

Chen G, Lustig A, Weng NP. T cell aging: a review of the transcriptional changes determined from genome-wide analysis. Front Immunol. 2013;4(121):1-9.

Coaccioli S, Marioli D, Di Cato L, et al. Study of lymphocyte subpopulations in chronic autoimmune inflammatory rheumatic diseases. Minerva Med. 2003;94(2):91-5.

Cooke A. Th17 Cells in inflammatory conditions. Rev Diabet Stud 2006;3(2):72-5.

Cruz OLM, Miniti A. Imunofisiologia do anel linfático de Waldeyer. Rev Med São Paulo. 1992;71(6):83-6.

Daneman R, Rescigno M. The gut immune barrier and the blood-brain barrier: are they so different? Immunity. 2009;31(5):722-35.

Delves PJ, Martin SJ, Burton DR, et al. Roitt's – essential immunology. 12th ed. Oxford: Wiley-Blackwell; 2011. 546p.

Desvignes C, Etchart N, Kehren J, et al. Oral administration of hapten inhibits in vivo induction of specific cytotoxic CD8+ T cells mediating tissue inflammation: a role for regulatory CD4+ T cells. J Immunol. 2000;164(5):2515-22.

Enk AH. DCs and cytokines cooperate for the induction of Tregs. Ernst Schering Res Found Workshop. 2006;(56):97-106.

Faria AM, Weiner HL. Oral tolerance and TGF-beta-producing cells. Inflamm Allergy Drug Targets. 2006;5(3):179-90.

Fehniger TA, Cooper MA, Nuovo GJ, et al. CD56bright natural killer cells are present in human lymph nodes and are activated by T cell-derived IL-2: a potential new link between adaptive and innate immunity. Blood. 2003;101(8):3052-7.

Feuchtenberger M, Tony HP, Rouziere AS, et al. Semiquantitative and qualitative assessment of B-lymphocyte VH repertoire by a fluorescent multiplex PCR. J Immunol Methods. 2003;276(1-2):121-7.

Feurer M, Hill JA, Mathis D, et al. FoxP3+ regulatory T cells: differentiation, specification, subphenotypes. Nat Immunol. 2009;10(7):689-95.

Filaci G, Suciu-Foca N. CD8+ T suppressor cells are back to the game: are they players in autoimmunity? Autoimmun Rev. 2002;1(5):279-83.

Forte WCN, Akagawa YY, Leão RC. Contagem de populações e subpopulações de linfócitos timo dependentes em crianças eutróficas. Rev Hosp Clin Fac Med Univ São Paulo. 1990;45(5):208-9.

Franceschi C, Bonafè M, Valensin S, et al. Inflammaging: an evolutionary perspective on immunosenescence. Ann N Y Acad Sci. 2000;908:244-54.

Goswami R, Jabeen R, Yagi R, et al. STAT6-dependent regulation of Th9 development. J Immunol. 2012;188:968-75.

Gitlin AD, Shulman Z, Nussenzweig MC. Clonal selection in the germinal centre by regulated proliferation and hypermutation. Nature. 2014 29;509(7502):637-40.

Hamaï A, Benlalam H, Meslin F, et al. Immune surveillance of human cancer: if the cytotoxic T-lymphocytes play the music, does the tumoral system call the tune? Tissue Antigens. 2010;75(1):1-8.

Iwasaki A, Kelsall BL. Localization of distinct Peyer's patch dendritic cells subset and their recruitment by chemokines macrophages inflammatory protein (MIP)-3 alpha, MIP3-beta, and secondary lymphoid organ chemokine. J Exp Med. 2000;191(8):1381-94.

Jang M, Kweon MN, Iwatani K, et al. Intestinal villous M cells: an antigen entry site in the mucosal epithelium. Proc Natl Acad Sci U S A. 2004;101(16):6110-5.

Jorde LB, Carey JC, Bamshad MJ, et al. Genética médica. Rio de Janeiro: Elsevier; 2004. 415p.

Konigshofer Y, Chien YH. Gammadelta T cells – innate immune lymphocytes? Curr Opin Immunol. 2006;18(5):527-33.

Kronenberg, M. Toward an understanding of NKT cells biology: progress and paradoxes. Annu Rev Immunol. 2005;23:877-900.

Kursar M, Bonhagen K, Fensterle J, et al. Regulatory CD4+ CD25+ T cells restrict memory CD8+ T cells responses. J Exp Med. 2002;196(12):1585-92.

Lin AW, Gonzalez SA, Cunningham-Rundles S, et al. CD56+dim and CD56+bright cell activation and apoptosis in hepatitis C virus infection. Clin Exp Immunol. 2004;137(2):225-33.

Lohr J, Knoechel B, Abbas AK. Regulatory T cells in the periphery. Immunol Rev. 2006;212:149-62.

Maggi E, Cosmi L, Liotta F, et al. Thymic regulatory T cells. Autoimmun Rev 2005;4:579-86.

Male D, Brostoff J, Roth BR, Roitt IM. Immunology. 8th ed. Philadelphia: Saunders Elsevier; 2012. 488p.

Mann ER, Li X. Intestinal antigen-presenting cells in mucosal immune homeostasis: Crosstalk between dendritic cells, macrophages and B-cells. World J Gastroenterol. 2014; 20(29):9653-64.

Mattner J, Debord KL, Ismail N, et al. Exogenous and endogenous glycolipid antigens activate NKT cells during microbial infections. Nature. 2005;434(7032):525-9.

Matsuda JL, Naidenk OV, Gapin L, et al. Tracking the response of natural killer T cells to a glycolipid antigen using CD1d tetramers. J Exp Med. 2000;192(5):741-54.

McHeyzer-Williams MG. B cells as effectors. Curr Opin Immunol. 2003;15(3):354-61.

Meyer EH, Dekruyff RH, Umetsu DT. T cells and NKT cells in the pathogenesis of asthma. Annu Rev Med. 2008;59:281-92.

Mills KH. Induction and detection of T-cell responses. Methods Mol Med. 2003;87:255-78.

Montelli TCB, Peraçoli MTS, Gabarra RC, et al. Familial cancer: depressed NK-cell cytotoxicity in healthy and cancer affected members. Arq Neuropsiquiatr. 2001;59(1):6-10.

Murphy K, Travers P, Walport M. Janeway's Immunobiology – Immunobiology: The Immune System (Janeway). 8th ed. New York: Garland Science; 2011. 888p.

Novaes MRCG, Ito MK, Arruda SF, et al. Suplementação de micronutrientes na senescência: implicações nos mecanismos imunológicos. Rev Nutr. 2005;18(3):367-76.

Ongrádi J, Stercz B, Kövesdi V, et al. Immunosenescence and vaccination of the elderly. age-related immune impairment. Acta Microbiol Immunol Hung. 2009;56(3):199-210.

Paul WE, Zhu J. How are T(h)2-type immune responses initiated and amplified? Nat Rev Immunol. 2010;10:225-35.

Porcelli S, Brenner MB, Greenstein JL, et al. Recognition of cluster of differentiation 1 antigens by human CD4- CD8- cytolytic T lymphocyte. Nature.1989;341(6241):447-50.

Rodríguez-Pinto D. B cells as antigen presenting cells. Cell Immunol. 2005;238(2):67-75.

Roman A, Rugeles MT, Montoya CJ. Papel de las células NKT invariantes en la respuesta inmune anti-viral. Rev Colomb Med. 2006;37(2):157-68.

Sakaguchi S, Ono M, Setoguchi R, et al. Foxp3CD25CD4 natural regulatory T cells in dominant self-tolerance and autoimmune disease. Immunol Rev. 2006;212:8-27.

Sakaguchi S, Yamaguchi T, Nomura T, et al. Regulatory T cells and immune tolerance. Cell. 2008;133(5):775-87.

Shevach EM, Dipaolo RA, Andersson J, et al. The lifestyle of naturally occurring CD4CD25Foxp3 regulatory T cells. Immunol Rev. 2006;212:60-73.

Sojka DK, Huang YH, Fowell DG. Mechanisms of regulatory T-cell suppression – a diverse arsenal for a moving target. Immunology. 2008;124(1):13-22.

Strasser A, Jost PJ, Nagata S. The many roles of FAS receptor signaling in the immune system. Immunity. 2009;30(2):321-6.

Soroosh P, Doherty TA. Th9 and allergic disease. Immunology. 2009;127:450-8.

Surth CD, Sprent J. T-cell apoptosis detected in situ during positive and negative selection in the thymus. Nature. 1994;372(6501):100-3.

Suvas S, Kumaraguru U, Pack CD, et al. CD4+ CD25+ T cells regulate virus-specific primary and memory CD8+ cell responses. J Exp Med. 2003;198(6):889-901.

Tang Q, Bluestone JA. The Foxp3+ regulatory T cell: a Jack of all trades, master of regulation. Nat Immunol. 2008;9(3):239-44.

Van Oosterhout AJ, Bloksma N. Regulatory T-lymphocytes in asthma. Eur Respir J. 2005;26(5):918-32.

Victora GD, Schwikert TA, Fooksman DR, et al. Germinal center dynamics revealed by multiphoton microscopy with a photoactivatable fluorescent reporter. Cell. 2010;143(4):592-605.

Von Andrian UH, Mempel TR. Homing and cellular traffic in lymph nodes. Nat Rev Immunol. 2003;3(11):867-78.

Vries E, Bruin-Versteeg S, Comans-Bitter WM, et al. Longitudinal survey of lymphocyte subpopulations in the first year of life. Pediatr Res. 2000;47(4):528-37.

Wei S, Kryczek L, Zou W. Regulatory T-cell compartmentalization and trafficking. Blood. 2006;108(2):426-31.

Wilson MS, Maizels RM. Regulatory T cells induced by parasites and the modulation of allergic responses. Chem Immunol Allergy. 2006;90:176-95.

Yager EJ, Ahmed M, Lanzer K, et al. Age-associated decline in T cell repertoire diversity leads to holes in the repertoire and impaired immunity to influenza virus. J Exp Med. 2008;205(3):711-23.

Zhang L, Yi H, Xia XP, et al. Transforming growth factor-beta: an important role in CD4+CD25+ regulatory T cells and immune tolerance. Autoimmunity. 2006;39(4):269-76.

Zhao C, Shi G, Vistica BP, et al. Induced regulatory T-cells (iTregs) generated by activation with anti-CD3/CD28 antibodies differ from those generated by the physiological-like activation with antigen/APC. Cell Immunol. 2014;290(2):179-84.

Zhu J, Yamane H, Paul WE. Differentiation of effector CD4 T cell populations. Annu Rev Immunol. 2010;28:445-89.

CAPÍTULO 6 – IMUNOGLOBULINAS

Abbas AK, Lichtmann AH, Pillai S. Cellular and molecular immunology. 7th ed. Philadelphia: Saunders Elsevier; 2010. 560p.

Andersen DC, Reilly DE. Production technologies for monoclonal antibodies and their fragments. Curr Opin Biotechnol. 2004;15(5):456-62.

Brunet JL, Cozon GJN. Rush desensitization to antibiotics. Method and therapeutic value based on 110 cases. ACI Intern. 2002;14:199-200.

Ceccon MEJR, Diniz EMA, Vaz FAC, et al. Imunidade do feto e do recém-nascido. Pediatria (São Paulo). 1997;19(1):9-23.

Clark MR. IgG effector mechanisms. Chem Immunol. 1997;65:88-110.

Corthesy B, Kraehenbuhl JP. Antibody-mediated protection of mucosal surface. Curr Top Microbiol Immunol. 1999;236:93-111.

Couto JCF. Toxoplasmose e gestação. Femina. 1998;26(9):753-9.

Couto JCF, Leite JM, Rodrigues MV. Diagnóstico laboratorial da toxoplasmose na gestação. Femina. 2002;30(10):731-7.

Delves PJ, Martin SJ, Burton DR, et al. Roitt's Essential Immunology. 12th ed. Oxford: Wiley-Blackwell; 2011. 546p.

Fagarasan S, Honjo T. Intestinal IgA synthesis: regulation of front-line body defences. Nat Rev Immunol. 2003;3(1):63-72.

Frank MM, Miletic VD, Jiang H. Immunoglobulin in the control of complement action. Immunol Res. 2000;22(2-3):137-46.

Goldman L, Schafer AI. Goldman's – Cecil Medicine. 24th ed. Philadelphia: Saunders Elsevier; 2011. 2v.

Hironaka HC, Casanova LD. Concentrações séricas de imunoglobulinas em sangue do funículo umbilical e em sangue materno no momento do parto. Acta Cir Bras. 2003;18(2):159-66.

Hozumi N, Tonegawa S. Evidence for somatic rearrangement of immunoglobulin genes coding for variable and constant regions. Pros Natl Acad Sci U S A. 1976;73:3628-32.

Jacob CMA, Pastorino AC. Desenvovimento do sistema imunológico. In: Schvartsman BGS, Maluf Jr PT. Coleção Pediatria. Instituto da Criança Hospital das Clínicas. Alergia e Imunologia para o Pediatra. São Paulo: Manole; 2009. p. 3-16.

Jimenez R, Salazar G, Baldridge KK, et al. Flexibility and molecular recognition in the immune system. Proc Natl Acad Sci U S A. 2003;100:92-7.

Lamm ME. Current concepts in mucosal immunity. How epithelial transport of IgA antibodies relates to host defense. Am J Physiol. 1998;274(4 Pt 1):614-7.

Landor M. Maternal-fetal transfer of immunoglobulins. Ann Allergy Asthma Immunol. 1995;74(4):279-83.

Male D, Brostoff J, Roth BR, Roitt IM. Immunology. 8th ed. Philadelphia: Saunders Elsevier; 2012. 488p.

Mandel B. Neutralization of poliovirus: a hipothesis to explain the mecanism and the one hit character of the neutralization reaction. Virology. 1976;69(2):500-10.

Mix E, Goertsches R, Zett UK. Immunoglobulins – basic considerations. J Neurol. 2006;253(5):9-17.

Padlan EA. Anatomy of the antibody molecula. Mol Immunol. 1994;31:169-217.

Porter RR. Structural studies of immunoglobulins. Scand J Immunol. 1991;34:382-9.

Radaev S, Sun P. Recognition of immunoglobulins by Fc gamma receptors. Mol Immunol. 2002;38(14):1073-83.

Resende V, Petroianu A. Funções do remanescente esplênico após esplenectomia subtotal para o tratamento de lesões complexas do baço humano. Rev Assoc Med Bras. 2002;48(1):26-31.

Schroeder HW Jr, Cavacini L. Structure and function of immunoglobulins. J Allergy Clin Immunol. 2010;125(2):41-52.

Souza VF, Melo SV, Esteves PA, et al. Caracterização de herpesvírus bovinos tipos 1 (BHV-1) e 5 (BHV-5) com anticorpos monoclonais. Pesq Vet Bras. 2002;22(1):13-8.

Stavnezer J. Immunoglobulin class switching. Curr Opin Immunol. 1996;8:199-205.

Stevens TL, Bossie A, Sanders VM, et al. Regulation of antibody isotype secretion by subsets of antigen-specific helper T cells. Nature. 1988;334(6179):255-8.

Valle A, Zuber CE, Defrance T, et al. Activation of human B lymphocytes through CD40 and interleukin 4. Eur J Immunol. 1989;19(8):1463-7.

Woof JM, Mestecky J. Mucosal immunoglobulins. Immunol Rev. 2005;206:64-82.

CAPÍTULO 7 – ANTÍGENOS

Adkinson NF Jr, Bochner BS, Burks AW, et al. Middleton's allergy: principles and practice. 8th ed. Philadelphia: Saunders; 2013. 1.896p.

Andrade LCF, Montesano AM, Bastos MG. O sistema imune. Rev Med Minas Gerais. 1994;4(1):29-36.

Andrade SG, Andrade V, Rocha Filho FD, et al. Análise antigênica de diferentes cepas do Trypanosoma cruzi. Rev Inst Med Trop São Paulo. 1981;23(6):245-50.

Banic DM, Bossus M, Delplace P, et al. Immunogenicity and antigenicity of the N-term repeat aminoacid sequence of the Plasmodium falciparum P126 antigen. Mem Inst Oswaldo Cruz. 1992;87(3):159-62.

Berinstein A, Sadir AM. Adyuvantes: conceptos. Rev Argent Microbiol. 1990;22(3):159-6.

Buccheri G, Torchio P, Ferrigno D. Clinical equivalence of two cytokeratin markers in mon-small cell lung cancer: a study of tissue polypeptide antigen and cytokeratin 19 fragments. Chest. 2003;124(2):622-32.

Carmo MS. Isolamento e caracterização dos genes codificadores da glicoproteína de superfície de 90kDa (GP90) e das proteínas ricas em serina, alanina e prolina (SAP) de Trypanosoma cruzi [tese]. São Paulo: Universidade Federal de São Paulo; 2001. 117p.

Carter R, Canning EU. Characterization of candidate antigens. Mem Inst Oswaldo Cruz. 1992;87(3):155-7.

Contreras MIB, Ilis ADI. Antígenos. In: González IP, Ferreira AV, Carvajal CS, et al. Fundamentos de inmunología básica y clínica. Talca: Universidad de Talca; 2002. p. 97-114.

Delves PJ, Martin SJ, Burton DR, et al. Roitt's – Essential Immunology. 12th ed. Oxford: Wiley-Blackwell; 2011, 546p.

Denikus N, Orfaniotou F, Wulf G, et al. Fungal antigens expressed during invasive aspergillosis. Infect Immun. 2005;73(8):4704-13.

Espitia C, Cervera I, Mancilla R. The antigenic structure of Mycobacterium tuberculosis examined by immunoblot and ELISA: influence of the age of the culture and of the obtaining method on the composition of the antigenic extracts. Arch Invest Med (Mex). 1991;22(1):101-7.

Genov IR, Solé D, Santos ABR, et al. Tropomiosinas e reatividade cruzada. Rev Bras Alerg Imunopatol. 2009;32(3):89-95.

Hofstetter HH, Sbive CL, Forstuber TG. Pertussis toxin modulates the immune response to neuroantigens injected in incomplete Freund's adjuvant: induction of Th1 cells and experimental autoimmune encephalomyelitis in the presence of high frequencies of Th2 cells. J Immunol. 2002;169(1):175-225.

Kienberger F, Kada G, Mueller H, et al. Single molecule studies of antibody-antigen interaction strength versus intra-molecular antigen stability. J Mol Biol. 2005;347(3):597-606.

MacCallum RM, Martin AC, Thornton JM. Antibody-antigen interactions: contact analysis and binding site topography. J Mol Biol. 1996;262(5):732-45.

Mendonça LLF, Yoshinari NH, Balthazar PA, et al. Antigenicidade endotelial nas doenças difusas do tecido conectivo. Rev Hosp Clin Fac Med Univ São Paulo. 1993;48(6):293-7.

Merckel MC, Tanskanen J, Edelman S, et al. The structural basis of receptor binding by Escherichia coli associated with diarrhea and septicemia. J Mol Biol. 2003;331(4):897-905.

Mitsuka R, Navarro IT, Beckner da Silva AC, et al. Toxoplasma gondii: Caracterização antigênica de taquizoíto de oito amostras. Braz J Vet Res Anim Sci. 1998;35(3):110-4.

Miyata T, Asami N, Uragami T. A reversibly antigen-responsive hydrogel. Nature. 1999;399(6738):766-9.

Murphy K, Travers P, Walport M. Janeway's Immunobiology – Immunobiology: The Immune System (Janeway). 8th ed. New York: Garland Science; 2011. 888p.

Negroni R, Cendoya C, Arechavala AI, et al. Detection of cryptococcus neoformans capsular polysccharide antigen in asymptomatic HIV-infected patients. Rev Inst Med Trop São Paulo. 1995;37(5):385-9.

Patarroyo ME, Alba MP, Vargas LE, et al. Peptides inducing short-lived antibody responses against Plasmodium falciparum malaria have shorter structures and are read in a different MHC II functional register. Biochemistry. 2005;44(18):6745-54.

Perret R, Sierro SR, Botelho NK, et al. Adjuvants that improve the ratio of antigen-specific effector to regulatory T cells enhance tumor immunity. Cancer Res. 2013;73(22):6597-608.

Pinho JRR. Expressão do antígeno de 18kDa de Mycobacterium leprae na levedura Saccaromyces cerevisiae e estudo das propriedades imunogênicas do antígeno recombinante [tese]. São Paulo: Universidade de São Paulo; 1995. 242 p.

Rabenhorst SH, Burini RC, Schmitt FCL. Marcadores da proliferação celular. Rev Bras Patol Clin. 1993;29(1):24-9.

Rodriguez C, Balanza E, Holguin E, et al. Obtención y caracterización de clones de leshmania para la producción de antígeno. Cuad Hosp Clin. 2002;47(2):79-86.

Sasaki S, Takeshita F, Xin KQ, et al. Adjuvant formulations and delivery systems for DNA vaccines. Methods. 2003;31(3):243-54.

Straus AH, Suzuki E, Toledo MS, et al. Immunochemical characterization of carbohydrate antigens from fungi, protozoa and mammals by monoclonal antibodies directed to glycan epitopes. Braz J Med Biol Res. 1995;28(8):919-23.

Suneetha LM, Singh SS, Vani M, et al. Mycobacterium leprae binds to a major human peripheral nerve glycoprotein myelin P zero (P0). Neurochem Res. 2003;28(9):1393-9.

Wang L, Rothemund D, Curd H, et al. Species-wide variation in the Escherichia coli flagellin (H-antigen) gene. J Bacteriol. 2003;185(9):2936-43.

CAPÍTULO 8 – INTERAÇÃO ANTÍGENO E RESPOSTA ADAPTATIVA

Abbas AK, Lichtmann AH, Pillai S. Cellular and molecular immunology. 7th ed. Philadelphia: Saunders Elsevier; 2010. 560p.

Addis PW, Hall CJ, Bruton S, et al. Conformational heterogeneity in antibody-protein antigen recognition: implications for high affinity protein complex formation. J Biol Chem. 2014;289(10):7200-10.

Ahrens KP, Allred DR. Polypeptides reactive with antibodies eluted from the surface of Babesia bovis-infected erythrocytes. Mem Inst Oswaldo Cruz. 1992;87(3):21-6.

Ballard DW. Molecular mechanisms in lymphocyte activation and growth. Immunol Res. 2001;23(2-3):157-66.

Boursalian TE, Bottomly K. Survival of naive CD4 T cells: roles of restricting versus selecting MHC class II and cytokine milieu. J Immunol. 1999;162(7):3795-801.

Braden BC, Poljac RJ. Structural features of the reactions between antibodies and protein antigens. FASEB J. 1995;9(1):9-16.

Bromley SK, Burack WR, Johnson KG, et al. The immunological synapse. Annu Rev Immunol. 2001;19:375-96.

Bunyard P, Handley M, Pollara G, et al. Ribotoxic stress activates p38 and JNK kinases and modulates the antigen-presenting activity of dendritic cells. Mol Immunol. 2003;39(13):815-27.

Cohn M. Some thoughts on the response to antigens that are effector T-helper independent (thymus independence). Scand J Immunol. 1997;46(6):565-71.

Dammer U, Hegner M, Anselmetti D, et al. Specific antigen/antibody interactions measured by force microscopy. Biophys J. 1996;70(5):2437-41.

Davies DR, Conhen GH. Interactions of protein antigens with antibodies. Proc Natl Acad Sci U S A. 1996;93(1):7-12.

Davis MM, Boniface JJ, Reich Z, et al. Ligand recognition by T cell receptors. Annu Rev Immunol. 1998;16:523-44.

Houghten RA. General method for the rapid solid-phase synthesis of large numbers of peptides: specificity of antigen-antibody interaction at the level of individual amino acids. Proc Natl Acad Sci U S A. 1985;82(15):5131-5.

Endo T, Kerman K, Nagatani N, et al. Multiple label-free detection of antigen-antibody reaction using localized surface plasmon resonance-based core-shell structured nanoparticle layer nanochip. Anal Chem. 2006;78(18):6465-75.

Gao GF, Tormo J, Gerth UC, et al. Crystal structure of the complex between human CD8 and HLA-A2. Nature. 1997;387(6633):630-4.

Idiris A, Kidoaki S, Usui K, et al. Force measurement for antigen-antibody interaction by atomic force microscopy using a photograft-polymer spacer. Biomacromolecules. 2005;6(5):2776-84.

Irvine DJ, Purbhoo MA, Krogsgaard M, et al. Direct observation of ligand recognition by T cells. Nature. 2002;419(6909):845-9.

Leckband DE, Kuhl TL, Wang HK, et al. Force probe measurements of antibody-antigen interactions. Methods. 2000;20(3):329-40.

Leslie DS, Vincent MS, Spada FM, et al. CD1-mediated gamma/delta T cell maturation of dendritic cells. J Exp Med. 2002;196(12):1575-84.

Martin-Fontecha A, Carbone E. The social life of NK cells. Arch Immunol Ther Exp (Warsz). 2001;49(1):33-9.

Matsuyama W, Kamohara H, Galligan C, et al. Interaction of discoidin domain receptor 1 isoform b (DDR1b) with collagen activates p38 mitogen-activated protein kinase and promotes differentiation of macrophages. FASEB J. 2003;17(10):1286-8.

Murphy K, Travers P, Walport M. Janeway's Immunobiology – Immunobiology: The Immune System (Janeway). 8th ed. New York: Garland Science; 2011. 888p.

Ramaraj T, Angel T, Dratz EA, et al. Antigen-antibody interface properties: composition, residue interactions, and features of 53 non-redundant structures. Biochim Biophys Acta. 2012;1824(3):520-32.

Reverberi R, Reverberi L. Factors affecting the antigen-antibody reaction. Blood Transfus. 2007;5(4):227-40.

Sant'Angelo DB, Waterbury G, Preston-Hurlburt P, et al. The specificity and orientation of a TCR to its peptide-MHC class II ligands. Immunity. 1996;4(44):367-76.

Sundberg EJ. Structural basis of antibody-antigen interactions. Methods Mol Biol. 2009;524:23-36.

Sundberg EJ, Li Y, Mariuzza RA. So many ways of getting in the way: diversity in the molecular architecture of superantigen-dependent T-cell signaling complexes. Curr Opin Immunol. 2002;14(1):36-44.

Wang JH, Reinherz EL. Structural basis of T cell recognition of peptides bound to MHC molecules. Mol Immunol. 2002;38(14):1039-49.

Wilson JA, Stanfield RL. Antibody-antigen interactions: new structures and new conformational changes. Curr Opin Struct Biol. 1994;4(6):857-67.

CAPÍTULO 9 – MOLÉCULAS DE ADESÃO

Abbas AK, Lichtmann AH, Pillai S. Cellular and molecular immunology. 7th ed. Philadelphia: Saunders Elsevier; 2010. 560p.

Abram CL, Lowell CA. The ins and outs of leukocyte integrin signaling. Ann Rev Immunol. 2009;27:339-62.

Allison TJ, Garbezi DN. Sctructure of T cell receptors and their recognition of non-peptide antigens. Mol Immunol. 2002;38(14):1051-61.

Bhati M, Cole DK, McCluskey J, et al. The versatility of the αβ T-cell antigen receptor. Protein Sci. 2014;23(3):260-72.

Bernabeu C, van de Rijn M, Lerch PG, et al. β2-Microglobulin from serum associates with MHC class I antigens on the surface of cultured cells. Nature.1984;308:642-5.

Buslepp J, Wang H, Biddison WE, et al. A correlation between TCR Valpha docking on MHC and CD8 dependence: implication for T cell selection. Immunity. 2003;19(4):595-606.

Cabanas C, Sanchez-Madrid F. CD11c (leukocyte integrin CR4 alpha subunit). J Biol Regul Homeost Agents. 1999;13(2):134-6.

Choi KS, Garyu J, Park J, et al. Diminished adhesion of Anaplasma phagocytophilum-infected neutrophils to endothelial cells is associated with reduced expression of leukocyte surface selectin. Infect Immun. 2003;71(8):4586-94.

Couto WMF. Moléculas de adesão. Rev Bras Alerg Imunopatol. 1995;18(1):23-6.

Dana N, Fathalah DM, Arnaout MA. Expression of a soluble and functional form of the human ß2 integrin CD11b/CD18. Proc Natl Acad Sci U S A. 1991;88(8):3106-10.

Davis DM. Mechanisms and functions for the duration of intercelular contacts made by lymphocytes. Nat Rev Immunol. 2009;9:543-55.

Dorrego MV. Moléculas de adhesión y su importancia en odontologia: revisión de la literatura. Acta Odontol Venez. 1999;37(3):188-92.

Esterio IR, Villaseca H, Angel M, et al. Moléculas de adhesión celular y cáncer. Rev Chil Cir. 2001;53(5):504-10.

Farsky SP, Mello SBV. Participação de moléculas de adesão no desenvolvimento da resposta inflamatória. Rev Hosp Clin Fac Med Univ São Paulo. 1995;50(1):80-9.

Fieger CB, Sassetti CM, Rosen SD. Endoglycan, a member of the CD34 family, functions as an L-selectin ligand through modification with tyrosine sulfation and sialyl Lewis X. J Biol Chem. 2003;278(30):27390-8.

Hunsche A, Molossi S. Perfil sérico da molécula de adesão intercelular-1 no pós-operatório cardíaco de lactentes submetidos à circulação extracorpórea. J Pediatr (Rio J). 2002;78(3):237-43.

Langer HF, Chavakis T. Leukocyte-endothelial interaction in inflammation. J Cell Mol Med. 2009;13(7):1211-20.

Luadanna V, Cybulsky MI, Nourshargh E, et al. Getting to the site of inflammation: the leukocyte adhesion cascade up to date. Nat Rev Immunol. 2007;7(9):790-802.

Muiño MA. Valoración de las moléculas de adhesión en patología humana. Arch Argent Alerg Inmunol Clin. 1997;28(1):7-15.

Male D, Brostoff J, Roth BR, Roitt IM. Immunology. 8th ed. Philadelphia: Saunders Elsevier; 2012. 488p.

Murphy K, Travers P, Walport M. Janeway's Immunobiology – Immunobiology: The Immune System (Janeway). 8th ed. New York: Garland Science; 2011. 888p.

Palmero KE. Moléculas de adhesión: integrinas y selectinas. Arch Argent Alerg Inmunol Clin. 1995;26:94-8.

Pribila JT, Quale AC, Mueller KL, et al. Integrins and T cell-mediated immunity. Ann Rev Immunol. 2004;22:157-80.

Qi Q, Liu Y, Cheng Y, et al. Diversity and clonal selection in the human T-cell repertoire. Proc Natl Acad Sci USA. 2014;111(36):13139-44.

Rosen SD. Ligands for L-selectin: homing, inflammation, and beyond. Ann Rev Immunol. 2004;22:129-56.

Silber MR. Moléculas de adhesión. In: González IP, Vigoroux AF, Carvajal CS, et al. Fundamentos de inmunología. Talca: Universidad de Talca; 1998. p. 251-70.

Sant'Angelo DB, Waterburg G, Preston-Hurlburt P, et al. The specificity and orientation of a TCR to its peptide-MHC class II ligands. Immunity. 1996;4(44):367-76.

Velázquez MAV, Guarneros JAM, Patiño NM, et al. Integrinas y moléculas asociadas a integrinas: blancos para el desarrollo de terapias antimetastásicas. Rev Invest Clin. 1999;51(3):183-93.

Wang JH, Reinherz EL. Structural basis of T cell recognition of peptides bound to MHC molecular. Mol Immunol. 2002;38:1039-49.

CAPÍTULO 10 – MIGRAÇÃO TRANSENDOTELIAL

Alevriadou BR. CAMs and Rho small GTPases: gatekeepers for leukocyte transendothelial migration. Focus on "VCAM-1-mediated Rac signaling controls endothelial cell-cell contacts and leukocyte transmigration". Am J Physiol Cell Physiol. 2003;285(2):250-2.

Asosingh K, Vankerkhove V, Van Riet I, et al. Selective in vivo growth of lymphocyte function-associated antigen-1-positive murine myeloma cells. Involvement of function-associated antigen-1-mediated homotypic cell-cell adhesion. Exp Hematol. 2003;31(1):48-55.

Aurrand-Lions M, Johnson-Leger C, Imhof BA. Role of interendothelial adhesion molecules in the control of vascular functions. Vascul Pharmacol. 2002;39(4-5):239-46.

Baggiolini M. Chemokines and leukocyte traffic. Nature. 1998;392(6676):565-8.

Bunting M, Harris ES, McIntye TM, et al. Leukocyte adhesion deficiency syndromes: adhesion and tethering defects involving beta 2 integrins and selectin ligands. Curr Opin Hematol. 2002;9(1):30-5.

Cepinskas G, Savickiene J, Ionescu CV, et al. PMN transendothelial migration decreases nuclear NFkappaB in IL-1beta-activated endothelial cells: role of PECAM-1. J Cell Biol. 2003;161(3):641-51.

Delves PJ, Martin SJ, Burton DR, et al. Roitt's – Essential Immunology. 12th ed. Oxford: Wiley-Blackwell. 2011. 546p.

Ding Z, Issekutz TB, Downey GP, et al. L-selectin stimulation enhances functional expression of surface CXCR4 in lymphocytes: implications for cellular activation during adhesion and migration. Blood. 2003;101(11):4245-52.

Dorrego MV. Moléculas de adhesion y su importância en odontologia: revisión de Ia literatura. Acta Odontol Venez. 1999;37(3):188-92.

Floris S, van den Born J, van der Pol SM, et al. Heparan sulfate proteoglycans modulate monocyte migration across cerebral endothelium. J Neuropathol Exp Neurol. 2003;62(7):780-90.

Greenwood J, Amos CL, Walters CE, et al. Intracellular domain of brain endothelial intercellular adhesion molecule-1 is essential for T lymphocyte-mediated signaling and migration. J Immunol. 2003;171(4):2099-108.

Hajos SE. Tráfico linfocitário y moléculas de adhesión relacionadas. Rev Argent Microbiol. 1995;27(1):38-55.

Hordijk P. Endothelial signaling in leukocyte transmigration. Cell Biochem Biophys. 2003;38(3):305-22.

Ionescu CV, Cepinskas G, Savickiene J, et al. Neutrophils induce sequential focal changes in endothelial adherens junction components: role of elastase. Microcirculation. 2003;10(2):205-20.

Javaid K, Rahman A, Anwar KN, et al. Tumor necrosis factor-alpha induces early-onset endothelial adhesivity by protein kinase Czeta-dependent activation of intercellular adhesion molecule-1. Circ Res. 2003;92(10):1089-97.

Lämmermann T, Bader BL, Monkley SJ, et al. Rapid leukocyte migration by integrin-independent flowing and squeezing. Nature. 2008;453(7191):51-5.

Ley K. Integration of inflammatory signals by rolling neutrophils. Immunol Rev. 2002;186:8-18.

Luscinskas FW, Ma S, Nusrat A, et al. Leukocyte transendothelial migration: a junctional affair. Semin Immunol. 2002;14(2):105-13.

Luster AD, Alon R, von Andrian UH. Immune cell migration in inflammation: present and future therapeutic targets. Nat Immunol. 2005;6(12):1182-90.

Mitoma J, Bao X, Petryanik B, et al. Critical functions of N-glycans in L-selectin-mediated lymphocyte homing and recruitment. Nat Immunol. 2007;8(4):409-18.

Muller WA. Mechanisms of leukocyte transendothelial migration. Annu Rev Pathol. 2011;6:323-44.

Muller WA. Mechanisms of transendothelial migration of leukocytes. Circ Res. 2009;105(3):223-30.

Murphy K, Travers P, Walport M. Janeway's Immunobiology – Immunobiology: The Immune System (Janeway). 8th ed. New York: Garland Science; 2011. 888p.

Nourshargh S, Marelli-Berg FM. Transmigration through venular walls: a key of leukocyte phenotype and function. Trends Immunol. 2005;26(3):157-65.

Rose DM, Alon R, Ginsberg MH. Integrin modulation and signaling in leukocyte adhesion and migration. Immunol Rev. 2007;218:126-34.

Schuschke DA, Percival SS, Lominadze D, et al. Tissue-specific ICAM-1 expression and neutrophil transmigration in the copper-deficient rat. Inflammation. 2002;26(6):297-303.

Shimonaka M, Katagiri K, Nakayama T, et al. Rap1 translates chemokine signals to integrin activation, cell polarization, and motility across vascular endothelium under flow. J Cell Biol. 2003;161(2):417-27.

Simon SI, Green CE. Molecular mechanics and dynamics of leukocyte recruitment during inflammation. Annu Rev Biomed Eng. 2005;7:151-85.

Slattery MJ, Dong C. Neutrophils influence melanoma adhesion and migration under flow conditions. Int J Cancer. 2003;106(5):713-22.

Spadafora-Ferreira M, Coelho V, Noronha IL, et al. O endotélio vascular na resposta imune. Rev Soc Cardiol. 1996;6(2):146-54.

Spertini O, Kansas GS, J. Munro JM, et al. Regulation of leukocyte migration by activation of the leukocyte adhesion molecule-1 (LAM-1) selectin. Nature. 1991;349:691-4.

Uotila LM, Jahan F, Hinojosa LS, et al. Specific Phosphorylations Transmit Signals from Leukocyte $\beta2$ to $\beta1$ Integrins and Regulate Adhesion. J Biol Chem. 2014;289(46):32230-42.

Van Wetering S, Van den Berk N, Van Buul JD, et al. VCAM-1-mediated Rac signaling controls endothelial cell-cell contacts and leukocyte transmigration. Am J Physiol Cell Physiol. 2003;285(2):343-52.

Wagner DD, Frenette FS. The vessel wall and its interaction. Blood. 2008;111(11):5271-81.

Worthylake RA, Burridge K. Leukocyte transendothelial migration: orchestraing the underlyng molecular machinery. Curr Opin Cell Biol. 2001;13(5):569-77.

Wright N, de Lera TL, Garcia-Moruja C, et al. Transforming growth factor-beta 1 down-regulates expression of chemokine stromal cell-derived factor-1: functional consequences in cell migration and adhesion. Blood. 2003;102(6):1978-84.

Young BA, Sui X, Kiser TD, et al. Protein tyrosine phosphatase activity regulates endothelial cell-cell interactions, the paracellular pathway, and capillary tube stability. Am J Physiol Lung Cell Mol Physiol. 2003;285(1):63-75.

CAPÍTULO 11 – APRESENTAÇÃO ANTIGÊNICA

Amigorena S, Savina A. Intracellular mechanisms of antigen cross presentation in dendritic cells. Curr Opin Immunol. 2010;22(1):109-17.

Belz GT, Carbone FR, Heath WR. Cross-presentation of antigens by dendritic cells. Crit Rev Immunol 2002;22(5-6):439-48.

Buslepp J, Zhao R, Donini D, et al. T cell activity correlates with oligomeric peptide-major histocompatibility complex binding on T cell surface. J Biol Chem. 2001;276:47320-8.

Cantrell DA. GTPases and T cell activation. Immunol Rev. 2003;192:122-30.

Cantrell DA. Regulation and function of serine-kinase networks in lymphocytes. Curr Opin Immunol. 2003;15(3):294-8.

Ciechomska M, Wilson CL, Floudas A, et al. Antigen-specific B lymphocytes acquire proteoglycan aggrecan from cartilage extracellular matrix resulting in antigen presentation and CD4+ T-cell activation. Immunology. 2014;141(1):70-8.

Cornall RJ. Cheng AM, Pawson T, et al. Role of Syk in B-cell development and antigen-receptor signaling. Proc Natl Acad Sci U S A. 2000;97(4):1713-8.

Cunha Neto E. MHC-restricted antigen presentation and recognition: constrains on gene, recombinant and peptide vaccines in humans. Braz J Med Biol Res. 1999;32(2):199-205.

Delon J, Stoll S, Germain RN. Imaging of T-cell interactions with antigen presenting cells in culture and in intact lymphoid tissue. Immunol Rev. 2002;189:51-63.

Delves PJ, Martin SJ, Burton DR, et al. Roitt's – Essential Immunology. 12th ed. Oxford: Wiley-Blackwell; 2011. 546p.

Diegel ML, Chen F, Laus R, et al. Major histocompatibility complex class I-restricted presentation of protein antigens without prior intracellular processing. Scand J Immunol. 2003;58(1):1-8.

Ebert PJ, Li QJ, Huppa JB, et al. Functional development of the T cell receptor for antigen. Progress in Molecular Biology and Translational. Science. 2010;92:65-100.

Feske S, Skolnik EY, Prakriya M. Ion channels and transporters in lymphocyte function and immunity. Nat Rev Immunol. 2012;12(7):532-47.

García-Borges CN, Phanavanh B, Crew MD. Characterization of porcine TAP genes: alternative splicing of TAP1. Immunogenetics. 2006;58(5-6):374-82.

Harris NL, Ronchese F. The role of B7 costimulation in T-cell immunity. Immunol Cell Biol. 1999;77(4):304-1

Hiltbold EM, Roche RA. Trafficking of MHC class II molecules in the late secretory pathway. Curr Opin Immunol. 2002;14(1):30-5.

Huppa JB, Gleimer M, Sumen C, et al. Continuous T cell receptor signaling required for synapse maintenance and full effector potential. Nat Immunol. 2003;4(8):749-55.

Itano AA, Jenkins MK. Antigen presentation to naive CD4 T cells in the lymph node. Nat Immunol. 2003;4(8):733-9.

Itano AA, McSorley SJ, Reinhardt RL, et al. Distinct dendritic cell populations sequentially present antigen to CD4 T cells and stimulate different aspects of cell-mediated immunity. Immunity. 2003;19(1):47-57.

Lankat-Buttgereit B, Tampe R. The transporter associated with antigen processing: function and implications in human diseases. Physiol Rev. 2002;82(1):187-204.

Larsson M, Fonteneau JF, Bhardwaj N. Cross-presentation of cell--associated antigens by dendritic cells. Curr Top Microbiol Immunol. 2003;276:261-75.

IMUNOLOGIA DO BÁSICO AO APLICADO

Murphy K, Travers P, Walport M. Janeway's Immunobiology – Immunobiology: The Immune System (Janeway). 8th ed. New York: Garland Science; 2011. 888p.

Neild AL, Roy CR. Legionella reveal dendritic cell functions that facilitate selection of antigens for MHC class II presentation. Immunity. 2003;18(6):813-23.

Pao LI, Badour K, Siminovitch KA, et al. Nonreceptor protein-tyrosine phosphatases in immune cell signaling. Annu Rev Immunol. 2007; 25:473-523.

Paulsson K, Wang P. Chaperones and folding of MHC class I molecules in the endoplasmic reticulum. Biochim Biophys Acta. 2003;1641(1):1-12.

Pfeifer JD, Wick MJ, Roberts RL, et al. Phagocytic processing of bacterial antigens for class I MHC presentation to T cells. Nature. 1993;361(6410):359-62.

Randolph GJ, Jakubzick C, Qu C. Antigen presentation by monocytes and monocyte-derived cells. Curr Opin Immunol. 2008;20(1):52-60.

Reche PA, Reinherz EL. Sequence variability analysis of human class I and class II MHC molecules: functional and structural correlates of amino acid polymorphisms. J Mol Biol. 2003;331(3):623-41.

Rock KL, York LA, Saric I, et al. Protein degradation and the generation of MHC class I presented peptides. Adv Immunol. 2002;80:1-70.

Savina A, Amigorena S. Phagocytosis and antigen presentation in dendritic cells. Immunol Rev. 2007;219:143-56.

Sicherer SH, Sampson HA. Food allergy. J Allergy Clin Immunol. 2010;125(2):116-25.

Telemo E, Korotkova M, Hanson LA. Antigen presentation and processing in the intestinal mucosa and lymphocyte homing. Ann Allergy Asthma Immunol. 2003;90(6):28-33.

Trombetta ES, Mellman I. Cell biology of antigen processing in vitro and in vivo. Ann Rev Immunol. 2005;23:975-1028.

Vergara Castillo U. Procesamiento, presentación y reconocimiento antigénico. In: González IP, Vigoroux AF, Carvajal CS, et al. Fundamentos de inmunología. Talca: Universidad de Talca; 1998. p. 185-200.

Villadangos JA. Presentation of antigens by MHC class II molecules: getting the most out of them. Mol Immunol. 2001;38(5):329-46.

Williams A, Peh CA, Elliot T. The cell biology of MHC classe I antigen presentation. Tissue Antigens. 2002;59(1):3-17.

CAPÍTULO 12 – SELEÇÃO CLONAL

Abbas AK, Lichtmann AH, Pillai S. Cellular and molecular immunology. 7th ed. Philadelphia: Saunders Elsevier; 2010. 560p.

Alberola-IIa J, Hogquist KA, Swan KA, et al. Positive and negative selection invoke distinct signaling pathway. J Ext Med. 1996;184(1):9-18.

Bishop KD, Harris JE, Mordes JP, et al. Depletion of the programmed death-1 receptor completely reverses established clonal anergy in CD4+ T lymphocytes via an interleukin-2-dependent mechanism. Cell Immunol. 2009;256(1-2):86-91.

Buhlmann JE, Elkin SK, Sharpe AH. A role for the B7-1/B7-2:-CD28/CTLA-4 pathway during negative selection. J Immunol. 2003;170(11):5421-8.

Casellas R, Shih TA, Kleinewietfeld M, et al. Contribution of receptor editing to the antibody repertorie. Science. 2001;291(5508):1541-4.

Cohn M, Mitchison NA, Paul WE, et al. Reflections on the clonal-selection theory. Nat Rev Immunol. 2007;7(10):823-30.

Cornall RJ. Goodnow CC, Cyster JG. The regulation of self-reactive B cells. Curr Opin Immunol. 1995;7(6):804-11.

Fawlbes BJ, Schweighoffer E. Positive selection of T cells. Curr Opin Immunol. 1995;7:188-95.

Garcia KC, Degano M, Pease LR, et al. Structural basis of plasticity in T cell receptor recognition of a self peptide-MAC antigen. Science. 1998;279(5354):1166-72.

Germain RN. T-cell development and the CD4-CD8 lineage decision. Nat Rev Immunol. 2002;2(5):309-22.

Hogquist KA, Tomlinson AJ, Kieper WC, et al. Identification of a naturally occorring ligand for thymic positive selection. Immunity. 1997;6(4):389-99.

Jorde LB, Carey JC, Bamshad MJ, et al. Genética médica. Rio de Janeiro: Elsevier; 2004. 415p.

Kishmoto H, Sprent J. Negative selection in the thymus includes semimature T cells. J Exp Med. 1997;185(2):263-71.

Lorenz RG, Alien PM. Thymic cortical epithelial cells can present self-antigens in vivo. Nature. 1989;337(6207):560-2.

Melamed D, Benschop RJ, Cambier JC, et al. Development regulation of B lymphocyte immune tolerance compartmentalizes clonal selection from receptor selection. Cell. 1998;92(3):173-82.

Murphy K, Travers P, Walport M. Janeway's Immunobiology – Immunobiology: The Immune System (Janeway). 8th ed. New York: Garland Science; 2011. 888p.

Palmer E. Negative selection-clearing out the bad apples from the T-cell repertoire. Nat Rev Immunol. 2003;3(5):383-91.

Rajewsky K. Clonal selection and learning in the antibody system. Nature. 1996;381:751-8.

Stefanski HE, Mayerova D, Jameson SC, et al. A low affinity TCR ligand restores positive selection of CD8+T cells in vivo. J Immunol. 2001;166(11):6602-7.

Steinman RM. The control of immunity and tolerance by dendritic cell. Pathol Biol. 2003;51(2):59-60.

Takahashi Y, Ohta H, Takemori T. Fas is required for clonal selection in germinal centers and the subsequent establishment of the memory B cell repertoire. Immunity. 2001;14(2):181-92.

Tiegs SL, Russel DM, Nemazee D. Receptor editing in self-reactive bone marrow B cells. J Exp Med. 1993;177(4):1009-20.

Van Parijs L, Abbas AK. Homeostasis and self-tolerance in the immune system: turning lymphocytes off. Science. 1998;280(5361):243-8.

Zerrahn J, Held W, Rauled DH. The MHC reactivity of the T cell repertoire prior to positive and negative selection. Cell. 1997;88(5):627-36.

CAPÍTULO 13 – CITOCINAS

Bernardini G, Hedrick J, Sozzani S, et al. Identification of the CC chemokines TARC and macrophage inflammatory protein-1 beta as novel functional ligands for the CCR8 receptor. Eur J Immunol. 1998;28(2):582-8.

Cairns CB, Panacek EA, Harken AH, et al. Bench to beside: tumor necrosis factor-alpha: from inflamation to resuscitation. Acad Emerg Med. 2000;7(8):930-41.

Carvalho BTC, Iazzetti AV, Ferrarini MAG, et al. Sepse por Salmonella associada à deficiência do receptor da interleucina12 (IL-12R ß1). J Pediatr (Rio J). 2003;79(3):273-6.

Chapoval SP, Dasgupta P, Smith EP, et al. STAT6 expression in multiple cell types mediates the cooperative development of allergic airway disease. J Immunol. 2011;186:2571-83.

Delves PJ, Martin SJ, Burton DR, et al. Roitt's – Essential Immunology. 12th ed. Oxford: Wiley-Blackwell; 2011. 546p.

Durbin JE, Fernandez-Sesma A, Lee CK, et al. Type I IFN modulates innate and specific antiviral immunity. J Immunol. 2000;164(8):4220-8.

Dubin PJ, Kolls JK. Th17 cytokines and mucosal immunity. Immunol Rev. 2008;226:160-71.

Fernandes Filho JA, Vedeler CA, Myhr KM, et al. TNF-alpha and -beta gene polymorphisms in multiple sclerosis: a highly significant role for determinants in the first intron of the TNF-beta gene. Autoimmunity. 2002;35(6):377-80.

Fischer A. Human immunodeficiency: connecting STAT3, Th17 and human mucosal immunity. Immunol Cell Biol. 2008;86(7):549-51.

Galli G, Chantry D, Annunziato F, et al. Macrophage-derived chemokine production by activated human T cells in vitro and in vivo: preferential association with the production of type 2 citokines. Eur J Immunol. 2000;30(1):204-10.

Goenka S, Kaplan MH. Transcriptional regulation by STAT6. Immunol Res. 2011;50:87-96.

Hartung T, Von AuLock S, Schneider C, et al. How to leverage an endogenous immune defense mechanism: the example of granulocyte colony-stimulating factor. Crit Care Med. 2003;31(1):65-75.

Hebenstreit D, Wirnsberger G, Horejs-Hoeck J, et al. Signaling mechanisms, interaction partners, and target genes of STAT6. Cytokine Growth Factor Rev. 2006;17:173-88.

Hirata H, Arima M, Cheng G, et al. Production of TARC and MDC by naïve T cells in asthmatic patients. J Clin Immunol. 2003;23(1):34-45.

Kim CH. The greater chemotactic net work for Lymphocyte trafficking: chemokines and beyond. Curr Opin Hematol. 2005;12(4):298-304.

Lanford RE, Guerra B, Lee H, et al. Antiviral effect and virus--host interactions in response to alpha interferon gamma interferon, poly(i)-poly(c), tumor necrosis factor alpha, and ribavirin in hepatitis C virus subgenomic replicons. J Virol. 2003;77(2):1092-104.

Larkin J, Jin L, Farmen M, et al. Synergistic antiviral activity of human interferon combinations in the hepatitis C virus replicon system. J Interferon Cytokine Res. 2003;23(5):247-57.

Liang HE, Reinhardt RL, Bando JK, et al. Divergent expression patterns of IL-4 and IL-13 define unique functions in allergic immunity. Nat Immunol. 2012;13:58-66.

Liu X, Beaty TH, Deindl P, et al. Associations between specific serum IgE response and 6 variants within the genes IL4, IL13, and IL4RA in German children: the German Multicenter Atopy Study. J Allergy Clin Immunol. 2003;112(2):382-8.

Lowenberg B, van Putten W, Theobald M, et al.; Dutch-Belgian Hemato-Oncology Cooperative Group; Swiss Group for Clinical Cancer Research. Effect of priming with granulocyte colony-stimulating factor on the outcome of chemotherapy for acute myeloid leukemia. N Engl J Med. 2003;349(8):743-52.

Lund FE. Cytokine-producing B lymphocytes – key regulators of immunity. Curr Opin Immunol. 2008;20(3):332-8.

Male D, Brostoff J, Roth BR, Roitt IM. Immunology. 8th ed. Philadelphia: Saunders Elsevier; 2012. 488p.

Masztalerz A, Van Rooijen N, Den Otter W, et al. Mechanisms of macrophage cytotoxicity in IL-2 and IL-12 mediated tumour regression. Cancer Immunol Immunother. 2003;52(4):235-42.

McGaha TL, Le M, Kodera T, Stoica C, et al. Molecular mechanisms of interleukin-4-induced upregulation of type I collagen gene expression in murine fibroblasts. Arthritis Rheum. 2003;48(8):2275-84.

Milner JD, Brenchley JM, Laurence A, et al. Impaired Th17 cell differentiation in subjects with autosomal dominant hyper-IgE syndrome. Nature. 2008;452(7188):773-6.

Murphy K, Travers P, Walport M. Janeway's Immunobiology – Immunobiology: The Immune System (Janeway). 8th ed. New York: Garland Science; 2011. 888p.

Nilsen AM, Hagemann R, Eikas H, et al. Reduction of IL-12 p40 production in activated monocytes after exposure to diesel exhaust particles. Int Arch Allergy Immunol. 2003;131(3):201-8.

Oh CK, Geba GP, Molfino N. Investigational therapeutics targeting the IL-4/IL-13/STAT-6 pathway for the treatment of asthma. Eur Respir Rev. 2010;19:46-54.

Ouyang W, Kolls JK, Zheng Y. The biological functions of T helper 17 cell effector cytokines in inflammation. Immunity. 2008;28(4):454-67.

Pallua N, von Heimburg D. Pathogenic role of interleukin-6 in the development of sepsis. Crit Care Med. 2003;31(5):1490-4.

Pfeffer K. Biological functions of tumor necrosis factor cytokines and their receptors. Cytokine Growth Factor Rev. 2003;14(3-4):185-91.

Pierro E, Minici F, Alesiani O, et al. In vitro regulation of beta1 and beta3 integrin subunits in endometrial epithelial cells from normal endometrium. Am J Reprod Immunol. 2003;49(6):373-6.

Ramjeesingh R, Leung R, Siu CH. Interleukin-8 secreted by endothelial cells induces chemotaxis of melanoma cells through the chemokine receptor CXCR1. FASEB J. 2003;17(10):1292-4.

Schiffer CA. Hematopoietic growth factors and the future of therapeutic research on acute myeloid leukemia. N Engl J Med. 2003;349(8):727-9.

Sfriso P, Calabrese F, Grava C, et al. Expression of the interferon-gamma-inducible 10-kd protein and CXC receptor 3 in the salivary gland lesions of patients with Sjogren's syndrome. Arthritis Rheum. 2003;48(8):2390-1.

Tay SS, McCormack A, Lawson C, et al. IFN-gamma reverses the stop signal allowing migration of antigen-specific T cells into inflammatory sites. J Immunol. 2003;170(6):3315-22.

Varella PPV, Forte WCN. Citocinas: revisão. Rev Bras Alerg Imunopatol. 2001;24(4):46-54.

Vecchiet J, Dalessandro M, Travasi F, et al. Increased production of oncostatin-M by lymphomononuclear cells from HIV-1-infected patients with neuroAIDS. J Acquir Immune Defic Syndr. 2003;32(4):464-5.

Wolf LA, Reed GF, Buggage RR, et al. Vitreous cytokine levels. Ophthalmol. 2003;110(8):1671-2.

Zhao Y, Balato A, Fishelevich R, et al. Th17/Tc17 infiltration and associated cytokine gene expression in elicitation phase of allergic contact dermatitis. Br J Dermatol. 2009;161(6):1301-6.

CAPÍTULO 14 – PRINCÍPIOS DOS MÉTODOS PARA AVALIAÇÃO LABORATORIAL EM IMUNOLOGIA

Cha YJ, Cho HI. External quality assurance in diagnostic immunology: a twenty-year experience in Korea. Southeast Asian J Trop Med Public Health. 2002;33(2):104-11.

Coltorti EA, Fernandez E, Marguet ER, et al. Deteccion de portadores asintomaticos de quistes hidatidicos: aumento de la especificidad del ensayo immunoenzimatico. Rev Inst Med Trop São Paulo. 1990;32(4):275-84.

Dutra V, Piffer I, Castagna de Vargas A, et al. Padronização do teste ELISA baseado em antígeno capsular purificado dos sorotipos 3, 5 e 7 de Actinobacillus pleuropneumoniae. Cienc Rural. 2000;30(2):281-6.

Ferreira AW, Avila SLM. Diagnóstico de laboratório da doença de Chagas. Rev Soc Cardiol Estado de São Paulo. 1995;5(6):101-5.

Forte WCN, Almeida AR, Leão RC. Resposta fagocitária e atividade quimiotática em crianças eutróficas. Rev Hosp Clin Fac Med Univ São Paulo. 1990;45(6):256-9.

Ghilardi F, Rosales T, Biancalana Jr A, et al. Análise clínica laboratorial na sensibilização eritrocitária perinatal com a realização de estudo imuno-hematológico pela gel-centrifugação. Bol Soc Bras Hematol Hemoter. 1995;17(170):59-63.

Liappis N, Starke A, Lantto O, et al. Investigation of Pharmacia UniCAP 100 for in vitro allergy diagnosis. Clin Lab. 1999;49:189-91.

Liberal MHT, Boughton E. Padronização do teste Elisa indireto para sorodiagnóstico de Mycoplasma bovis. Rev Microbiol. 1992;23(3):146-50.

Mancini G, Carbonara HO, Heremans JF. Immunochemical of antigens by single radial immunodifusion. Immunochemistry. 1965;2(3):235-55.

Montero C. The antigen-antibody reaction in immunohistochemistry. J Histochem Cytochem. 2003;51(1):1-4.

Morgan BP. Physiology and pathophysiology of complement: progress and trends. Crit Rev Rev Clin Lab Sci. 1995;32(3):265-98.

Lima AO, Soares JB, Greco JB, et al. Provas diagnósticas em alergia e imunologia. In: Oliveira Lima A, Soares JB, Greco JB, et al. Métodos de laboratório aplicados à clínica. Rio de Janeiro: Guanabara Koogan AS; 1992. p. 1-31.

Porcel JM, Peakman M, Senaldi G, et al. Methods for assessing complement activation in the clinical immunology laboratory. J Immunol Methods. 1993;157(1-2):1-9.

Rawlins SC, Chaillet P, Validum L, et al. Evaluation of methods for the laboratory diagnosis of malaria in Guyana. West Indian Med J. 1993;42(3):111-4.

Rizzo MC. Avaliação da imunidade. Pediatr Mod. 1993;29(3):343-9.

Rossi CL. Imunodiagnóstico da neurocisticercose: estudo comparativo entre uma técnica baseada na utilização de um conjugado contendo lectina com afinidade para eritrócitos (Erythro-Lit) e uma técnica imunoenzimática (Elisa). Rev Bras Neurol. 1995;31(1):23-6.

Sampson HA. Improving in vitro tests for the diagnosis of food hypersensitivity. Curr Opin Allergy Clin Immunol. 2002;2(3):257-61.

Stites DP, Folds JD, Scmitz J. Laboratory evaluation of immune competence. In: Stites DP, Terr AI, Parslow TG. Medical immunology. 9th ed. Stamford: Appleton and Lange; 1997. p. 319-26.

Vazquez S, Valdes O, Pupo M, et al. MAC-ELISA and ELISA inhibition methods for detection of antibodies after yellow fever vaccination. J Virol Methods. 2003;110(2):179-84.

Vieira T, Lopes C, Pereira AM, et al. Microarray based IgE detection in polysensitized allergic patients with suspected food allergy – an approach in four clinical cases. Allergol Immunopathol. 2012;40(3):172-80.

Wildt RMT, Mundy CR, Gorick BD, et al. Antibody arrays for high-throughput screening of antibody-antigen interactions. Nat Biotechnol. 2000;18(9):989-94.

Wöhrl S, Vigl K, Zehetmayer S, et al. The performance of a component-based allergen-microarray in clinical practice. Allergy. 2006;61(5):633-9.

Yamamoto YI, Huber V, Shimizu SH. Identification of Toxoplasma gondii antigens involved in the IgM and IgG indirect hemagglutination tests for the diagnosis of toxoplamosis. Rev Inst Med Trop São Paulo. 1997;39(3):149-54.

CAPÍTULO 15 – REAÇÕES IGE-MEDIADAS

Adkinson NF Jr, Bochner BS, Burks AW, et al. Middleton's Allergy: principles and practice. 8th ed. Philadelphia: Saunders; 2013. 1.896p.

Addor FAS, Aoki V. Barreira cutânea na dermatite atópica. An Bras Dermatol. 2010;85(2):184-94.

Akdis M, Trautmann A, Klunker S, et al. T helper (Th) 2 predominance in atopic diseases is due to preferential apoptosis of circulating memory/effector Th1 cells. FASEB J. 2003;17(9):1026-35.

Andrade CR, Chatkin JM, Camargos PAM. Assessing clinical and spirometric control and the intensity of the inflammatory process in asthma. J Pediatr (Rio J). 2010;86(2):93-100.

Arikawa J, Ishibashi M, Kawashima M, et al. Decreased levels of sphingosine, a natural antimicrobial agent, may be associated with vulnerability of the stratum corneum from patients with atopic deramtitis to colonization by Staphylococcus aureus. J Invest Dermatol. 2002;119(2):433-9.

Arruda LK, Santos ABR, Ferriani VPL, et al. Alergia a barata: papel na asma. Rev bras alerg imunopatol. 2005;28(4):172-80.

Arruda LK, Solé D, Baena-Cagnani CE, et al. Risk factors for asthma and atopy. Curr Opin Allergy Clin Immunol. 2005;5(2):153-9.

Arshad SH. Primary prevention of asthma and allergy. J Allergy Clin Immunol. 2005;116(1):3-14.

Asero R, Lorini M, Tedeschi A. Association of chronic urticaria with thyroid autoimmunity and Raynaud phenomenon with anticentromere antibodies. J Allergy Clin Immunol. 2003;111(5):1129-30.

Asero R. Intolerance to nonsteroidal anti-inflammatory drugs might precede by years the onset of chronic urticaria. J Allergy Clin Immunol. 2003;111(5):1095-8.

Aun M, Agondi R, Motta AA. Reações adversas a aditivos alimentares. Rev Bras Alerg Imunopatol. 2011;34:177-86.

Aun MV, Barros MT, Kalil J, et al. Papel da imunoglobulina intravenosa na asma brônquica. Rev Bras Alerg Imunopatol. 2008;31(1):19-22.

Bacharier LB, Boner A, Carlsen KH, et al.; European Pediatric Asthma Group. Diagnosis and treatment of asthma in childhood: a PRACTALL consensus report. Allergy. 2008;63(1):5-34.

Bahna SL. Clinical expressions of food allergy. Ann Allergy Asthma Immunol. 2003;90(6 Suppl 3):41-4.

Bahna SL. Diagnosis of food allergy. Ann Allergy Asthma Immunol. 2003;90:77-80.

Bakker RA, Schoonus S, Smit MJ, et al. Histamine H1-receptor activation of NF-kB: roles for Gbg and Ga-subunits in constitutive and agonist-mediated signaling. Mol Pharmacol. 2001;60:1133-42.

Bakker RA, Timmerman H, Leurs R. Histamine receptors: specific ligands, receptor biochemistry, and signal transduction. Clin Allergy Immunol. 2002;17:27-64.

Barbato A, Turato G, Baraldo S, et al. Airway inflammation in childhood asthma. Am J Respir Crit Care Med. 2003;168(7):798-803.

Beausoleil JL, Fiedler J, Spergel JM. Food Intolerance and childhood asthma: what is the link? Paediatr Drugs. 2007;9(3):157-63.

Beauther DA, Weiss ST, Sutherland ER. Obesity and asthma. Am J Respir Crit Care Med. 2006;174:112-9.

Beghe B, Barton S, Rorke S, et al. Polymorphisms in the interleukin-4 and interleukin-4 receptor alpha chain genes confer susceptibility to asthma and atopy in a Caucasian population. Clin Exp Allergy. 2003;33(8):1111-7.

Benedicto CG, Forte WCN. Asma brônquica. In: Gutierrez MT, Pistelli I. Pediatria diagnóstico e terapêutica. São Paulo: Robe; 1999. p. 332-45.

Bernd LAG. Alergia a medicamentos. Rev Bras Alerg Imunopatol. 2005;28(3):125-32.

Bernd LAG. Alergia medicamentosa. In: Geller M, Scheinberg M. Diagnóstico e tratamento das doenças imunológicas. Rio de Janeiro: Elsevier; 2005. p. 133-42.

Bielory L. Differential diagnoses of conjunctivitis for clinical allergist-immunologists. Ann Allergy Asthma Immunol. 2007;98(2):105-15.

Bielory L. Role of antihistamines in ocular allergy. Am J Med. 2002;113(9):34-7.

Blank U, Jouvin MH, Guerin-Marchand C, et al. The high-affinity IgE receptor: lessons from structural analysis. Med Sci. 2003;19(1):63-9.

Bodtger U, Poulsen LK, Malling HJ. Retrospective assessment of seasonal allergic symptoms: over-rating but useful. Clin Exp Allergy. 2003;33(4):496-500.

Bolte G, Bischof W, Borte M, et al.; LISA Study Group. Early endotoxin exposure and atopy development in infants: results of a birth cohort study. Clin Exp Allergy. 2003;33(6):770-6.

Bonini S, Majani G, Canonica GW. Rhinasthma: a new specific QoL questionnaire for patients with rhinitis and asthma. Allergy. 2003;58(4):289-94.

Boumendjel A, Tridon A, Messarah M, et al. Eosinophilic activity and bronchial hyperresponsiveness within an asthmatic paediatric population. Allergol Immunopathol. 2012;40(5):301-5.

Bousquet J, Khaltaev N, Cruz AA, et al.; ARIA Workshop Group, World Health Organization. Allergic Rhinitis and its Impact on Asthma (ARIA) 2008 update. Allergy 2008;63(Suppl 86):8-160.

Boutet LP. Physiopathology of airway hyperresponsiveness. Curr Allergy Asthma Rep. 2003;3(2):166-71.

Brodell LA, Beck LA. Differential diagnosis of chronic urticaria. Ann Allergy Asthma Immunol. 2008;100(3):181-90.

Burks W. Skin manifestations of food allergy. Pediatrics. 2003;111(6 Pt 3):1617-24.

Buske-Kirschbaum A, Hellhammer DH. Endocrine and immune responses to stress in chronic inflammatory skin disorders. Ann N Y Acad Sci. 2003;992:231-40.

Byrnes CA, Dinarevic S, Shinebourne EA, et al. Exhaled nitric oxide measurements in normal and asthmatic children. Pediatr Pulmonol. 1997;24(5):312-8.

Camargos PAM, Rodrigues MESM, Solé D. Asma e rinite alérgica como expressão de uma única doença: um paradigma em construção. J Pediatr (Rio J). 2002;78(2):123-8.

Camelo-Nunes I, Solé D. Pneumologia na adolescência. J Pediatr (Rio J). 2001;77(2):143-52.

Cancian M, Bortolati M, Fagiolo U. Urticaria and angioedema. Ann Ital Med Int. 2003;18(1):16-23.

Carballo IC, Pastor MCD, Zalava BB, et al. Safety of measles-mumps-rubella vaccine (MMR) in patients allergic to eggs. Allergol Immunopathol. 2007;35(3):105-9.

Cardinale F, de Benedictis FM, Muggeo V, et al. Exhaled nitric oxide, total serum IgE and allergic sensitization in childhood asthma and allergic rhinitis. Pediatr Allergy Immunol. 2005;16(3):236-42.

Cartier A. Diagnosing occupational asthma. Allergy Clin Immunol Int. 2003;15:197-202.

Casagrande RR, Pastorino AC, Souza RG, et al. Prevalência de asma e fatores de risco em escolares da cidade de São Paulo. Rev Saúde Pública. 2008;42(3):517-23.

Castro APBM. Calcineurin inhibitors in the treatment of allergic dermatitis. J Pediatr (Rio J). 2006;82(5):166-72.

Castro APBM. Determinação da concentrações séricas de IgE específica para o leite de vaca e suas frações no diagnóstico de alergia ao leite de vaca [tese]. São Paulo: Faculdade de Medicina da Universidade de São Paulo; 2009.

Castro APM, Jacob CMA, Portorino AC, et al. Ácidos graxos na dermatite atópica: etiopatogenia e terapêutica. Pediatria (São Paulo). 1995;17(2):79-85.

Castro APM, Solé D, Rosário Filho NR, et al. Guia prático para o Manejo da Dermatite Atópica – Opinião conjunta de especialistas em alergologia da Associação de Alergia e Imunopatologia e da Sociedade Brasileira de Pediatria. Rev Bras Alerg Imunopatol. 2006;29(6):268-82.

Castro FFM. Rinite alérgica: modernas abordagens para uma clássica questão. 3ª ed. São Paulo: Vivali; 2003. 303p.

Castro FFM, Galvão CES. Imunoterapia. São Paulo: Manole; 2010.

Castro-Rodriguez JA, Holberg CJ, Wright AL, et al. A clinical index to define risk of asthma in young children with recurrent wheezing. Am J Respir Crit Care Med. 2000;162(4):1403-6.

Caubet JC, Nowak-Węgrzyn A, Moshier E, et al. Utility of casein-specific IgE levels in predicting reactivity to baked milk. J Allergy Clin Immunol. 2013;131(1):222-4.

Champs NS, Santos UR, Andrade CR, et al. Importância da avaliação ofmalmológica em crianças em uso de corticoterapia inalatória. Pediatria (São Paulo)l 2011;33(1):9-12.

Chervinsky P, Casale T, Townley R, et al. Omalizumab, an anti-IgE antibody, in the treatment of adults and adolescents with perennial allergic rhinitis. Ann Allergy Asthma Immunol. 2003;91(2):160-7.

Chinn S. Obesity and asthma. Paediatric Respir Rev. 2006;7:223-8.

Chong Neto HJ, Rosário NA. Wheezing in infancy: epidemiology, investigation, and treatment. J Ped. 2010;86(3):171-8.

Chong Neto HJ, Rosário NA; Grupo EISL Curitiba (Estudio International de Sibilancias em Lactentes). Fatores de risco para sibilância no primeiro ano de vida. J Pediatr (Rio J). 2008;84(6):495-502.

Chong Neto HJ, Rosário NA, Solé D, et al. Prevalência de sibilância recorrente em lactentes. J Pediatr (Rio J). 2007;83(4):3576-62.

Cintra CFSC, Castro FFM, Cintra PPVC. As alterações oro-faciais apresentadas em pacientes respiradores bucais. Rev Bras Alerg Imunopatol. 2000;23(2):78-8.

Colver AF, Macdougall C, Cant A. Food allergy in childhood. Arch Dis Child. 2003;88(8):742-3.

Correa JMM, Zuliani A. Imunidade relacionada à resposta alérgica no início da vida. J Pediatr (Rio J). 2001;77(6):441-6.

Costa E, Blanc ES, França AT. Aspergilose broncopulmonar alérgica (ABPA): estudo comparativo das alterações radiográficas pulmonares. Rev Bras Alerg Imunopatol. 1995;18(3):103-7.

Costa JJ, Weller PF, Gali SJ. The cells of the allergic response: mast cells, basophils and eosinophils. JAMA. 1997;278(22):1815-22.

Criado PR, Criado RFJ. Reações adversas às drogas: o espectro dermatológico na prática clínica. Barueri (SP): Manole; 2014. 816p.

Criado PR, Criado RFJ, Maruta CW, et al. Urticária. An Bras Dermatol. 2005;80(6):631-6.

Criado RFJ, Criado PR, Sittart JAS, et al. Urticária e doenças sistêmicas. Rev Bras Alerg Imunopatol. 1999;144:708-14.

Criado RFJ, Philippi JC, Franco RS, et al. Urticárias. Rev Bras Alerg Imunopatol. 2006;28:273-83.

Cruz FAA, Mello Jr JF, Baiocchi Jr G, et al. Rinite alérgica: diagnóstico. Rev Bras Alerg Imunopatol. 1995;18(5):171-6.

Dela Bianca ACC, Wandalsen GF, Solé D. Lactente sibilante: prevalência e fatores de risco. Rev Bras Alerg Imunopatol. 2010;33(2):43-50.

Demirjian M, Rumbyrt JS, Gowda VC, et al. Serum IgE and eosinophil count in allergic rhinitis. Allergol Immunopathol. 2012;40(5):267-74.

De Vries JE, Zurawski G. Immunoregulatory properties of IL-13: its potential role in atopic disease. Int Arch Allergy Immunol. 1995;106(3):175-9.

Devulapalli CS, Carlsen KC, Haland G, et al. Severity of obstructive airways disease by age 2 years predicts asthma at 10 years of age. Thorax. 2008;63:8-13.

Dias A, Santos A, Pinheiro JA. Persistence of cow's milk allergy beyond two years of age. Allergol Immunopathol. 2010;38(1):8-12.

Diretrizes da Sociedade Brasileira de Pneumologia e Tisiologia para o Manejo da Asma. J Bras Pneumol. 2012;38(1):1-46.

Diretrizes de Doenças Pulmonares Intersticiais da Sociedade Brasileira de Pneumologia e Tisiologia. J Bras Pneumol. 2012;38(2):51-546.

Djukanović R, Harrison T, Johnston SL, et al. The effect of inhaled interferon-beta on worsening of asthma symptoms caused by viral infections: a randomised trial. Am J Respir Crit Care Med. 2014;190(2):145-54.

Dolci JEL. Modelo estrutural e ultraestrutura do epitélio da mucosa da concha nasal inferior em pacientes com rinite alérgica [tese]. São Paulo: Escola Paulista de Medicina; 1994. 70p.

Dreborg S. The implications of nomenclature. Ann Allergy Asthma Immunol. 2002;89(6):83-5.

Emerson MF, Fernandes MFM, Bernd LAG, et al. Rinite alérgica na criança. Rev Bras Alerg Imunopatol. 1995;18(5):193-4.

Engin B, Uguz F, Yilmaz E, et al. The levels of depression, anxiety and quality of life in patients with chronic idiopathic urticaria. J Eur Acad Dermatol Venereol. 2008;22(1):36-40.

Ensina LF, Fernandes FR, Giovanni Di Gesu GD, et al. Indicações para a dessensibilização a medicamentos. Rev Bras Alerg Imunopatol. 2009;32(2):42-7.

Ensina LFC, Tanno LK, Oliveira AKB, et al. Teste de provocação em indivíduos com hipersensibilidade aos anti-inflamatórios não esteroidais – proposta de uma abordagem prática. Rev Bras Alerg Imunopatol. 2008;31(2):60-3.

Ercan H, Ispir T, Kirac D, et al. Precditors of atopic dermatitis phenotypes and severity: roles of serum immunoglobulins and filaggrin gene mutation R501X. Alergol Immunopathol. 2013;41(2):86-93.

Fernandes MFM, Bernd LAG, Reis EAPR, et al. Rinite alérgica: imunoterapia. Rev Bras Alerg Imunopatol. 1995;18(5):189.

Ferrari FP, Rosário Filho NA, Ribas LFO, et al. Prevalência de asma em escolares de Curitiba – projeto ISSAC (International Study of Asthma and Allergies in Childhood). J Pediatr (Rio J). 1998;74(4):299-305.

Fogg MI, Spergel JM. Management of food allergies. Expert Opin Pharmacother. 2003;4(7):1025-37.

Fort MM, Cheung J, Yen D, et al. IL-25 induces IL-4, IL-5, and IL-13 and Th2-associated pathologies in vivo. Immunity. 2001;15(6):985-95.

Forte WC, Sumita JM, Rodrigues AG, et al. Rebound phenomenon to systemic corticosteroid in atopic dermatitis. Allergol Immunopathol. 2005;33(6):307-11.

Forte WCN. Patofisiologia das reações de hipersensibilidade. In: Douglas CR. Patofisiologia geral: mecanismo da doença. São Paulo: Robe; 1999. p. 678-82.

Forte WCN, Alionis Neto F, Mathias LAST. Reações adversas ao látex. Diag Trat. 2003;8:79-82.

Forte WCN, Carvalho Jr FF, Fernandes Filho WD, et al. Testes cutâneos de hipersensibilidade imediata com o evoluir da idade. J Pediatr (Rio J). 2001;77(2):112-8.

Forte WCN, Fernandes Filho WD. Rinite alérgica. In: Coates V, Beznos GW, Françoso LA. Doenças do adolescente. 2ª ed. São Paulo: Sarvier; 2003. p. 463-6.

Forte WCN, Henriques LS. Púrpura de Henöch-Schönlein. Pediatr Mod. 2001;37:359-74.

Forte WCN, Oliveira SMCG. Urticária e angioedema. In: Coates V, Beznos G, Françoso LA. Doenças do adolescente. 2ª ed. São Paulo: Sarvier; 2003. p. 466-70.

França AT. Urticária e angioedema: diagnóstico e tratamento. Rio de Janeiro: Revinter; 2000. 117p.

Freire FA, Senise Jr MF, Wandalsen GF, et al. Perfil de lactentes sibilantes acompanhados em serviço de referência: avaliação de dez anos. Rev Bras Alerg Imunopatol. 2012;35(2):71-7.

Frew AJ. T-cell recruitment and specificity in allergic inflammation. Chem Immunol. 2000;78:135-47.

Galvão CES. Asma e rinite ocupacionais – visão imunoalérgica. Rev Bras Alerg Imunopatol. 2010;33(1):2-7.

Garcia DP. Allergy immunotherapy: a reassurance. J Ky Med Assoc. 2003;101(6):245-6.

Genov IR, Solé D, Santos ABR, et al. Tropomiosinas e reatividade cruzada. Rev Bras Alerg Imunopatol. 2009;32(3):89-95.

Global Initiative for Asthma. Disponível em: www.ginasthma.org.

Goldman L, Schafer AI. Goldman's – Cecil Medicine. 24th ed. Philadelphia: Saunders Elsevier; 2011. 3744p.

Gould HJ, Sutton BJ. IgE in allergy and asthma today. Nat Rev Immunol. 2008;8(3):205-17.

Gotua M, Lomidze N, Dolidze N, et al. IgE-mediated food hypersensitivity disorders. Georg Med News. 2008;(157):39-44.

Graudenz GS, Latorre MR, Tribess A, et al. Persistent allergic rhinitis and indoor air quality perception – an experimental approach. Indoor Air. 2006;16(4):313-9.

Greaves MW. Chronic idiopathic urticaria and Helicobacter pylori – not directly causative, but could there be a link? Allergy Clin Immunol Int. 2001;13(1):23-6.

Grupo Brasileiro de Imunodeficiências. Disponível em: www.imunopediatria.org.br.

Gushken AKF, Castro APM, Pastorino AC, et al. Establishing a milk specific IgE decision point in IgE mediated cow's milk allergy. J Allerg Clin Immunol. 2006;117(2):44.

Hanifin JM, Rajka G. Diagnostic features of atopic dermatitis. Acta Derm Venereal. 1980;92:44-7.

Hanifin JM, Thruston M, Omoto M, et al. The eczema area and severity index (EASI): assessment of reliability in atopic dermatitis. EASI Evaluator Group. Exp Dermatol. 2001;10(1):11-8.

Haque S, Boyce N, Thien FC, et al. Role of intravenous immunoglobulin in severe steroid-dependent asthma. Intern Med J. 2003;33(8):341-4.

Hill ID, Dirks MH, Liptak GS, et al. North American Society for Pediatric Gastroenterology, Hepatology and Nutrition. Guideline for the diagnosis and treatment of celiac disease in children: recommendations of the North American Society for Pediatric Gastroenterology, Hepatology and Nutrition. J Pediatr Gastroenterol Nutr. 2005;41:1-19.

Holcroft CA, Eisen EA, Sama SR, et al. Measurement characteristics of peak expiratory flow. Chest. 2003;124(2):501-10.

Holtzman MJ. Drug development for asthma. Am J Respir Cell Mol Biol. 2003;29(2):163-71.

Host A. Frequency of cow's milk allergy in childhood. Ann Alllergy Asthma Immunol. 2002;89(6):33-7.

III Consenso Brasileiro sobre Rinites – 2012. J Bras ORL. 2012;75(6):5-51.

Jacob CMA, Castro APBM, Gushken AKF, et al. Alergia alimentar. In: Jacob CMA, Pastorino AC. Alergia e imunologia para o pediatra. 1ª ed. São Paulo: Manole; 2009. p. 259-77.

Jacob CM, Oliveira LC, Goldberg AC, et al. Polimorfismo de interleucina 10 e persistência da alergia ao leite de vaca. Rev Bras Alerg Imunopatol. 2010;33(3):93-8.

Jentzsch NS, Bourgeois M, Bilic J, et al. Nitric oxide in children with persistent asthma. J Pediatr (Rio J). 2006;82(3):193-6.

Juhas TR, Pinto MG, Cuisse RFO, et al. Estudo exploratório em pacientes com urticária crônica: elementos autorreferidos sobre a doença e investigação de sintomas depressivos. Rev Bras Alerg Imunopatol. 2011;34(5):209-13.

Juniper EF, Rohrbaugh T, Meltzer EO. A questionnaire to measure quality of life in adults with nocturnal allergic rhinoconjunctivitis. J Allergy Clin Immunol. 2003;111(3):484-90.

Kabesch M, Schedel M, Carr D, et al. IL-4/IL-13 pathway genetics strongly influence serum IgE levels and childhood asthma. J Allergy Clin Immunol. 2006;117(2):269-74.

Kalesnikoff J, Huber M, Lam V, et al. Monomeric IgE stimulates signaling pathways in mast cells that lead to cytokine production and cell survival. Immunit. 2001;14(6):801-11.

Kaplan AP. Chronic urticaria: pathogenesis and treatment. J Allergy Clin Immunol. 2004;144(3):465-74.

Karpati S. Dermatitis herpetiformis: close to unravelling a disease. J Dermatol Sci. 2004;34(2):83-90.

Katelaris C, Carrozzi F, Burke T. Allergic rhinoconjunctivitis in elite athletes: optimal management for quality of life and performance. Sports Med. 2003;33(6):401-6.

Keill T. Epidemiology of food allergy: what's new? A critical appraisal of recent population-based studies. Curr Opin Allergy Clin Immunol. 2007;7(3):259-63.

Kestler A, Keyes L. Images in clinical medicine. Uvular angioedema (Quincke's disease). N Engl J Med. 2003;349(9):867.

Kidon MI, Chin CW, Kang LW, et al. Mite component-specific IgE repertoire and phenotypes of allergic disease in childhood: the tropical perspective. Ped Allerg Immunol. 2011;22(2):202-10.

Kikuchi Y, Fann T, Kaplan AP. Antithyroid antibodies in chronic urticaria and angioedema. J Allergy Clin Immunol. 2003;112(1):218-11.

Koga C, Kabashima K, Shiraishi N, et al. Possible pathogenic role of Th17 cells for atopic dermatitis. J Invest Dermatol. 2008;128(11):2569-71.

Krawiec ME, Westcott JY, Chu HW, et al. Persistent wheezing in very young children is associated with lower respiratory inflammation. Am J Respir Crit Care Med. 2001;163(6):1338-43.

Kuhl K, Hanania NA. Targeting IgE in asthma. Curr Opin Pulm Med. 2012;18(1):1-5.

Lanier BQ. Newer aspects in the treatment of pediatric and adult asthma: monoclonal anti-IgE. Ann Allergy Asthma Immunol. 2003;90(6):13-5.

Laske N, Bunikowski R, Niggemann B. Extraordinarily high serum IgE levels and consequences for atopic phenotypes. Ann Allergy Asthma Immunol. 2003;91(2):202-4.

Leung DYM, Boguniewicz M, Howell MD, et al. New insights into atopic dermatitis. J Clin Invest. 2004;113(5):651-7.

Levy Y, Segal N, Weintrob N, et al. Chronic urticaria: association with thyroid autoimmunity. Arch Dis Child. 2003;88(6):517-9.

Lima CMF, Galvão CES. Mecanismos da imunoterapia alérgeno-específica. In: Castro FFM, Galvão CES. Imunoterapia. São Paulo: Manole; 2011. p. 55-65.

Lima S, Rodrigues CS, Camelo-Nunes IC, et al. Urticárias físicas: revisão. Rev Bras Alerg Imunopatol. 2008;31:220-6.

Lopes WA, Rosário N, Leite N. Broncoespasmo induzido pelo exercício em adolescentes asmáticos obesos e não obesos. Rev Paul Pediatr. 2010;28(1):36-40.

Lord CJM, Lamb JR. Th2 cells in allergic inflammation: a target of immunotheraphy. Clin Exp Allergy. 1996;26(7):756-65.

Lu LR, Peat JK, Sullivan CE. Snoring in preschool children: prevalence and association with nocturnal cough and asthma. Chest. 2003;124(2):587-93.

Maia AAM, Croce J, Guimarães JH, et al. Sensibilização alérgica à Blatella germanica em pacientes com asma e rinite na cidade de São Paulo, Brasil. Rev Bras Alerg Imunopatol. 1996;19(2):47-50.

Magalhães M, Pachi PR, Azevedo RM. Distúrbios respiratórios no período neonatal. In: Magalhães M, Rodrigues FPM, Gallaci CB, et al. Guia de bolso de neonatologia. São Paulo: Atheneu; 2011. p. 65-70.

Malmberg LP, Pelkonen AS, Haahtela T, et al. Exhaled nitric oxide rather than lung function distinguishes prescholl children with probable asthma. Thorax. 2003;58(6):494-9.

Martinez JAB. Aspergilose broncopulmonar alérgica. In: Voltarelli JC. Imunologia clínica na prática médica. São Paulo: Atheneu; 2009. p. 931-4.

Martinez FD. Heterogeneity of the association between lower respiratory illness in infancy and subsequent asthma. Proc Am Thorac Soc. 2005;2(2):157-61.

Martinez FD. The coming-of-age of the hygiene hypothesis. Respir Res. 2001;3(2):129-32.

Martinez FD, Wright AL, Taussig LM, et al. Asthma and wheezing in the first six years of life. The Group Health Medical Associates. N Engl J Med. 1995;332(3):133-8.

Matricardi PM, Bouygue GR, Tripodi S. Innercity asthma and the hygiene hypothesis. Ann Allergy Asthma Immunol. 2002; 89(6):69-74.

Matsui EC, Wood RA. Peanut allergy. N Engl J Med. 2003;349(3):301-3.

Medeiros Jr M, Soares ACB, Mendes CMC. Urticária e angioedema: avaliação de 793 casos. Rev Bras Alerg Imunopatol. 1999;22(6):179-87.

Motta AA, Kalil J, Barros MT. Sensibilização a ácaros ambientais em pacientes com dermatite atópica. Rev Bras Alerg Imunopatol. 2004;27:208-16.

Martins MA, Carrilho FJ, Alves VAF, et al. Clínica médica (7). Barueri, SP: Manole; 2009. 828p.

Munhoz AS, Adde FV, Nakaie CM, et al. Long-term home oxygen therapy in children and adolescents: analysis of clinical use and costs of a home care program. J Pediatr (Rio J). 2011;87(1):13-8.

Murphy K, Travers P, Walport M. Janeway1s Immunobiology – Immunobiology: The Immune System (Janeway). 8th ed. New York: Garland Science; 2011. 888p.

Naclerio RM. Allergic rhinitis. N Engl J Med. 1991;325:860-9.

Negreiros EB, Espínolaz ABA. Etiopatogenia da dermatite atópica. Rev Bras Alerg Imunopatol. 1994;17(2):51-5.

Negreiros B, Filardi C. O Staphylococcus e a dermatite atópica. Rev Bras Alerg Imunopatol. 1988;11(2):51.

Nettis E, Pannofino A, D'Aprile C, et al. Clinical and aetiological aspects in urticaria and angioedema. Br J Dermatol. 2003;148(3):501-6.

Newman J. How breast milk protects newborns. Sci Am. 1995;4:76-9.

Newton JA, Glenn T, Atkins D, et al. Eosinophilic esophagitis: recognizing the clues. Gastroenterol Nurs. 2011;34(2):147-52.

Nja F, Nystad W, Hetlevik O, et al. Airway infections in infancy and the presence of allergy and asthma in school age children. Arch Dis Child. 2003;88(7):566-9.

Novak N, Allam JP, Bieber T. Allergic hyperreactivity to microbial components: a trigger factor of "intrinsic" atopic dermatitis? J Allergy Clin Immunol. 2003;112(1):215-6.

Novak N, Bieber T. Allergic and nonallergic forms of atopic diseases. J Allergy Clin Immunol. 2003;112(2):252-62.

Nowak-Wegrzyn A, Shapiro GG, Beyer K, et al. Contamination of dry powder inhalers for asthma with milk proteins containing lactose. JACI. 2004;113(3):558-60.

Oddy WH, Peat JK. Breastfeeding, asthma, and atopic disease: an epidemiological review of the literature. J Hum Lact .2003;19(3):250-61.

Oettgen HC, Geha RS. IgE regulation and roles in asthma pathogenesis. J Allergy Clin Immunol. 2001;107(3):429-40.

Oliveira CH, Binotti RS, Muniz JRO, et al. Fauna acarina da poeira de colchões na cidade de Campinas – SP. Rev Bras Alerg Imunopatol. 1999;22(6):188-97.

O'Regan GM, Sandilands A, McLean IHW, et al. Filaggrin in atopic dermatitis. J Allerg Clin Immunol. 2009;124(3):2-6.

Pajno GB, Peroni DG, Barberio G, et al. Predictive features for persistence of atopic dermatitis in children. Pediatr Allergy Immunol. 2003;14(4):292-5.

Pastorino AC, Accioly AP, Lanzellotti R, et al. Asma: aspectos clínico-epidemiológicos de 237 pacientes de um ambulatório pediátrico especializado. J Pediatr (Rio J). 1998;74(1):49-58.

Pastorino AC, Kuschnir FC, Arruda LKP, et al. Sensitization to aeroallergens in Brazilian adolescents living at the periphery of large subtropical urban centres. Allergol Immunopathol. 2008;36(1):9-16.

Pawankar R. Allergic rhinitis and asthma: from the link to emerging therapies. Indian J Chest Dis Allied Sci. 2003 45(3):179-89.

Pinto LA, Stein RT, Kabesch M. Impact of genetics in childhood asthma. J Pediatr (Rio J). 2008;84(4):568-75.

Pires AHS, Valle SOR, Prioli RNT, et al. Urticária de pressão tardia. Rev Bras Alerg Imunopatol. 2007;30(5):183-6.

Platts-Mills TA. Allergen avoidance in the treatment of asthma and rhinitis. N Engl J Med. 2003;349(3):207-8.

Poonawalla T, Kelly B. Urticaria: a review. Am J Clin Dermatol. 2009;10(1):9-21.

Prado E. Asma brônquica: mecanismos de defesa. In: Academia Nacional de Medicina. I Congresso Nacional – A Saúde do Adolescente. Rio de Janeiro: Academia Nacional de Medicina; 1991. p. 297-301.

Prescott SL, Bjorkstén B. Probiotics for the prevention or treatment of allergic diseases. J Allergy Clin Immunol. 2007;120(2):255-62.

Ramos-e-Silva M, Jacques CD. Epidermal barrier function and systemic diseases. Clin Dermatol. 2012;30(3):277-9.

Rance F, Micheau P, Marchac V, et al. Food allergy and asthma in children. Rev Pneumol Clin. 2003;59(2):109-13.

Reitamo S, Remitz A. Tacrolimus and pimecrolimus ointments in the treatment of atopic eczema. Duodecim. 2003;119(9):825-7.

Reme ST, Pekkanen J, Soininen L, et al. Does heredity modify the association between farming and allergy in children? Acta Paediatr. 2002;91(11):1163-9.

Rios M, Carvalho L. Alergia clínica diagnóstico e tratamento. Rio de Janeiro: Revinter; 2007.

Rios JB, Carvalho LP, Martins ER, et al. Testes alérgicos intradérmicos de puntura e injetáveis. In: Alergia clínica: diagnóstico e tratamento. Rio de Janeiro: Revinter; 1995. p. 457-67.

Robaina JCG, Machin IS, Fernandez-Caldas E, et al. Skin tests and conjunctival and bronchial challenges with extracts of Blomia tropicalis and Dermatophagoides pteronyssinus in patients with allergic asthma and/or rhinoconjunctivitis. Int Arch Allergy Immunol. 2003;131(3):182-8.

Roberfroid M. Prebiotics: the concept revisited. J Nutr. 2007;137(2):830-7.

Roberts G, Hurley C, Lack G. Development of a quality-of-life assessment for the allergic child or teenager with multisystem allergic disease. J Allergy Clin Immunol. 2003;111(3):491-7.

Robinson DS. The Th1 and Th2 concept in atopic allergic disease. Chem Immunol. 2000;78:50-61.

Rodrigues AT, Fernandes FR, Aun WT, et al. Características clínicas de pacientes com asma de difícil controle. Rev Bras Alerg Imunopatol. 2007;30(2):56-61.

Rojas Ramos E, Martinez Jimenez N, Reyes Salinas A. The Th2 theory in allergy: present and future directions. Rev Alerg Mex. 2003;50(2):64-70.

Romagnani S. The role of lymphocytes in allergic disease. J Allergy Clin Immunol. 2000;105(3):399-408.

Rondón C, Canto G, Blanca M. Local allergic rhinitis: a new entity, characterization and further studies. Curr Opin Allergy Clin Immunol. 2010;10(1):1-7.

Rosário-Filho NA, Jacob CM, Solé D, et al. Pediatric allergy and immunology in Brazil. Ped Allerg Immunol. 2013;24(4):402-9.

Rosenwasser LJ. Mechanisms of IgE inflammation. Curr Allergy Asthma Rep. 2011;11(2):178-83.

Roxo Jr P. Diagnóstico e tratamento de doenças alérgicas em Pediatria. São Paulo: Atheneu; 2011. 376p.

Rullo VEV, Rizzo MCV, Solé D, et al. Broncoprovocação específica em crianças asmáticas. Rev Bras Alerg Imunopatol. 1996;19(6):263-71.

Rullo VE, Solé D, Arruda LK, et al. House-dust endotoxin exposure and recurrent wheezing in infants: a cohort study. J Investig Allergol Clin Immunol. 2008;18:484-5.

Sá AB, Garro LS, Fernandes FR, et al.; Grupo de Interesse em Alergia a Medicamentos (GIAM). Recomendações para o diagnóstico de alergia ao látex. Rev Bras Alerg Imunopatol. 2012;35(5):183-9.

Sabra A, Bellanti JA, Rais JM, et al. IgE and non-IgE food allergy. Ann Allergy Asthma Immunol. 2003;90(6):71-6.

Sampson HA. Food allergy. J Allergy Clin Immunol. 2003;111:544-7.

Sampson HA. Utility of food-especific IgE concentrations in predicting symptomatic food allergy. J Allergy Clin Immunol. 2001;107(5):891-6.

Sampson HA, Aceves S, Bock SA, et al. Food allergy: A practice parameter update-2014. J Allergy Clin Immunol 2014;134(5):1016-25.

Sampson HA, Muñoz-Furlong A, Campbell RL, et al. Second symposium on the definition and management of anaphylaxis: summary report-Second National Institute of Allergy and Infectious Disease/Food Allergy and Anaphylaxis Network symposium. J Allergy Clin Immunol. 2006;117(2):391-7.

Sanchez-Borges M, Capriles-Hulett A, Caballero-Fonseca F. Cutaneous reactions to aspirin and nonsteroidal antiinflammatory drugs. Clin Rev Allergy Immunol. 2003;24(2):125-36.

Sapala S, Belkengren R. Pediatric management problems. Acute asthma exacerbation. Pediatr Nurs. 2003;29(3):215.

Sarinho ESC. Hipersensibilidade aos ácaros da poeira domiciliar em pacientes asmáticos: estudo de caso-controle em escolares. Recife: Universidade Federal de Pernambuco; 1998. 83p.

Sarinho E, Cruz AA. Anticorpo monoclonal anti-IgE no tratamento da asma e de outras manifestações relacionadas a doença alérgica. J Pediatr (Rio J). 2006;82(5):127-32.

Schmid-Grendelmeier P, Simon D, Simon HU, et al. Epidemiology, clinical features, and immunology of the "intrinsic" (non-IgE-mediated) type of atopic dermatitis (constitutional dermatitis). Allergy. 2001;56(9):841-9.

Sdepanian VL, Morais MB, Fagundes-Neto U. Doença celíaca: características clínicas e métodos utilizados no diagnóstico de pacientes cadastrados na Associação dos Celíacos do Brasil. J Pediatr (Rio J). 2001;77:131-8.

Seidman EG, Singer S. Therapeutic modalities for cow's milk allergy. Ann Allergy Asthma Immunol. 2003;90(6):104-11.

Semper AE, Heron K, Woollard AC, et al. Surface expression of Fc epsilon RI on Langerhans' cells of clinically uninvolved skin is associated with disease activity in atopic dermatitis, allergic asthma, and rhinitis. J Allergy Clin Immunol. 2003;112(2):411-9.

Severity scoring of atopic dermatitis: the SCORAD index. Consensus Report of the European Task Force on Atopic Dermatitis. Dermatology. 1993;186(1):23-31.

Sicherer SH, Long DYM. Advances in allergic skin disease, anaphylaxis, and hypersensitivity reactions to foods, drugs, and insects in 2013. J Allergy Clin Immunol 2013;131:55-66.

Sicherer SH, Sampson HA. Food allergy. J Allergy Clin Immunol. 2010; 125(2):116-25.

Sly PD, Robertson CF. A review of pulmonary function testing in children. J Asthma. 1990;27(3):137-47.

Solé D, Amancio OMS, Jacob CMA, et al.; Asssociação Brasileira de Alergia e Imunopatologia, Sociedade Brasileira de Alimentação e Nutrição. Guia prático de diagnóstico e tratamento da alergia às proteínas do leite de vaca mediada pela imunoglobulina E. Rev Bras Alerg Imunopatol. 2012;35(6):203-33.

Solé D, Bernd LAG, Rosário Filho, NA. Tratado de alergia e imunologia clínica. São Paulo: Atheneu; 2011.

Solé D, Mello Jr JF, Weckx LLM, et al. II Consenso Brasileiro sobre Rinites 2006. Rev Bras Alerg Imunopatol. 2006;29:29-58.

Solé D, Silva LR, Rosário Filho NA, et al. Consenso Brasileiro sobre Alergia Alimentar: 2007. Rev Bras Alerg Imunopatol. 2008;31(2):64-89.

Solé D, Wandalsen GF, Camelo-Nunes IC, et al.; ISAAC Brazilian Group. Prevalence of symptoms of asthma, rhinitis, and atopic eczema among Brazilian children and adolescents identified by the International Study of Asthma and Allergies in Childhood (ISAAC) – Phase 3. J Pediatr (Rio J). 2006;82(5):341-6.

Sologuren MJJ, Silveira HL, Calil Jr JA. Associação entre asma, rinite alérgica e eczema, utilizando-se o protocolo ISAAC. Rev Bras Alerg Imunopatol. 2000;23(3):111-7.

Soriano V, Niveiro E, Fernandez J, et al. Successful desensitization to penicillin after diagnostic reassessment. Allergol Immunopathol. 2003;31(2):94-6.

Spalding SM, Wald V, Bernd LAG. IgE sérica total em atópicos e não atópicos na cidade de Porto Alegre. Rev Assoc Med Bras. 2000;46(2):93-7.

Spergel JM. Eosinophilic esophagitis in adults and children: evidence for a food allergy component in many patients. Curr Opin Allergy Clin Immunol. 2007;7(3):274-8.

Sporik R, Holgate ST, Thomas AE, et al. Exposure to house-dust mite allergen (Der p I) and the development of asthma in childhood – a prospective study. N Engl J Med. 1990;323(8):502-7.

Soresi S, Togias A. Mechanisms of action of anti-immunoglobulin E therapy. Allergy Asthma Proc. 2006;27(1):S15-23.

Souza FS, Cocco RR, Sarni ROS, et al. Prebiotics, probiotics and symbiotics on prevention and treatment of allergic diseases. Rev Paul Ped. 2010;28(1):86-97.

Stadtmauer G. Food allergy: preventing a fatal outcome. Arch Intern Med. 2003;163(15):1861-2.

Stern DA, Morgan WJ, Halonen M, et al. Wheezing and bronchial hyper-responsiveness in early childhood as predictors of newly diagnosed asthma in early adulthood: a longitudinal birth-cohort study. Lancet. 2008;372(9643):1058-64.

Terra Filho M, Godoy AL, Stirbulov R. Sociedade Paulista de Pneumologia e Tisiologia: atualização e reciclagem em pneumologia. São Paulo: Vivale; 2001.

Thepen T, Langeveld-Widschut EG, Bihari IC, et al. Biphasic response against aeroallergen in atopic dermatitis showing a switch from an initial Th2 response to a Th1 response in situ. J Allergy Clin Immunol. 1996;97(3):828-37.

Thestrup-Pedersen K. Clinical aspects of atopic dermatites. Clin Exp Dermatol. 2000;25(7):535-43.

Thomson AB, Drozdowski L, Iordache C, et al. Small bowel review: normal physiology. Dig Dis Sci. 2003;48(8):1546-64.

Trautmann A, Akdis M, Kleeman D, et al. T cell-mediated Fas-induced keratinocyte apoptosis plays a key pathogenetic role in eczematous dermatitis. J Clin Invest. 2000;106(1):25-35.

Tsai K, Valente NY, Nico MM. Inflammatory peeling skin syndrome studied with electron microscopy. Pediatr Dermatol 2006;23(5):488-92.

Vasconcelos DM, Fernandes MFM, Mello YAMF, et al. Imunologia da imunoterapia. Rev Bras Alerg Imunopatol. 1987;10(6):187-94.

Vieira TR, Péret ACA, Péret Filho LA. Periodontal problems associated with systemic diseases in children and adolescents. Rev Paul Pediatr. 2010;28(2):237-43.

Von Mutius E, Braun-Fahrlander C, Schierl R, et al. Exposure to endotoxin or other bacterial components might protect against the development of atopy. Clin Exp Allergy. 2000;30(9):1230-4.

Yang AC, Arruda LK, Kokron CM, et al. Reatividade Cruzada entre Ácaros e Camarão. Rev Bras Alerg Imunopatol. 2010;33:14-22.

Walker-Smith J. Cow's milk allergy: a new understanding from immunology. Ann Allergy Asthma Immunol. 2003;90(6):81-3.

Wandalsen NF, Forte WCN. Asma: manejo do período intercrise. In: Roxo Jr P. Alergia e imunodeficiências em Pediatria. Ribeirão Preto, SP: Tecmedd; 2006. p. 191-205.

Wandalsen FG, Lanza FC, Dela Bianca AC, et al. Asma grave em lactente: seguimento clínico e funcional. Rev Bras Alerg Imunopatol. 2011;34(3):103-7.

Wandalsen GF, Solé D. Testes de provocação nasal. In: Solé D, Prado E, Mello Jr JF. Rinite alérgica. São Paulo: Conexão Editorial; 2010. p. 142-52.

Wang YH, Angkasekwinai P, Lu N, et al. IL-25 augments type 2 immune responses by enhancing the expansion and functions of TSLP-DC-activated Th2 memory cells. J Exp Med. 2007;204(8):1837-47.

Wagner S, Breiteneder H. The latex-fruit syndrome. Biochem Soc Trans. 2002;30:935-40.

Wolf R, Wolf D. Abnormal epidermal barrier in the pathogenesis of atopic dermatitis. Clin Dermatol. 2012;30(3):329-34.

Wolthers OD. Eosinophil granule proteins in the assessment of airway inflammation in pediatric bronchial asthma. Pediatr Allergy Immunol. 2003;14(4):248-54.

Wood RA, Sicherer SH, Vickery BP, et al. The natural history of milk allergy in an observational cohort. J Allergy Clin Immunol. 2013;131(3):805-12.

Wuthrich B, Schmid-Grendelmeier P. The atopic eczema. J Investig Allergol Clin. Immunol. 2003;13(1):1-5.

Zauli D, Zucchini S, Grassi A, et al. Adrenaline and non-life threatening allergic reactions: cause of reactions should be identified. BMJ. 2003;327(7408):227-30.

Ziegler JB. Peanut allergy. N Engl J Med. 2003;349(3):301-3.

Zuberbier T, Aberer W, Asero R, et al. The EAACI/GA LEN/EDF/WAO Guideline for the definition, classification, diagnosis, and management of urticaria: the 2013 revision and update. Allergy. 2014;69(7):868-87.

CAPÍTULO 16 – CITOTOXICIDADE CELULAR DEPENDENTE DE ANTICORPO

Abbas AK, Lichtmann AH, Pillai S. Cellular and molecular immunology. 7th ed. Philadelphia: Saunders Elsevier; 2010. 560p.

Aguila Rojas A, Muñoz Cáceres H, Fernández Fraile P, et al. Evolución clínica de la enfermedad hemolítica por incompatibilidad ABO y Rh. Pediatría. 1989;32(2):73-6.

Banks ND, Kinsey N, Clements J, et al. Sustained antibody-dependent cell-mediated cytotoxicity (ADCC) in SIV-infected macaques correlates with delayed progression to AIDS. AIDS Res Hum Retroviruses. 2002;18(16):1197-205.

Berkman P, Vardinon N, Yust I. Antibody dependent cell mediated cytotoxicity and phagocytosis of senescent erythrocytes by autologous peripheral blood mononuclear cells. Autoimmunity. 2002;35(6):415-9.

Chuang SS, Lee JK, Mathew PA. Protein kinase C is involved in 2B4 (CD244)-mediated cytotoxicity and AP-1 activation in natural killer cells. Immunology. 2003;109(3):432-9.

Cianciarullo MA, Ceccon AEJ, Vaz FAC. Doença hemolítica neonatal: antígenos e anticorpos envolvidos. Pediatr (São Paulo). 2001;23(3):251-7.

Cid Vidal J, Elies Fibla E. Immunohematologic study of ABO hemolytic disease. An Esp Pediatr. 2000;53(3):249-52.

Ferraz E, Arruda LK, Bagatin E, et al. Laboratory animals and respiratory allergies: The prevalence of allergies among laboratory animal workers and the need for prophylaxis. Clinics. 2013;68:750-9.

Hadley AG. Laboratory assays for predicting the severity of haemolytic disease of the fetus and newborn. Transpl Immunol. 2002;10(2-3):191-8.

Kato M, Morozumi K, Takeuchi O, et al. Complement fragment C4d deposition in peritubular capillaries in acute humoral rejection after ABO blood group-incompatible human kidney transplantation. Transplantation. 2003;75(5):663-5.

Liu Z, Lee FT, Hanai N, et al. Cytokine enhancement of in vitro antibody-dependent cellular cytotoxicity mediated by chimeric anti-GD3 monoclonal antibody KM871. Cancer Immun. 2002;2:13-6.

Murphy WG, Kelton JG. Immune haemolytic anaemia and trombocytopenia: drugs and autoantibodies. Biochem Soc Trans. 1991;19:183-6.

Murphy K, Travers P, Walport M. Janeway's Immunobiology – Immunobiology: The Immune System (Janeway). 8th ed. New York: Garland Science; 2011. 888p.

Petz LD. Drug-induced autoimmune hemolytic anemia. Transfus Med Rev. 1993;7:242-54.

Qu YH, Li Y. Progress of study on antitumor effects of antibody dependent cell mediated cytotoxicity-review. Chin Assoc Pathophysiol. 2010;18(5):1370-5.

Richter M, Richter M, Sklar S. The antibody-dependent cell-mediated cytotoxic (ADCC) reaction. Lymphocyte, neutrophil and monocyte cytotoxic activity as a function of the alloantibodies and erythrocyte target cells in the human allogeneic ADCC assay. Med Clin Exper. 1983;6(1):19-24.

Salama A, Santoso S, Mueller-Eckhardt C. Antigenic determinants responsible for the reactions of drug-dependent antibodies with blood cells. Br J Haematol. 1991;78(4):535-9.

Schmitz M, Zhao S, Schakel K, et al. Native human blood dendritic cells as potent effectors in antibody-dependent cellular cytotoxicity. Blood. 2002;100(4):1502-4.

Segre CAM, Gouvêa LC, Senise VLF, et al. Estudo de uma população com teste de Coombs direto positivo em sangue do cordão: análise de 92 casos. Rev Paul Pediatr. 1985;3(10):21-5.

Shinkawa T, Nakamura K, Yamane N, et al. The absence of fucose but not the presence of galactose or bisecting N-acetylglucosamine of human IgG1 complex-type oligosaccharides shows the critical role of enhancing antibody-dependent cellular cytotoxicity. J Biol Chem. 2003;278(5):3466-73.

CAPÍTULO 17 – REAÇÕES POR IMUNOCOMPLEXOS

Adkinson NF Jr, Bochner BS, Burks AW, et al. Middleton's allergy: principles and practice. 8th ed. Philadelphia: Saunders; 2013. 1.896p.

Abbas AK, Lichtman AH, Pillai S. Cellular and molecular immunology. 7th ed. Philadelphia: Saunders Elsevier; 2010. 560p.

Barbosa SFC, Adelino MGF, Takeda AK, et al. Pesquisa de imunocomplexos circulantes em pacientes com meninogococcemia. Rev Microbiol. 1985;16(4):275-9.

Clark WF, Turnbull DI, Driedger AA, et al. Intrarenal insoluble immune complex formation. J Clin Lab Immunol. 1980;4(1):21-5.

Cochrane CG, Koffler D. Immune complex disease in experimental animals and man. Adv Immunol. 1973;16(0):185-264.

Coelho FA, Olm GS, Seelig DC, et al. Manifestações neurológicas da poliarterite nodosa: aspectos etiológicos, imunopatogênicos, clínicos e terapêuticos. Pesq Med (Porto Alegre). 1998;32(2):28-32.

Couser WG, Salant DJ. In situ immune complex formation and glomerular injury. Kid Intern. 1980;17:1-13.

Forte WCN, Almeida RM, Bizuti GSC, et al. Fagocitose por neutrófilos no lúpus eritematoso sistêmico. Rev Assoc Med Bras. 2003;49(1):35-9.

Forte WCN, Mario AC, da Costa A, et al. Immunologic evaluation in infective endocarditis. Arq Bras Cardiol. 2001;76(1):48-52.

Gabriel Jr A, Feman M, Ramos RR. Imunocomplexos circulantes: crioglobulinas. Prat Hosp. 1989;4(2):20-2.

Goldman L, Schafer AI. Goldman's – Cecil Medicine. 24th ed. Philadelphia: Saunders Elsevier; 2011. 2v.

Henderson AL, Lindorfer MA, Kennedy AD, et al. Concerted clearance of immune complexes bound to the human erythrocyte complement receptor: development of a heterologous mouse model. J Immunol Methods. 2002;270(2):183-97.

Hilário MOE, Goldenberg J, Atra E, et al. Artrite reumatoide juvenil: alterações da quimiotaxia de leucócitos. Rev Bras Reumatol. 1991;31(2):43-9.

Imamura T, Kaneda H, Nakamura S. New functions of neutrophils in the Arthus reaction: expression of tissue factor, the clotting initiator, and fibrinolysis by elastase. Lab Invest. 2002;82(10):1287-95.

Jeffrey V. Ravetch. A full complement of receptors in immune complex diseases. J Clin Invest. 2002;110(12):1759-61.

Jiang K, Chen Y, Xu CS, et al. T cell activation by soluble C1q-bearing immune complexes: implications for the pathogenesis of rheumatoid arthritis. Clin Exp Immunol. 2003;131(1):61-7.

Marzocchi-Machado CM, Lucisano-Valim YM. Clearance de imunocomplexos: papel do complemento e dos polimorfonucleares neutrófilos. Medicina (Ribeirão Preto). 1997;30(2):234-42.

Matsumoto K, Watanabe N, Akikusa B, et al. Fc receptor-independent development of autoimmune glomerulonephritis in lupus prone MRL/lpr mice. Arthritis Rheum. 2003;48(2):486-94.

Miyaike J, Iwasaki Y, Takahashi A, et al. Regulation of circulating immune complexes by complement receptor type 1 on erythrocytes in chronic viral liver diseases. Gut. 2002;51(4):591-6.

Murphy K, Travers P, Walport M. Janeway's Immunobiology – Immunobiology: The Immune System (Janeway). 8th ed. New York: Garland Science; 2011. 888p.

Nash JT, Taylor PR, Botto M, et al. Physiologic and pathologic aspects of circulating immune complexes. Kidney Intl. 1989;35(4):933-1003.

Ravetch JV. A full complement of receptors in immune complex diseases. J Clin Invest. 2002;110(12):1759-61.

Riedl MA, Casillas AM. Adverse drug reactions: types and treatment options. Am Fam Phys. 2003;68(9):1781-90.

Scheuermann J, Viti F, Neri D. Unexpected observation of concentration-dependent dissociation rates for antibody-antigen complexes and other macromolecular complexes in competition experiments. J Immunol Methods2003;276(1-2):129-34.

Schifferli JA, Ng YC, Peters DK. The role of complement and its receptor in the elimination of immune complexes. N Engl J Med. 1986;315(8):488-95.

Souza BSB, Forte WCN, Carlquist I. Crioglobulinemia na esclerose sistêmica. Rev Bras Alerg Imunopatol. 1990;13(2):58-62.

Sullivan KE, Jawad AF, Piliero LM, et al. Analysis of polymorphisms affecting immune complex handling in systemic lupus erythematosus. Rheumatol (Oxford). 2003;42(3):446-52.

Theofilopoulos AN, Dixon FJ. Immune complexes in human diseases: a review. Am J Pathol. 1980;100(2):529-94.

Vervloet D, Durham S. Adverse reactions to drugs. BMJ. 1998;316(7143):1511-4.

Walport MJ, Davies KA, Botto M. C1q and systemic lupus erythematosus. Immunobiol. 1998;199(2):265-85.

Welch TR, Frenzke M, Witte D, et al. C5a is important in the tubulointerstitial component of experimental immune complex glomerulonephritis. Clin Exp Immunol. 2002;130(1):43-8.

Ximenes AC, Gabriel Jr A, Cossermelli W. Quantificação da interferência do soro na fagocitose de imunocomplexos nas espondiloartropatias soronegativas, lúpus eritematoso sistêmico e doença reumatoide. Rev Assoc Med Bras. 1994;40(1):15-22.

Yanaba K, Kaburagi Y, Takehara K, et al. Relative contributions of selectins and intercellular adhesion molecule-1 to tissue injury induced by immune complex deposition. Am J Pathol. 2003;162(5):1463-73.

Zerbini CA, Gabriel Jr A, Cossermelli W, et al. Imunocomplexos circulantes em portadores de lúpus eritematoso sistêmico e doença reumatoide. Detecção pelo C1q equino e fator reumatoide monoclonal. Rev Bras Reumatol. 1982;22(2):77-90.

CAPÍTULO 18 – HIPERSENSIBILIDADE CELULAR

Abbas AK, Lichtmann AH, Pillai S. Cellular and molecular immunology. 7th ed. Philadelphia: Saunders Elsevier; 2010. 560p.

Azulay RD, Azulay DR: Eczemas de contato. In: Azulay RD, Azulay DR. Dermatologia; 1997. p. 77-87.

Bennett CL, Noordegraaf M, Martina CA, et al. Langerhans cells are required for efficient presentation of topically applied hapten to Tcells. J Immunol. 2007;179(10):6830-5.

Bennett CL, van Rijn E, Jung S, et al. Inducible ablation of mouse Langerhans cells diminishes but fails to abrogate contact hypersensitivity. J Cell Biol. 2005;169(4):569-76.

Blauvelt A, Hwang ST, Udey MC. Allergic and immunologic diseases of the skin. J Allergy Clin Immunol. 2003;111(2):S560-70.

Bonneville M, Chavagnac C, Vocanson M, et al. Skin contact irritation conditions the development and severity of allergic contact dermatitis. J Invest Dermatol. 2007;127(6):1430-5.

Buchanan KL, Murphy JW. Characterization of cellular infiltrates and cytokine production during the expression phase of the anticryptococcal delayed-type hypersensitivity response. Infect Immun. 1993;61(7):2854-65.

Buchanan KL, Murphy JW. Kinetics of cellular infiltration and cytokine production during the efferent phase of a delayed-type hypersensitivity reaction. Immunol. 1997;90(2):189-97.

Denis M, Bisson D, Ghadirian E. Cellular and cytokine profiles in spontaneous regression phase of hypersensitivity pneumonitis. Exp Lung Res. 1993;19(2):257-71.

Duarte I, Proença NG, Drullis E. Dermatites eczematosas de mãos: contribuição dos teste epicutâneos para seu diagnóstico diferencial. An Bras Dermatol. 1990;65(5):239-43.

Francis AJ, Giannelli F. Cooperation between human cells sensitive to UVA radiations: a clue to the mechanism of cellular hypersensitivity associated with different clinical conditions. Exp Cell Res. 1991;195(1):47-52.

Fukunaga A, Khaskhely NM, Sreevidya CS, et al. Dermal dendritic cells, and not Langerhans cells, play an essential role in inducing an immune response. J Immunol. 2008;180(5):3057-64.

Girolomoni G, Sebastiani S, Albanesi C, et al. T-cell subpopulations in the development of atopic and contact allergy. Curr Opin Immunol. 2002;13(6):733-7.

Gober MD, Gaspari AA. Allergic contact dermatitis. Curr Dir Autoimmun. 2008;10:1-26.

Goldman L, Schafer AI. Goldman's – Cecil Medicine. 24th ed. Philadelphia: Saunders Elsevier; 2011. 3744p.

Grabbe S, Schwarz T. Immunoregulatory mechanisms involved in elicitation of allergic contact hypersensitivity. Immunol Today. 1998;19(1):37-44.

Granado M. Rol de la hipersensibilidad retartada en el proceso inmunitario de defensa contra la tuberculosis. Med AIS Boliv. 1998;13(1):42-4.

Heredia MS, Succi RCM. Imunidade e alergia tuberculínica. Pediatr Mod. 1989;24(3):128-30.

Kaplan DH, Jenison MC, Saeland S, et al. Epidermal Langerhans cell-deficient mice develop enhanced contact hypersensitivity. Immunity. 2005;23(6):611-20.

Kaplan DH, Kissenpfennig A, Clausen BE. Insights into Langerhans cell function from Langerhans cell ablation models. Eur J Immunol. 2008;38(9):2369-76.

Kissenpfennig A, Henri S, Dubois B, et al. Dynamics and function of Langerhans cells in vivo: dermal dendritic cells colonize lymph node areas distinct from slower migrating Langerhans cells. Immunity. 2005;22(5):643-54

Lee LY, Kwong K, Lin YS, et al. Hypersensitivity of bronchopulmonary C-fibers induced by airway mucosal inflammation: cellular mechanisms. Pulm Pharmacol Ther. 2002;15(3):199-204.

Martins LEAM, Reis VMS. Immunopathology of allergic contact dermatitis. An Bras Dermatol. 2011;86(3):419-33.

Nishibu A, Ward BR, Jester JV, et al. Behavioral responses of epidermal Langerhans cells in situ to local pathological stimuli. J Invest Dermatol. 2006;126(4):787-96.

Nishibu A, Ward BR, Jester JV, et al. Roles for IL-1 and TNF-dynamic behavioral responses of Langerhans cells to topical hapten application. J Dermatol Sci. 2007;45(1):23-30.

Paul LC. Current Knowledge of the pathogenesis of chronic allograft dysfunction. Transplant Proc. 1999;31(4):1793-5.

Ricciardi L, Gangemi S, Isola S, et al. Nickel allergy, a model of food cellular hypersensitivity? Allergy. 2001;56(67):109-12.

Trautmann A1, Akdis M, Kleemann D, et al. T cell-mediated FAS--induced keratinocyte apoptosis plays a key pathogenetic role in eczematous dermatitis. J Clin Invest. 2000;106(1):25-35.

Trautmann A, Altznauer F, Akdis M, et al. The differential fate of cadherins during T-cell-induced keratinocyte apoptosis leads to spongiosis in eczematous dermatitis. J Invest Dermatol. 2001;117(4):927-34.

Waldorf HA, Walsh LJ, Schechter NM, et al. Early cellular events in evolving cutaneous delayed hypersensitivity in humans. Am J Pathol. 1991;138(2):477-86.

Xu H, Bjarnason B, Elmets CA. Sensitization versus elicitation in allergic contact dermatitis: potential differences at cellular and molecular levels. Am J Contact Dermatitis. 2000;11(4):228-34.

CAPÍTULO 19 – REJEIÇÃO A TRANSPLANTES

Adkinson NF Jr, Bochner BS, Burks AW, et al. Middleton's allergy: principles and practice. 8th ed. Philadelphia: Saunders; 2013. 1.896p.

Abbud Filho M. Transplant rejection of vascularized organs. HB Cient. 1996;3(1):57-70.

Akalin E, Watschinger B. Antibody mediated rejection. Sem Nephrol. 2002;27(4):393-407.

Benini V, Zucman SC, Forte WCN. Microquimerismo após transplante renal e transfusão sanguínea. Rev Bras Alerg Imunopatol. 1998;22:25-33.

Bueno V, Silva Jr HT, Moura LA, et al. Xenotransplante. Rev Assoc Med Bras. 1995;41(4):284-92.

Carvalho MFC, Soares VA. Imunologia da transplantação renal. J Bras Med. 1999;76(1-2):59-64.

Colvin RB. Antibody-mediated renal allograft rejection: diagnosis and pathogenesis. J Am Soc Nephrol. 2007;18(4):1046-56.

Colvin RB. Chronic allograft nephropathy. NEJM. 2003;349(24):2288-90.

Cornell LD, Smith RN, Colvin RB. Kidney transplantation: mechanisms of rejection and acceptance. Ann Rev Pathol Mec Dis. 2008;3:189-220.

Galante NZ, Tedesco Jr HS, Machado PGP, et al. Rejeição aguda como fator de risco para sobrevida e sua incidência reduzida por ciclosporina entre HLA-idênticos. J Bras Nefrol. 2002;24(1):12-9.

Goulmy E, Schipper R, Pool J, et al. Mismatches of minor histocompatibility antigen between HLA-identical donors and recipients and the development of graft-versus-host disease after bone marrow transplantation. N Engl J Med. 1996;334(5):281-5.

Heeger PS. T-cell allorecognition and transplant rejection: a summary and update. Am J Transplant. 2003;3(5):525-33.

Ianhez LE, Paula FJ, Campagnari JC, et al. Análise de sobrevida de 487 pacientes com transplantes renais. Rev Hosp Clin Fac Med Univ São Paulo. 1992;47(4):180-4.

Jobim MR, Morris PJ, Welsh K, et al. Avaliação de anticorpos naturais humanos (xenoanticorpos) contra linfócitos de porco. J Bras Nefrol. 1996;18(2):118-23.

Jordan SC, Pescovitz M. Presensitization: the problem and its management. Clin J Am Soc Nephrol 2006;1(3):421-32.

Joosten SA, Sijpkens YW, van Kooten C, et al. Chronic renal allograft rejection: pathophysiologic considerations. Kidney Int. 2005;68(1):1-13.

Kissmeyer-Nielsen F, Olsen S, Petersen VP, et al. Hyperacute rejection of kidney allografts, associated with pre-existing humoral antibodies against donor cells. Lancet. 1966;2(7465):662-5.

Kraus AB, Shaffer J, Toh HC, et al. Early host CD8 T-cell recovery and sensitized anti-donor interleukin-2-producing and cytotoxic T-cell responses associated with marrow graft rejection following nonmyeloablative allogeneic bone marrow transplantation. Exp Hematol. 2003;31(7):609-21.

Landi EP, Oliveira JSR de. Doença do enxerto contra hospedeiro pós-transfusional – guia para irradiação gama de hemocomponentes. Rev Assoc Med Bras. 1999;45(3):261-72.

Libby P. Chronic rejection. Immunity. 2001;14:387-97.

Marsden PA. Predicting outcomes after renal transplantation – new tools and old tools. N Engl J Med. 2003;349(2):182-4.

Michaels PJ, Fishbein MC, Colvin RB. Humoral rejection of human organ transplants. Springer Semin Immunopathol. 2003;25(2):119-40.

Murphy K, Travers P, Walport M. Janeway's Immunobiology – Immunobiology: The Immune System (Janeway). 8th ed. New York: Garland Science; 2011. 888p.

Niederkorn JY. The immune privilege of corneal grafts. J Leukoc Biol. 2003;74(2):167-71.

Opelz G. Factors influencing long-term graft loss. The collaborative transplant study. Transplant Proc. 2000;32(3):647-9.

Pontes LF, Souza ERM, Pôrto LCMS. Anticorpos antidoador e rejeição de transplante renal. J Bras Urol. 1999;25(1):1-9.

Posselt AM, Vincenti F, Bedolli M, et al. CD69 expression on peripheral CD8 T cells correlates with acute rejection in renal transplant recipients. Transplantation. 2003;76(1):190-5.

Rocha PN, Plumb TJ, Crowley SD, et al. Effector mechanisms in transplant rejection. Immunol Rev. 2003;196:51-64.

Sens YAS, Forte WCN, Malafronte P, et al. Influence of chronic hepatitis C virus infection on lymphocyte phenotype in renal transplant recipients. Transplant Proc. 2002;34(2):466-8.

Spadafora-Ferreira M, Fonseca JA, Granja C, et al. Predominant IL-10 production in indirect alloreactivity is not associated with rejection. Clin Immunol. 2001;101(3):315-27.

Williams GM, Hume DM, Hudson Jr RP, et al. "Hyperacute" renal--homograft rejection in man. N Engl J Med. 1968;279(12):611-8.

Womer KL, Vella JP, Sayegh MH. Chronic allograft dysfunction: mechanisms and new approaches to therapy. Semin Nephrol. 2000;20(2):126-47.

Woywodt A, Schroeder M, Gwinner W, et al. Elevated numbers of circulating endothelial cells in renal transplant recipients. Transplantation. 2003;76(1):1-4.

Yang J, Jaramillo A, Liu W, et al. Chronic rejection of murine cardiac allografts discordant at the H13 minor histocompatibility antigen correlates with the generation of the H13-specific CD8+ cytotoxic T cells. Transplantation. 2003;76(1):84-91.

CAPÍTULO 20 – ETIOPATOGENIA DAS DOENÇAS AUTOIMUNES

Adkinson NF Jr, Bochner BS, Burks AW, et al. Middleton's allergy: principles and practice. 8th ed. Philadelphia: Saunders; 2013. 1.896p.

Adelman MK, Marchalonis JJ. Endogenous retroviruses in systemic lupus erythematosus: candidate lupus viruses. Clin Immunol. 2002; 102(2):107-16.

Almeida AP, Bechara GH, Varma RM. Cross-reactivity between hard tick antigens. Braz J Med Biol Res. 1994;27(3):697-707.

Alves C, Meyer I, Vieira N, et al. Distribuição e frequência de alelos e haplotipos HLA em brasileiros com diabetes melito tipo 1. Arq Bras Endocrinol Metab. 2006;50(3):436-44.

Bali D, Gourley S, Kostyu DD, et al. Genetic analysis of multiplex rheumatoid arthritis families. Genes Immun. 1999;1(1):28-36.

Barros MAE, Borges MF, Lima MA, et al. Tiroidite crônica na infância e adolescência. Arq Bras Endocrinol Metab. 1994;38(2):96-9.

Calderón P, Guzmán AM. Anticuerpos antinucleares: rol patogénico e importancia clínica. Rev Hosp Clin Univ Chile. 1997;8(4):293-8.

Carvalho IF, Ferriani VPL, Louzada Jr P. Mecanismos de autoimunidade. In: Grumach AS. Alergia e imunologia na infância e na adolescência. São Paulo: Atheneu; 2001. p. 343-56.

Chan OTM, Madaio MP, Shlomchik MJ. The central and multiple roles of B cells in lupus pathogenesis. Immunol Rev. 1999;169:107-21.

Datta S, Sarvetnick N. Lymphocyte proliferation in immune-mediated diseases. Trends Immunol. 2009;30(9):430-8.

Faé KC, da Silva DD, Oshiro SE, et al. Mimicry in recognition of cardiac myosin peptides by heart-intralesional T cell clones from rheumatic heart disease. J Immunol. 2006;176(9):5662-70.

Faé KC, Oshiro SE, Toubert A, et al. How an autoimmune reaction triggered by molecular mimicry between streptococcal M protein and cardiac tissue proteins leads to heart lesions in rheumatic heart disease. J Autoimmun. 2005;24(2):101-9.

Forte WCN. Mecanismos imunitários nas doenças autoimunes. In: Douglas CR. Patofisiologia geral: mecanismo da doença. São Paulo: Robe; 1999. p. 683-6.

Forte WCN, Almeida RM, Bizutti GSC, et al. Fagocitose por neutrófilos no lúpus eritematoso sistêmico. Rev Assoc Med Bras. 2003;49(1):35-9.

Gambineri E, Torgerson TR, Ochs HD. Immune dysregulation, polyendocrinopathy, enteropathy, and X-linked inheritance (IPEX), a syndrome of systemic autoimmunity caused by mutations of FOXP3, a critical regulator of T-cell homeostasis. Curr Opin Rheumatol. 2003;15(4):430-5.

Goldman L, Schafer AI. Goldman's – Cecil Medicine. 24th ed. Philadelphia: Saunders Elsevier; 2011. 2v.

Guilherme L, Cury P, Demarchi LM, et al. Rheumatic heart disease: proinflammatory cytokines play a role in the progression and maintenance of valvular lesions. Am J Pathol. 2004;165(5):1583-91.

Guilherme L, Kalil J. Rheumatic fever: from sore throat to autoimmune heart lesion. Int Arch Allergy Immunol. 2004;134(1):56-64.

Guilherme L, Kalil J. Rheumatic fever: the T cell response leading to autoimmune aggression in the heart. Autoimmun Rev. 2002;1(5):261-6.

Guilherme L, Kalil J, Cunningham M. Molecular mimicry in the autoimmune pathogenesis of rheumatic heart disease. Autoimmunity. 2006;39(1):31-9.

Jang YJ, Stollar BD. Anti-DNA antibodies: aspects of structure and pathogenicity. Cell Mol Life Sci. 2003;60(2):309-20.

Jorde LB, Carey JC, Bamshad MJ, et al. Genética médica. Rio de Janeiro: Elsevier; 2004. 415p.

Kasse CA, Miranda WL, Calliari LEP, et al. Autoanticorpos anti--ilhota e anti-insulina em diabéticos do tipo 1 de diagnóstico recente e parentes de primeiro grau brasileiros. Arq Bras Endocrinol Metab. 1998;42(1):45-52.

Kolowos W, Gaipl US, Voll RE, et al. CD4 positive peripheral T cells from patients with systemic lupus erythematosus (SLE) are clonally expanded. Lupus. 2001;10(5):321-31.

Kudva YC, Rajagopalan G, Raju R, et al. Modulation of insulitis and type 1 diabetes by transgenic HLA-DR3 and DQ8 in NOD mice lacking endogenous MHC class II. Hum Immunol. 2002;63(11):987-99.

Lorenz RR, Solares CA, Williams P, et al. Interferon-gamma production to inner ear antigens by T cells from patients with autoimmune sensorineural hearing loss. J Neuroimmunol. 2002;130(1-2):173-8.

Male D, Brostoff J, Roth BR, Roitt IM. Immunology. 8th ed. Philadelphia: Saunders Elsevier; 2012. 488p.

Manca N, Perandin F, De Simone N, et al. Detection of HTLV--I tax-rex and pol gene sequences of thymus gland in a large group of patients with myasthenia gravis. J Acquir Immune Defic Syndr. 2002;29(3):300-6.

Marquez J, Flores D, Candia L, et al. Granulomatous vasculitis. Curr Rheumatol Rep. 2003;5(2):128-35.

Melo KM, Carvalho BTC. Células T regulatórias: mecanismos de ação e função nas doenças humanas. Rev Bras Alerg Imunopatol. 2009;32(5):184-8.

Nowak J, Januszkiewicz D, Pernak M, et al. Multiple sclerosis-associated virus-related pol sequences found both in multiple sclerosis and healthy donors are more frequently expressed in multiple sclerosis patients. J Neurovirol. 2003;9(1):112-7.

Passos LFS. Apoptosis and SLE: another piece in the puzzle. Rev Bras Reumatol. 1997;37(6):327-34.

Plesa C, Poparda O, Colev V, et al. Etiopathogenesis of autoimmune thyroiditis. Rev Med Chir Soc Med Nat Iasi. 2002;106(1):47-52.

Poojari AS. Vitiligo and associated autoimmune disorders: a retrospective hospital-based study in Mumbai. Allergol Immunopathol (Madr). 2011;39(6):356-61.

Ramos-Casals M, Garcia-Carrasco M, Brito Zeron MP, et al. Viral etiopathogenesis of Sjogren's syndrome: role of the hepatitis C virus. Autoimmun Rev. 2002;1(4):238-43.

Rangel AA, Mendes RP, Clapauch R, et al. Síndrome de Klinefelter associada a lúpus eritematoso sistêmico: interferência dos esteroides sexuais. Arq Bras Endocrinol Metab. 2002;46(3):299-305.

Ronnblom L, Alm GV. An etiopathogenic role for the type I IFN system in SLE. Trends Immunol. 2001;22(8):427-31.

Rose NR. Infection, mimics and autoimmune disease. J Clin Invest. 2001;107(8):943-4.

Salaman MR. A two-step hypothesis for the appearance of autoimmune disease. Autoimmunity. 2003;36(2):57-61.

Sgarbi JA, Maciel RM. Pathogenesis of autoimmune thyroid diseases. Arq Bras Endocrinol Metabol. 2009;53(1):5-14.

Souza FC, Marcos EV, Ura S, et al. Estudo comparativo entre reação de Mitsuda e antígenos leucocitários humanos em pacientes hansenianos. Rev Soc Bras Med. 2007;40(2):188-91.

Torgerson TR. Regulatory T cells in human autoimmune diseases. Springer Semin Immunopathol. 2006;28(1):63-76.

Volpini WMG, Tambascia MA. Diabetes mellitus insulinodependente: história natural de uma síndrome autoimune. Arq Bras Endocrinol Metab. 1996;40(2):83-96.

Volpini WMG, Tambascia MA. Mecanismos gerais de tolerância imunológica e autoimunidade. Arq Bras Endocrinol Metab. 1996;40(1):14-22.

Wargula JC. Update on juvenile dermatomyositis: new advances in understanding its etiopathogenesis. Curr Opin Rheumatol. 2003;15(5):595-601.

CAPÍTULO 21 – IMUNODEFICIÊNCIAS PRIMÁRIAS

Adkinson NF Jr, Bochner BS, Burks AW, et al. Middleton's allergy: principles and practice. 8th ed. Philadelphia: Saunders; 2013. 1.896p.

Al-Herz W, Bousfiha A, Casanova JL, et al. Primary Immunodeficiency Diseases: An Update on the Classification from the International Union of Immunological Societies Expert Committee for Primary Immunodeficiency. Front Immunol. 2014;5(162):1-33.

Aragão Filho WC. O papel do fator nuclear kappa B (NF-kB) e do eixo IL-12/23-IFN-γ na ativação do sistema NADPH oxidase [mestrado]. São Paulo: Universidade de São Paulo; 2009.

Ashman RF, Schaffer FM, Kemp JD, et al. Genetic and immunologic analysis of a family containing five patients with common variable immunodeficiency or selective IgA deficiency. J Clin Immunol. 1992;12(6):406-14

Ballow M. Primary immunodeficiency disorders, antibody diseases. J Allergy Clin Immunol. 2002;109:581-91.

Bonilla FA, Bernstein IL, Khan DA, et al. Practice parameter for the diagnosis and management of primary immunodeficiency. Ann Allergy Asthma Immunol. 2005;94(5 Suppl 1):1-63.

Bonilla FA, Geha RS. Update on primary immunodeficiency disease. J Allergy Clin Immunol. 2006;17:435-41.

Bork K, Hardt J, Schicketanz KH, et al. Clinical studies of sudden upper airway obstruction in patients with hereditary angioedema due to C1 esterase inhibitor deficiency. Arch Intern Med. 2003;163(10):1229-35.

Buckley R. Molecular defects in human severe combined immunodeficiency and approaches to immune reconstitution. Annu Rev Immunol. 2004;22:625-55.

Carneiro-Sampaio MM, Carbonare SB, Rozentraub RB, et al. Frequency of selective IgA deficiency among Brazilian blood donors and healthy pregnant women. Allergol Immunopathol. 1989;17(4):213-6.

Carneiro-Sampaio MMS, Grumach AS, Manissadjian A. Laboratory screening for the diagnosis of children with primary immunodeficiencies. J Invest Allergol Clin Immunol. 1991;1(3):195-200.

Castigli E, Wilson SA, Garibyan L. TACI is mutant in common variable immunodeficiency and IgA deficiency. Nat Genet. 2005;37(8):829-34.

Ceccon MEJR, Leite KSF, Diniz EMA, et al. Complement deficiency (CH50) and sepsis in newborn infant: a case report. Pediatria (São Paulo) 2001;23(1):83-7.

Chinen J, Puck JM. Successes and risks of gene therapy in primary immunodeficiencies. J Allergy Clin Immunol. 2004;113:595-603.

Cohen A, Grunebaum E, Arpaia E, et al. Immunodeficiency caused by purine nucleoside phosphorylase deficiency. In: Roifman CM. Primary T-cell immunodeficiencies. Immunology and allergy clinics of North America. Philadelphia: WB Saunders; 2000. p. 143-60.

Condino AC, Grumach AS. Distúrbios de fagócitos. In: Grumach AS. Alergia e imunologia na infância e na adolescência. São Paulo: Atheneu; 2001. p. 475-93.

Conley ME, Howard V. Clinical findings leading to the diagnosis of X-linked agammaglobulinemia. J Pediatr. 2002;141(4):556-71.

Conley ME, Notarangelo LD, Etzioni A. Diagnostic criteria for primary immunodeficiencies. PAGID (Pan-American Group for Immunodeficiency) and ESID (European Society for Immunodeficiencies). Clin Immunol. 1999;93(3):190-7.

Errante PR, Frazão JB, Condino-Neto A. Deficiência da adesão leucocitária tipo I. Rev Bras Alerg Imunopatol. 2011;34(6):225-33.

Etzioni A. Leukocyte adhesion deficiencies: molecular basis, clinical findings, and therapeutic options. Adv Exp Med Biol. 2007;601:51-60.

European Society for Immunodeficiencies. Disponível em: www.esid.org.

Forte WCN, de Carvalho Jr FF, Damaceno N, et al. Evolution of IgA deficiency to IgG subclass deficiency and common variable immunodeficiency. Allergol Immunopathol. 2000;28(1):18-20.

Forte WCN, de Menezes MCS, de Oliveira SMCG, et al. Atopic dermatitis with mononuclear phagocytic activity deficiency. Allergol Immunopathol.. 2002;30(5):263-6.

Forte WCN. Patofisiologia das imunodeficiências. In: Douglas CR. Patofisiologia geral: mecanismo da doença. São Paulo: Robe; 1999. p. 687-94.

Forte WCN, Noyoya AM, de Carvalho Jr FF, et al. Repeated furunculosis in adult male with abnormal neutrophil activity. Allergol Immunopathol. 2000;28(6):328-31.

Gallin JI, Alling DW, Malech HL, et al. Itraconazole to prevent fungal infections in chronic granulomatous disease. N Engl J Med. 2003;348(24):2416-22.

Geller M. Contole do angiodema hereditário com o estanazol. An Bras Dermatol. 1991;66(6):293-6.

Giavina-Bianchi P, França AT, Grumach AS, et al. Diretrizes do diagnóstico e tratamento do angioedema hereditário. Rev Bras Alerg Imunopatol. 2010;33(6):241-52.

Giavina-Bianchi P, Silva Fde S, Toledo-Barros M, et al. A rare intestinal manifestation in a patient with Common Variable Immunodeficiency and strongyloidiasis. Int Arch Allergy Immunol. 2006;140(3):199-204.

Goldberg AC, Eliaschewitz FG, Montor WR, et al. Exogenous leptin restores in vitro T cell proliferation and cytokine synthesis in patients with common variable immunodeficiency syndrome. Clin Immunol. 2005;114(2):147-53.

Gompels MM, Lock RJ, Abinun M, et al. C1 inhibitor deficiency: consensus document. Clin Exp Immunol. 2005;139(3):379-94.

Gonzalez IG, Carvalho BTC. Síndrome de Wiskott-Aldrich. Rev Bras Alerg Imunopatol. 2011;34(2):59-64.

Grumach AS, Duarte AJ, Bellinati-Pires R, et al. Brazilian report on primary immunodeficiencies in children: 166 cases studied over a follow-up time of 15 years. J Clin Immunol. 1997;17(4):340-5.

Grumach AS, Jacob CMA, Pastorino AC. Deficiência de IgA: avaliação clínico-laboratorial de 60 pacientes do Instituto da Criança. Rev Assoc Med Bras. 1998;44(4):277-82.

Grupo Brasileiro de Imunodeficiências. Disponível em: www.imunopediatria.org.br.

Gushken AKF, Castro APM, Yonamine GH, et al. Double-blind, placebo-controlled food challenges in Brazilian children: adaptation to clinical practice. Alergol Immunopathol. 2013;41(2):94-101.

Howard V, Myers LA. Williams DA, et al. Stem cell transplants for patients with X-linked agammaglobulinemia. Clin Immunol. 2003;107(2):98-102.

I Consenso Brasileiro sobre o uso de imunoglobulina humana em pacientes com imunodeficiências primárias. Rev Bras Alerg Imunopatol. 2010;33:104-16.

Iturry-Yamamoto GR, Portinho CP. Sistema complemento: ativação, regulação e deficiências congênitas e adquiridas. Rev Assoc Med Bras. 2001;47(1):41-51.

Jacob CMA, Castro APBM, Carnide EMG. Agamaglobulinemia. Rev Bras Alerg Imunopatol. 2006;28:267-72.

Jorde LB, Carey JC, Bamshad MJ, et al. Genética médica. Rio de Janeiro: Elsevier; 2004. 415p.

Kanegae MPP, Santos AMN, Cavalcanti CM, et al. Triagem neonatal para imunodeficiência combinada grave. Rev Bras Alerg Imunopatol. 2011;34(1):7-11.

Kestler A, Keyes L. Images in clinical medicine. Uvular angioedema (Quincke's disease). N Engl J Med. 2003;349(9):86-11.

Kokron CM, Errante PR, Barros MT, et al. Clinical and laboratory aspects of Common Variable Immunodeficiency. An Acad Bras Cienc. 2004;76(4):707-26.

Kralovicova J, Hammarström L, Plebani A, et al. Fine-scale mapping at IGAD1 and genome-wide genetic linkage analysis implicate HLA-DQ/DR as a major susceptibility locus in selective IgA deficiency and common variable immunodeficiency. J Immunol. 2003;170(5);2765-75.

Lassiter HA, Walz BM, Wilson JL, et al. The administration of complement component C9 enhances the survival of neonatal rats with Escherichia coli sepsis. Pediatr Res. 1997;42(1):128-36.

Lopes-da-Silva S, Rizzo LV. Autoimmunity in common variable immunodeficiency. J Clin Immunol. 2008;28(1):46-55.

Mallol J, Crane J, von Mutius E, et al.; ISAAC Phase Three Study Group. The International Study of Asthma and Allergies in Childhood (ISAAC) Phase Three: a global synthesis. Allergol Immunopathol. 2013;41(2):73-85.

McKinney RE, Katz Jr SI, Wilfert CM. Chronic enteroviral meningoencephalitis in agammaglobulinemic patients. Rev Infect Dis J. 2003;22:570-2.

Milner JD, Brenchley JM, Laurence A, et al. Impaired T(H)17 cell differentiation in subjects with autosomal dominant hyper-IgE syndrome. Nature. 2008;452(7188):773-6.

Ministério da Saúde. Triagem neonatal. Disponível em: <http://portal.saude.gov.br>.

Notarangelo LD. Primary immunodeficiencies. J Allergy Clin Immunol. 2010;125:182-94.

Notarangelo L, Casanova JL, Conley ME, et al. Primary immunodeficiency diseases: an update from the International Union of Immunological Societies Primary Immunodeficiency Diseases Classification Committee Meeting in Budapest, 2005. J Allergy Clin Immunol. 2006;117(4):883-96.

Ochs HD, Filipovich AH, Veys P, et al. Wiskott-Aldrich syndrome: diagnosis, clinical and laboratory manifestations, and treatment. Biol Blood Marrow Transplant. 2009;15(1 Suppl):84-90.

Perez E, Sullivan KE. Chromosome 22q11.2 deletion syndrome (DiGeorge and velocardiofacial syndrome). Curr Opin Pediatr. 2002;14:678-83.

Prando-Andrade C, Buzolin M, Render J, et al. Aspectos clínicos de pacientes sob suspeita de defeito fagocitário. Rev Bras Alerg Imunopatol. 2005;28(4):187-93.

Renzo MD, Pasqui AL, Auteri A. Common variable immunodeficiency: a review. Clin Ext Med. 2004;3:211-7.

Rivas JJ, Brocado GA, Kokron C, et al. Caracterização imunofenotípica de linfócitos B de memória na deficiência de IgA e imunodeficiência comum variável. Rev Bras Alerg Imunopatol. 2010;33(1):23-31.

Rúpolo BS, Mira JGS, Kantor Jr O. Deficiência de IgA. J Pediatr. 1998;74(6):433-40.

Salzer U, Grimbacher B. Monogenetic defects in common variable immunodeficiency: what can we learn about terminal B cell differentiation? Curr Opin Rheumatol. 2006;18(4):377-82.

Sarantopoulos A, Tselios K, Skendros P, et al. Genetic polymorphism study of regulatory B cell molecules and cellular immunity function in an adult patient with common variable immunodeficiency. Hippokratia. 2008;12(3):188-90.

Stiehm ER, Ochs HD, Winklestein JA, et al. Immunologic disorders in infants and children. 5th ed. Philadelphia: Saunders Elsevier; 2004. 1.512p.

Vasconcelos DM. Imunodeficiências combinadas. In: Grumach AS. Alergia e imunologia na infância e na adolescência. São Paulo: Atheneu; 2001. p. 445-64.

Vitelli F, Lindsay EA, Baldini A. Genetic dissection of the DiGeorge syndrome phenotype. Cold Spring Harb Symp Quant Biol. 2002;67:327-32.

De Vries E, Driessen G. Educational paper. Primary immunodeficiencies in children: a diagnostic challenge. Eur J Pediatr. 2011;170(2):169-77.

Zapata DA, Pacheco-Castro A, Torres PS, et al. CD3 immunodeficiencies. In: Roifman CM. Primary T-cell Immunodeficiencies. Immunology and allergy clinics of North America. Philadelphia: W.B. Saunders; 2000.

Zuliani A, Grumach AS. Defeitos tímicos (síndrome de DiGeorge). In: Grumach AS. Alergia e imunologia na infância e na adolescência. 2a ed. São Paulo: Atheneu; 2009. p. 579-11.

CAPÍTULO 22 – IMUNODEFICIÊNCIAS ADQUIRIDAS

Ashworth A, Chopra M, McCoy D, et al. WHO guidelines for management of severe malnutrition in rural South Africa hospitals: effects on case fatality and the influence of operational factors. Lancet. 2004;363(9415):1110-5.

Associação Médica Brasileira e Conselho Federal de Medicina. Terapia nutricional no paciente pediátrico com desnutrição energético-proteica. Disponível em: <www.projetodiretrizes.org.br>.

Brincgmann JE, Gaudernack G, Vardtal F. CD8+ T cells inhibit HIV replication in naturally infected CD4+ T cells. Evidence for a soluble inhibitor. J Immunol. 1990;144:2961-6.

Cancello R, Tounian A, Poitou CH, et al. Adiposity signals, genetic and body weight regulation in humans. Diabetes Metab. 2004;30(3):215-27.

Cao J, Park IW, Cooper A, et al. Molecular determinants of acute single-cell lysis by human immunodeficiency virus type 1. J Virol. 1996;70(3):1340-54.

Carvalho AP, Tonelli E. Avaliação imunológica em 60 crianças com AIDS. J Pediatr (Rio J). 1999;75(3):172-80.

Carvalho BTC, Carneiro-Sampaio MMS, Forte WCN. Abordagem terapêutica da criança e do adolescente com imunodeficiência. In: Vilela MMS, Lotufo JP. Alergia, imunologia e pneumologia. São Paulo: Atheneu; 2004. p. 25-35.

Centers for Disease Control and Prevention. Guidelines for preventing opportunistic infections among HIV-infected persons. MMWR. 2002;51:1-46.

Chandra RK. Nutrition and the immune system: an introduction. Am J Clin Nutr. 1997;66()2:460S-3S.

Cohen O, Cicala C, Vaccarezza M, et al. The immunology of human immunodeficiency virus infection. In: Mandell GL, Benett JE, Dolin R. Mandell, Douglas and Bennetts's principles and practice of infectious diseases. 5th ed. New York: Churchill Livingstone; 2000. p. 1374-97.

Cole PD, Suh JS, Onel K, et al. Benign outcome of RSV infection in children with cancer. Med Pediatr Oncol. 2001;37(1):24-9.

Della Negra M. Manejo clínico da AIDS pediátrica. São Paulo: Atheneu; 1997. 159p.

Esposito K, Pontillo A, Giugliano F, et al. Association of low interleukin-10 levels with the metabolic syndrome in obese women. J Clin Endocrinol Metab. 2003;88(3):1055-8.

Fain JN. Release of interleukins and other inflammatory cytokines by human adipose tissue is enhanced in obesity and primarily due to the nonfat cells. Vitam Horm. 2006;74:443-77.

Forte WCN, Akagawa YY, Leão RC. Subpopulações de linfócitos timo-dependentes na desnutrição. Rev Bras Alerg Imunopatol. 1991;14:20-2.

Forte WCN, Campos JVM, Leão RC. Non-specific immunological response in moderate malnutrition. Allergol Immunopathol. 1984;12(6):489-96.

Forte WCN, Carvalho Jr FF. Imunodeficiências secundárias às alterações nutricionais. In: Grumach AS. Imunologia e alergia na infância e adolescência. São Paulo: Atheneu; 2001. p. 571-7.

Forte WCN, Forte AC, Leão RC. Complement system in malnutrition. Allergol Imunopathol. 1992;20(4):157-60.

Forte WCN, Forte AC, Vendrame CMV, et al. Suplementação alimentar de zinco na desnutrição. Rev Bras Alerg Imunopatol. 1993;16:44-50.

Forte WCN, Gonzales CCL, Carignari S, et al. Avaliação de neutrófilos na desnutrição moderada. Rev Assoc Med Bras. 1999;45:147-51.

Forte WCN, Kumagai FU, Forte DN, et al. Resposta imunológica em pacientes hospitalizados por tempo prolongado. J Bras Med. 2001;81(5/6):48-50.

Forte WCN, Leão RC. Linfócitos na desnutrição moderada. Rev Paul Ped. 1986;12:26-8.

Forte WCN, Menezes MCS, Diogini PC, et al. Different clinical and laboratory evolutions in ataxia-telangiectasia syndrome: report of four cases. Allergol Immunopathol. 2005;33(4):199-203.

Forte WCN, Menezes MCS, Horta C, et al. Serum IgE level in malnutrition. Allergol Immunopathol. 2003;31(2):83-6.

Forte WCN, Nary FC, Burattini, JA, et al. Álcool etílico e imunodepressão. Arq Med Hosp Fac Cienc Med Sta Casa São Paulo. 1989;9:50-2.

Fraker PJ, King LE. Reprogramming of the immune system during zinc deficiency. Annu Rev Nutr. 2004;24:277-98.

Fraker PJ, Osati-Ashtiani F, Wagner MA, et al. Possible roles for glucocorticoids and apoptosis in the suppression of lymphopoiesis during zinc deficiency: a review. J Am Coll Nutr. 1995;14(1):11-7.

Gray CM, Lawrence J, Ranheim EA, et al. Highly active antiretroviral therapy results in HIV type 1 suppression in lymph nodes, increased pools of naïve T cells, decreased pools of activated T cells, and diminished frequencies of peripheral activated HIV Type 1-specific CD8+ T Cells. AIDS Res Hum Retrovir. 2000;16:1357-69.

Herishanu Y, Rogowski O, Polliack A, et al. Leukocytosis in obese individuals: possible link in patients with unexplained persistent neutrophilia. Eur J Haematol. 2006;76(6):516-20.

Hogan CM, Hammer SM. Host determinants in HIV infection and disease. Part 1: cellular and humoral immune responses. Ann Intern Med. 2001;134(9):761-76.

Juge-Aubry CE, Henrichot E, Meier CA. Adipose tissue: a regulator of inflammation. Best Pract Res Clin Endocrinol Metab. 2005;19(4):547-66.

Kim JA, Park HS. White blood cell count and abdominal fat distribution in female obese adolescents. Metabolism. 2008;57(10):1375-9.

Kirch W, Stangel M, Pittrow D, et al. Immunoglobulins for primary or secondary immunodeficiency or for immunomodulation in neurological autoimmune diseases: insights from the prospective SIGNS registry. J Public Health. 2012;20(3):289-96.

Koga Y, Sasaki M, Nakamura K, et al. Intracellular distribution of the envelope glycoprotein of human immunodeficiency virus and its role in the production of cytopathic effect in CD4+ and CD4- human cell lines. J Virol. 1990;64(10):4661-71.

Lewis GK. Role of Fc-mediated antibody function in protective immunity against HIV-1. Immunology. 2014;142(1):46-57.

Li Pira G, Bottone L, Fenoglio D, et al. Analysis of the antigen specific T cell repertoires in HIV infection. Immunol Lett. 2001;79(1-2):85-91.

Lopes HF. Hipertensão e inflamação: papel da obesidade. Rev Bras Hipertens. 2007;14:239-44.

Lopez C, Fitzgerald PA, Siegal FP, et al. Deficiency of interferon--alpha generating capacity is associated with susceptibility to opportunistic infections in patients with AIDS. Ann N Y Acad Sci. 1984;437:39-48.

Maartens G, Celum C, Lewin SR. HIV infection: epidemiology, pathogenesis, treatment, and prevention. Lancet. 2014;384(9939):258-71.

MacDonald RS. The role of zinc in growth and cell proliferation. J Nutr. 2000;130(5):1500S-8S.

Madeira IR, Carvalho CNM, Gazolla FM, et al. Impact of obesity on metabolic syndrome components and adipokines in prepuberal children. J Pediatr (Rio J). 2009;85(3):261-8.

Margolick JB, Munoz A, Donnenberg AD, et al. Failure of T-cell homeostasis preceding AIDS in HIV-1 infection. The Multicenter AIDS Cohort Study. Nat Med. 1995;1(7):674-80.

Melo EB, Bruni AT, Ferreira MMC. Inibidores da HIV-integrase: potencial abordagem farmacológica para tratamento da AIDS. Quim Nova. 2006;29(3).

Ministério da Saúde/Secretaria de Vigilância em Saúde/Programa Nacional de DST e AIDS. Recomendações para a terapia antirretroviral em adultos e adolescentes infectados pelo HIV. Brasília: Ministério da Saúde; 2004. 54p.

Nunes DF, Carvalho A, Duarte AJS. Activity of natural killer cells during HIV-1 infection in Brazilian patients. Rev Hosp Clin Fac Med São Paulo. 2001;56(3):75-8.

Oertel SH, Riess H. Antiviral treatment of Epstein-Barr virus associated lymphoproliferations. Recent Results Cancer Res. 2002;159:89-95.

Oertel SH, Riess H. Immunosurveillance, immunodeficiency and lymphoproliferations. Recent Results Cancer Res. 2002;159:1-8.

Okano M. Epstein-Barr virus in patients with immunodeficiency disorders. Biomed Pharmacother. 2001;55(7):353-61.

Okano M, Gross TG. A review of Epstein-Barr virus infection in patients with immunodeficiency disorders. Am J Med Sci. 2000;319(6):392-6.

Pan H, Guo J, Su Z. Advances in understanding the interrelations between leptin resistance and obesity. Physiol Behav. 2014;10;130:157-69.

Papafragkaki DK, Tolis G. Obesity and renal disease: a possible role of leptin. Hormones. 2005;4(2):90-5.

Ramia S, Klayme S, Naman R. Infection with hepatitis B and C viruses and human retroviruses (HTLV-I and HIV) among high-risk Lebanese patients. Ann Trop Med Parasitol. 2003;97(2):187-92.

Rosa EC, Zanella MT, Ribeiro AB, et al. Visceral obesity, hypertension and cardio-renal risk: a review. Arq Bras Endocrinol Metabol. 2005;49(2):196-204.

Sandstead HH, Prasad AS, Penland JG, et al. Zinc deficiency in Mexican American children: influence of zinc and other micronutrients on T cells, cytokines, and antiinflammatory plasma proteins. Am J Clin Nutr. 2008;88(4):1067-73.

Sarni RO, Souza FI, Catherino P, et al. Nutritional support for malnourished hospitalized children: experience of a referral center, São Paulo, Brazil. Rev Assoc Med Bras. 2005;51(2):106-12.

Sarni ROS, Souza FIS, Cocco RR, et al. Micronutrientes e sistema imunológico. Rev Bras Alerg Imunopatol. 2010;33(1):8-13

Sazawal S, Black RE, Ramsan M, et al. Effects of routine prophylactic supplementation with iron and folic acid on admission to hospital and mortality in preschool children in a high malaria transmission setting: community-based, randomised, placebo-controlled trial. Lancet. 2006;367(9505):133-43.

Sens YAS, Forte WCN, Malafronte P, et al. Influence of chronic hepatitis C virus infection on lymphocyte phenotype in renal transplant recipients. Transplant Proc. 2002;34(2):466-8.

Schuster AD, Lise MLZ, Hoerlle JL. Avaliação sorológica de HIV por técnicas de ELISA de quarta geração. Rev Epidemiol Control Infect. 2013;3(4):122-7.

Scrimshaw NS, Taylor CE, Gordon JE. Interection of nutrition and infection. New York: World Health Organization; 1968. (Monograph Serie 57)

Sens YAS, Malafronte P, Souza JF, et al. Cryoglobulinemia in kidney transplant recipients. Transplant Proc. 2005;37:4273-5.

Steinacker JM, Brkic M, Simsch C, et al. Thyroid hormones, cytokines, physical training and metabolic control. Horm Metab Res. 2005;37(9):538-44.

Sundaram ME, Meydani SN, Vandermause M, et al. Vitamin E, vitamin A, and zinc status are not related to serologic response to influenza vaccine in older adults: an observational prospective cohort study. Nutrition Research. 2014;34(2):149-54.

Suskind DL. Nutritional deficiencies during normal growth. Pediatr Clin North Am. 2009;56(5):1035-53.

van Exel E, Gussekloo J, Craen AJM, et al. Low production capacity of interelukin-10 associates with the metabolic syndrome and type 2 diabetes. Diabetes. 2002;51:1088-92.

Van Haarlem SW, Verpalen MC, Van Gorp JM, et al. An Epstein-Barr virus associated pulmonary lymphoproliferative disorder as complication of immunosuppression. Neth J Med. 2000;57(4):165-8.

Vettor R, Milan G, Rossato M, et al. Review article: adipocytokines and insulin resistance. Aliment Pharmacol Ther. 2005;22:3-10.

Walker BD, Plata F. Cytotoxic T lymphocytes against HIV. AIDS. 1990;4(3):177-84.

Walker SP, Grantham-McGregor SM, Powell CA, et al. Effects of growth restriction in early childhood on growth, IQ, and cognition at age 11 to 12 years and the benefits of nutritional supplementation and psychosocial stimulation. J Pediatr. 2000;137(1):36-41.

Wisse BE. The inflammatory syndrome: the role of adipose tissue cytokines in metabolic disorders linked to obesity. J Am Soc Nephrol. 2004;15(11):2792-800.

CAPÍTULO 23 – INVESTIGAÇÃO DAS IMUNODEFICIÊNCIAS PRIMÁRIAS

Bonilla FA, Bernstein IL, Khan DA, et al. Practice parameter for the diagnosis and management of primary immunodeficiency. Ann Allergy Asthma Immunol. 2005;94(5):1-63.

Boyden S. The chemotatic effect of mixtures of antibody and antigen in ploymorphonuclear leukocytes. J Exp Med. 1962;115:453-66.

Forte WCN. Diagnóstico das imunodeficiências. In: Douglas CR. Patofisiologia geral: mecanismo da doença. São Paulo: Robe; 1999. p. 695-8.

Forte WCN, Almeida AR, Leão RC. Resposta fagocitária e atividade quimiotática de leucócitos mononucleares em crianças eutróficas. Rev Hosp Clin Fac Med Univ São Paulo. 1990;45:256-9.

Fujimura MD. Níveis séricos das subclasses de imunoglobulina G em crianças normais e nefróticas [tese]. São Paulo: Universidade de São Paulo; 1990.

Goulart IM, Penna GO, Cunha G. Immunopathology of leprosy: the complexity of the mechanisms of host immune response to Mycobacterium leprae. Rev Soc Bras Med Trop. 2002;35(4):365-75.

Naspitz CK, Solé D, Carneiro-Sampaio MMS, et al. Níveis séricos de IgG, IgM e IgA de crianças brasileiras normais. J Pediatr (Rio J). 1982;52(3):121-6.

Notarangelo L, Casanova JL, Conley ME, et al. Primary immunodeficiency diseases: an update from the International Union of Immunological Societies Primary Immunodeficiency Diseases Classification Committee Meeting in Budapest, 2005. J Allergy Clin Immunol. 2006;117(4):883-96.

Nunes PB, Carvalho BTC, Sampaio MMSC, et al. Avaliação da produção de anticorpos ao Streptococcus pneumoniae em pacientes com infecções de repetição. Rev Bras Alerg Imunopatol. 1998;21(1):21-7.

Rizzo JA. Avaliação do estudo da depuração mucociliar nasal com sacarina no diagnóstico de pacientes com síndrome de discinesia ciliar. J Pneumol. 1994;20(2):63-8.

Rizzo MC. Avaliação da imunidade. Pediatr Mod. 1993;29(3):343-9.

Stiehm ER, Ochs HD, Winklestein JA, et al. Immunologic disorders in infants and children. 5th ed. Philadelphia: Saunders Elsevier; 2004. 1.512p.

Solé D, Zaha MM, Lesser PG, et al. Níveis de IgA na saliva de indivíduos normais e atópicos determinados por anticorpos anti-IgA secretória e anti-IgA sérica. Rev Bras Alerg Imunopatol. 1987;10:120-5.

Tarkieltaub E, Forte WCN. Avaliação da imunidade celular por testes cutâneos em pacientes internados em unidade de terapia intensiva. Arq Med Hosp Fac Cienc Med Santa Casa São Paulo. 2002;47:95-9.

Vilela MMS. Desenvolvimento do sistema imune na criança. In: Grumach AS. Alergia e imunologia na infância e na adolescência. São Paulo: Atheneu; 2001. p. 327-42.

CAPÍTULO 24 – DEFESA IMUNOLÓGICA CONTRA AGENTES INFECCIOSOS

Abbas AK, Lichtmann AH, Pillai S. Cellular and molecular immunology. 7th ed. Philadelphia: Saunders Elsevier; 2010. 560p.

Burioni R, Mancini N, Canducci F, et al. Humoral immune response against hepatitis C virus. J Biol Regul Homeost Agent. 2003;17(2):125-7.

Dabbagh K, Lewts DB. Toll-like receptors and T-helper-1/T-helper-2 responses. Curr Opin Infect Dis. 2003;16(3):199-204.

Fearon DT, Locksley RM. The instructive role of innate immunity in the acquired immune response. Science. 1996;272(5258):50-4.

Forte WCN, Kumagai FU, Forte DN, et al. Resposta imunológica em pacientes hospitalizados por tempo prolongado. J Bras Med. 2001;81(5/6):48-50.

Goldman L, Schafer AI. Goldman's Cecil Medicine. 24th ed. Philadelphia: Saunders Elsevier; 2011. 3744p.

Goulart IMB, Penna GO, Cunha G. Imunopatologia da hanseníase: a complexidade dos mecanismos da resposta imune do hospedeiro ao Mycobacterium leprae. Rev Soc Bras Med Trop. 2002;35(4):365-75.

Granucci F, Feau S, Zanoni I, et al. The immune response is initiated by dendritic cells via interaction with microorganisms and interleukin-2 production. J Infect Dis. 2003:187(2):346-50.

Grupo Brasileiro de Imunodeficiências. Disponível em: www.imunopediatria.org.br.

Hammarlund E, Lewis MW, Hansen SG, et al. Duration of antiviral immunity after smallpox vaccination. Nat Med. 2003;9(9):1131-7.

Hertzog PJ, O'Neill LA, Hamilton JA. The interferon in TLR signaling: more than just antiviral. Trends Immunol. 2003;24(10):534-9.

Kim EY, Battaile JT, Patel AC, et al. Persistent activation of an innate immune response translates respiratory viral infection into chronic lung disease. Nat Med. 2008;14(6):633-40.

Kimberlin DW. Herpes simplex virus infections of the central nervous system. Semin Pediatr Infect Dis. 2003;14(2):83-9.

Klion AD, Nutman TB. The role of eosinophil in host defense against helminth parasites. J Allergy Clin Immunol. 2004;113(1):30-7.

Kotwal GJ. Microoganisms and their interaction with the immune system. J Lenkoc Biol. 1997;62(4):415-29.

Lederberg J. Infectious history. Science. 2000;288(5464):287-93.

Manickasingham SP, Edwards AD, Schulz O, et al. The abibility of murine dendritic cell subsets to direct T helper cell differentiation is dependent on microbial signals. Eur J Immunol. 2003;33(1):101-7.

Meneghin A, Hogaboam CM. Infectious disease, the innate immune response, and fibrosis. J Clin Invest. 2007;117(3):530-8.

Moll H. Dendritic cells as a tool to combat infectious diseases. Immunol Lett. 2003;85(2):153-7.

Murphy K, Travers P, Walport M. Janeway's Immunobiology – Immunobiology: The Immune System (Janeway). 8th ed. New York: Garland Science; 2011. 888p.

Novoa B, Figueras A. Zebrafish: model for the study of inflammation and the innate immune response to infectious diseases. Adv Exp Med Biol. 2012;946:253-75.

Openshaw PJ, Tregoning JS. Immune responses and disease enhancement during respiratory syncytial virus infection. Clin Microbiol Rev. 2005;18(3):541-55.

Philpott DJ, Girardin SE, Sansonetti PJ. Innate immune responses of epithelial cells following infection with bacterial pathogens. Curr Opin Immunol. 2001;13(4):410-6.

Rescigno M, Granucci F, Ricciardi-Castagnoli P. Molecular events of bacterial-induced maturation of dendritic cells. J Clin Immunol. 2000;20(3):161-6.

Ribeiro OG, Maria DA, Adriouch S, et al. Convergent alteration of granulopoiesis, chemotactic activity, and neutrophil apoptosis during mouse selection for high acute inflammatory response. J Leukoc Biol. 2003;74(4):497-506.

Sansonetti P. Host-pathogen interactions: the seduction of molecular cross talk. Gut. 2002;50(3):1112-8.

Sell S. Immunopathology of infectious diseases. In: Hoeprich PD, Jordan MC, Ronald AR. Infectious diseases. 5th ed. Philadelphia: JB Lippincott Company; 1994. p. 69-93.

Sens YAS, Forte WCN, Malafronte P, et al. Influência da infecção pelo vírus da Hepatite C na fenotipagem linfocitária de receptores de transplante renal. J Bras Transpl. 2001;4:26-30.

Valiante NM, O'Hagan DT, Ulmer JB. Innate immunity and biodefense vacines. Cell Microbiol. 2003;5(11):755-60.

ÍNDICE REMISSIVO

A

Alergia alimentar, 45, 107, 150-164
   reações adversas a alimentos (RAA), 160
     aditivos alimentares
      classificação das RAA, 160
       imunológicas e não imunológicas, 160
       tóxicas e não tóxicas, 160
      deficiência de lactase, 160
     alérgenos alimentares, 161
      glicinina e leguminas, 161
      profilina, 161
      proteína transportadora (LPT), 161
      proteínas de estocagem, 161
      reatividade cruzada, 161
      sensibilização, 161
      vicilinas, 161
     doença celíaca, 163
     vacinas contraindicadas, 161
Alergia às proteínas do leite de vaca, 162
   classificação e quadro clínico, 162-163
   alergia IgE-mediada, 161
     síndrome da alergia oral, 161
   alergia mista às proteínas do leite de vaca, 161
     dermatite atópica, 161
     esofagite eosinofílica, 162
     gastroenteropatia eosinofílica, 162
   alergia não IgE-mediada às proteínas do leite de vaca, 162
     coloproctite induzida por proteína, 162
     enterocolite induzida por proteína, 162
     hemossiderose pulmonar, 162
   diagnóstico, 163
     anamnese, 163
     exclusão do alérgeno, 163
     IgE sérica específica, 163
     teste de provocação, 163
   tolerância, 165
   fatores de risco, 162
   tratamento, 164
     exclusão, 164
     fórmulas substitutivas, 177
      à base de aminoácidos, 177
      à base de proteínas de soja (seis meses), 177
      extensamente hidrolisadas, 177

     leite materno, 164
     reintrodução, 164
     suplementação, 164
Alergia ocular de contato, 200, 203
   hipersensibilidade celular, 203
     cosméticos, 200
     esmaltes, 200
Amigdalite, 122
   apresentação de caso clínico, 122
     febre, 122
     pirógenos endógenos, 122
Anafilatoxinas, 34
   broncoespasmo, 34
   C3a e C5a, 34
   defesa contra vírus, 34
Anafilaxia, 167-169
   causas, 167
     alimentos, 167
     Hymenoptera, 167, 169
     látex, 167
     por medicamentos, 167
   conceito, 167
   IgE específica, 169
   quadro clínico, 167
   graus de gravidade, 167
   tratamento, 168, 169
     adrenalina, 168, 169
     corticosteroides, 168, 169
     glucagon, 168
Angioedema hereditário (AEH), 242
   apresentação de caso clínico, 34
   angioedema não pruriginoso, 242
   anticoncepcionais orais, 242
   bradicinina, 242
   características principais, 244
   crises no angioedema hereditário, 242
     desencadeantes, 243
   deficiência do inibidor da C1 esterase, 242
   diagnóstico, 243
   diagnóstico diferencial, 242
     angioedema adquirido, 242
      doenças autoimunes, 242
      linfoproliferativas, 242

     eritema serpiginoso, 242
     fator de Hageman, 242
   tipos de angioedema hereditário, 242
     I, II, III, 242
   tratamento das crises, 243
     antagonista do receptor, 243
     concentrado do inibidor, 243
     plasma, 243
   tratamento de manutenção, 243
     andrógenos atenuados
Anti-histamínicos
   clássicos, 175
   de segunda geração, 174
   mecanismos de ação, 169
Anti-IgE
   mecanismos de ação, 170
   Omalizumabe, 175
Antígenos, 65-69
   classificação
     antígenos endógenos e exógenos, 66
     auto-, alo- e xenoantígenos, 66
     proteicos e polissacarídeos, 66
     substâncias estranhas (*non-self*), 65
   denominações, 65
     adjuvantes, 65
     alérgenos, 65
     imunógenos, 65
     haptenos, 65
     proteínas carreadoras, 65
   epítopo, 67
   estrutura dos antígenos, 66-67
   desnaturação, 67
   peso molecular, 66
   reatividade cruzada, 67-68
     tropomiosina, 68
   tolerância periférica, 68-69
     altas doses, 68
     baixas doses repetitivas, 68
   tolerância de observação, 68
   vias de penetração, 67
     adenomegalia, 67
     bacteremias e viremias, 67
Antileucotrienos
   mecanismos de ação, 170

Montelucaste, 175
Zafirlucaste, 175
Apresentação antigênica, 91-98
   ativação de linfócitos B, 96
      ativação de B dependente de T, 95, 96
      cooperação de T para B, 96
         APRIL, 97
         BAFF, 97
         células dendríticas foliculares, 98
         HLA II, 97
         ICOS, 97
         IgA, IgE e IgG, 97
         maturação da afinidade, 98
         peptídeo exógeno, 97
         sinais de ativação, 97
         TACI, 97
         Th1, Th2 e Th3, 97
      ativação de B independente de T, 96
         antígenos não proteicos, 96
         BCR (receptor de célula B), 96
         CD19/CD21/CD81, 96
         diacilglicerol e inositol, 96
         tirosinas quinases, 96
            família Src (Lyn, Fyn e Blk), 96
   ativação de linfócitos T auxiliares, 95-96
      antígenos proteicos extracelulares, 95
      B dependentes de T, 95
      cadeias zeta (ζ), 95
      CD3, 95
      peptídeos exógenos, 95
      sinais de ativação, 95
      ZAP-70, 95
   ativação de T citotóxicos, 93
      B7 (CD80/CD86), 93
      cadeias zeta (ζ), 94
      caspases, 94
      CD3, 94
      CD28, 93
      células tumorais, 94
      CTLA-4, 93
      fosfotirosinas, 94
      HLA, 92, 93
      ICAM-1, 93
      ITAMs, 94
      LFA-1, LFA-2 (CD2), LFA-3, 93
      microrganismos intracelulares, 93, 94
      peptídeos endógenos, 93
      proteínas G, 94
      sinais da ativação, 93, 94
      TAP, 93
      tirosinas quinases, 94
      VCAM, 93
      VLA-4, 93
      ZAP-70, 94
   célula apresentadora de antígeno, 91-93
      células de Langerhans, 91
      célula dendrítica foliculares, 92
      células dendríticas mieloides, 91
      CLA (antígeno leucocitário cutâneo), 91
      monócitos/macrófagos (Mø), 91
      peptídeo antigênico, 92
      receptor de célula T (TCR), 92
      receptores Toll-like, 91
   linfócitos HLA-restritos, 91
   MHC ou CPH, 91
Asma, 90, 142-151
   apresentação de quadro clínico, 90
   classificação, 148
      quanto à gravidade, 148
         intermitente e persistente, 148
      quanto ao nível de controle, 148
         controlada, parcialmente e não
   conceito e prevalência, 142
      ISAAC, 142
      teoria da higiene, 143
   diagnósticos diferenciais, 144
      asma induzida por aspirina, 145

asma ocupacional, 145
      aspergilose broncopulmonar alérgica, 145
      aspiração de corpo estranho, 144
      bronquiolites infecciosas, 144
      discinesia ciliar, 145
      disfunção reativa de vias aéreas, 145
      doenças cardíacas, 144
      doença pulmonar obstrutiva crônica, 145
      fibrose cística, 145
      infecções virais, 144
      refluxo gastroesofágico, 144
      síndrome de Löeffler, 144
   exames complementares, 147
      citológico, 147
      exames radiológicos, 147
      fração exalada de óxido nítrico, 147
      oximetria, 147
      proteína sérica catiônica eosinofílica, 147
      provas de função pulmonar, 148
         capacidade vital forçada, 148
         fluxo expiratório médio, 148
         índice de Tiffeneau, 148
         peak flow, 148
         pico de fluxo expiratório (PFE), 148
         VEF$_1$, 148
      testes de broncoprovocação, 148
   quadro clínico da asma, 143
   situações especiais na asma, 151
   tipos de asma, 143
      alérgica e não alérgica, 143
      ocupacional, 143
   tratamento, 150
      ver corticoides e broncodilatadores
      futuras estratégias, 150
      glucagon, 150
      imunoglobulina humana, 150
      imunoterapia, 150
Ataxia telangiectasia, 233
   α2-fetoproteína, 234
   alterações imunológicas, 233
   evitar radiações, 234
   fragilidade cromossômica, 234
   quadro clínico, 233

B
Barreira físico-química, 9-12
   a1-antitripsina, 10
   fatores quimiotáticos, 10
   febre, 11
   lactoferrina, 10
   lisozimas, 10
      muramidase, 10
      Streptococcus mutans, 10
   mucosas, 9, 10
   pele, 9
      glândulas sebáceas e sudoríparas, 9
   pirógenos endógenos, 9
   proteínas da fase aguda, 11
      α1-antitripsina, 11
      α1-glicoproteína ácida, 12
      α2-macroglobulina, 12
      ceruloplasmina, 12
      fibrinogênio, 12
      haptoglobulina, 12
      lectina ligante de manose, 12
      proteína C reativa, 11
      proteínas surfactantes pulmonares, 11
      substância amiloide A, 12
      transferrina, 12
   sistema digestório e geniturinário, 10
      flora bacteriana intestinal normal, 10
      pH ácido estômago e geniturinário, 10
      pH alcalino intestino delgado, 10
   sistema mucociliar, 9
      fumantes, 10
      síndrome de Kartagener, 10
   tosse e espirros, 10

causas da tosse, 11
   fisiopatologia da tosse, 10
   receptores da tosse, 10
Broncodilatadores, 173
   anticolinérgicos, 173
   beta-adrenérgicos, 173
   corticoides associados, 174
   teofilinas, 173
   mecanismos de ação, 169
Bronquiolite viral, 99
   citocinas, 99
   moléculas de adesão, 99
   receptores virais, 99
   T citotóxicos, 99

C
Candidíase mucocutânea crônica, 234
   antifúngicos, 235
   Candida albicans, 234
   endocrinopatias, 235
   moníliase, 235
   transformação linfoblástica, 235
Citocinas, 109-121
   atividades das interleucinas, 111-121
      IL-1α e IL-1β, 111
      IL-2, 114
      IL-3 (multi-CSF), 119
      IL-4, 116
      IL-5, 117
      IL-6, 115
      IL-7, 119
      IL-9, 117
      IL-10, 118
      IL-11, 119
      IL-12, 113
      IL-13, 117
      IL-14, 119
      IL-15, 113
      IL-16, 115
      IL-17, 117
      IL-18, 113
      IL-19, 118
      IL-21, 116
      IL-20, 113
      IL-22, 117
      IL-23, 117
      IL-25, 117
      IL-31, 117
      IL-33, 117
   atividades de interferons, 113-115
      IFN-α e β, 113
      IFN-γ, 113, 115
   atividades de quimiocinas, 120-121
      CCL2 (MCP-1), 121
      CCL3 e CCL-4 (MIP-1a e b), 121
      CCL5 (RANTES), 121
      CCL11 (eotaxina), 121
      CCL17 (TARC), 121
      CCL22 (MDC), 121
      CXCL8 (IL-8), 120
   atividades fatores crescimento, 118-120
      de granulócitos (G-CSF), 120
      de granulócitos-macrófagos, 120
      de macrófagos (M-CSF), 120
      linfopoetina do estroma tímico, 117
      TGF-b, 118
   atividades do TNF α e β, 112
   características das citocinas, 110
      concentrações, 110
   mecanismos de ação, 110-111
      enzimas quinases, 110
      JAK (Janus quinase), 110
      receptores de citocinas, 110
      STATs, 110
      NK (célula natural killer), 113
   características dos grupos de citocinas
      doenças alérgicas e das parasitoses, 116

ÍNDICE REMISSIVO **331**

imunorreguladoras, 118
pró-inflamatórias, 111
anti-TNFα, 113
ácido teicoico, 112
LPS (lipopolissacarídeo), 112
septicemias, 112
relacionadas a linfócitos Th17, 117
relacionadas a micobactérias, 113
sintetizadas por T auxiliares, 109, 110
sintetizadas por monócitos, 109, 110
nomes sistemáticos de quimiocinas, 120
quimiocinas CC, 120
quimiocinas CXC, 120
origem e principais funções, 109-110
células sintetizadoras, 109, 110
citocinas agrupadas por funções, 109
quimiocinese, 120
receptores de citocinas, 111-113
receptores para interferons, 113
receptores para IL-1 (IL-1R ou CD121), 111
Citotoxicidade celular dependente de anticorpo, 181-185
conceito, 181
etiopatogenia, 181
antígenos da superfície, 181
células líticas, 181
lise da célula-alvo, 181
receptores Fc para IgG (FcγR), 181
apresentação clínica, 182
doenças autoimunes, 182
incompatibilidades sanguíneas, 182
por medicamentos, 182
fisiopatologia, 182
Corticoides, 169, 171, 172, 174, 176
inalados, 171, 172
equivalência dos inalados, 171
inalados associados, 174
intranasais, 170
mecanismos de ação, 169
sistêmicos, 172
tópicos de pele, 176

D
Defeito de adesão leucocitária (LAD), 239
abscessos, 239
CD18 (β2-integrina), 239
defeito tipo 2 (LAD-2/CD15), 240
estomatite, 239
neutrofilia, 240
queda tardia do coto umbilical, 239
tratamento, 240
Defeito do eixo IL-12 e IFN-γ, 240
micobacterioses não tuberculosas, 240
fagócitos mononucleares, 240
abscessos, 240
Defesa contra agentes infecciosos, 273-283
considerações, 273
doença infecciosa, 273
estado de portador, 273
Defesa contra Neisseria, 277
C3b, 277
C5bC6C7C8C9, 277
complexo de ataque à membrana, 277
Neisseria meningitidis, 277
Defesa contra bactérias encapsuladas, 278
anticorpos antipolissacarídeos, 278
Haemophilus influenzae, 278
mudança de classe para IgG, 278
Streptococcus pneumoniae, 278
Defesa contra bactérias Gram-negativas, 277
Escherichia coli, 277
IgM, 279
Pseudomonas aeruginosa, 277
Salmonella typhi, 277
Shigella flexneri, 277
Defesa contra produtores de toxinas, 279
antitoxinas, 279
endotoxinas, 279

exotoxinas, 279
T auxiliares, 279
Clostridium tetani, 279
Corynebacterium diphtheriae, 279
IgG, IgM, IgA, 279
Staphylococcus aureus, 279
Streptococcus pyogenes, 279
Vibrio cholerae, 279
Defesa contra helmintos, 282
Ascaris lumbricoides, 282
eosinófilos, 282
IgE, 282
mastócitos, 282
Necator americanus, 282
Schistosoma mansoni, 282
T auxiliares tipo 2, 282
Trichuris trichiura, 282
Defesa contra microrganismos catalase-positivos, 276
Staphylococcus aureus, 276
Aspergillus fumigatus, 276
enterobactérias Gram-negativas, 276
lipopolissacarídeos, 277
moléculas de adesão, 277
neutrófilos
quimiotaxia e fagocitose, 277
Defesa contra microrganismos intracelulares, 280
NK (célula natural killer), 280
hanseníase, 281, 200
hanseníase tuberculoide, 200, 201
hanseníase virshowiana, 201
hipersensibilidade celular, 281, 200
Rhinovirus, 281
Epstein-Barr virus, 281
vírus da gastroenterite, 281
vírus da poliomielite, 281
micobactérias, 281
IFN-γ e IL-12, 280, 281
monócitos/macrófagos (Mø), 280
receptores para vírus, 281
T citotóxicos e T auxiliares tipo 1, 280
vírus da gastroenterite, 281
vírus da poliomielite, 281
Defesa contra outras bactérias extracelulares, 279
fagócitos, 279
imunidade humoral, 280
sistema complemento, 279
Defesa contra protozoários, 281
hipersensibilidade por imunocomplexo, 282
IFN-γ (interferon-gama), 281
Leishmania donovani, 282
leishmaniose cutânea e disseminada, 282
linfócitos T citotóxicos, 281
macrófagos, 281
Plasmodium falciparum, 282
Tripanosoma cruzi, 282
Defesa contra vírus, 284
célula apresentadora de antígeno, 284
células dendríticas, 284
monócitos/macrófagos (Mø), 284
NK (célula natural killer), 284
citocinas na defesa antiviral, 284
citomegalovírus, 284
componentes C5b6789 (MAC), 284
fagócitos profissionais, 284
IFN-γ (interferon-gama), 284
linfócitos na defesa antiviral, 284
sorologia, 284
Defesa em mucosas, 278
alérgenos, 278
enterobactérias e enterovírus, 278
Giardia lamblia, 278
Deficiência adquirida de IgA, 258
infecções virais, 258
medicamentos, 258
Deficiência de adesão leucocitária (LAD), 90
abscessos de repetição, 90
β2-integrina LFA-1, 90

características principais, 244
sialil-Lewis, 90
neutrofilia persistente, 90
Staphylococcus aureus, 90
Deficiência de anticorpos antipolissacarídeos, 225
bactérias encapsuladas (Streptococcus pneumoniae e Haemophilus influenzae), 225
características principais, 244
pneumonias de repetição, 225
reposição de imunoglobulina humana, 225
titulações de anticorpos contra Streptococcus pneumoniae, 225
Deficiência de Btk (Bruton), 221, 227
ausência de B, 227
características principais, 244
contraindicadas vacinas atenuadas, 227
exames laboratoriais, 227
reposição de imunoglobulina humana, 227
Salk, 227
Deficiências de complemento, 241-243
características principais, 245
deficiência de MBL, 242
Neisseria meningitidis, 242
deficiência de componentes iniciais, 241
doenças autoimunes em baixa idade, 241
deficiência de C3, 241
doenças autoimunes, 241
meningite meningocócica, 241
Neisseria gonorrhoeae, 241
Neisseria meningitidis, 241
deficiência de componentes terminais, 241
infecções meningocócicas, 241
meningites meningocócicas, 241
Neisseria meningitidis (meningococos), 241
Deficiência de G-6PD em neutrófilos, 239
abscessos, 239
G-6PD intracelular, 239
Staphylococcus aureus, 239
Deficiência de IgA, 224
alergias, 224
características principais, 244
doenças autoimunes, 224
evolução, 224
giardíase, 224
infecções de vias aéreas superiores, 224
infecções em mucosas, 224
tratamento, 224
Deficiência de IgA e de anticorpos antipolissacarídeos, 270
apresentação de caso clínico, 270
amigdalites, 270
Haemophilus influenzae, 270
otites, 270
pneumonias de repetição, 270
reposição com imunoglobulina humana, 270
Streptococcus pneumoniae, 270
Deficiência de subclasse de IgG, 224
bactérias encapsuladas, 224
Haemophilus influenzae, 224
infecções pulmonares, 224
reposição de imunoglobulina humana, 225
Streptococcus pneumoniae, 224
Deficiências secundárias de anticorpos, 258-259
Dermatite atópica (DA), 151-155
conceito e etiopatogenia, 151,152
aeroalérgenos, 151
alérgenos alimentares, 151
estudo ISAAC, 152
espongiose, 155
CLA (antígeno leucocitário cutâneo), 152
citocinas pró-inflamatórias, 152
epiderme normal, 152
esfingosinas, ceramidas, 152
filagrinas, 152
lise de queratinócitos, 152
peptídeos antimicrobianos, 152
proteases, 152
hipersensibilidade mista, 153, 202
reação IgE-mediada, 151

332 IMUNOLOGIA DO BÁSICO AO APLICADO

resposta inata e adaptativa na DA, 152
Staphylococcus aureus, 152, 154
diagnósticos diferenciais, 155-156
fases da dermatite atópica, 153
    aguda e crônica, 153
    lactente, adolescente e adulto, 153
    juvenil ou pré-puberal, 153
histologia, 155
prevalência, 152
quadro clínico, 153
    critérios de diagnóstico
        de Hanifin e Rajka, 153
        maiores e menores, 154
    critérios de gravidade
        EASI, 154
        SCORAD, 154
    prega de Dennie-Morgan, 154
    sinal de Hertogue, 154
tratamento, 155, 176
    ação de pré e probióticos, 170
    controle do eczema, 176
    corticosteroides tópicos de pele conforme potência, 176
    fatores associados à persistência, 156
    hidratação, 155, 176
    imunossupressores tópicos, 176
    medicamentoso, 155
    orientações gerais, 155
    Staphylococcus aureus, 155
Dermatite de contato alérgica, 197-198
desencadeantes, 197
etiopatogenia, 197-199
    etapa de sensibilização, 198
        células de Langerhans, 198
        células dendríticas, 199
        haptenos, 198
        fator de necrose tumoral (TNF), 199
        saída de linfócitos T, 199
        T citotóxicos e T auxiliares tipo 1, 199
        vênulas pós-capilares, 199
    fase de desencadeamento, 199
        IL-2, 199
        migração transendotelial, 199
            PECAM-1, 199
            redes de fibrina, 199
            inflamação alérgica tipo IV, 199
    fase de resolução, 199
        interferon-gama (IFN-γ), 199
        retirada do alérgeno, 199
Dermatite de contato alérgica por níquel, 203
células de Langerhans, 203
células dendríticas, 203
interferon-gama (IFN-γ), 203
lesões eczematosas, 203
proteínas carreadoras, 203
T citotóxicos e Th1, 203
teste cutâneo de leitura tardia (*patch test*), 203
Dermatite de contato irritativa, 198, 200
causas 198
queratinócitos, 200
Desnutrição, 254, 261
apresentação de caso clínico, 261
    impetigo, 261
    alcoolista, 261
    fagócitos neutrofílicos, 261
    Mycobacterium tuberculosis, 261
    pirógenos endógenos, 261
    Staphylococcus aureus, 261
    T citotóxicos, 261
desnutrição primária
    desnutrição energético-proteica ou má nutrição
calórico-proteica, 254
    hipotrofia dos órgãos linfoides, 254
    resposta imunológica na desnutrição, 254, 255
Dessensibilização, 68
alergia a medicamentos, 68
tolerância transitória, 69
Diarreia, 13, 62

componente secretor, 63
defesa, 13
dimerização da IgA, 62
IgA secretora, 63
IgA, IgG e IgM, 62, 76
maturação da afinidade, 76
moléculas de adesão, 62
mudança de classe, 62, 72
T auxiliares tipos 2 e 3, 62
toxinas, 76
Doenças com imunodesregulação, 235-237
características principais, 244
IPEX (imunodesregulação), 236
    Aspergillus fumigatus, 237
    linfócitos T reguladores, 236, 237
    ver síndrome de Chédiak-Higashi
    ver síndrome linfoproliferativa ligada ao X
Doença enxerto *versus* hospedeiro, 202, 209-210, 212
apresentação de caso clínico, 112
    pele, intestino e fígado, 212
    transplante de medula óssea, 212
em imunodeficiências primárias, 210
linfócitos maternos, 210
quadro clínico, 209
etiopatogenia, 209
Doença granulomatosa crônica (DGC), 23
abscessos de repetição, 238
apresentação de caso clínico, 23
Aspergillus fumigatus, 238
BCG contraindicado, 239
características principais, 245
citocromo b558 – *phox*-91, 238
di-hidro-rodamina (DHR), 238
distúrbio da digestão, 238
espécies reativas de oxigênio (EROs), 238
metabolismo oxidativo das pentoses, 238
microrganismos catalase-positivos, 238
mieloperoxidase, 238
NADPH oxidase, 238
NBT (teste do *nitroblue tetrazolium*), 238
oxidases fagocitárias (*phox*), 238
Staphylococcus aureus, 238
tratamento, 239
Doenças autoimunes, 186
autoimunidade, 213
etiopatogenia, 213-218
exames laboratoriais, 217
    anticorpo antiacetilcolina, 217
    anticorpo antiglobulina humana, 217
    anticorpos antinucleares, 217
        anticorpo anti-DNA (fator LE), 217
        anticorpo anti-DNA de dupla hélice, 217
        fator antinúcleo (FAN), 217
    fator reumatoide (FR), 217
    imunocomplexos, 218
        crioprecipitado, 218
        depósitos de imunocomplexos, 218
        complemento, 218
etiopatogenia das doenças autoimunes, 213-217
fatores ambientais, 214
    microrganismos, 215
        Campylobacter jejuni, 215
        Coxsackie virus, 215
        Epstein-Barr virus, 215
        vírus do sarampo, 215
    estresse crônico, 214
    por medicamentos, 214
    radiação ultravioleta, 214
    Streptococcus pyogenes, 215
fatores genéticos, 213
    alelos de HLA associados, 214
    APECE, 214
    deficiências do complemento, 214
    deficiências humorais, 214
    gene AIRE, 214
    TCR (receptor de célula T), 213
fatores imunológicos, 215

ação direta do microrganismo, 216
    monócitos/macrófagos, 216
antígenos sequestrados, 216
aumento da expressão de HLA, 217
aumento de imunoglobulinas, 216
desequilíbrio da resposta imune, 217
    tolerância, 216
distúrbios da tolerância, 216
    imunodeficiências primárias, 217
    T reguladores naturais, 217
formação de novos epítopos, 215
    medicamentos, 215
    radiação ultravioleta, 215
hipersensibilidades, 186
interrupção da autotolerância, 217
mimetismo, 215
    Campylobacter jejuni, 215
    Coxsackie B4 virus, 215
    Epstein-Barr virus, 215
    HIV, 215
    Neisseria spp., 215
    reatividade cruzada, 215
    Streptococcus pyogenes, 215
reações de hipersensibilidade, 216

E
Endoftalmia, 107, 216
antígenos sequestrados, 107
cristalino, 107
hiperemia unilateral, 107
Estrófulo, 70
picada de insetos, 70
Eutrofia, 270
curvas de normalidade, 270
ingresso em escola, 270

F
Fagócitos, 15-22
células fagocitárias, 15-16
    eosinófilos, 15, 19
        citocinas da diferenciação, 15
        meia-vida, 15
        processo inflamatório, 16
    fagócitos mononucleares, 16, 19
        citocinas da diferenciação, 16
        denominações, 16
        processo inflamatório, 16
    neutrófilos, 15
        Aspergillus fumigatus, 21
        citocinas da diferenciação, 15
        meia-vida, 15
        processo inflamatório, 15
        pus, 21
        Staphylococcus aureus, 21
Metchinikoff, 15
pinocitose, 15
receptores em fagócitos, 17-18
acoplados à proteína G, 18
CR1 (CD35) e CR3, 18
de varredura, 18
para complemento, 18
para imunoglobulinas, 18
    Fcα (IgA), 18
    FcγRI (CD64) (IgG alta afinidade),18
    FcγRII (CD32) (IgG média afinidade), 18
    FcγRIII (CD16) (IgG baixa afinidade),18
    FcεR (IgE), 18
para padrões regulares, 17
receptores *Toll-like* (TLRs), 18
NF-kB,18
    PAMPs (padrões moleculares associados a patógenos), 18
    proteína inibitória (IkB), 18
    receptores *Toll-like*
        TLR-2, 3, 4 e 9, 18
resíduos repetitivos de carboidratos, 17
tipos de receptores em fagócitos, 17

ÍNDICE REMISSIVO   **333**

receptores de reconhecimento, 17
receptores para complemento, 17
receptores para imunoglobulinas, 17
receptores para células próprias, 17
receptores para PAMPs (patógenos), 17
receptores para DAMPs (perigo), 17
Fagocitose, 19-22
   etapas da fagocitose, 19-22
      adesão, 19
      digestão, 20
         metabolismo oxidativo das pentoses, 20
         citocromo b558, 20
         espécies reativas de oxigênio (EROs), 20
         explosão respiratória, 20
         fagolisossomo, 20
         flavoproteínas, 20
         mieloperoxidase, 20
         NADPH oxidase, 20
         radicais livres, 20
      eliminação, 21
      fagócitos profissionais, 21
         células apresentadoras de antígenos, 21
         células dendríticas, 21
         citocinas da resposta inata, 21
         fagócitos mononucleares, 21
         microrganismos intracelulares, 21
      fagocitose por eosinófilos, 21
         alergias IgE-mediadas, 22
         helmintos, 21, 22
         peroxidase eosinofílica, 22
         proteína básica principal, 22
         proteína catiônica eosinofílica, 22
         receptores em eosinófilos, 22
      metabolismo independente de oxigênio, 21
         arginina, 21
         lisozima, 21
      metabolismo por óxido nítrico, 20
         espécies reativas de nitrogênio, 20
         fagolisossomo, 20
         óxido nítrico sintase, 20
      vacúolo fagocítico ou fagossomo, 19
Fotodermatites
   alérgicas, 198
   tóxicas (não alérgicas), 198
Furúnculos de repetição, 13
   foliculites, 13
   glândulas sudoríparas, 13
   Staphylococcus aureus, 13

G

Grupos sanguíneos ABO e Rh, 182-183
   anti-A e anti-B naturais, 183
   anti-D, 183
   anticorpos naturais, 183
   antígeno
      A, B e AB, 183
      flora intestinal, 183
      oligossacarídeos A, B e AB, 182
   grupo sanguíneo ABO, 182
   grupo sanguíneo Rh, 183
      substância H, 183
   Landsteiner, 182
   incompatibilidade ABO, 184-185
      anticorpos "imunes", 184
      anticorpos pós-transfusionais, 184
      indivíduos O do tipo Bombay, 185
   incompatibilidade Rh, 185
      doença hemolítica do recém-nascido, 185
      eritroblastose fetal, 185
      soro de Coombs, 185
   tipagem ABO e Rh, *ver* tipagem sanguínea

H

Hipersensibilidade tipo I – *ver* reações IgE-mediadas
Hipersensibilidade tipo II – *ver* citotoxicidade celular dependente de anticorpo

Hipersensibilidade tipo III – *ver* reações por imunocomplexos
Hipersensibilidade celular, 197-202
   conceito, 197
      T citotóxicos e T auxiliares tipo 1, 197
      tipo IV, 197
      reação tardia, 197
   etiopatogenia, 198-202
   exemplos, 197
      testes de leitura tardia (*patch tests*), 202
   ver dermatite de contato alérgica
HIV e AIDS, 249-254
   alterações imunológicas determinadas, 250
   etiologia, 249
      Retroviridae humano, 249
      desvio para a subpopulação Th2, 252
      tropismo para células CD4+, 250
         CCR5 (receptor-5 β-quimiocina), 250
         CXCR4 (receptor-4 β-quimiocina), 250
         DNA pró-viral, 250
         glicoproteínas 120 e 41 (gp), 250, 252
         infecções oportunistas, 251
         integrase, 250
         replicação do HIV, 251
         superantígeno, 252
         transcriptase reversa, 250
      tropismo por células CD8+ e NK, 252
         inversão da relação CD4/CD8, 252
         sarcoma de Kaposi, 252
      tropismo por células dendríticas, 252
      tropismo por linfócitos B, 252
      tropismo por monócitos, 251
   exames imunológicos, 252
      carga viral, 254
      leucograma, 253
      PCR para HIV, 254
      proteínas recombinantes de HIV, 253
      relação CD4/CD8, 253
      teste imunoenzimático indireto, 253
         anticorpos, 253
         falsos-negativo e positivo, 253
      teste Western blot, 253
         falso-negativo, 253
      teste imunoenzimático direto, 254
   exemplos de infecções por HIV, 261
   fases clínicas da infecção por HIV, 250
Hipogamaglobulinemia transitória da infância, 227
   atraso da produção de imunoglobulinas, 227
   exames laboratoriais, 227
   evolução, 228

I

Imunidade, 1
Imunodeficiências adquiridas, 249-261
   conceito, 249
   hipogamaglobulinemia secundária, 258
      doenças hematológicas, 258
      doenças perdedoras de proteínas, 259
   infecções virais, 259
   medicamentos, 259
   distrofias, 254-258
      alcoolismo, 256
         desnutrição secundária, 256
         energia vazia, 256
      desnutrição primária, *ver* desnutrição
      doenças metabólicas, 258
         diabetes melito, 258
         enteropatias e nefropatias perdedoras de proteínas, 258
         uremia, 258
      esplenectomia, 257
         cirúrgica e funcional, 257
         anemia falciforme, 258
         anticorpos antipolissacarídeos, 257
         bactérias encapsuladas, 257
         imunização, 258
      deficiência de ferro, 257
      deficiência de vitaminas A, B6 e C, 257

deficiência de zinco, 256
      alterações imunológicas, 257
      desnutrição, 257
      excesso de zinco, 257
      linfopenia, 257
      NK (célula *natural killer*), 257
   estresse crônico, 260
   imunossupressores, 259-260
      corticosteroides, 259
   infecções, 259
      esquistossomose, 259
      infecção por *Epstein-Barr virus*, 259
      infecção por herpes-zóster, 259
      infecção tuberculosa, 259
      leishmaniose visceral, 259
      sarampo, 259
   obesidade, 255
      adiponectina, 256
      estado inflamatório, 256
      IL-6 e IL-10, 256
      leptina, 255
      leucocitose, 256
      tecido adiposo, 255
      TNF-a, 256
Imunodeficiências primárias (IDPs), 221-245
   acompanhamento, 223
   características principais, 244, 245
   diagnóstico diferencial, 222
      elevado número de patógenos, 222
      hipogamaglobulinemia fisiológica, 222
      malformações congênitas, 222
   quadro clínico geral, 221-222
      sinais de alerta na criança, 222
      sinais de alerta em adultos, 222
   classificação, 223-245
Imunodeficiências primárias de fagócitos ou defeitos congênitos de fagócitos, 237-241
   características principais, 245
   deficiência da digestão
      ver doença granulomatosa crônica
   deficiência da ingestão, 240
      processos fúngicos graves, 241
   ver deficiência de G-6PD em neutrófilos
   ver neutropenias
Imunodeficiências por complemento, 241-243
   ver deficiências do complemento
   ver angioedema hereditário
Imunodeficiências humorais ou deficiências predominantemente de anticorpos, 223-228, 244
   imunodeficiência comum variável, 225, 246
      apresentação de caso clínico, 246
      características principais, 244
      conceito, 225
      doenças autoimunes, 226
      etiopatogenia, 226
      forma granulomatosa, 226
      infecções oportunistas, 226
      pneumonias de repetição, 225
      reposição de imunoglobulina humana, 226
      Streptococcus pneumoniae, 225
      Haemophilus influenzae, 225
   ver agamaglobulinemia ligada ao X
   ver deficiência de anticorpos antipolissacarídeos
   ver deficiência de IgA
   ver deficiência de IgA e de subclasse de IgG
   ver deficiência de subclasse de IgG
   ver hipogamaglobulinemia transitória do lactente
Imunodeficiências com imunodesregulação
   características principais, 244
   ver doenças com imunodesregulação
Imunodeficiências combinadas de células T e B, 228
   características principais, 244
   quadro geral, 228
   exames complementares em geral, 228
   deficiência de adenosina deaminase, 229
      ácido úrico, 230
      linfopenia, 230

334 IMUNOLOGIA DO BÁSICO AO APLICADO

metabolismo da adenosina, 229
infecções oportunistas, 230
rosário raquítico, 230
T-B-NK-, 230
transplante de medula óssea, 230
deficiência de Jak3, 231
enzima Janus quinases, 231
STATs, 231
T-B+NK-, 231
transplante de medula óssea ,231
deficiência de purina nucleosídeo fosforilase, 230
ácido úrico, 230
diminuição de PNP intracelular, 230
doenças autoimunes, 230
infecções, 230
metabolismo da guanosina, 230
metabólitos tóxicos para linfócitos, 230
T-B+NK-, 230
transplante de medula óssea, 230
deficiência de RAG-1, RAG-2, 230
diversidade de TCR, 230
eritrodermia esfoliativa, 231
RAG-1 e RAG-2, 230
infecções graves, 231
T-B-NK+, 230
transplante de medula óssea, 231
deficiência de receptor α de IL-7, 230
infecções oportunistas, 230
T-B+NK+, 230
transplante de medula óssea, 230
deficiência de ZAP-70, 232
infecções oportunistas, 232
Transplante de medula óssea, 232
deficiências de HLA I e II, 231
deficiência de TAP-1 e 2, 231
infecções graves, 232
lesões orais por HPV, 232
T auxiliares diminuídos, 232
transplante de medula óssea, 231, 232
disgenesia reticular, 231
infecções graves, 231
T-B-NK-, 231
transplante de medula óssea, 231
imunodeficiência combinada grave ligada ao X, 229
eritrodermia esfoliativa, 229
infecções oportunistas, 229
TRECs, 229
reação enxerto *versus* hospedeiro, 229
T-B+NK-, 229
transplante de medula óssea, 229
Imunodeficiências primárias não classificadas nos grupos anteriores, 243
Imunodeficiências com síndromes bem definidas, 232-235
ver ataxia-telangiectasia
ver candidíase mucocutânea crônica
ver síndrome de DiGeorge
ver síndrome de hiper-IgE
ver síndrome de Nijmegen
ver síndrome de Wiskott-Aldrich
Imunoglobulinas, 51-61
anticorpos monoclonais, 60
célula híbrida, 60
células CD3, CD19, CD20 e CD21, 60
humabe, 61
obtenção, 60
padronização, 61
toxicidade, 61
utilização, 60
ximabe, 61
zumabe, 61
aquisição de imunoglobulinas, 51
desenvolvimento, 52
evoluir da idade, 51
IgA, IgG, IgM, 52
atividades biológicas das classes, 56-58
anticorpos antipolissacarídeos, 57
bactérias encapsuladas, 57

IgA, 57
enterovírus, 57
Giardia lamblia, 57
lágrima, 57
leite materno, 57
mucosas, 57
opsonização, 57
saliva, 57
IgD, 58
diferenciação final, 58
regulação, 58
IgE, 58
eosinófilos, 58
helmintos, 58
linfócitos Th2, 58
FcεRI (IgE alta afinidade), 58
IgG, 56
aglutinação, 57
bactérias encapsuladas, 56
bloqueio, 57
clareamento, 57
complemento, 57
níveis no cordão umbilical, 57
opsonização, 56
placenta, 57
pneumonias de repetição, 57
receptor Fc neonatal (RFcγN), 57
Streptococcus pneumoniae, 57
toxinas, 57
IgM, 56
bactérias Gram-negativas, 56
clareamento, 56
complemento, 56
atividades biológicas primárias, 56
ADCC, 56
aglutinação, 56
complemento, 56
neutralização, 56
opsonização, 56
penetração, 56
precipitação, 56
características físico-químicas, 54
coeficiente de sedimentação, 54
meia-vida, 54
monoméricas e diméricas, 54
pentaméricas, 54
peso molecular, 54
plasmócitos, 54
classes e subclasses, 53-54
cadeia J, 53
cadeias leves e pesadas, 53
IgA1 e IgA2, 53
IgG1, IgG2, IgG3 e IgG4, 53
IgM, IgG, IgA, IgE e IgD, 53
percentagens das classes, 53
conceito de imunoglobulinas, 51
anticorpo, 51
Bruton, 51
componentes termoestáveis, 51
eletroforese, 51
γ-globulina, 51
imunidade humoral, 51
plasma, 51
IgA
dimerização da IgA, 58
cadeia J, 58
componente secretor, 58
monomérica e dimérica, 58
sérica e secretora, 58
domínios das imunoglobulinas, 54-55
cisteínas, 54
estrutura tridimensional, 55
ligações não covalentes, 55
pontes dissulfídicas, 55
porção hipervariável, 55
primeiro domínio (VL e VH), 55
quarto domínio (CH3), 55

quinto domínio (CH4), 55
receptor em placenta, 55
receptor Fcγ neonatal (RFcγN), 55
receptores de alta afinidade (I), 55
receptores de baixa afinidade (II), 55
reconhecimento de antígenos, 55
regiões globulares, 55
segundo domínio (CL e CH1), 55
terceiro domínio (CH2), 55
estrutura básica das imunoglobulinas, 52
cadeias leves, 52
cadeias pesadas, 52
estrutura tetrapepdídica básica, 52
fragmentos da imunoglobulina, 52
Fab (ligação ao antígeno), 52
Fc (fragmento cristalizável), 52
pontes dissulfídicas, 52
regiões da imunoglobulina, 52
especificidade, 52
flexibilidade, 53
hidroxiprolina, 53
porções hipervariáveis, 52
região constante (carboxiterminal), 52
região da dobradiça, 53
regiões variáveis (aminoterminais), 52
maturação de afinidade, 59
diversidade, 60
especificidade, 59
hipermutações somáticas, 60
região aminoterminal, 60
região da dobradiça, 60
mudança de classe, 59
centros germinativos, 59
citocinas, 59
cooperação de T auxiliar para B, 59
IgA, IgG, IgE, 59
regiões de troca (*switch*), 59
variações entre as imunoglobulinas, 55-56
alelos gênicos, 55
alótipos, 55
fator reumatoide, 55
idiótipos, 56
IgM, IgG, IgA, IgE e IgD, 55
isótipos ou isotipos, 55
regiões variáveis e hipervariáveis, 56
Imunologia, 1
conceito, 1
objetivo, 1
Imunopatologia, 1, 2
conceito, 1, 2
doenças que estuda, 1, 2
Imunossenescência, 47
anticorpos com menor afinidade, 48
atividade de fagócitos, 48
atrofia, 47
citocinas, 48
espécies reativas de oxigênio, 48
estado inflamatório crônico, 48
exaustão de linfócitos T, 48
involução tímica, 47
persistência de infecções, 48
recém-nascido, 48
receptores *Tool-like*, 48
tecido adiposo, 47
Imunossupressores tópicos, 176
pimecrolimo, 176
tacrolimo, 176
Infecção urinária, 122
apresentação de caso clínico, 122
citocinas, 122
diabetes melito, 122
pirógenos endógenos, 122
Imunoterapia, 68, 142, 170
mecanismos de ação, 68, 142, 170
eosinófilos, 68, 142
hipersensibilidade IgE-mediada, 68, 142
IgE específica, 68, 142

ÍNDICE REMISSIVO 335

IL-10, 68, 142
T auxiliar tipo 2, 68, 142
T reguladores adaptativos, 68, 142
Interação antígeno e resposta adaptativa, 71-75
  afinidade, 73
  avidez, 73
  características da união AG-AC, 73
    forças de Van der Walls, 73
    forças eletrostáticas, 73
    forças hidrofóbicas, 73
    forças hidrogeniônicas, 73
  diversidade de anticorpos, 74
    rearranjo gênico adicional, 74
    teoria de Brunet, 74
    B de memória, 74
    hipermutação central e adicional, 74
    maturação de afinidade. 74
    recombinação gênica, 74
    enzimas recombinases, 74
    repertório de anticorpos, 74
    diversidade de TCR, 74
    RAG-1 e RAG-2, 74
    região variável, 74
    segmentos VJ e VDJ, 74
  diversidade, 74
    mutações somáticas, 74
    repertório de anticorpos, 74
    repertório linfocitário, 74
    diversidade na vida fetal, 74
  locais da interação, 71
    antígenos leucocitários humanos, 72
    célula apresentadora de antígeno, 72
    determinante de complementaridade, 71
    especificidade, 71
    receptor de célula T (TCR), 71
    região constante, 71
    região hipervariável, 71
    órgãos linfoides secundários, 71
  poder antigênico, 73-74
    antígenos lineares e tridimensionais, 74
    desnaturação, 74
    vias de inoculação de antígenos, 74
    peso molecular dos antígenos, 73
  rede idiotípica anti-idiotípica, 75
    regulação da resposta humoral, 75
    teoria de Niels Jerne, 75
  valência das imunoglobulinas, 72
    anticorpos bi-, tetra-, decavalentes, 72
    hidroxiprolina, 72
    região da dobradiça, 72
Interação patógeno-hospedeiro, 283
  sistema imunológico
    funcionante, 283
    íntegro, 283
Investigação das imunodeficiências primárias, 263-269
  agentes etiológicos mais frequentes, 264-265
    deficiências por fagocitárias, 265
    deficiências humorais e celulares, 265
    deficiências de complemento, 265
  avaliação da imunidade celular, 266
    ácido úrico, 266
    contagem de linfócitos T, 266
    deficiências enzimáticas, 266
    leucograma, 266
    linfoproliferação, 266
      candidina, 266
      concanavalina A, 266
      fito-hemaglutinina, 266
      mitógenos, 266
      PPD, 266
    sombra tímica, 266
    testes cutâneos de leitura tardia, 266
  avaliação da imunidade humoral, 265-266
    contagem de linfócitos B, 266
    dosagens séricas das classes, 265
    dosagens séricas de subclasses de IgG, 265
    dosagens de anticorpos antipolissacarídeos, 265

outros exames, 266
  resposta blástica, 266
    mitógeno *pokeweed*, 266
    proteína A do *S. aureus*, 266
avaliação das síndromes com imunodeficiências, 269
  síndrome de DiGeorge, 269
  síndrome de hiper-IgE, 269
  síndrome de Nijmegen, 269
avaliação do sistema complemento, 268
  AP50, 268
  CH50 (total), 268
  componentes, 268
  inibidor da C1 esterase, 268
avaliação dos fagócitos, 266-268
  atividade bactericida, 267
  atividade neutrofílica, 267
  DHR (di-hidro-rodamina), 267
  etapa de ingestão, 267
  função quimiotática, 267
  leucograma, 266
  leucogramas seriados, 267
  morfologia de neutrófilos, 267
  neutropenia cíclica, 267
  neutropenia congênita grave, 266
  NBT (teste do *nitroblue-tetrazolium*), 267
  síndrome de Chédiak-Higashi, 267
  síndrome de Kostmann, 266
diferencial de infecções de repetição, 263
  desnutrição, 263
  doenças hematológicas, 263
  hipogamaglobulinemia fisiológica, 263
  infecção por HIV, 263
  maior número de patógenos, 263
  malformações congênitas, 263
  proteína C reativa, 263
importância do diagnóstico das IDPs, 264
sinais de alerta para IDP na criança, 264
  do Grupo Brasileiro de IDPs, 264
sugestão para triagem das imunodeficiências, 269

L
Lactente sibilante, 146
  conceito, 146
  doenças causadoras, 146
  exames complementares, 146
  fenótipos, 146
  índice preditivo de asma, 146
Lúpus eritematoso sistêmico, 113, 219
  apresentação de caso clínico, 130
  anticorpos antinucleares, 130
  anticorpos anti-DNA de dupla hélice, 219
  coleta do complemento, 130
  critérios, 130
  eritema discoide, 130, 219
  fotossensibilidade, 130, 219
  urticária crônica, 219

M
Mantoux e PPD, 201
  tuberculina, 201
  Mycobacterium tuberculosis, 201
Meningite meningocócica, 33
  apresentação de caso clínico, 33
  coleta do complemento, 33
  deficiência de C5, 33
  dosagem do complemento total (CH50), 33
  meningococcemias, 33
  Neisseria meningitidis, 33
  plasma fresco congelado, 33
  recém-nascido, 33
  sepse, 33
  sistema complemento, 33
Métodos para a avaliação laboratorial em imunologia, 123-129
  conceito, 123
  manifestações primárias, secundárias e terciárias, 123
  avaliação de linfócitos, 126

contagem de subpopulações de linfócitos
  anti-CD3, anti-CD4, anti-CD8, 127
  anti-CD19, anti-CD20, anti-CD21, 127
    câmaras de Neubauer, 127
    citômetro de fluxo, 127
    Ficoll-Hypaque, 127
    imunofluorescência, 127
  linfoproliferação, 127
    antígeno *Pokeweed*, 127
    B dependentes de T, 127
    B independentes de T, 127
    concanavalina A, 127
    fito-hemaglutinina, 127
    mitógenos, 127
  reações de imunofluorescência, 126
    fluoresceína, 126
    imunofluorescência direta e indireta, 126
avaliação humoral, 123
  imunodifusão radial simples, 125
    IgA, IgG, IgM, 125
    placas de Petry, 125
  nefelometria, 126
  reações de aglutinação, 124
    aglutinação natural e passiva, 124
    aglutininas, 124
    anti-A, anti-B, 124
    hemaglutinação, 124-
    inibição da hemaglutinação, 125
    sistema ABO, 124
    teoria das redes, 124
    tipagem sanguínea, 124
  reações de precipitação, 123
    métodos diretos e indiretos, 124
    teoria das malhas ou das redes, 123
    titulações-padrão, 124
    zona de equivalência, 123
    zona de excesso de anticorpos, 123
    zona de excesso de antígenos, 123
  reações de radioimunoensaio, 126
    IgE, 125, 126
    isótopos radioativos, 126
  reações imunoenzimáticas (ELISA), 125
    baixas concentrações, 125
    ELISA direto e indireto, 126
    espectofotômetro, 126
    ImmunoCap, 126
    microarray – ISAC, 126
avaliação do sistema complemento, 128
  AP50 (ensaio hemolítico), 128
  C3 e C4, 128
  CH50 (ensaio hemolítico), 128
  complemento total, 128
  componentes terminais, 128
  fator B e fator D, 128
  properdina, 128
  imunodifusão radial simples, nefelometria e ELISA, 128
avaliação dos fagócitos, 128
  atividade bactericida por fagócitos, 129
    lise bacteriana, 129
  digestão por fagócitos, 128
    citômetro de fluxo, 128
    formazan, 128
    metabolismo oxidativo, 128
    teste da dihidrorodamina (DHR), 128
    teste do *nitroblue tetrazolium* (NBT), 128
    ingestão por fagócitos, 129
    tubos de Leighton, 129
    zymosan, 129
  quimiotaxia por fagócitos, 129
    câmaras de Boyden, 129
    fatores quimiotáticos, 129
Migração transendotelial, 85-89
  migração transendotelial de linfócitos e eosinófilos, 85-88
    CLA (antígeno leucocitário cutâneo), 87
    β1 e β2-integrina, 86
    CCL19 e CCL21, 87
    CCR7, 87, 88

336 IMUNOLOGIA DO BÁSICO AO APLICADO

CD11a/CD18, 86
CD40 e CD40L, 88
CXCR5, 87, 88
endereço (*homing*), 86
eosinófilos, 88
    CCL5 e CCL11, 88
    VLA-4, 88
fibronectina, 87
folículo linfoide secundário, 88
folículo linfoide, 88
GlyCAM-1, 86
grupamento sialil, 86
ICAM-1 e ICAM-2, 86
laminina, 87
LFA-1, 86
ligante glicoproteína da selectina-P, 87
linfócitos B e T, 88
linfócitos *naïve*, 87
MAdCAM-1, 87
rolamento, 86
segregação anatômica de linfócitos, 87
selectina-L (CD62L), 86
VCAM, 86
vênulas pós-capilares, 86
VLA-1, 2, 3, 4, 5 e 6, 86
migração transendotelial de neutrófilos e monócitos, 88-89
    CD15s, 88
    CXCL-8, 88
    deficiência de adesão leucocitária, 88
    ELAM-1 (CD62E), 88
    ICAM-1 e ICAM-2, 88
    LFA-1 (CD11a/CD18), 88
    ligantes sialil-Lewis, 88
    Mac-1 (antígeno macrofágico-1), 88
        CCL-2 e CCL-3, 88, 89
        CX3CL1, 89
    neutrófilos, 88
    queda tardia do coto umbilical, 88
    quimiocinas, 89
    selectina-E, 88
    selectina-P (CD62P), 88
    VCAM, 88
    VLA-4, 88
saída de leucócitos, 85
transmigração, 85
vênulas de endotélio altamente especializado, 85
vênulas pós-capilares, 85
Moléculas de adesão, 77-83
conceito, 77
correceptores, 77
família das selectinas, 82
    E-selectina (CD62E ou ELAM-1 ou LECAM-2), 82
    L-selectina (CD62L ou LAM-1 ou LECAM-1), 82
    P-selectina (CD62P ou PADGEM), 82
funções gerais das moléculas de adesão, 83
ligantes, 77
receptores, 77
superfamília das imunoglobulinas, 78-81
    HLA I e II, 79, 80
        β2-microglobulina, 80
        células apresentadoras, 80
        MHC, 80
    LFA-2 e LFA-3, 80
        células apresentadoras de antígenos, 81
        linfócitos T, 79, 80
    CD19, CD20, CD21 e CD81, 79,80
        cadeias de superfície Igα e Igβ, 80
        IgM e IgD de superfície, 79, 80
        receptor de células B (BCR), 79
    CD3, CD4 e CD8, 79
        TCR (receptor de célula T), 79
        ITAMs, 79
        proteínas zeta (ζ), 79
        células CD4 e CD8 positivas, 79
    VCAM, 81
        migração transendotelial, 81
    ICAM-1 e ICAM-2, 81

células endoteliais, 81
TCR (receptor de célula T), 78
    antígenos leucocitários humanos, 78
    linfócitos αβ e γδ, 79
    segmentos
        Dβ (segmento de diversidade), 78
        Jβ (segmento de junção), 78
        Vβ (segmento variável), 78
    superantígenos, 78
    TCRα e β (TCR1), TCRγ e δ (TCR2), 78
superfamília das integrinas, 81
    LFA-1 (β2-integrina) (CD11a/CD18), 81
    leucócitos, 81
    VLA-1 a 7, 82
        β1-integrinas, 82
        cadeias α1b1 a α7β1, 82
        MadCAM-1, 82
    CR1, CR2, CR3, CR4 e CR5, 82
        receptores para *Epstein-Barr virus*, 82
        Mac-1 (antígeno macrofágico-1), 82

N
Neutropenia cíclica, 23, 237-238
    apresentação de caso clínico, 23
        pneumonias com pneumatoceles, 23
        Staphylococcus aureus, 24
    leucogramas seriados, 238
    periodicidade, 238
    tratamento, 238
Neutropenia congênita grave, 237
    abscessos, 237
    diagnóstico, 237
    enzima elastase neutrofílica (ELA2), 237
    fator estimulador de granulócitos, 237
    neutropenia persistente, 237
    Staphylococcus aureus, 237
NK (célula *natural killer*), 46
    ADCC, 47
    células NK CD56^bright, 47
    células NK CD56^dim, 46, 47
    eixo IL-12/IFN-γ, 47
    FasL, 47
    KIR, 46, 47
    linfócitos não T e não B, 46
    infecções virais, 47
    micobactérias não tuberculosas, 47
    perfurinas, 47
    resposta inata, 46
    receptor *killer*, 46

O
Opsoninas, 18
Órgãos linfoides, 35
    resposta imunológica adaptativa, 35
    órgãos linfoides centrais, 35-37
        medula óssea, 36
        Btk (tirosina-quinase de Bruton), 37
        bursa de Fabricius, 36
        cadeia μ e δ, 37
        CD19, 37
        imunidade humoral, 37
        linfócitos B, 36
        maturação de linfócitos B, 36
        ossos chatos, 36
        pré-linfócitos B, 37
        timo, 35
        arcos branquiais, 35
        CD1, CD2, CD5, CD7, CD25, CD34, 36
        linfócitos T duplo-positivos, 36
        diferenciação dos linfócitos T, 36
        grupos de diferenciação (CD), 36
        início da vida, 35
        interleucina 7 (IL-7), 36
        linfócitos autorreativos, 36
        linfócitos T unipositivos, 36
        maturação de linfócitos T, 35
        paratireoides, 35

peso do timo, 35
pró-linfócito T, 36
TCRα e β ou γ e δ, 36
timopoetina e timosina, 35
órgãos linfoides secundários, 37-39
    linfócitos *naïve* ou virgens, 37
    proliferação de linfócitos, 37
    adenomegalia, 37
    esplenomegalia, 37, 38
    baço, 38
        arteríola central, 38
        centro germinativo, 38
        linfócitos T e B, 38
        polpa branca
        vênulas pós-capilares funcionais, 38
    linfonodos, 37
        células dendríticas, 38
        centro germinativo, 37
        ecotaxia, 37
        entrada de antígenos, 38
        folículos linfoides, 37
        linfócitos T e B, 37
        receptor CCR7, 37
        vasos linfáticos, 38
        vênulas pós-capilares, 38
    MALT (tecido linfoide associado às mucosas), 38
        folículos linfoides, 39
        apresentação de antígenos, 39
        células dendríticas, 39
        células membranosas (M), 39
        linfócitos, 39
        linhas de união (*tights junctions*), 39
        penetração de antígenos, 39
        recirculação dos linfócitos, 39
        vênulas pós-capilares, 39
        nódulos linfoides, 39
        anel de Waldeyer, 39
        folículos linfoides, 39
        placas de Peyer, 39
        tonsilas
        adenoidianas (nasofaríngeas), 39
        linguais, 39
        palatinas (amígdalas), 39
        NALT, 39
        LALT, 39
        GALT, 39
        BALT, 38
recirculação dos linfócitos, 47

P
Pneumonia, 84
    apresentação de caso clínico, 84
    anticorpos antipolissacarídeos, 84
    bactérias encapsuladas, 84
    interferon-gama (IFN-γ), 84
    linfócitos B (CD19/CD21/CD81), 84
    opsonização, 84
    Streptococcus pneumonia, 84
    T auxiliares, 84
Polimiosite, 219
    biópsia muscular, 219
    imunocomplexos, 219
    transaminases, 219

Q
Questões
    antígenos, 70
    apresentação antigênica, 100
    barreira físico-química, 14
    citocinas, 122
    citotoxicidade celular dependente de anticorpo (ADCC), 187
    defesa imunológica contra agentes infecciosos, 285
    etiopatogenia das doenças autoimunes, 220
    fagócitos, 24
    hipersensibilidade celular, 203
    imunidade e tipos de resposta imunológica, 8

imunodeficiências primárias, 247
imunodeficiências secundárias, 261
imunoglobulinas, 63
interação entre antígenos e resposta adaptativa, 76
investigação das imunodeficiências primárias, 271
migração transendotelial, 90
moléculas de adesão, 84
órgãos linfoides e subpopulações de linfócitos, 50
princípios dos métodos para avaliação laboratorial em
    imunologia, 130
reações IgE-mediadas, 179
reações por imunocomplexos, 195
rejeição a transplantes, 212
seleção clonal, 107
sistema complemento, 34
Quimiotaxia, 18-19
    fatores quimiotáticos, 19
    gradiente de concentração, 18

R

Reação enxerto *versus* hospedeiro
    ver doença enxerto *versus* hospedeiro
Reações ao látex, 165-167
    borracha, 165
    diagnóstico, 166
    grupos de risco, 166
    Hevea brasiliensis, 165
    heveína, 165
    quadro clínico, 166
        planta *Ficus benjamina*, 166
        quitinases, 166
        síndrome látex-fruta, 166
    tipos de reações
    tratamento, 167
Reações de hipersensibilidade, 131-132
    classificação de Gell e Coombs, 131, 132
    conceito, 131
        alérgeno, 131
        alergias, 131
        atopia, 131
        estado de hipersensibilidade, 131
        mastócitos, 132
        mastócitos sensibilizados, 132
        organismo sensibilizado, 131
        processo inflamatório alérgico, 133
        RFceI (IgE alta afinidade), 132
        RFceII (CD23) (IgE baixa afinidade), 132
Reações IgE-mediadas, 132-151
    etiopatogenia, 132
        aeroalérgenos, 136
            peso molecular, 136
            ácaros, 136
                Dermatophagoides pteronyssinus, 136
                Dermatophagoides farinae, 136
                Blomia tropicalis, 136
            baratas, 136
                Blatella germanica, 136
                Periplaneta americana, 136
            fungos
            pelos de animais, 136
            polens
                de cajueiros, 136
                Lolium perenne, 136
        agravantes, 136
            poluição, 136
            tabagismo, 136
        etapa de sensibilização, 133
            citocinas, 133
            Th2, Th3 e Th17, 132, 133
        etapa efetora inicial, 134
            ácido araquidônico, 134
            ciclo-oxigenase (COX), 134
            eicosanoides, 134
            fator ativador de plaquetas (PAF), 134
            fosfolipase A2, 134
            histamina, 134
            leucotrienos, 134

            mastócitos sensibilizados, 134
            mediadores pré e neoformados, 134
        etapa efetora tardia, 134
            CCL5, CCL11 e CCL17, 135
            eosinófilos, 135
            IL-5, 135
            leucotrieno B4, 135
            linfopoetina do estroma tímico, 135
            PAF, 135
            TARC, 135
    fisiopatologia, 135
        histamina, 135
        leucotrienos, 135
        metabólitos do ácido araquidônico, 135
        neuropeptídeos, 136
        substância P, 136
    IgE específica, 132
    manifestações clínicas, 137
        generalizadas, 137
        localizadas, 137
    tendência genética, 136
        atopia, 136
        genes responsáveis, 136
Reações por imunocomplexos, 189-193
    apresentação de caso clínico, 194
    conceito, 189
        hipersensibilidade tipo III, 189
    diagnóstico e tratamento, 192-193
    doença do soro, 191
    etiopatogenia, 190
        sistema complemento, 190
        período de latência, 189
        tamanho do imunocomplexo, 189, 190
    infecções persistentes, 192
    pneumonites de hipersensibilidade, 192
    púrpura de Henoch-Schönlein, 192
    quadro clínico, 191
    reação de Arthus, 192
Rejeição a transplantes, 205-211
    anticorpos monoclonais na rejeição, 212
    antígenos leucocitários humanos, 206
        HLA relacionados, 206
    classificação imunológica, 206-209
        rejeição aguda, 207
            ADCC, 208
            citocinas, 208
            humoral, 207
        rejeição crônica, 209
            perda funcional, 209
            resposta celular, 209
            sobrevida do transplante, 209
        rejeição hiperaguda, 207
            anticorpos pré-formados, 207
            microtrombos, 207
        T reguladores, 206
    prevenção da rejeição, 210-211
        prova cruzada, 210
        sorologias, 210
Respostas das questões, 287-292
Referências, 293-327
    capítulos
        1: Imunidade e tipos de resposta imunológica, 293-294
        2: Barreira físico-química, 294-295
        3: Fagócitos, 295-297
        4: Sistema complemento, 297-298
        5: Órgãos linfoides e subpopulações de linfócitos,
            298-300
        6: Imunoglobulinas, 300-301
        7: Antígenos, 301-302
        8: Interação antígeno e resposta adaptativa, 302-303
        9: Moléculas de adesão, 303-304
        10: Migração transendotelial, 304-305
        11: Apresentação antigênica, 305-306
        12: Seleção clonal, 306-307
        13: Citocinas, 307-308
        14: Princípios dos métodos para avaliação
            laboratorial em imunologia, 308-309

        15: Reações IgE-mediadas, 309-316
        16: Citotoxicidade celular dependente de
            anticorpo, 316-317
        17: Reações por imunocomplexos, 317-318
        18: Hipersensibilidade celular, 318-319
        19: Rejeição a transplantes, 319-320
        20: Etiopatogenia das doenças autoimunes, 320-321
        21: Imunodeficiências primárias, 321-324
        22: Imunodeficiências adquiridas, 324-326
        23: Investigação das imunodeficiências primárias, 326
        24: Defesa imunológica contra agentes infecciosos,
            326-327
Reposição da flora intestinal, 13
Resposta imunológica, 3-7
    células, 3
    citocinas de diferenciação, 3
    conceito, 3
    linhagem linfoide e mieloide, 3
Resposta imunológica adaptativa, 6
    desenvolvimento, 6
    linfócitos T e B, 6
        dicotomia da resposta adaptativa, 7
        imunidade humoral e celular, 6, 7
        medula óssea e timo, 6
        órgãos linfoides secundários, 6
Resposta imunológica ativa, 4
    vacinas atenuadas, 4
        contraindicações, 4
    vacinas combinadas e conjugadas, 4
    vacinas inativadas, 4
        vírus influenza A (H1N1), 4
    vacinas recombinantes, 5
Resposta imunológica inata, 6
    componentes, 6
    citocinas da resposta inata, 6
Resposta imunológica passiva, 5
    administração de imunoglobulinas e de citocinas, 5
    leite humano, 5
    gamaglobulina hiperimune, 5
    imunoglobulinas humanas específicas, 5
Resposta imunológica primária, 3
    formação de linfócitos T e B de memória, 3
    IgM, 3
Resposta imunológica secundária, 3
    ativação de linfócitos de memória, 3
    IgG, 3
Resposta inflamatória em infecções, 273-276
    barreira físico-química, 273
    células NK (*natural killer*), 276
        IFN-γ e IL-12, 276
    complemento, 274
    eosinófilos, 275
        IL-5, 275
        fagocitose por exocitose, 275
        inflamação aguda, 276
    leucócitos na inflamação, 274
    linfócitos, 276
        citocinas da diferenciação, 276
        fase crônica da resposta inflamatória, 276
    monócitos/macrófagos, 276
        citocinas da diferenciação, 276
        resolução do processo, 276
    neutrófilos, 275
        citocinas da diferenciação, 275
        grânulos, 275
        inflamação aguda, 275
        meia-vida, 275
        pus, 275
    pH ácido do estômago, 274
    pirógenos endógenos, 274
    proteínas da fase aguda, 274
        proteína C reativa, 274
Rinoconjuntivite alérgica, 137, 171, 178
    apresentação de caso clínico, 178-179
    classificação da alergia ocular, 139
    hipersensibilidade celular, 139
    hipersensibilidade tipo I, 139

classificação das rinites, 137
    alérgica, 137
    perene ou sazonal, 138
não alérgica, 138
    discinesia ciliar, 138
    infecciosa, 137
    rinite do idoso, 138
    rinite hormonal, 138
    rinites medicamentosas, 138
classificação de rinite alérgica, 138
    intermitente e persistente, 138
conceito, importância e prevalência, 137
    inflamação persistente mínima, 137
    via aérea única, 137
exames complementares, 140
    eosinofilia, IgE sérica total, 141
    outros exames, 141
    IgE sérica específica *in vitro*, 140
        ImmunoCAP, 140
        Microarray, 140
        RAST, 140
    testes cutâneos de hipersensibilidade imediata (*prick tests*), 140
        controles negativo e positivo, 140
    testes de provocação, 141
        específica e inespecífica, 141
quadro clínico da rinite alérgica, 138
tratamento da rinoconjuntivite alérgica, 141
    farmacoterapia tópica e sistêmica, 142
    higiene pessoal e ambiental para retirada do alérgeno, 141
    imunoterapia, 142
    corticosteroides intranasais, 170
    medicamentos tópicos oculares, 171
        lágrimas artificiais, 171
        cromonas tópicas oculares, 171
        anti-histamínicos e estabilizadores de membrana tópicos oculares, 171
Rubéola, 62
    apresentação de caso clínico, 62
    IgG e IgM, 62

S

Seleção clonal, 101-106
    CPH ou MHC, 101-102
    HLA, 101
    próprio e não próprio, 101
    associação a doenças, 102
    mecanismos de tolerância, 103
    seleção clonal positiva, 105
    tolerância para linfócitos B, 104
        antígenos "sequestrados", 105
        edição de receptor, 104
        genes RAG1, RAG2, 104
    tolerância para linfócitos T, 103, 104
        CTLA-4, 104
        T imaturos duplo-positivos, 103
        T maduros unipositivos, 103-104
        TCR de alta afinidade, 104
    tolerância periférica induzida, 105
        altas concentrações de antígenos, 105
        imunoterapia, 105
    rejeição a transplantes, 102
Síndrome de Chédiak-Higashi, 236
    albinismo parcial, 236
    atividade bactericida por neutrófilos, 236
    esfregaço de sangue, 236
    fase acelerada, 236
    linfo-histiocitose hemofagocítica, 236
    grânulos citoplasmáticos gigantes, 236
    transplante de medula óssea (TMO), 236
Síndrome de DiGeorge, 232
    aplasia tímica, 232
    características principais, 244
    contraindicadas vacinas atenuadas, 233
    convulsões no recém-nascido, 232
    exames laboratoriais, 233

infecções oportunistas, 233
    linfopenia, 233
    malformações cardíacas, 232
    paratireoides, 232
    síndrome velocardiofacial, 232
    transplante de timo fetal e TMO, 233
    tratamento, 233
    tremores no recém-nascido, 232
Síndrome de hiper-IgE, 235
    dermatose pruriginosa, 235
    hiperextensibilidade de articulações, 235
    IgE sérica, 235
    infecções, 235
        abscessos, 235
        pneumatoceles, 235
        por *Staphylococcus aureus*, 235
        quimiotaxia, 235
    síndrome de Job, 235
    Th17, 235
    tratamento, 235
Síndrome de hiper-IgM, 62, 231
    apresentação de caso clínico, 62
    deficiência de CD40, 231
    deficiência de CD40L (combinada), 231
    esplenomegalia, 231
    infecções oportunistas, 231
    mutação no gene Xq27, 231
    neutropenia, 231
    reposição de imunoglobulina humana, 231
    transplante de medula óssea, 231
Síndrome de Nijmegen, 234
    fácies, 234
    imunodeficiências, 234
    microcefalia, 234
Síndrome de Wiskott-Aldrich, 234
    alterações imunológicas, 234
    eczema, 234
    infecções de repetição, 234
    plaquetas pequenas, 234
    plaquetopenia, 234
    proteína WAS (WASP), 234
    reação enxerto *versus* hospedeiro, 234
    transplante de medula óssea (TMO), 234
Síndrome linfoproliferativa ligada ao X, 236
    Epstein-Barr virus, 236, 259
    imunodeficiência, 236
    mononucleose, 236
    sorologia, 236
Sistema complemento, 25-32
    atividades biológicas, 28-30
        anafilatoxinas, 29
        fatores quimiotáticos, 29
        lise, 25, 29
            canal hidrofílico, 29
            MAC (complexo de ataque à membrana), 29
        opsoninas, 30
    biossíntese do complemento, 31
    cascata de amplificação, 25
    coleta do complemento, 25
    componente termolábil, 25
    denominações, 25
        iC3 (C3 inativado), 26
        zimógenos, 26
    eficiência do sistema complemento, 31
        Neisseria meningitidis, 31
    receptores para complemento (CR), 32
        receptor para *Epstein-Barr virus*, 32
    regulação do sistema complemento, 31
        fator de aceleração de decaimento, 31
        inibidor da C1 esterase, 31
            deficiência do inibidor da C1
            ver angioedema hereditário
            cininas, 31
        protectina (CD59), 31
        proteína cofator de membrana, 31
            proteína ligante de C4 (CD52), 31
        vitronectina, 31

sistema coagulação, associação entre, 30
    bradicina, 30
    permeabilidade vascular, 30
    calicreína, 30
    fator de Hageman (XII), 30
    coagulação intravascular disseminada, 30
vias de ativação do sistema complemento, 26-28
    via alternativa, 27
        ativadores, 27
        fator B e fator D, 28
        properdina, 28
        complexo de ataque à membrana (MAC), 28
    via clássica, 26
        cálcio e magnésio, 26
        complexo C1qrs, 26
        terceiro domínio (CH2) da imunoglobulina, 26
        C5b6789, 27
        complexo de ataque à membrana (MAC), 27
    via das lectinas, 28
        complexo de ataque à membrana (MAC), 28
        lectina ligante de manose (MBL), 28
        serina proteinase associada a manose (MASP), 28
Sistema complemento no neonato, 31, 33
    C9, 33
    placenta, 33
    plasma fresco congelado, 33
Sistema imunológico, 2
    sistema linfocítico, 2
    sistema monocítico-macrofágico, 2
Sistema mucociliar, 13
    fumantes, 13
    funcionalidade, 13
Subpopulações de linfócitos B, 40-41
    bactérias extracelulares, 40
    linfócitos B apresentadores, 41
        HLA II, 41
    linfócitos B de memória, 41
        CD27+IgM-IgD- e CD27+IgM+IgD-, 41
        imaturos (CD27+IgM+ ou CD27+IgG+), 41
    linfócitos B antigenicamente comprometidos, 41
    plasmócitos, 40
        captação antigênica, 40
        CD19, 40
        diferenciação final, 40
        IgD e IgM de superfície, 40
        IgM sérica, 40
        polarização de IgM, 40
Subpopulações de linfócitos NKT, 46
    asma, 46
    bactérias LPS, 46
    cadeia α, 46
    CD1d de célula apresentadora, 46
    CD4+ e CD8+, 46
    corticosteroides, 46
    defesa antiprotozoária, 46
    homeostasia de gorduras, 46
    IL-4, IL-13 e IFN-γ (interferon-gama), 46
    iNKT ou NKT clássico, 46
    lipídios e glicolipídios, 46
    Mycobacterium tuberculosis, 46
    obesidade, 46
    prevenção de doenças autoimunes, 46
    rejeição a transplantes, 46
    SLAM, 46
    TCR semi-invariante, 46
    varicela-zóster, 46
Subpopulações de linfócitos produtores de citocinas, 45
    T auxiliares (CD4+), 45
    T citotóxicos, 45
    T reguladores, 45
Subpopulações de linfócitos T, 41-46
    especificidade, 41
    imunidade celular, 41
    linfócitos T ou timo-dependentes, 41
    linfócitos Tαβ e Tγδ (TCR-2), 41
    TCR (receptor de célula T), 41
Subpopulações de T auxiliares, 42

ÍNDICE REMISSIVO **339**

desenvolvimento de Th1 e Th2, 43
  citocinas, 43
  estado de repouso de Th, 43
  quantidades de antígenos, 44
IL-4, IL-10, IL-13 e TGF-β, 43
IL-12 e IFN-γ, 43
linfócitos Th1, 43
  imunidade celular, 43
    caspases, 43
    Fas em célula-alvo, 43
    erradicação de patógenos, 43
    IL-2, IL-3, IL-6, IL-16, IFN-γ, 43
    proteínas da fase aguda, 43
linfócitos Th2, 43, 44
  citocina pruridogênica (IL-31), 43
  eosinófilos, 43
  IL-4, IL-5, IL-9, IL-13, IL-25, 43
    IgA e IgE, 43
linfócitos Th9, 44
  inflamação alérgica tecidual, 44
  linfoma de Hodgkin, 44
  remodelamento, 44
linfócitos Th17, 44
  bactérias comensais, 44
  Bordetella pertussis, 44
  doenças autoimunes, 44
  fungos, 44
  IL-2, IL-12 e IFN-γ, 44
  IL-6, IL-9 e TGF-β, 44
  IL-17, IL-23, 44
  Klebsiella pneumoniae, 44
  neutrófilos, 44
  processos alérgicos, 44
  rejeição a transplantes, 44
Subpopulações de T citotóxicos, 42
  apoptose, 42
  cascata das caspases, 42
  caspase-3 (efetora), caspase-8 (reguladora), 42
  células CD8 positivas, 42
  citolíticos (LTC) ou T *killer*, 42
  citotoxicidade celular dependente de anticorpo (ADCC), 42
  endonucleases, 42

FasR ou Fas, 42
  granzimas, 42
  perfurinas, 42
  proteína citosólica FAAD, 42
  receptores Fcg, 42
Subpopulações de T de memória, 45
  IL-7, 45
  isoforma CD45 RO, 45
  receptor para IL-2 e 7 (CD25 e 127), 45
  reconhecimento antigênico, 45
  resposta secundária, 45
Subpopulações de T *naïve* ou virgens, 45
  CD45 RA, 45
  IL-7, 45
  receptor para IL-7 (CD127), 45
  sem comprometimento antigênico, 45
Subpopulações de T reguladores, 44
  CD25, 44
  citocinas supressoras, 45
  corticosteroides, 45
  CTLA-4, 45
  dermatite de contato alérgica, 45
  doenças autoimunes, 45
  FoxP3, 44
  granzimas, 45
  infecções crônicas, 45
  linfócitos T reguladores CD4, 44
  linfócitos T reguladores adaptativos, 45
    alergias orais, 45
    antígenos alimentares, 45
    flora intestinal, 45
    IgA, 45
    tolerância de observação, 45
    tolerância oral, 45
    Tr1 e Tr3 ou Th3, 45
  linfócitos T reguladores naturais, 44
    FoxP3+, 44
    IPEX (imunodesregulação), 44
    tolerância periférica, 44
  neoplasias, 45
  tolerância a aloenxertos, 45
  vírus da hepatite B e C, 45

T
Tétano, 8

antitoxina, 8
  vacinação, 8
Tipagem sanguínea ABO e Rh, 184, 186
  apresentação de caso clínico, 186
  anti-A, anti-B, anti-AB, 184
  anti-D, 184,
  anti-anti-D, 184
  antiglobulina, 186
  hemaglutinação, 124, 184
  soro de Coombs, 186
  teste de Coombs, 186
  teste de lâmina, 124
Tuberculose, 76, 261
  apresentação de casos clínicos, 76, 84, 99
  imunidade celular, 84
  ativação de T, 99
  bacilo de Koch (BK), 76, 84, 99
  Mycobacterium tuberculosis, 76, 84, 99
  NK (célula *natural killer*), 99
  IFN-γ (interferon-gama), 99
  IL-12, 99
  moléculas de adesão, 99
  resposta adaptativa celular, 76

U
Urticária e angioedema, 156-160
  causas de urticária aguda, 157-158
  causas de urticária crônica, 158-159
    angioedema hereditário, 159
    teste do soro autólogo, 159
    contato, 159
    de origem desconhecida, 159
    física, 158159
      aquagênica, 159
      dermográfica, 158
    infecciosa, 159
    mastocitose ou urticária pigmentosa, 159
  diagnóstico diferencial, 159
  exames complementares, 159-160
  tratamento na urticária, 160
    Consenso de Urticária e Angioedema, 160

V
Vacinas, *ver* resposta imunológica ativa